DICTIONNAIRE

DE MÉDECINE.

DE L'IMPRIMERIE DE T.-F. RIGNOUX,
IMPRIMEUR DE L'ACADÉMIE ROYALE DE MÉDECINE.

DICTIONNAIRE

DE MÉDECINE,

PAR MM. ADELON, BÉCLARD, BIETT, BRESCHET, CHOMEL, H. CLOQUET, J. CLOQUET, COUTANCEAU, DESORMEAUX, FERRUS, GEORGET, GUERSENT, LAGNEAU, LANDRÉ-BEAUVAIS, MARC, MARJOLIN, MURAT, ORFILA, PELLETIER, RAIGE-DELORME, RAYER, RICHARD, ROCHOUX, ROSTAN, ROUX ET RULLIER.

TOME NEUVIÈME.

FIEV–GALL.

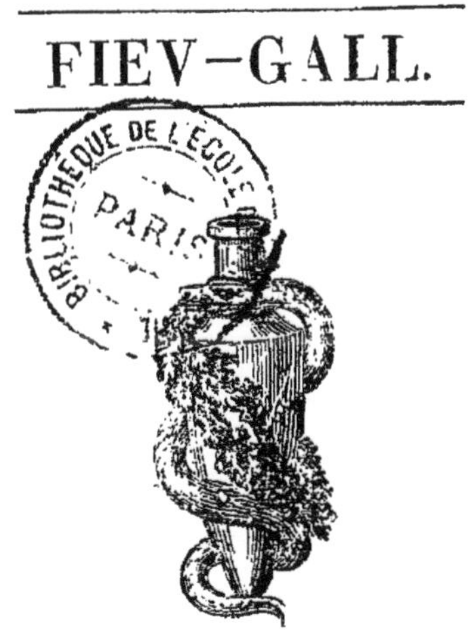

A PARIS,

CHEZ BÉCHET JEUNE,

LIBRAIRE DE L'ACADÉMIE ROYALE DE MÉDECINE,
place de l'École de Médecine, n° 4.

JANVIER 1824.

DICTIONNAIRE

DE MÉDECINE.

FIÈVRE, s. f., *febris*, de *fervere* brûler, être en feu ; en grec πυρετὸς, de πῦρ feu. Le mot fièvre n'est pas, ainsi qu'on l'a dit ironiquement, un substantif dont le singulier est plus clair que le pluriel ; c'est un substantif dont le pluriel et le singulier ont été pris successivement dans diverses acceptions. C'est une expression qui a été employée tour à tour pour désigner : *l'augmentation de la chaleur animale ; l'augmentation de la chaleur avec accélération des contractions du cœur ; l'accélération des contractions du cœur sans augmentation de la chaleur du corps ; un trouble général des fonctions sans lésion locale ; un effort salutaire de la nature pour guérir les maladies, ou pour cuire les humeurs crues qui infectent la masse des fluides animaux ; une modification primitive et générale de l'économie, produisant quelquefois des phlegmasies ; une accélération du cours du sang déterminée par celle des contractions du cœur, avec augmentation de la calorification et lésion des fonctions principales*, etc., etc.

Les *fièvres*, d'après Galien, sont des maladies qui surviennent sans inflammation, sans abcès, sans douleur locale, sans érysipèle ou sans lésion spéciale de quelques parties (édit. Chart., t. IX, *Aphor. Hipp. Comment.*, page 184) : si une inflammation du côté ou du poumon, ou de tout autre organe, ajoute-t-il, donne la fièvre, ces maladies ne prennent pas le nom de *fièvres*, mais celui de *péripneumonie*, d'*affection de la rate*, etc.

M. Pinel ne s'éloigne pas beaucoup du sens de cette définition, et ne fait, en quelque sorte, que la développer, quand il dit que les fièvres sont une classe de maladies caractérisées par la fréquence du pouls, l'augmentation de la chaleur, la lésion de la plupart des fonctions, et l'absence d'une lésion locale et primitive; proposition moins vague que celle de Selle, qui définit la fièvre, une maladie variable dans son cours ou sa durée, avec froid, chaleur, pouls tantôt plus, tantôt moins fréquent que dans l'état naturel.

§ I. *Considérations générales sur les fièvres.* — Avant de décrire des fièvres, nous avons dû rechercher si de telles maladies existent avec les caractères qu'on leur a assignés; si les anciens et les modernes ont prouvé qu'il y eût des maladies générales qui pussent aujourd'hui conserver ce nom; si parmi les observations intitulées *fièvres*, il n'en existait pas un grand nombre où l'on pût reconnaître, au contraire, des affections locales; si toutes les autres n'étaient pas incomplètes, et par conséquent sans valeur dans une semblable discussion; enfin, si les descriptions générales n'étaient pas nées du rapprochement d'états morbides tout-à-fait dissemblables, ou dont la similitude n'a pu être constatée? Le nombre des fièvres à examiner serait pour ainsi dire incalculable : nous insisterons principalement sur l'analyse des fièvres essentielles de M. Pinel, regardées par les pyrétologistes modernes comme celles dont l'existence est le mieux établie. Une esquisse historique dans laquelle nous retracerons rapidement les principales opinions émises sur la fièvre et les fièvres, servira d'introduction à notre travail.

Hippocrate a-t-il à décrire des maladies dont le siége lui est parfaitement connu, telles que l'angine, une plaie du cerveau, il emploie le mot fièvre, ou plutôt le mot grec qui lui correspond (πυρετὸς), pour désigner la chaleur morbide qui se développe dans ces maladies : exemple, dans l'angine il y a *fièvre*, douleur de tête, gonflement des mâchoires (*Hipp. de morb.*, *lib.* II, edent. Foës., *pag.* 469), dans les plaies du cerveau, la *fièvre* et le vomissement de la bile sont des conséquences nécessaires de ces lésions. (*Lib.* V, *pag.* 447.) Les connaissances en anatomie et en physiologie pathologiques étaient alors si bornées, la science du diagnostic si peu avancée, qu'Hippocrate fut naturellement conduit à rattacher au phénomène morbide le plus constant dans les maladies aiguës, les autres symptômes qu'il observait; le mot *fièvre* devint ainsi un terme générique qu'il employait pour désigner toutes les maladies dont il ignorait le siége, et qui étaient accompagnées *d'un état de chaleur*. Il établit ensuite plusieurs divisions fondées sur le type, ou le mode de succession des phénomènes fébriles. « Parmi les fièvres, dit Hippocrate, les unes sont continues, les autres sont intermittentes, et ont des accès qui surviennent, soit le jour, soit la nuit. Ces dernières sont demi-tierces, quartes, quintanes, etc.» La rémission de ces phénomènes fixa moins son attention, et les pyrétologistes modernes pensent qu'il confondait les fièvres rémittentes avec les continues. Si les expressions de fièvre *phricode*, *lingode*, *lypirienne*, *ardente* et *épiale* reviennent très-fréquemment dans ses écrits, il est évident que par ces noms Hippocrate a voulu seulement indiquer un autre symptôme grave qui accompagnait l'état de chaleur, et non une espèce distincte. Ainsi, en disant πυρετὸς φρικώδης que les modernes ont traduit par *fièvre phricode*, le père de la médecine voulait parler d'une fièvre dans laquelle il y avait des frissons. Quelquefois il accumule de la sorte plusieurs qualifications symptomatiques, par exemple, dans le 1er livre des épidémies il fait mention *de fièvres accompagnées de frissons*, *aiguës*, *continues* et *sans rémission*, qui étaient de l'espèce des demi-tierces. Il en est de même de la fièvre lingode, par laquelle Hippocrate entendait seulement une fièvre accompagnée de hoquets; enfin, il désigne ordinairement les fièvres dans lesquelles il y a une chaleur considérable sous le nom d'*ardentes* (Καῦσοι). Mais si vous comparez ce qu'il dit de la fièvre ardente dans plusieurs passages, vous verrez que les maladies auxquelles il donne ce nom n'ont souvent de commun que le caractère de la *chaleur*, et diffèrent par tous les autres symptômes. Ajoutons que, si l'on trouve dans Hippocrate d'autres dénominations relatives aux fièvres, s'il parle de *fièvres errantes*, *inconstantes*, *avec vertiges*, *non mortelles*, *très-légères*, *très-mortelles*, *diurnes*, *nocturnes*, *d'hiver*, *longues*, *avec sueurs*, *mordantes*, *douces ou humides au toucher*, *croissantes*, *brûlantes*, *rouges*, *livides*, *sèches*, *horribles à voir*, *flatueuses*, le passage suivant tend à prouver que par ces épithètes Hippocrate n'indiquait encore que des circonstances ou des phénomènes variables qu'il avait observés avec la fièvre. « Parmi ces maladies, dit-il (*Epid. lib.* 6), les unes sont accompagnées d'une chaleur mordicante au toucher, les autres d'une chaleur douce; dans quelques-unes la chaleur n'est pas mordicante, mais elle semble s'accroître pendant que l'on tient la main sur le malade... Dans d'autres, elle paraît, dès le premier abord, brûlante; quelquefois il y a une très-grande débilité, une sécheresse considérable à la peau, ou des flatuosités; d'autres fois les malades présentent un aspect horrible; la peau est noire, rouge, livide ou verdâtre. »

Rien n'est plus vague que l'opinion d'Hippocrate sur la durée des fièvres ou des maladies avec *chaleur* et sans *siége déterminé*; elle est exprimée au commencement de la section 31 des prénotions. Il fixe la première période au 4e jour, et pour les *bénignes* et pour celles *du plus mauvais caractère*. S'il n'y a point eu d'événement, il renvoie au 7e jour, puis au 11e, au 14e, au 17e, enfin au 20e, leur terminaison est ainsi reculée de quatre en quatre jours sans qu'on sache pourquoi. De plus, comme toutes les fièvres ne finissent pas régulièrement à ces diverses époques, il ajoute qu'il est également permis d'en espérer la solution pour le 34e, ensuite pour le 40e, enfin pour le 60e. Après toutes ces variations, croirait-on qu'il peut encore s'en présenter d'autres, s'il ne se trouvait dans les épidémies des exemples de terminaison aux époques intermédiaires à celles qui viennent d'être désignées, et des cas où *l'état fébrile* ou *de chaleur* s'est même prolongé au delà du 100e jour? (*Voyez* ce que l'un de nous a dit au mot *crise*.) Concluons, 1° qu'Hippocrate s'est servi du mot fièvre (πυρετὸς) comme d'un terme symptomatique pour désigner un *état de chaleur* observé dans les maladies aiguës qu'il connaissait; 2° qu'après avoir employé le mot *fièvre* pour désigner un *symptôme*, il l'appliqua aux maladies aiguës dont il ignorait le siége, et qui présentaient le même phénomène; 3° qu'il est facile de concevoir qu'Hippocrate ignorât le siége d'un grand nombre de maladies aiguës, et qu'il cherchât à les caractériser par un symptôme commun, mais qu'on n'en peut pas conclure, aujourd'hui, qu'elles n'eussent pas un siége déterminé; 4° qu'Hippocrate n'ayant pas décrit un grand nombre d'inflammations internes, ni le premier degré des phlegmasies des viscères, on est autorisé à penser qu'il a dû les appeler *fièvres*, puisqu'elles sont accompagnées de chaleur; 5° que les descriptions de *fièvres ardentes*, *assodes*, *élodes*, *lipyriennes*, etc., sont si vagues, si incomplètes, que les admirateurs les plus éclairés de ce grand homme ont renoncé à rattacher sa *fièvre* ou ses *fièvres* à celles des modernes; 6° qu'enfin il a établi le premier la distinction des fièvres en intermittentes et en continues.

Nous sommes étonnés que les pyrétologistes n'aient pas fait une mention plus particulière de l'opinion de Celse sur la fièvre :

quelques-uns ont paru même avoir oublié que cet auteur a dit avec raison que deux ou trois symptômes ne suffisent pas pour caractériser un état morbide. La chaleur et la fréquence des pulsations des veines (il pensait que les vaisseaux à pulsations étaient des veines) sont bien, dit-il, les deux principaux caractères de la fièvre, mais seuls ils ne la constituent pas, puisque plusieurs actes de l'économie, tels que la crainte, la colère, ou autres circonstances peuvent déterminer leur développement. (Édit. de Haller, tome 1, page 139 et 140.) Au reste, Celse n'est facilement intelligible que lorsqu'il traite des fièvres intermittentes, qu'il divise en quotidiennes, tierces et quartes; ses remarques sur les fièvres continues, rémittentes, pestilentielles, lentes, sur les fièvres légères et d'un mauvais caractère, quoique un peu plus détaillées que les notes d'Hippocrate, sont néamoins assez vagues pour qu'il soit difficile de se former une idée exacte de l'état morbide qu'elles doivent représenter.

Quoique Galien ne soit pas toujours d'accord avec lui-même, son opinion la plus généralement exprimée, est que la fièvre consiste dans l'augmentation de la chaleur animale; tantôt il la définit une *chaleur non naturelle que nous appelons fièvre.* (Edit. Chart., tom. 7, *lib.* 1, *de febrib., pag.* 108.) d'autres fois *une chaleur si violente qu'elle affecte l'individu au point de porter le trouble dans ses fonctions.* Mais plus instruit qu'Hippocrate des phénomènes de la circulation, et reconnaissant que la chaleur morbide qu'il observait dans les maladies se liait à des contractions plus fréquentes du cœur, Galien fit entrer cette nouvelle considération dans la définition de la fièvre. *La fièvre n'existe pas entièrement si le cœur lui-même ne participe pas à la chaleur générale.* (*Ibid. pag.* 109.) Toutefois, si ses écrits ont été postérieurs à ceux de Celse, comme le pensent la plupart des biographes, on est forcé de convenir que ce dernier avait employé le mot fièvre dans une acception moins indéterminée. La division principale des fièvres, dans Galien, repose sur les types; leurs caractères spéciaux sont déduits d'une étiologie humorale et hypothétique : les fièvres *intermittentes* se divisent en *quotidiennes* qui viennent *de la pituite putride*, en *tierces* provenant *de la bile jaune*, en quartes attribuées à *la bile noire.* Les fièvres *continues* qui proviennent de la bile jaune sont de deux espèces, les *continentes* qui se composent d'un seul accès, et les *continues*, qui sont *homotones* ou *acmastiques.* Nous avons eu la patience de lire les chapitres où Galien traite successivement des fièvres tierces et quartes exquises, de l'épiale, de la complication de la fièvre tierce avec la quotidienne; ceux où il combat les opinions d'Agathinus et d'Archigènes; mais nous avouons que de tout ce fatras scientifique il ne nous est rien resté dans l'esprit, si ce n'est que Galien admettait des fièvres, qu'il raisonnait beaucoup sur leur essence, et qu'il les décrivait mal; qu'il parlait de *fièvres bilieuses* provenant de sang putréfié, de *fièvres pituiteuses* dans lesquelles la chaleur est très-inégale; qu'en définitive il n'a pas prouvé que ces maladies fussent indépendantes de lésions primitives et locales. Cependant il est juste d'observer qu'il laisse entrevoir évidemment la distinction des fièvres en *idiopathiques* et en *symptomatiques*, remarque qui tendait déjà à diminuer le nombre des premières. « Il existe, dit-il, un caractère bien différent pour la fièvre phrénétique, péripneumonique, pleurétique, hépatique, et pour toutes les autres fièvres qui sont la conséquence de l'inflammation de quelqu'une des parties du corps; dans tous ces cas la fièvre ardente ne survient qu'à la suite de l'inflammation du poumon, du foie, de l'estomac, etc. Aussi est-il important de distinguer chez les divers malades, *si la fièvre existe avec affection locale*, ou *si elle est due à la putréfaction des humeurs.* » (*De crisibus*, tom. 8, in-fol., edent. Chart., *lib.* 2, *pag.* 416.)

Quelques médecins qui se formèrent par la lecture des ouvrages d'Hippocrate, tels que Cœlius Aurelianus, Alexandre de Tralles, Oribase, etc., semblent s'être bornés à quelques observations générales et à des souvenirs superficiels de ce que la pratique leur a offert; on chercherait vainement dans leurs écrits de nouveaux aperçus sur les fièvres.

On voit donc que les anciens avaient d'abord donné le nom de *fièvre* à un symptôme; puis aux maladies aiguës dont ils ignoraient le siége, dont ils n'avaient pas une connaissance exacte, et qui présentaient ce phénomène morbide. Les Arabes obscurcirent encore par leurs commentaires les descriptions incomplètes que nous avaient laissées l'antiquité : on les reproduisit à la renaissance des lettres; et la direction des esprits était telle alors qu'on se persuada facilement que les fièvres siégaient partout, ou qu'elles n'avaient pas de siége spécial, puisque les anciens ne leur en avaient point assigné. Fernel renouvelle textuellement la définition de la fièvre par Galien. *La fièvre*, suivant lui, *est une chaleur non naturelle qui part du cœur et se répand dans les parties du corps.* (*Opera, in*-fol., pag. 174.) Ce caractère lui paraissait tellement fondamental, qu'il dit quelque part : *Aucune fièvre ne peut être appelée froide*; observation qui n'a pas empêché les classiques de faire des *fièvres algides.* Ce fut encore d'après la considération de la chaleur, et d'après ces différences, qu'il établit sa division des fièvres en trois genres : 1° la *fièvre simple*, qui comprenait l'éphémère, la synoque et l'hectique; 2° la *fièvre putride*, qu'il divisait en continue vraie, en symptomatique, et en intermittentes; celles-ci étaient *simples*, *composées* ou *compliquées.* Les premières comprenaient la fièvre tierce, la fièvre quotidienne et la fièvre quarte : les secondes la double tierce et l'hémitritée. Enfin, les compliquées étaient, dit-il, très-variables. 3° Le dernier genre renfermait les *fièvres pestilentielles.* Ce n'était déjà plus les divisions ni les groupes de Galien. Mais cela ne valait pas mieux. On continuait d'intituler *fièvres* toutes les maladies aiguës avec chaleur, dont on ignorait le siége, et le plus grand nombre des phlegmasies des viscères ou de leurs annexes étaient dans ce cas. On leur imposait des noms mis en usage par Hippocrate ou par Galien; mais bientôt les groupes des maladies à *siége indéterminé* se multiplièrent tellement, que de nouvelles dénominations furent créées, d'anciennes diversement appliquées; et, lorsque Sauvages eut rassemblé les matériaux de sa Nosologie, on y vit figurer jusqu'à cent cinquante-cinq espèces de fièvres : résultat dont on n'aura pas à s'étonner, si l'on réfléchit que le nombre des combinaisons mathématiques auxquelles peuvent donner lieu les mots *frisson*, *chaleur*, *accélération du pouls*, et les autres symptômes connus des maladies, est infiniment plus considérable encore.

Les fièvres sont présentées par Sauvages comme des maladies générales, mais non comme des maladies primitives et essentielles. Il les divise d'abord, d'après leurs types, en fièvres *continues*, fièvres *rémittentes*, fièvres *intermittentes*, et les distingue d'après leur durée, la nature des exacerbations, le caractère du pouls, l'état des sécrétions, celui des sensations et le degré des forces musculaires. Il nous serait impossible de reproduire ici le caractère de ces espèces de fièvres si mutipliées, sans dépasser de beaucoup les limites d'un article de dictionnaire; mais il nous paraît important de faire remarquer que non-seulement Sauvages n'a pas cherché à prouver que les fièvres qu'il avait laborieusement rassemblées, ou les phénomènes morbides qui les caractérisent, fussent primitivement indépendans d'une lésion locale, et qu'il a même exprimé une opinion contraire. « La division des fièvres en essentielles et symptomatiques, adoptée par les modernes, ne me paraît pas, dit-il, moins défectueuse que celle des galénistes; ils appellent symptomatiques celles qui sont l'effet d'une autre maladie; mais puisque, d'après les modernes eux-mêmes, la fièvre est causée par l'obstruction des capillaires, ou par l'irritation du cœur, ou par le tiraillement des nerfs, et que, de leur propre aveu, ces vices sont de vraies maladies, ou un état vicieux des parties solides et fluides d'où naît la lésion des fonctions, il suit de ces principes que toutes les fièvres doivent être symptomatiques, et qu'il n'y en a aucune d'essentielle. »

Nous ne nous livrerons pas aux fastidieuses recherches d'une érudition facile, dont tout le mérite consisterait à placer à la suite les unes des autres de nombreuses citations, pour faire connaître les diverses opinions émises sur la *fièvre* depuis Sauvages, et les classifications ou les distributions des fièvres, adoptées par les auteurs qui l'ont précédé ou suivi; mais peut-être ne sera-t-il pas inutile de faire observer que quelques idées de Celse sur l'utilité de la fièvre dans les maladies furent généralisées par Sydenham, et ensuite par les Animistes. Dans leur hypothèse, la fièvre n'était pas seulement un symptôme; ce n'était plus uniquement une affection sans siége déterminé et avec chaleur; c'était un effort de la nature pour chasser la maladie, et les fièvres malignes même devaient être nécessairement développées par l'âme rationnelle dans l'intérêt de l'individu qui en était atteint. L'absurdité de pareilles conséquences fut méconnue; on fit dériver le mot fièvre du verbe *februare*, puririfier; on proclama de toutes parts que le médecin n'était que le ministre de la nature; qu'il devait prendre garde de briser l'instrument qu'elle avait formé dans des vues de conservation: la doctrine fit fortune, et la fièvre fut conseillée comme remède. La destinée de cette affection, qui a joué un si grand rôle dans les théories médicales, était de perdre plus tard ces belles prérogatives, qu'elle devait à l'école de Stahl; car nos modernes pyrétologistes, non contens de refuser à la fièvre la faculté de guérir les maladies, ont été jusqu'à l'accuser de produire des phlegmasies intestinales, de créer les désordres les plus graves, et de se terminer par des inflammations mortelles.

Il est à remarquer qu'au fur et à mesure que les connaissances sur la circulation et sur l'état du pouls se sont étendues, on a attaché de moins en moins d'importance à la considération de la *chaleur*, comme caractère de la fièvre, et que le pouls a fini par envahir le privilége qu'avait d'abord la chaleur, de signaler cette maladie, et de marquer son degré d'intensité. « Les médecins humoristes, dit Quesnay (*Taité des fièvres*, tom. 1, page 75) faisaient consister la nature de la fièvre dans un excès de chaleur, en sorte qu'il semblerait que, pour dissiper la fièvre, il ne fallait que diminuer la chaleur par le secours des remèdes qu'on appelait rafraîchissans. De nos jours, on a découvert que la véritable cause de cette maladie était l'accélération des pulsations des artères.» D'un autre côté, on n'a pas tenu compte de l'opinion de Sauvages sur la non-existence des fièvres essentielles. Cullen, Selle, P. Frank, si l'on en juge par leurs classifications, ont continué de regarder les fièvres comme des maladies générales, et sans siége primitif et spécial. Toutefois on a fini par sentir que, pour consolider le vieil édifice de la pyrétologie symptomatique, il fallait restreindre le nombre des fièvres essentielles; et on était à peu près convenu, dans ces derniers temps, de ne plus reconnaître comme telles que cinq principaux assemblages de symptômes, auxquels on a donné le nom de *fièvre inflammatoire, bilieuse, pituiteuse, putride et maligne;* division dont on trouve déjà quelques traces dans les écrits de Galien, indiquée par Lommius, Boerhaave et Stoll, exposée dans son ensemble par Selle, et complétement développée par le professeur Pinel, qui crut devoir changer la nomenclature en usage, rattacher à cette classe la peste, comme sixième groupe, sous le nom de *fièvre adéno-nerveuse*, et séparer systématiquement les symptômes fébriles des phlegmasies locales, que Selle avait confondues avec eux dans une description commune.

Plus on y réfléchit et plus on reste convaincu que l'existence des fièvres essentielles, en ce sens qu'elles sont indépendantes de la lésion d'un ou de plusieurs organes, est difficile à concevoir. Aussi, plusieurs esprits justes, quelles que fussent les idées dominantes de leur époque, ont-ils fait de louables efforts pour démontrer que les phénomènes qu'on appelle *fièvres*, c'est-à-dire *les maladies avec chaleur, fréquence et développement du pouls*, dépendaient primitivement d'une affection locale. Que Van-Helmont, sans avoir égard à la structure ou aux propriétés vitale des organes, attribue la fièvre à la frayeur, à l'ébranlement, aux mouvemens désordonnés de son archée, et qu'il place le siége de cette maladie dans le duodénum; ce n'est là qu'une lueur de vérité obscurcie par une hypothèse absurde; que Sanctorius dise que l'autopsie des cadavres lui a démontré que la fièvre maligne provenait de la gangrène du foie ou d'un autre viscère; que Fernel, par suite de considérations hypothétiques, assigne aux fièvres continues leur place dans le cœur, et aux fièvres intermittentes leur foyer dans l'estomac, le duodénum, le pancréas; que Screta, d'après quelques recherches anatomiques de Th. Bartholin et de Bonnet, et d'après quelques inductions physiologiques, affirme que la fièvre maligne est une inflammation, et que cette fièvre peut être produite par les phlegmasies du mésentère, du pancréas, de l'épiploon, des ovaires, des testicules, etc., de semblables propositions sont loin sans doute de prouver que ces auteurs eussent établi en principe que la fièvre *est toujours l'expression physiologique d'une maladie locale*; mais elles attestent qu'ils cherchaient à localiser la fièvre, ou au moins certaines fièvres. Pour l'honneur de la science, nous avons à citer d'autres recherches d'un intérêt plus élevé. Une heureuse application de l'anatomie pathologique à l'étude des fièvres malignes conduisit Chirac à penser qu'on donnait ce nom à des inflammations cérébrales. « D'après ces recherches, dit-il, je bannis de mon esprit l'embarrassante idée de la malignité, et changeai le nom de ces maladies, ainsi que le terme vague de *peste*, en celui de *disposition inflammatoire* des viscères, ou *inflammation du cerveau*, comme la plus constante dans ces fièvres, et comme celle qui se déclarait plus sensiblement que celle des autres viscères. » Lorsque cet auteur fait remarquer que la faiblesse générale, l'accablement de tout le corps, la pesanteur des membres et la difficulté de se remuer, l'engourdissement des sens et l'obscurité des divers sentimens qu'excite l'action des objets extérieurs, la stupidité, la faiblesse et les *pesanteurs* de la raison, la céphalalgie, un état de rêvasserie, les tremblemens et les mouvemens convulsifs des membres, des lèvres et de la langue, les yeux éteints, larmoyans et chassieux ou roulans, fixes et convulsifs, etc., sont autant de signes d'une inflammation cérébrale, ne s'est-il pas montré plus profond observateur que nos modernes pyrétologistes, qui ont fait de ces phénomènes des symptômes d'une fièvre ataxo-adynamique, qui n'était elle-même qu'une collection de symptômes? (*Voyez* Chirac, *Fièvres pestilentielles de Rochefort*, 1694.)

Le langage de Baglivi n'est pas pur de toute hypothèse; mais la connaissance qu'il avait des inflammations gastro-intestinales, comme cause de certaines fièvres, se montre d'une manière évidente dans ses ouvrages; il rappelle que Spigel attribue la fièvre hémitritée à l'érysipèle du petit intestin, tout en penchant vers l'opinion de Dodoens, qui la fait principalement consister dans une lésion de l'estomac. « La fièvre lypirienne, la fièvre ardente sont, dit-il, produites par une inflammation de cet organe; les fièvres assode, élode, épiale, tritéophie et typhode des anciens auteurs, sont le plus souvent liées à des inflammations des viscères; les maladies contagieuses et épidémiques siégent dans les organes digestifs enflammés. » Enfin, en parlant des fièvres malignes, il ajoute ces propres mots: « Les fièvres qui nous paraissent malignes ne sont que le résultat du phlegmon et de l'érysipèle des entrailles, c'est-à-dire le produit d'une cause évidente et manifeste. » La relation des phénomènes fébriles avec les inflammations gastro-intestinales était donc dès lors signalée; et, si une mort prématurée n'avait pas enlevé Baglivi dans la vigueur de son talent, s'il eût su dégager de toute hypothèse ses vues profondes sur les phlegmasies de l'estomac et de l'intestin; s'il les eût surtout étayées d'observations cliniques, il aurait exécuté, à l'égard de la doctrine des fièvres, la réforme qu'il a seulement contribué à préparer.

Aidé des travaux de Baglivi, des observations anatomiques de Th. Bartholin et des recherches de Diemerbroëck, Réga appela de nouveau l'attention des médecins sur les souffrances de l'estomac, sur l'inflammation et la gangrène de ce viscère dans les fièvres malignes, dont Chirac avait placé le siége dans le cerveau; ce qui prouve incontestablement qu'on donnait alors le nom de fièvre maligne, soit à des phlegmasies graves des organes digestifs, soit à des inflammations du cerveau ou de ses membranes. Les nouveaux raisonnemens dont Sylva appuya les assertions de Chirac auraient au moins mérité que les pyrétologistes les discutassent. « Quand les raisons que nous avons alléguées jusqu'ici, dit-il, pour démontrer que le cerveau est enflammé dans la fièvre maligne, ne pourraient être regardées, chacune en particulier, que comme de simples conjectures, l'ouverture des cadavres nous instruit d'une manière plus sure; elle fait voir que le cerveau de ceux qui meurent de la fièvre maligne est rouge, gorgé de sang, enflammé, etc. Le caractère des accidens qui commencent avec la fièvre maligne et les différens états où l'on trouve le cerveau, suivant les progrès que la maladie a faits et le temps qu'elle a duré, ne permettent pas de douter que la fièvre maligne ne dépende de la *phlogose* et de l'*inflammation* du cerveau. »

D'autres observations tendaient également à localiser les fièvres, mais elles étaient le plus souvent mal interprétées. F. Hoffmann reconnaît que tous les individus qu'il avait vu périr des suites de la fièvre succombent à des inflammations de l'estomac, de l'intestin ou des méninges; et, loin de regarder *la fièvre* comme le symptôme de ces lésions, il aime mieux l'attribuer à *un spasme de la périphérie, qui chasse le sang vers les parties internes*. L'ouverture des cadavres des individus qui mouraient pendant l'épidémie de Gœttingue laisse voir une inflammation de la membrane muqueuse des organes digestifs; et Rœderer et Wagler s'arrêtent tout à coup devant cet important résultat de leurs recherches, sans reconnaître la nature de la maladie, si clairement exprimée dans l'histoire de leurs autopsies. Des croquis d'observations empruntés à Th. Bonnet et à Valsalva, quelques autres observations incomplétement recueillies par lui-même, ne permirent pas à Morgagni de s'élever, dans sa 49e Lettre, à cette supériorité de vues dont il a fait preuve dans d'autres parties de son immortel ouvrage. Vous remarquerez toutefois qu'il débute par annoncer qu'il a déjà traité de plusieurs fièvres, en parlant *des maladies du thorax et du bas-ventre;* ce qu'il va ajouter ne semble avoir trait qu'à quelques particularités qu'il n'a pas fait connaître. Hormis trois ou quatre observations peu exactes de Valsalva, tous les faits qu'il analyse attestent l'existence de lésions locales. Il démontre ainsi que les fièvres lentes peuvent être entretenues par des abcès; les fièvres rémittentes, quartes, par des vices du mésentère, de la rate, du foie ou de tout autre viscère de l'abdomen; que, dans les fièvres malignes, on observe des traces de gangrène dans les viscères, et surtout dans les intestins. Cet auteur ajoute, il est vrai, que les fièvres les plus graves ou les plus promptement mortelles sont celles qui laissent le moins de traces de leur existence, et que souvent l'on ne trouve rien qui puisse expliquer leur fâcheux caractère ; en sorte que, dit-il, fréquemment on ne peut découvrir comment les fièvres tuent. Or, ce passage prouve qu'excepté les cas indiqués par lui, Morgagni avait reconnu des causes évidentes de mort ; et, puisqu'il renvoie, pour certaines fièvres, *aux maladies du thorax et de l'abdomen*, n'aurait-on pas lieu de s'étonner qu'il n'ait pas également renvoyé, pour quelques autres, aux maladies *de la tête*, si l'on ne savait aujourd'hui que les fièvres qui tuent si vite, et dont Morgagni ne rapporte point d'observations particulières exactes, ne sont autre chose que des inflammations cérébrales ou des hydrocéphales aiguës ?.... De vastes connaissances en physiologie conduisirent Bordeu à proclamer un principe qui retentit aujourd'hui dans l'école de M. Broussais : « *Toute fièvre prend*, dit-il, *son siége dans l'irritation d'un viscère* ; » idée mère, mais trop souvent obscurcie dans ses ouvrages, par des explications hypothétiques, ou balancée par des contradictions manifestes. D'ailleurs, admettre des fièvres *pectorales*, *ventrales* et *membrales*, comme le fait Bordeu, ce n'est pas reconnaître la nature de l'état morbide des organes de la respiration, de l'abdomen ou des membres dans les fièvres.

Telles étaient les recherches les plus importantes qui eussent été successivement publiées sur le siége des fièvres, à l'époque où M. Pinel fit paraître sa Nosographie. Sous ce point de vue, les travaux de ce médecin célèbre ont peu contribué à l'avancement de la science ; car il s'est borné à placer vaguement, avec P. Frank, le siége de la fièvre inflammatoire dans les vaisseaux sanguins ; à renouveler l'idée de Tissot sur l'affection de l'estomac, du duodénum, du foie et du pancréas dans la fièvre bilieuse ; à rappeler les observations de Rœderer et Wagler sur l'inflammation de la membane muqueuse des organes digestifs dans la fièvre pituiteuse ; à donner pour caractère essentiel à sa fièvre adynamique, une prétendue lésion de l'irritabilité du système musculaire, et il s'est abstenu de faire mention des observations importantes de Chirac, Sylva et Baglivi, sur les fièvres malignes. Cependant on ne doit pas oublier que M. Pinel s'est attaché à simplifier le traitement des fièvres continues, et qu'il a puissamment contribué à débarrasser cette classe de maladies des débris de la théorie de l'humorisme, et notamment de la polycholie de Stoll. Il a fait plus encore : interprète fidèle des faits, lors même qu'ils étaient en opposition avec ses principes théoriques, il attribue la fièvre ataxique à un état morbide du cerveau : c'était un premier pas dans la route qui plus tard devait conduire à une réforme plus importante.

La médecine dut beaucoup aux recherches anatomico-pathologiques de M. Prost, qui toutefois pressé de produire, publia plutôt de bons matériaux qu'un bon ouvrage. Les propositions suivantes, extraites *de la médecine éclairée par les ouvertures de cadavres*, présentent une analogie non contestable avec les principes fondamentaux de la nouvelle doctrine des fièvres : 1° Les inflammations qui ont lieu dans le tissu cellulaire, les membranes séreuses et les organes de la respiration, sont les causes les plus communes de la fièvre inflammatoire. 2° Les fièvres muqueuses, gastriques, ataxiques, adynamiques, ont leur siége dans la membrane muqueuse des intestins. 3° L'altération qui donne lieu aux fièvres ataxiques consiste dans une inflammation de la membrane interne des intestins, avec ou sans excoriation. 4° Les inflammations qu'on a reconnues dans les intestins, à la suite des fièvres ataxiques, sont proportionnées à l'intensité des phénomènes morbides observés pendant la vie. 5° L'emploi des irritans, pendant le cours de ces maladies, est un moyen de plus ajouté à ceux qui les entretiennent.

On reprocha à M. Prost, lorsque son livre parut, « *d'avoir attribué exclusivement à la souffrance de la muqueuse intestinale les fièvres intermittentes, toutes les ataxiques sans exception, et même la manie* » ; et ce reproche est devenu aujourd'hui une propriété qui lui est enviée. M. Broussais, qui d'abord avait combattu les opinions de M. Prost, annonça en l'année 1808, qu'il regardait maintenant toutes les fièvres comme le résultat d'une affection locale. Trois ans après, M. Caffin reproduisit la même idée ; mais il *localisa*, comme d'autres auteurs avaient *généralisé*, à l'aide de considérations hypothétiques. Il vit dans la fièvre inflammatoire une lésion essentielle des exhalans de la peau ; dans la fièvre bilieuse, une affection du foie, dans la fièvre muqueuse, une affection des organes qui filtrent l'humeur pituiteuse ; dans la fièvre ataxique, un trouble essentiel de la sécrétion des fluides ou de la pulpe nerveuse, confiée à la substance corticale du cerveau, et les *fièvres* ou *maladies des capillaires sécrétans* furent divisés par lui en fièvres des organes *glanduleux*, des organes *folliculeux*, des *exhalans séreux*, des *exhalans sanguins*, des *organes nerveux*.

Pénétré des grandes vues de Bichat sur les sympathies, riche de faits nombreux observés avec une rare sagacité, M. Broussais est venu renverser de fond en comble l'antique édifice des fièvres. Dans ses ouvrages, comme dans l'enseignement, il s'est attaché, depuis plusieurs années, à démontrer que les fièvres qui avaient été nommées *essentielles* n'étaient que des maladies locales, des inflammations, et même des gastro-entérites. Les propositions suivantes peuvent être regardées comme l'expression sommaire de sa doctrine.

1° La fièvre, considérée d'une manière générale et abstraite, n'est jamais que le résulat d'une irritation primitive ou sympathique du cœur, par l'effet de laquelle ce viscère précipite ses contractions.

2° Toute irritation assez intense pour produire la fièvre est une inflammation.

3° Toutes les fièvres des auteurs se rapportent à la gastro-entérite simple ou compliquée; ils l'ont tous méconnue lorsqu'elle est sans douleur locale, et même lorsqu'elle existe avec douleur, la regardant toujours comme un accident. Les auteurs ont quelquefois dit que certaines fièvres dépendaient de l'inflammation des organes digestifs; mais ils n'ont jamais dit que ces fièvres, prétendues essentielles, ne pussent avoir une autre cause; jamais qu'elles fussent produites par le même mécanisme que la fièvre des pneumonies; jamais enfin qu'il n'y en avait point d'*essentielles*.

4° C'est par la gastro-entérite que débute la variole; par la gastro-entérite et un catarrhe oculaire, nasal, guttural ou bronchique aigu, que débutent la rougeole et la scarlatine.

5° Les fièvres intermittentes et rémittentes sont des gastro-entérites périodiques; mais l'encéphale et les autres viscères sont irrités sympathiquement, de même que dans les continues, et peuvent aussi devenir le siége principal de l'irritation, et s'enflammer d'une manière aiguë ou périodique.

6° Les fièvres dites *pernicieuses* ne diffèrent des autres que par la violence et le danger des congestions.

« Ces assertions, dit M. Broussais, sont prouvées par les faits suivans :

Toutes les causes des fièvres agissent localement; toutes irritent la membrane muqueuse gastrique, point de l'organisme sur lequel aboutit l'action de toute cause morbifique.

Dans presque toutes les fièvres, il y a des symptômes locaux non équivoques d'irritation de l'estomac et de l'intestin grêle, ce qui ne permet pas de méconnaître la gastro-entérite.

Les symptômes sympathiques, à défaut de symptômes d'irritation gastrique, démontrent évidemment, quoique indirectement, l'existence de la gastro-entérite dans toutes les fièvres.

Un grand nombre d'organes ne participent pas à l'état morbide dans les fièvres, et ceux qui y prennent part en sont les uns plus, les autres moins affectés.

Les symptômes adynamiques et ataxiques sont dus à l'irritation.

Après la mort, on trouve toujours des traces de gastro-entérite. »

M. Georget, adoptant un système opposé à celui de M. Broussais, a vu dans le cerveau le foyer des fièvres, que ce dernier avait placé dans l'estomac, et il a renfermé son opinion dans les propositions suivantes :

1° Le cerveau ayant de nombreuses communications avec tous les organes, ses maladies fébriles deviennent promptement générales, et on les a intitulées *fièvres*.

2° L'état fébrile est autre chose que la maladie qui peut le provoquer; c'est le cerveau qui en est le siége, le foyer : cet état est tantôt idiopathique, et constitue une maladie primitive du cerveau, et tantôt sympathique ou causé par le trouble d'un autre organe.

3° Tous les états fébriles ne sont probablement que des degrés d'un même mode d'affection cérébrale.

4° Les fièvres intermittentes sont des maladies du système nerveux.

Enfin, M. Boisseau a pensé que, dans l'état de la science, il était convenable d'adopter les cadres pyrétologiques de M. Pinel, et d'y introduire la doctrine de M. Broussais, avec les modifications suivantes :

« Toutes les fièvres essentielles des auteurs ne doivent pas être attribuées exclusivement à la gastro-entérite, car les causes de ces maladies n'agissent pas uniquement sur la membrane muqueuse gastro-intestinale, qui quelquefois même n'en reçoit aucune atteinte.

Lorsqu'elle est faiblement irritée, et qu'un autre organe l'est beaucoup, il est évident qu'on ne peut pas dire que la maladie soit alors une gastro-entérite.

L'inflammation du poumon, de la vessie, de l'utérus, peut entraîner des fièvres adynamiques et ataxiques, sans que l'estomac participe à l'état morbide; du moins à un haut degré d'intensité, et parfois on trouve, après les fièvres ataxiques, des traces d'inflammation non équivoques ailleurs que dans l'estomac et l'intestin grêle, tandis que la membrane muqueuse qui revêt ces dernières est intacte. »

En rappelant ces diverses recherches faites dans le but de localiser les fièvres, nous avons cru devoir nous borner au rôle de narrateurs, et nous épargner celui de critiques; notre opinion ressortira nécessairement de la discussion dans laquelle nous serons obligés d'entrer en traitant de chacune d'elles : il sera facile alors au lecteur de comparer nos principes avec ceux des auteurs que nous avons cités dans cette revue historique.

Les cinq ordres de fièvres le plus généralement admises dans ces derniers temps, et qui sont la fièvre *inflammatoire*, la *bilieuse*, la *muqueuse*, l'*adynamique* et l'*ataxique*, seront examinés dans cet article. L'histoire des typhus d'Amérique, des armées, d'Orient, est renvoyée aux mots *typhus* et *peste*. Nous traiterons, au mot *intermittent*, des fièvres de ce type, ainsi que des autres maladies susceptibles de se présenter avec le phénomène de la périodicité. Enfin, le lecteur trouvera une description abrégée des nombreuses espèces de fièvres successivement admises par les auteurs, et notre jugement sur chacune d'elles, en consultant, dans ce Dictionnaire, les divers articles auxquels l'ordre alphabétique nous a prescrit de les renvoyer.

§ II. *Fièvre inflammatoire* ou *synoque simple.* — N'ayant jamais rencontré les phénomènes morbides dont la réunion constitue la *fièvre inflammatoire*, sans affection locale et primitive d'un ou de plusieurs organes, et ayant, au contraire, observé fréquemment ces symptômes dans la plupart des phlegmasies aiguës, nous en avons été d'autant plus portés à penser que le défaut d'analyse physiologique et de recherches d'anatomie pathologique avait pu être une source d'erreur pour d'autres observateurs, et surtout pour les pyrétologistes dogmatiques. Mais, avant d'arrêter notre opinion sur ce point, nous avons cru devoir nous imposer la loi de relire attentivement les faits particuliers qui avaient servi de base aux descriptions générales de *fièvres éphémères*, *synoques*, *angioténiques*, consignées dans les meilleurs auteurs. Dans ce travail pénible et ingrat, nous nous sommes principalement attachés à établir le *véritable diagnostic* des cas publiés par les classiques, ou cités par eux comme des *types*, des *exemples*, des *individualités* de fièvre inflammatoire; et, sans tenir compte du titre imposé à ces histoires particulières, nous avons pris à tâche de n'en déduire que ce que l'observation rigoureuse des faits et les données de la physiologie nous ont permis d'y rencontrer : nous nous bornerons à annoncer en ce moment que l'examen de ces divers matériaux nous a confirmé dans l'opinion que nous nous étions formée d'après l'observation clinique.

Il nous a paru d'abord que les inflammations de la muqueuse gastro-intestinale, et celles des organes sécréteurs annexés à l'appareil digestif, ont été souvent décrites comme des maladies générales, comme des *fièvres inflammatoires* par les classiques modernes et leurs disciples. C'est ainsi que M. Aygalenq, dans sa *Dissertation analytique* sur la *fièvre angioténique*, écrite entièrement dans l'esprit de la Nosographie philosophique, et publiée à Paris en l'an VIII, cite un cas d'inflammation de la glande sous-maxillaire gauche et du tissu cellulaire sous-cutané des régions faciale et sub-maxillaire correspondantes, comme un exemple non équivoque de fièvre inflammatoire. Avec une semblable manière de raisonner en médecine, le phlegmon pourrait aussi être mis au nombre des fièvres essentielles : et des erreurs de cette espèce ont été commises par des hommes d'un mérite supérieur. M. Pinel, par exemple, ne rapporte-t-il pas, avec une concision toute hippocratique, un cas d'angine comme un exemple de fièvre inflammatoire éphémère (*Médecine clinique*, p. 17.)? « Une jeune fille, dont les menstrues étaient supprimées depuis six mois, s'expose au froid : dès lors, horripilation, chaleur vive, face colorée ; le *lendemain, la difficulté d'avaler fait craindre l'angine* (saignée du pied pour prévenir cette phlegmasie); la tête est dégagée, la *déglutition libre;* tous les symptômes fébriles diminuent, et la maladie est terminée le 4e jour. » Pourquoi appeler cet état morbide fièvre inflammatoire? pourquoi n'avoir pas fait mention des résultats fournis par l'inspection de la gorge, puisque la difficulté d'avaler indiquait évidemment un mal local, et qu'après la saignée la *déglutition est devenue libre?*

Une remarque plus importante et qui ne nous semble pas avoir été faite, c'est que le caractère de l'épidémie décrite par M. Navières (*Dissertation sur une épidémie de fièvre inflammatoire observée, en* 1802, *dans la commune de Mantes*) a été méconnu par cet auteur lui-même, et par M. Pinel, qui l'a cité. Cette prétendue fièvre inflammatoire épidémique était évidemment une gastro-entérite simple ou compliquée. On remarque, en effet, parmi les principaux phénomènes de la maladie, la plupart des symptômes de l'inflammation de l'estomac et de l'intestin. M. Navières ne dit-il pas que, chez ses malades, la sensibilité de l'abdomen était si vive, qu'ils ne pouvaient rien supporter sur cette partie, pas même les compresses les plus légères; que le ventre était météorisé; qu'ils étaient toujours atteints de constipation ou de diarrhée; qu'il y en avait même que présentaient des aphthes? N'ajoute-t-il pas que la soif était ardente, la langue rouge ou jaune à sa base, se couvrant d'écailles dans la seconde période de la fièvre; et que la plupart des malades éprouvaient une toux fréquente sans expectoration? Une observation extraite de cette dissertation viendra justifier notre manière de voir, et nous montrer à la fois les accidens graves qu'entraîne une gastro-entérite sur-excitée, et les avantages bien connus aujourd'hui du traitement antiphlogistique dans cette maladie. « Une femme, âgée de vingt-sept ans, d'un tempérament sanguin, ayant eu ses règles supprimées pour avoir mis les mains dans l'eau froide pendant leur cours, éprouve tous les symptômes du premier degré de la fièvre angioténique. On veut la saigner, elle s'y refuse; un chirurgien appelé administre l'émétique et plusieurs purgatifs. Le 21e jour, M. Navières revient voir la malade : face bouffie, érysipélateuse; cou et extrémité thorachique gauche de même; tête pesante, délire furieux, yeux larmoyans, langue tantôt aride, tantôt humide; aphthes, toux avec expectoration, mais crachats striés; oppression vive, *sensibilité extrême de l'abdomen*, somnolence, surdité, paroxysmes très-sensibles le soir; soubresauts des tendons; pouls petit, fréquent, intermittent, déprimé; saignée du bras abondante. Le 23ᵉ, sangsues aux pieds, émulsion nitrée. Le 30ᵉ, diarrhée fétide. . . . . guérison. » Ne reconnait-on pas là une gastro-entérite, qui, dans sa troisième période, s'est compliquée d'affection cérébrale, et même d'une irritation de la muqueuse des bronches? Quelle est la fièvre inflammatoire simple, telle que la concevaient les médecins même de cette époque, qui se présenterait avec cet appareil de symptômes graves, et une durée de trente jours?

Un grand nombre d'observations particulières, recueillies par des auteurs anciens et modernes, et citées par M. Pinel et M. Aygalenq comme des cas de fièvre inflammatoire, ne sont également que des gastro-entérites. Par exemple, n'est-ce pas à cette maladie plutôt qu'à toute autre qu'il faut rapporter le cas de Périclès d'Abdère, qui, dans une fièvre aiguë, éprouvait une soif considérable, des nausées, et ne pouvait garder la boisson (Hipp., liv. 3, Epid., sixième malade?). La jeune fille de Larisse, dont il est parlé dans le même ouvrage, (douzième malade), n'était-elle pas atteinte d'une gastro-céphalite? Stahl, cité par M. Pinel, décrit évidemment (Colleg., cas., obs. 89) une inflammation de l'estomac et du foie, sous le nom de *febris inflammatoria hepatis*. Enfin, Hoffmann (Sc. 2, *de Feb. inf.*, ch. 1, *de Feb. acut. sang.*, obs. 15), et M. Pinel lui-même (*Médecine clinique*, pag. 5 et 25, obs. 1 et 2), rapportent, l'un, sous le titre de *fièvre aiguë sanguine*, et l'autre, sous celui de *fièvre éphémère inflammatoire avec embarras gastrique*, des observations de véritables gastro-entérites.

Quelques écrivains ont pensé, avec P. Frank, que les fièvres synoques étaient l'expression symptomatique de l'inflammation des vaisseaux sanguins. « Dans les fièvres inflammatoires violentes avec agitation extrême du cœur et des artères, nous avons vu pour la première fois, dit cet auteur, une rougeur foncée et inflammatoire à la surface interne de ces vaisseaux, et même de tout le système veineux. Nous avons eu depuis plusieurs occasions d'observer, dans les mêmes circonstances, des phlogoses partielles, surtout dans l'aorte. » Assurément nous ne prétendons pas nier que la phlébite, et peut-être l'artérite, puissent déterminer les phénomènes morbides qui constituent ce qu'on a appelé *fièvre inflammatoire*; mais un grand nombre de phlegmasies sont dans le même cas, et je crois que Frank est le seul auteur qui ait vu des malades mourir de l'inflammation aiguë de l'aorte. Cette opinion (car l'assertion de Frank n'est pas autre chose) a probablement donné naissance aux dénominations de fièvre *angioténique* et d'*angiopyrie*, et à la découverte d'un symptôme que nous ne sachons pas avoir été observé par d'autres médecins que par M. Pinel, *la douleur ressentie suivant le trajet des vaisseaux, par les malades atteints de fièvre inflammatoire.* (*Voyez*, pour les inflammations des vaisseaux sanguins, les mots ARTÈRE, VEINE, PHLÉBITE.)

Lorsque les vaisseaux et les ganglions lymphatiques s'enflamment dans une région quelconque du corps, il est tout simple qu'ils donnent lieu au développement des phénomènes généraux des phlegmasies. De semblables observations ont été citées comme des exemples de fièvre synoque; et, si le lecteur veut s'en convaincre, il n'a qu'à lire les observations de Forestus, intitulées *Febres à bubone*, et un cas de synoque simple, consigné dans la *Médecine clinique* de M. Pinel, p. 17.

Tout récemment M. Laënnec a avancé, dans son excellent ouvrage sur l'*auscultation médiate*, que, dans les fièvres essentielles, il y avait très-souvent *un léger degré de péripneumonie*, un afflux sanguin vers les poumons, ou au moins un catarrhe; ce qui signifie incontestablement qu'une inflammation locale est un des élémens de la fièvre en général, ou au moins de la fièvre inflammatoire. A cette occasion, nous rappellerons que Morgagni, dans son *Index morborum et symptomatum*, article *febris inflammatoria*, renvoie à un grand nombre d'observations particulières, principalement consignées dans le chapitre *de morbis thoracis*; et que ces observations et l'ouverture de cadavres qui les accompagne, prouvent que ces fièvres inflammatoires ne sont autre chose que des inflammations des organes de la respiration, qui sont devenues mortelles. La dénomination de *febris inflammatoria* ne nous semble donc avoir été employée par Morgagni que pour l'intelligence de certains lecteurs, ou comme une désignation purement symptomatique; car, dans toute autre supposition, pourquoi la plupart des faits indiqués par ce célèbre anatomiste à l'article *febris inflammatoria*, se trouveraient-ils également mentionnés dans le même *Index*, aux articles *peripneumonia*, *thoracis morbus inflammatorius*? pourquoi d'autres observations de fièvre inflammatoire, seraient-elles reproduites à l'article : *intestino pro majore parte inflammato?* L'observation suivante, communiquée par Valsalva à Morgagni (*de Sed. et caus. Morborum Epist.* 49, art. 10 et 11), et les réflexions qui la suivent, nous semblent propres à justifier cette opinion : « Une femme d'un tempérament bilieux entra à l'hôpital pour une grande difficulté de respirer : oppression, douleur au côté gauche, bruissement dans la poitrine lors des inspirations; pouls mou, mais fréquent. Le cinquième jour, ictère qui se dissipa le huitième. « Comme la fièvre était opiniâtre, on répéta la saignée, qui avait été pratiquée dès le début : mort prompte et inattendue. A l'ouverture du cadavre, les viscères du bas-ventre furent trouvés sains; il y avait une demi-livre de sérosité dans la cavité du péritoine; le poumon droit adhérait aux côtes par la partie supérieure; il était inférieurement enflammé; en incisant sa substance, il en sortit un peu de sérosité; le poumon gauche était sain et sans adhérence; le ventricule gauche du cœur contenait une concrétion polypeuse. — « Si Valsalva, dit Morgagni, n'avait pas intitulé son observation *fièvre ardente*, j'aurais plutôt rangé cette maladie parmi les *péripneumonies.*» Il est donc évident que Morgagni, accoutumé a rapprocher les phénomènes morbides du résultat des ouvertures cadavériques, reconnut en ce cas le siége et la nature du mal; mais il est évident aussi que, par déférence pour l'opinion de Valsalva, il laisse croire au lecteur que la dénomination employée par son illustre maître était exacte, et que la maladie dont il s'agit était véritablement une fièvre ardente. Si un anatomiste aussi distingué que Valsalva a commis une semblable erreur, doit-on s'étonner que Forcest, étranger aux recherches anatomico-pathologiques, ait également décrit (*lib.* 3., *obs.* 16.) une véritable péripneumonie sous le nom de fièvre continue? Enfin, et nous ne devons pas le taire puisqu'on l'a citée comme un exemple de fièvre inflammatoire épidémique, la maladie décrite par Hoffmann, sous ce nom, était une inflammation de la muqueuse gastro-pulmonaire, et surtout de la partie qui tapisse les voies aériennes.

Divers états morbides du cerveau ont été plusieurs fois présentés comme des exemples de fièvre inflammatoire essentielle. L'observation suivante, rapportée par Galien (*Meth. med.*, *lib.* 9, *cap.* 4), sous le titre de fièvre inflammatoire, et adoptée comme telle par M. Pinel, nous paraît être un cas d'affection cérébrale légère. « Un jeune homme, très-adonné à la gymnastique est pris de fièvre : pouls grand, véhément, accéléré, chaleur douce au toucher, urines presque naturelles, *visage plein et enflammé*, point de dérangement des organes digestifs. La fièvre augmente; la nuit et les jours suivans, sentiment de tension dans tout le corps ; *douleur pulsative à la tête*, *insomnie*. Saignée jusqu'à défaillance, *suivie de sommeil* et de la guérison. » Vous trouvez également dans Foreest (*lib.* 1, *obs.* 3 et 4) deux exemples d'affections cérébrales intitulées, l'une, *de Febre ephemerâ seu diariâ ex vigiliâ abortâ;* et l'autre, *de Febre ephemerâ ex æstu solis.*

Les inflammations des organes des sens, ou plutôt les phénomènes morbides généraux qui les précèdent, ou qu'elles suscitent, ont aussi été signalées par des *symptômatistes* comme des exemples de fièvre inflammatoire. Selle, dans sa Pyrétologie, n'admet-il pas des fièvres inflammatoires compliquées avec l'érysipèle, l'ophthalmie, l'otite, la glossite, le coryza, etc. ? Toutefois cette opinion a paru tellement insoutenable aux pyrétologistes plus modernes, qu'ils l'ont abandonnée et même critiquée ; réservant la dénomination de fièvre inflammatoire pour les cas dans lesquels l'affection locale, située dans les organes profondément cachés, pouvait être plus difficilement reconnue. C'est ainsi que M. Pinel a toujours attaché la plus grande importance au mérite d'avoir le premier isolé, par l'*analyse,* les phénomènes fébriles de ceux des affections locales concomitantes, mettant ainsi sa gloire à ce qui est devenu depuis un sujet de critique et de blâme.

Les souffrances de l'utérus lors de la première menstruation, et les nombreux phénomènes qu'elles provoquent, ont été aussi rangés dans la même catégorie. « Plusieurs fois, dit M. Aygalenq (ouv. cit., pag. 22), j'ai eu occasion de voir chez de jeunes filles, à l'approche de l'apparition de leurs règles, tous les caractères d'une fièvre éphémère, tels que pesanteur de tête, gêne vers les lombes, courbature générale, vertiges, éblouissemens, face colorée, yeux animés, chaleur halitueuse sur tout le corps, rougeur de la peau, fréquente plénitude du pouls, gonflement des veines superficielles, quelquefois même des seins, et autres symptômes qui cessent lors de l'apparition des règles. » Or, nous le demandons, si l'on met l'hémorrhagie utérine au nombre des fièvres inflammatoires, parce qu'elle est accompagnée de trouble dans l'action de plusieurs organes, pourra-t-on refuser d'y placer l'hémoptysie, et toutes les autres hémorrhagies accompagnées fréquemment de phénomènes fébriles? D'un autre côté, on trouve dans les *ouvrages sur les accouchemens et les maladies des femmes*, sous le nom de *fièvre de lait*, et dans quelques pathologistes, sous celui d'*éphémère laiteuse*, la description des premiers phénomènes de la sécrétion du lait. L'irritation de l'estomac précède quelquefois, il est vrai, celle des mamelles ou la complique; l'utérus lui-même peut être plus ou moins irrité; mais ces accidens sont peu considérables, lorsque la fluxion vers les mamelles s'opère suivant le *rhythme normal*.

Des affections plus graves des organes de la génération ont été décrites comme des cas de fièvre inflammatoire, par des auteurs qui en ont observé les symptômes et méconnu le siége et la nature. C'est ainsi que M. Aygalenq rapporte, dans sa Dissertation (pag. 17), un cas de métrite que M. Pinel, dans sa Médecine clinique (pag. 18), ne craint pas de citer comme un exemple de synoque simple. « Virginie Leduc, employée à l'hospice du Nord, âgée de quinze ans, d'un assez bon tempérament, non encore réglée, sujette depuis trois ans à des maux de tête, *des pesanteurs, des douleurs vers les lombes*, éprouva, le 15 nivôse, un frisson suivi de chaleur; rougeur sur tout le corps; la face était très-animée, la peau moite; elle se plaignit d'éblouissement, de pesanteur de tête, *d'une espèce de gêne avec douleur sourde vers les lombes et l'hypogastre*. Le 2 et le 3, mêmes symptômes avec exacerbation légère le soir; *la bouche avait été toujours belle*. Le 4, *les douleurs qu'elle ressentait vers la région de la matrice étaient encore plus fortes, au point que le mouvement des cuisses sur le bassin la fatiguait beaucoup*. Le 5, elle fut saignée du pied; en même temps elle prit des pédiluves dans l'eau tiède. Le 6, la nuit avait été plus calme; il y eut un peu plus de sueur. Dans la journée *elle se plaignit moins de son mal de tête et des lombes*. Le 7, comme le ventre était un peu paresseux, on lui prescrivit un laxatif qui fut suivi de quelques selles. Le 8, elle fut à peu près dans le même état que la veille; les urines avaient été jusqu'alors assez rares et peu foncées. Le soir, il y eut, à l'ordinaire, une exacerbation légère. Le 11, les urines coulèrent assez abondamment; elles présentèrent un *suspensum* à leur surface; la *région épigastrique* était moins douloureuse, la tête plus libre. Le 13, elle se plaignait encore d'un *sentiment de gêne vers la région pelvienne ;* les urines continuaient à couler, et commençaient à déposer. Le 14, guérison. » Nous ne ferons point de commentaires sur cette observation ; le point de départ des phénomènes généraux nous paraît évident. Il serait aussi très-difficile de le méconnaître aujourd'hui dans une observation de Foreest, intitulée, *de Diariâ seu ephemerâ in puerperâ, cum dextræ mamellæ phlegmone.* Le mobile des désordres, la source des accidens fébriles, dans ce dernier cas, était sur les parois du thorax.

Puisque l'ouvrage de Foreest a été si souvent cité comme un modèle, et que ses observations sur les fièvres rappellent, dit-on, les plus beaux jours de la médecine clinique, nous nous croyons obligés de faire remarquer ici que l'observation 7 du 1er livre est un phlegmon, quoique l'auteur l'intitule *fièvre inflammatoire* survenue à la suite d'un abcès à la cuisse ; qu'un grand nombre d'autres faits, rapportés par Foreest dans son immense recueil, sont incomplétement décrits ; qu'à peine y trouve-t-on indiqués six ou sept phénomènes morbides, exprimant l'*état du pouls*, *la chaleur de la peau et la couleur des urines ;* que le luxe des descriptions, la longueur des scolies et le défaut de recherches anatomiques, lorsque les malades succombent, nous ont rendu la lecture de cet ouvrage aussi fatigante que peu instructive. Nous sommes convaincus que c'est précisément par la raison que la plupart des observations qu'il renferme sont vagues et incomplètes, et que les affections des organes y sont mal exprimées ; que ces observations ont été citées de préférence par les pyrétologistes ; car elles n'en sont que plus propres à prendre place dans les divers systèmes de classification symptomatique.

Il résulte évidemment de cette revue analytique, un peu longue peut-être, mais qui nous a paru un précédent nécessaire à l'intelligence de la doctrine des fièvres dites *essentielles :* 1° que les observations recueillies ou admises par les classiques comme des exemples de fièvre inflammatoire, synoque, éphémère, etc., sont essentiellement dissemblables, et ne représentent point une individualité morbide unique ; 2° que, parmi ces observations, il en est où il est fait seulement mention de l'état du pouls, de la chaleur de la peau, de la couleur et de la quantité des urines, et qui par conséquent sont tellement incomplètes, qu'elles ne peuvent servir de base à aucune discussion; 3° que d'autres observations nous offrent les phénomènes qui accompagnent certaines fonctions normales ou morbides, lesquelles ne peuvent s'accomplir sans un certain trouble, qui est la conséquence forcée des liaisons sympathiques de l'organe qui entre en action (menstruation, sécrétion laiteuse, suppuration des grandes plaies, formation du cal, etc.); 4° que plusieurs faits représentent l'image plus ou moins fidèle de diverses sortes de phlegmasies, (angine, gastro-entérite, péripneumonie, métrite, etc.), ou des signes non équivoques d'hémorrhagies du nez, de l'utérus, du rectum, etc.; 5° qu'enfin, les travaux de Foreest, si souvent invoqués par les classiques; ceux de M. Navières, cités par M. Pinel; enfin ceux de la plupart des médecins formés à cette école, sont insuffisans ou incomplets, parce qu'on a négligé d'ouvrir les cadavres des individus qui ont succombé à la suite des fièvres synoques, inflammatoires ou angioténiques.

Puisque les observations qui ont servi de base à l'histoire générale de ces fièvres ne se ressemblent que par le titre, et qu'elles présentent des individualités essentiellement différentes par leur siége, et quelquefois par leur nature, il est évident que les descriptions formées par le rapprochement de ces diverses individualités doivent être *fausses*, et qu'elles ne peuvent exprimer le caractère générique d'une entité morbide. Cette considération nous avait fait d'abord supposer qu'il devenait désormais inutile de soumettre à un examen critique les tableaux de la fièvre inflammatoire, tracés par les nosographes et les pyrétologistes les plus modernes, ainsi que les opinions qu'ils ont émises sur sa nature, son siége et son véritable caractère. Mais nous avons pensé depuis, que, si nous parvenions à démontrer que, parmi ses causes le plus généralement reconnues, les unes suscitaient des phénomènes morbides dans le système nerveux, les autres dans les organes digestifs, dans ceux de la respiration, etc., *mais qu'aucune n'agissait primitivement sur la totalité de l'organisme*; que le groupe de symptômes appelé *fièvre inflammatoire* par M. Pinel, était une réunion toute artificielle des principaux phénomènes du premier degré des affections cérébrales, de quelques symptômes des irritations gastrique et pulmonaire; enfin, qu'un grand nombre d'individualités appelées *fièvres synoques* ne pouvaient point être rattachées à ce tableau, cette seconde partie de notre travail deviendrait, pour ainsi dire, la contre-épreuve de la première, et n'aurait pas moins d'utilité. C'est pourquoi nous nous sommes décidés à tracer, d'après M. Pinel, l'histoire de la fièvre inflammatoire ou angioténique, au risque de revenir sur les idées mises en avant au début de cet article, mais avec l'espoir d'éclairer de plus en plus un point de pathologie qui fait partie de la doctrine des fièvres. Voulant mettre le lecteur impartial à portée de juger par lui-même cette question vivement débattue, il était de notre devoir de mettre sous ses yeux les pièces les plus importantes du procès, et de lui fournir, comme nous l'avons fait, l'indication des autres sources où nous avons puisé.

Description de la fièvre inflammatoire, d'après M. Pinel. — *Prédispositions et causes occasionelles.* — « Jeunesse, âge adulte, tempérament sanguin, pléthore, époque de la première menstruation, gestation, accouchement, blessures considérables, température chaude et sèche, ou froide et sèche; hiver, commencement du printemps, insolation, habitation dans des lieux élevés et exposés au nord; passage subit du chaud au froid; usage des bains très-chauds; abus des vins généreux; nourriture habituellement composée d'alimens succulens; passage subit d'une vie sobre à des excès dans les boissons et dans les alimens; suppression d'hémorrhagies habituelles; rétention des menstrues; passage subit d'une vie très-animée à l'inaction; passion forte; amour porté à l'excès; emportement de colère.

« Cette fièvre peut être sporadique et épidémique; elle est quelquefois précédée d'un sentiment de pesanteur générale, de lassitudes spontanées, de douleurs vagues, surtout le long du trajet des artères et des veines; d'évanouissement, de vertiges. L'invasion est quelquefois subite; elle a lieu de très-bon matin, et se manifeste fréquemment par un frisson vif et court, suivi d'une chaleur douce au toucher.

Symptômes. — « Langue blanchâtre ou rouge; goût douceâtre, ou soif très-vive; dégoût pour les substances animales; constipation ou déjections alvines rares et sèches; pouls plein, fort, dur et fréquent, quelquefois cependant mou et concentré; battement très-développé des artères carotides et temporales, gonflement des veines; hémorrhagies par le nez, l'utérus, etc.; rougeur et gonflement de tout le corps, et surtout de la face; respiration fréquente et chaude, quelquefois difficile; chaleur halitueuse, douce au toucher, et qui paraît diminuer par la pression; transpiration habituelle; urines d'abord foncées en couleur et peu abondantes, puis déposant un sédiment blanc, léger et homogène; sensibilité des organes des sens augmentée; éblouissemens et vertiges; visions de corps éclatans et enflammés; yeux brillans; odorat émoussé; céphalalgie obtuse et gravative; somnolence ou délire; sommeil entrecoupé de rêves; sentiment de lassitude spontanée, de douleur, de pesanteur et d'engourdissement dans les membres.

« La fièvre inflammatoire est ordinairement continue, elle paraît être quelquefois intermittente. On n'a pas d'observations assez exactes pour déterminer si elle peut être rémittente. Les exacerbations de celle qui est continue sont ordinairement peu marquées; elles arrivent fréquemment le soir. Sa durée, lorsqu'elle est continue, varie depuis 24 à 48 heures, jusqu'à 4, 7, 9, 11 et quelquefois 14 jours. On n'a pas encore déterminé la durée de celle qui est intermittente. Cette fièvre se termine ordinairement d'une manière heureuse par des hémorrhagies actives du nez, de l'utérus ou des intestins, par une sueur abondante, par une urine qui dépose un sédiment blanc, léger et homogène; quelquefois par des phlegmasies, des abcès, des éruptions cutanées, et rarement par des déjections alvines. Elle passe quelquefois à l'état de phlegmasie, et surtout de péripneumonie, d'angine, et d'autres fois à celui de fièvre adynamique et de fièvre lente, surtout si l'on a abusé de la saignée et des rafraîchissans. Son pronostic n'est fâcheux que lorsqu'il se manifeste une congestion vers un organe essentiel, qu'il survient une hémorrhagie interne excessive, etc. »

Nous remarquerons d'abord que la *jeunesse*, *l'âge adulte*, *les époques de la première menstruation et de la cessation des menstrues*, étant les périodes de la vie où se développent le plus fréquemment les phlegmasies, elles ont dû nécessairement être indiquées comme des prédispositions à la fièvre inflammatoire. D'un autre côté, si vous considérez *la gestation et l'accouchement* comme causes de cette prétendue fièvre essentielle, il vous sera impossible de ne pas admettre qu'alors la maladie est primitivement locale, et même d'en placer le foyer autre part que dans l'utérus. Si l'abus d'un vin généreux, d'une nourriture habituellement très-succulente, des excès dans les boissons et les alimens, sont indiqués avec raison comme causes de l'inflammation de l'estomac, vous sera-t-il permis d'avancer que ces modificateurs ont une autre manière d'agir lorsqu'ils deviennent cause de fièvre synoque? Si une passion forte, un amour porté à l'excès, un emportement de colère, sont, de l'aveu de tous les auteurs, au nombre des causes directes des affections cérébrales, ces actes pourront-ils être considérés indépendamment de l'état organique du cerveau quand ils seront mentionnés dans un autre chapitre du même ouvrage? Enfin, si une blessure, une fracture, une luxation, une grande opération chirurgicale, donnent lieu à une fièvre inflammatoire, le point de départ pourra-t-il donc être méconnu? Terminons par une considération générale; c'est que, parmi les causes excitantes admises par les pyrétologistes, nous n'en voyons aucune qui agisse de prime abord sur toute l'économie; ce qui prouve déjà suffisamment que la maladie doit être primitivement locale.

L'examen des symptômes assignés à cette fièvre nous suggérera d'autres remarques qui conduiront au même résultat. *La pesanteur générale, la douleur vague*, sont des phénomènes mentionnés dans presque tous les groupes nosologiques. Quant à la douleur *suivant le trajet des veines et des artères*, il eût fallu indiquer de quelles veines et de quelles artères on voulait parler; car il ne s'agit pas probablement de la totalité du système artériel ou veineux. L'invasion n'offre point de caractères particuliers : M. Pinel affirme, il est vrai, qu'elle a lieu de très-grand matin; mais cette assertion est évidemment inexacte et hasardée. L'heure du début des maladies est subordonnée à plusieurs conditions, et en particulier aux époques où l'action des modificateurs morbides s'est fait sentir, ainsi qu'à la sensibilité plus ou moins vive des individus; or rien n'est plus variable que tout cela. Parmi les symptômes de la fièvre inflammatoire nous remarquons quelques-uns des phénomènes propres aux affections gastriques, *langue blanchâtre ou rouge, goût douceâtre, soif vive, dégoût pour les substances animales, constipation ou déjections alvines, rares et sèches*. On y retrouve aussi un grand nombre de symptômes propres aux affections, et même aux inflammations encéphaliques, *battemens très-développés des artères carotides et temporales, gonflement des veines* (de quelles veines?), *sensibilité des organes des sens augmentée; éblouissemens et vertiges, visions de corps éclatans et enflammés, yeux brillans; odorat émoussé; céphalalgie obtuse et gravative; somnolence ou délire; sommeil entrecoupé de rêves; sentiment de pesanteur et engourdissement dans les membres.* Enfin, les épistaxis, les hémorrhagies de l'utérus, de l'intestin, et même toutes les hémorrhagies internes viennent encore figurer dans ce tableau.

Relativement à la durée de la fièvre synoque, la lecture des observations particulières nous a montré que, malgré le préjugé dont la plupart des auteurs étaient imbus, ils avaient noté des guérisons le 3e, le 6e, le 8e, le 10e et le 15e jour, aussi bien que le 4e, le 7e, le 9e, le 11e et le 14e désignés comme critiques par M. Pinel, d'après le système de l'antiquité. Plusieurs hémorrhagies et quelques phlegmasies sont mises au nombre des terminaisons de cette prétendue fièvre, qui peut passer aussi à l'état de péripneumonie ou d'angine. Nous concevons bien que l'inflammation d'un organe puisse se terminer par résolution ou suppuration, devenir chronique, etc.; mais nous ne saurions concevoir comment une fièvre essentielle peut *passer* à l'état de phlegmasie, à moins qu'on ne veuille indiquer par-là que pendant le cours d'une maladie *sui generis*, il s'en développe une autre, circonstance qui ne saurait être considérée comme un caractère nosologique.

Il résulte de cette seconde analyse, 1° que parmi les causes de la fièvre inflammatoire se trouvent quelques fonctions douloureuses, *la menstruation, l'accouchement, la sécrétion laiteuse* et plusieurs états morbides, tels que *les blessures, les fractures, les luxations, l'érythème*; 2° que les principaux modificateurs des organes digestifs et du cerveau ayant été évidemment indiqués comme causes de la fièvre synoque, on a dû être conduit à mentionner dans ce groupe symptomatique la plupart des phénomènes des affections gastriques et cérébrales; 3° que ce groupe, purement artificiel, ne représente point et ne peut point représenter divers états morbides que l'on a décrits sous le même nom, tels que *la fièvre de lait, l'hémorrhagie utérine, la métrite, la gastro-entérite, la péripneumonie*; 4° qu'enfin, on a principalement formé ce groupe des symptômes fébriles qui s'observent d'une manière spéciale chez les individus jeunes, vigoureux, sanguins, ou pour un motif quelconque dans un état de pléthore générale, quelle que fût d'ailleurs la cause organique de cet état fébrile.

On pense bien que nous ne traiterons pas du pronostic, du diagnostic et du traitement d'une maladie dont nous n'admettons pas l'existence; que nous ne rappellerons pas les vues de

Grant sur l'état morbide et l'épaississement inflammatoire du sang, ni les opinions de Boerhaave et de ses disciples, qui voyaient la source de la fièvre synoque dans une *diathèse* inflammatoire. Nous ne discuterons point non plus les théories de quelques auteurs qui ont attribué la cause prochaine de cette prétendue fièvre au frottement trop considérable du sang contre les parois de ses vaisseaux, à la fermentation de ce fluide, ou même à la sur-oxigénation de ses principes chimiques; nous éviterons également de revenir sur ce que nous avons dit de l'opinion de P. Frank, qui semble la considérer comme le produit de l'inflammation des artères et des veines. Nous pensons, enfin, qu'il est devenu superflu de se demander si M. Broussais a pu soutenir avec raison que l'irritation de l'estomac et de l'intestin grêle était la cause unique des fièvres inflammatoires dites essentielles, puisque l'analyse des observations particulières rapportées sous ce nom, l'examen physiologique des causes qu'on a supposé pouvoir les produire, l'appréciation des symptômes qui leur ont été assignés, et les ouvertures de cadavres rapportées par Morgagni, prouvent évidemment que l'on a donné le nom de *fièvre inflammatoire* à d'autres maladies qu'à la gastro-entérite. Mais nous croyons devoir faire observer aux auteurs qui en appellent sans cesse aux travaux des anciens, lorsqu'il s'agit de discuter la question de l'essentialité des fièvres, que ces hommes justement célèbres ne possédaient pas, et que nous ne possédons pas nous-mêmes toutes les données nécessaires pour affirmer que tel fait particulier est propre à démontrer qu'il existe des phénomènes morbides inflammatoires sans lésion locale, lors même que ce fait constaterait qu'on n'a pu découvrir aucun organe primitivement affecté. Nous ne pourrions, en effet, avoir une entière certitude à cet égard, qu'autant que nous aurions des moyens sûrs d'apprécier l'état anatomique et physiologique, sinon de tous, au moins des principaux organes de l'économie. Or, peut-on dire que toutes les nuances, toutes les formes des phlegmasies des différens organes et des différens tissus, du cerveau, du foie, de la rate, de l'utérus, des synoviales, par exemple, nous sont connues au point qu'il soit possible d'assigner à chacune d'elles l'*expression symptomatique qui lui est propre?* Et, si nous ne possédons pas ces connaissances préliminaires et indispensables, ne serons-nous pas exposés à désigner, sous le nom de fièvre synoque, quelques-unes des phlegmasies obscures de ces organes ou de ces tissus ? Cette supposition nous paraît d'autant plus fondée que Forcest, Huxham, Sydenham, Stahl, et même parmi les modernes MM. Pinel, Navières et bien d'autres encore, ont commis de semblables erreurs ; si ces médecins ont méconnu des inflammations cachées, nous pouvons en méconnaître encore après eux. Toutes les phlegmasies que l'on a appelées latentes dans ces derniers temps, n'ont-elles pas été décrites d'abord sous le nom de fièvres essentielles ? Ce serait donc se tromper évidemment sur l'état de la science à l'époque où les observations de fièvre inflammatoire ont été publiées, ce serait même donner à nos connaissances actuelles une étendue et une certitude qu'elles n'ont pas, ou prouver qu'on ignore les conditions que devrait présenter une observation particulière pour constater l'existence d'une véritable fièvre inflammatoire sans lésion locale primitive, que d'en appeler sans cesse à l'expérience des anciens, et même aux observations recueillies de nos jours. Si votre croyance dans l'infaillibilité de ces travaux et de leurs résultats n'est pas ébranlée par ces considérations purement logiques, vous ne pourrez contester, au moins, que les histoires de fièvres inflammatoires mortelles, rapportées par Morgagni, sont plus complètes que celles de Foreest, d'Hoffmann, de M. Navières ; et que les travaux de l'illustre anatomiste de Modène prouvent que celles de ces fièvres qu'il a pu observer par lui-même étaient l'expression symptomatique de phlegmasies thorachiques et abdominales. Au surplus, nous ne prétendons pas soutenir l'impossibilité absolue d'une excitation générale fébrile sous l'influence de certaines causes d'irritation, telles qu'une passion vive, un refroidissement subit, la pléthore sanguine ou la qualité stimulante d'un sang devenu trop riche en principes réparateurs. Qu'on nous montre une semblable fièvre, et nous nous empresserons d'en reconnaître l'existence indépendante de toute affection locale primitive. Mais nous répétons ce que nous avons dit au commencement de cet article ; nous n'avons jamais rien vu de semblable, ni rien trouvé dans les auteurs qui réalise une pareille supposition. Nous sommes donc autorisés, jusqu'à ce moment, à la regarder comme une pure abstraction physiologique. Une affection locale, légère ou profonde, peut avoir été méconnue ; nous en avons mille exemples, nous en aurons d'autres encore

Le résultat pratique qu'il faut retirer de cette revue analytique des maladies qui ont été confondues sous le nom vulgaire de fièvre inflammatoire ou synoque simple, est l'obligation d'observer avec beaucoup de soin les malades qui présentent le groupe de symptômes affectés à cet ordre de fièvre, afin de découvrir le point primitivement irrité. On surveillera spécialement l'état des principaux viscères, tels que le cerveau, le poumon, l'estomac; et s'ils paraissaient être le siége d'un certain degré de phlegmasie, ils deviendront l'objet d'une médication spéciale indiquée aux mots *encéphalite*, *pneumonie aiguë*, *gastrite*, etc. On suivra la même marche pour les autres organes. Les phlegmasies extérieures qui auraient pu déterminer les symptômes de la fièvre inflammatoire, se manifestant d'elles-mêmes, ne peuvent donner lieu à aucune difficulté. Consultez les articles consacrés à diverses maladies et à certaines fonctions douloureuses, qui ont été décrites sous le nom de *fièvre inflammatoire*. *Voyez* GASTRO-ENTÉRITE, MÉTRITE, PNEUMONIE, ACCOUCHEMENT, SÉCRÉTION DU LAIT, HÉMORRHAGIE UTÉRINE, etc.

§ III. *Fièvre bilieuse* ou *gastrique*.—Si l'on n'eût point encore décrit de fièvre bilieuse, et qu'un auteur annonçât qu'il a découvert une nouvelle maladie qu'il propose de désigner sous ce nom, avant d'admettre la réalité d'une telle maladie, on exigerait sans doute qu'il en assignât les symptômes généraux d'après un certain nombre d'observations particulières, propres à établir l'analogie des individualités entre elles, et qu'il démontrât, par l'analyse physiologique ou par des recherches anatomiques, que ce nouvel état morbide consiste dans l'affection primitive d'un ou de plusieurs organes, ou dans celle de l'organisme tout entier. Mais si, au lieu de donner ces renseignemens indispensables, cet auteur, laissant dans le vague le vrai caractère de la maladie, ne présentait qu'un groupe de phénomènes morbides; si ce groupe était en grande partie l'expression symptomatique des inflammations de l'abdomen, et surtout de la gastro-entérite; s'il était constant, d'un autre côté, qu'au moment où l'auteur a composé son ouvrage, il n'avait point une connaissance exacte des inflammations de l'estomac et de l'intestin grêle, il est évident qu'on l'engagerait à revoir son travail, et à le compléter par l'autopsie des cadavres, afin de se mettre en état de prouver sans réplique que le groupe qu'il lui a plu d'appeler *fièvre bilieuse* ou *gastrique*, ne doit pas être confondu avec les symptômes des phlegmasies gastro-intestinales. Or, nous avons incontestablement le droit d'exiger aujourd'hui des pyrétologistes ce qu'on exigerait de cet auteur supposé, et d'appliquer les mêmes principes à l'examen des matériaux dont ils se sont servi pour élever leur édifice.

Puisqu'on a cité comme un exemple de *fièvre ardente bilieuse* l'histoire du septième malade du liv. 1er des Épidémies d'Hippocrate, nous commencerons par la rapporter. « Méton fut pris d'une fièvre violente et de pesanteur dans les lombes. Le 2e jour, évacuations par le bas, au moyen d'une boisson aqueuse prise fréquemment. Le 3e jour, pesanteur de tête, déjections ténues et bilieuses, ayant une teinte rouge. Le 4e, tout fut aggravé : le sang coula, à deux reprises, par la narine droite, mais peu chaque fois. Malaise pendant la nuit; déjections pareilles à celles du 3e jour; urines noirâtres avec énéorème de la même couleur; point d'hypostase. Le 5e, le sang sortit tout pur et très-abondamment de la narine gauche; sueur : la maladie est jugée; mais insomnie, déraisonnement après la crise. Urines ténues, noirâtres : ablutions faites sur la tête, et bientôt suivies du sommeil et du retour de la raison. Plus de récidives de la maladie; mais hémorrhagie plusieurs fois, même après la crise. » Cette narration n'offrant que l'indication de quelques phénomènes morbides, et non le tableau fidèle d'une maladie, doit être évidemment reléguée au nombre des faits tronqués, qui ne peuvent servir de base à aucune discussion. C'est également un fait sans valeur, que l'histoire du cinquième malade du liv. III des Épidémies, exhumée dans ces derniers temps, et rapportée comme un exemple de *fièvre intermittente gastrique*.

Le recueil d'observations de Forest, dégagé de sa polypharmacie, est peut-être, dit M. Pinel, l'ouvrage où l'on peut prendre les idées les plus saines sur la fièvre bilieuse; et, pour preuve de cette assertion, ce professeur en extrait le fait suivant. « Un jeune homme de vingt-sept ans, habitué à une vie inactive, quoique d'un tempérament bilieux, s'excède de fatigue par une longue course, boit de la grosse bierre, se remet en route, arrive chez lui en sueur, et boit encore de la petite bierre, pressé par une soif excessive. De là, sentiment de constriction dans la poitrine, une certaine difficulté de respirer, un frisson, et une fièvre continue qui s'aggrave le lendemain; céphalalgie vive, soif intense, et vomissement prompt de la boisson, avec un goût d'amertume à la bouche. L'après-dîner, la boisson ne fut plus rejetée, et il y eut une rémission durant la nuit; mais le lendemain, retour de la chaleur et de la céphalalgie. Le 4e jour, un laxatif avec la casse fait rendre beaucoup de matières jaunâtres et très-fétides. Le 5e jour, continuation de la chaleur et de l'usage des boissons acidulées. Le 6e jour, peu de déjections. Le 7e, urines rouges, avec un léger sédiment. Le 9e, urine sédimenteuse, après avoir évacué beaucoup la veille. Le 11e, apparition de la sueur avec une urine rougeâtre. Le 13e, exacerbation la nuit; céphalalgie très-vive, rougeur des yeux. Le 14e, hémorrhagie copieuse du nez, et dès lors terminaison de la maladie. » De bonne foi, que prouve une semblable narration? Pense-t-on avoir rendu compte d'un malade lorsqu'on a dit *la maladie s'aggrava le lendemain?* un autre jour, *retour de la céphalalgie et de la chaleur;* le 4e, *un laxatif fait aller à la garde-robe;* le 5e, *continuation de la chaleur et des boissons acidulées;* le 6e, *peu de déjections;* le 7e, *urines rouges avec sédiment;* le 9e, *urines sédimenteuses;* le 11e, *sueurs avec urines rougeâtres*, etc. C'est pourtant avec de semblables observations que l'on a fait des descriptions générales.

On a dit aussi que l'épidémie de Lausanne décrite par Tissot, et celle du Tecklembourg par Finke, étaient propres à donner une idée très-exacte des formes simples de la fièvre bilieuse: voyons ce qui en est.

Épidémie de Lausanne. — Les phénomènes morbides observés dans cette épidémie, indiqués par Tissot à l'article *historia morbi*, et rangés dans trois séries d'après leur intensité, sont les suivans. — 1er *état.* Pesanteur, lassitudes spontanées, faiblesse, pesanteur de tête, dégoût, sentiment de froid désagréable et presque continuel; le feu est recherché dans les plus fortes chaleurs; somnolence sans sommeil, bouche muqueuse, langue salie par un sédiment tenace et d'un blanc jaunâtre. Après trois ou quatre jours, ou plus tard, vers le soir, frisson d'une ou deux heures, et même plus; ensuite chaleur modérée, mais désagréable et mordicante, chez quelques sujets, jusqu'au matin, cessant alors peu à peu sans aucune évacuation sensible ; chez d'autres, après quelques heures, sueur très-légère, sans calme parfait. Mal de tête fréquent dans le paroxysme, durant les premiers jours; pouls presque naturel, faible, très-petit pendant le frisson, vite, serré, fréquent dans le fort de la chaleur. L'accès fini, même état de langueur, torpeur, inertie. Les malades se lèvent inaptes à leurs occupations habituelles, marchant à regret, se traînant à peine du lit à la cheminée. Accès quotidiens pas toujours à la même heure *ni avec les mêmes symptômes ;* quelquefois même plusieurs accès de froid et de chaud dans le même jour. Assez souvent exacerbation marquée seulement par une légère augmentation de l'anxiété et de la faiblesse vers le soir, avec un état de langueur constant. Quelques sujets, surtout parmi les femmes âgées, se plaignaient seulement de faiblesse, de dégoût et d'insomnie; quelques-uns souffraient de l'estomac. Au commencement de la maladie, ventre resserré, relâché vers la fin ; urines ténues et crues pendant la rémission, un peu plus rouges pendant l'accès, cuites et sédimenteuses vers la fin de la maladie; rarement soif extrême, jamais rétablissement avant quelques semaines. Dans cette classe étaient compris spécialement les enfans, les femmes et les vieillards. — 2e *état.* Commencement à peu près comme ci-dessus ; mais, après quelques jours, tous les symptômes plus graves : faiblesse plus grande, nausées, rarement vomissemens spontanés, chaleur plus âcre, paroxysmes plus violens. Au début des premiers, horripilations légères ; aux suivans, à peine sentiment de froid; le plus souvent, vers le soir, augmentation insensible de la chaleur, pouls plus fréquent, souvent céphalalgie très-aiguë; après trois, quatre ou cinq heures, rémission sans sueurs. La violence de l'accès suivant répondant à l'abondance des sueurs précédentes, point d'apyrexie complète (caractère distinctif de ce degré); urines peu abondantes, ténues, rouges, selles spontanées, rares et peu copieuses ; langue aride avec un enduit jaunâtre ; sommeil presque nul, troublé, inquiet, ne réparant pas les forces ; soif plus forte, sans répondre à l'intensité de la chaleur ; amaigrissement prompt, visage d'un jaune pâle, paroxysmes plus réguliers. — 3e *état.* Délire ou météorisme du ventre, exacerbations irrégulières, soubresauts des tendons, anxiétés, agitation continuelle, yeux louches, brillans, augmentation du délire, devenu presque phrénétique chez quelques malades; assoupissement ou léthargie, loquacité; chez d'autres, air taciturne, douleurs de tête très-violentes, météorisme, surtout vers les hypocondres; respiration courte, évacuations alvines colliquatives, bilieuses, blanches ou spumeuses; diarrhées, selles involontaires; langue aride, noire, tremblante; tremblement universel, carpologie, coma, mort.....

Quelles étaient les causes de ces désordres? Tissot assure que c'était une *humeur putride*, *alkalescente*, *bilieuse*, *douée d'une acrimonie plus ou moins active*, et qui, par sa présence, irritait l'estomac, les intestins grêles, et surtout le duodénum, le foie, la vésicule et les conduits biliaires, le mésentère et les parties contenues dans l'abdomen, qu'il regardait comme le siége du mal. Mais quelle preuve Tissot donne-t-il de la vérité de son système? A-t il ouvert des cadavres d'individus qui eussent succombé à l'épidémie? A-t-il trouvé dans le canal intestinal cette matière bilieuse dont il parle sans cesse? Non, sans doute; Tissot ne rapporte qu'une seule ouverture de cadavre, faite par le docteur D D.-J. d'Apples, dans laquelle il est fait mention, à la vérité, de la distension de la vésicule du foie par la bile; observation anatomique très-commune, qui ne prouve absolument rien en faveur du système de Tissot. On remarque aussi, dans cette autopsie, que les glandes du mésentère étaient rouges et gonflées; que les intestins étaient distendus par de l'air; *mais ils ne furent point ouverts!* Disons-le, cet examen anatomique fut fait avec aussi peu de soin que Tissot en a mis à recueillir ses observations particulières. Les suivantes feront foi de la vérité de notre assertion. « Un domestique d'environ vingt-six ou vingt-huit ans, bien constitué, éprouve les accidens suivans : frisson terrible, pendant quelques heures, violent mal de tête, pouls vite, serré; peau brûlante, nausées, soif, urines rares, constipation; (purgatif, poudre nitreuse, pédiluve, émulsion); point de relâche. Le 5e jour (limonade émétisée); évacuation prodigieuse par haut et par bas; sommeil la nuit suivante. Le 6e, pouls mou, plus élevé; pesanteur de tête légère, soif nulle, rémission manifeste; le soir, une exacerbation. Le 7e (limonade plus légèrement émétisée), déjections copieuses; exacerbation moindre le soir. Les 8e et 9e (limonade simple); les jours suivans, selles bilieuses annonçant le retour de la santé, appétit; mais, pour avoir trop mangé, retour de la fièvre, le 13ᵉ jour, avec chaleur âcre, violent mal de tête persistant vingt-quatre heures après l'accès (manne et tamarin); rétablissement prompt et parfait..... » Retranchez de cette observation ce qui est relatif aux prescriptions pharmaceutiques; supprimez les mots dont le sens est vague, *point de relâche*, *rémission*, *exacerbation le soir*, etc., que restera-t-il d'un semblable fait, un de ceux que Tissot a rapportés avec le plus détails? Maintenant nous allons voir la bile, au dire de cet auteur, déterminer, par une fâcheuse métastase, une inflammation à la jambe, et par suite un ulcère. « Une jeune femme d'environ vingt-cinq ans, fut prise de la maladie au mois de juillet 1755. Au début, emploi des sudorifiques; *omission des évacuations alvines*, d'où *résorption de la matière morbifique* par les vaisseaux lactés ou lymphatiques, ce qui occasione une infection générale, avec de nombreux accidens; néanmoins adoucissement des symptômes par l'usage continué des eccoprotiques et ascescens; enfin, convalescence douteuse. La crudité des urines, le défaut de déjections bilieuses, la langueur et les insomnies annonçant une guérison imparfaite, Tissot conseille en vain la continuation des mêmes moyens. Au bout de trois semaines, le jour même de la première sortie de la malade, après un frisson, apparition d'une tumeur érysipélateuse, accompagnée de beaucoup de douleur à la jambe gauche; le mieux survient alors: il n'y avait plus de langueur, retour du sommeil; application peu raisonnée de corps gras sur la tumeur pendant quelques jours; bientôt, sentiment de fluctuation sur le tibia; ouverture du dépôt par le feu, issue d'une matière ténue, jaunâtre; ulcère insistant pendant plusieurs mois, et guéri par le seul emploi des altérans..... »

Enfin, la fièvre bilieuse de Lausanne entraînait après elle des affections du foie, des péripneumonies, la folie, etc. Un cas de mélancolie devenu mortel par le développement accidentel d'une péripneumonie, paraît à Tissot être une de ces suites de la fièvre bilieuse.

Concluons de cette courte analyse de l'ouvrage de cet auteur, qu'il est loin d'avoir démontré que la bile fût la cause matérielle de l'épidémie de Lausanne; que la dénomination de fièvre bilieuse est hypothétique; que le groupe de symptômes intitulé : *Historia morbi*, ne peut être sainement interprété que par l'analyse physiologique ; qu'elle y découvre les principaux phénomènes des gastro-entérites et quelques-uns de ceux des lésions cérébrales ; enfin que, si la plupart des individualités observées dans cette épidémie furent probablement des gastro-entérites compliquées d'affections du cerveau ou de ses membranes, et quelquefois d'irritation des organes de la sécrétion biliaire, il est évident aussi que Tisssot ne voyait dans presque toutes les maladies soumises à son examen que la *fièvre bilieuse* ou *ses suites*.

Épidémie du Tecklembourg. — Le titre de l'ouvrage de Finke nous a frappés : l'auteur annonce qu'il va décrire une *maladie bilieuse qui a régné pendant quatre années consécutives* sans interruption. Cette fièvre épidémique fut précédée d'angines, de scarlatines, de pleurésies, de toux bilieuses, enfin de différentes maladies du *genre bilieux*.

Premier degré. Au début, lassitude, douleur des membres et du dos, sentiment de formication dans les muscles, palpitations au creux de l'estomac, surtout après le repas; sentiment de pesanteur à l'épigastre, simulant la cardialgie; douleur des hypocondres, rapports nidoreux, continuels; langue sale, couverte d'un enduit muqueux plus ou moins tenace, blanchâtre, quelquefois jaunâtre, avec augmentation du volume de ses papilles; anorexie, nausées, efforts de vomissement, constipation ou diarrhée, céphalalgie.

Deuxième degré. Après quelques semaines, *quelquefois même après un trimestre entier*, le deuxième degré de la maladie se déclarait : sentiment alternatif de froid et de chaud, chaleur brûlante rapportée au dos, se portant à la face ; diarrhée ou constipation, augmentation des signes de saburre gastrique, gêne plus grande dans la région de l'estomac, aversion pour les alimens tirés des substances animales, efforts de vomissement plus répétés et plus fréquens, anxiétés précordiales plus profondes, soif vive ; pouls plus faible et plus fréquent que dans le premier degré, douleur des membres et du dos. Les anxiétés, la somnolense, le délire, deviennent plus intenses ; langue sèche, d'une couleur jaunâtre tirant sur le noir, recouverte d'une mucosité très-tenace, qui adhérait fortement aux gencives et aux lèvres ; coliques, déjections alvines, liquides, vertes, noirâtres, écumeuses.

Troisième degré. Quand la maladie était longue, elle passait à l'état de fièvre putride ou à celui de fièvre hectique : *Vomissemens bilieux plus considérables, sans aucun soulagement; coliques violentes, diarrhée mêlée de stries de sang et de matières purulentes;* mort après plusieurs semaines de souffrances. Chez quelques-uns, délire, coma et autres phénomènes des affections cérébrales.

Si vous comparez ces symptômes à ceux des inflammations de l'estomac, du petit et du gros intestin, vous reconnaîtrez de suite une analogie frappante, qui peut-être le serait encore davantage, si la description de Finke eût été faite avec plus d'ordre et de méthode. On ne pourrait soutenir que ce groupe de symptômes était produit par une fièvre essentielle et non par une phlegmasie gastro-intestinale, qu'autant que Finke, par de nombreuses ouvertures de cadavres, aurait prouvé que ces phénomènes fébriles, qu'on observe dans les gastro-entérites, étaient indépendans de cette phlegmasie abdominale, dans l'épidémie du Tecklembourg. Or, c'est ce que Finke, étranger aux travaux anatomico-pathologique, ne pouvait faire, et ce qu'aucun pyrétologiste moderne ne fera avec de semblables matériaux.

L'observation suivante, tirée de cette épidémie, n'offre-t-elle pas, par exemple, les caractères les moins équivoques des gastro-entérites sur-excitées. « Une femme était au quatrième jour d'une fièvre bilieuse; comme elle avait des envies de vomir, Finke prescrivit l'émétique, qui détermina plusieurs vomissemens, et la malade se trouva soulagée. Le jour suivant, sels digestifs et laxatifs; le mieux continue: plus tard, décoction de quinquina mêlé à la rhubarbe, à la dose de quatre cuillerées à bouche dans les vingt-quatre heures; ce même jour, la malade fut plus mal, et éprouva de nouveau des anxiétés. On continua le même remède, et l'appétit, qui avait commencé à reparaître, diminua; le ventre devint paresseux, les anxiétés firent des progrès. On continua l'usage du quinquina, et la malade mourut le quatrième jour. » Nous sommes également conduits à regarder une autre observation, rapportée par Finke, plutôt comme un cas de gastro-entérite compliquée d'irritation pulmonaire et d'un état cérébral, que comme un exemple de *fièvre bilieuse mortelle.* « Un homme de quarante ans, adonné aux boissons spiritueuses, assez gras, d'un tempérament phlegmatique, ayant la face bouffie, était atteint de diarrhée depuis quelques semaines; il avait été pris trois jours auparavant d'une fièvre ardente lypirique, lorsque Finke fut appelé près de lui vers le milieu de la nuit : fièvre intense; douleur brûlante au creux de l'estomac, toux continuelle, pouls grand et accéléré, expectoration mêlée de sang, grande anxiété, bruissement par les narines, soif ardente, diarrhée continuelle, grands efforts de vomissement, langue sale, déjections abondantes, bilieuses, aqueuses. Le jour suivant, comme le pouls était grand, on fit une petite saignée qui n'eut aucun bon effet; le sang offrait la couenne inflammatoire, et la partie rouge nageait dans une grande quantité de sérosité. Vers le soir, délire, pouls faible, nuit agitée. Le troisième jour (cinquième de la maladie), l'urine offre un sédiment noir en suspension; le pouls était très-grand. Le soir, à l'heure du sommeil, pouls faible, respiration gênée, délire; la toux, le râlement augmentent, la diarrhée continue. (*Vésicatoire aux jambes, sinapismes, lavemens émolliens.*) La nuit est agitée. Le quatrième jour, on répète le lavement; le cinquième, le malade ne peut être retenu dans son lit; le délire est furieux; le sixième, mort. » Un cas d'avortement survenu à la suite d'une plaie de l'articulation tibiotarsienne, qui provoque le développement de phénomènes morbides cérébraux et par suite la mort, est pour notre auteur un autre exemple de fièvre bilieuse essentielle. Ajoutons que tout lecteur impartial qui aura la patience de lire les remarques de Finke sur la fièvre bilieuse pemphygode, sur la fièvre scarlatine, la fièvre arthritique, la péripneumonie, la toux, l'orthopnée et la salivation bilieuses; qui consultera les descriptions de l'enrouement, des anxiétés anomales, des hémorrhagies, de la suppression des urines, de la stupeur d'un pied *par cause bilieuse*, sera convaincu que cet auteur, toujours occupé de la bile, la voyant presque partout, a rassemblé, avec un esprit prévenu en faveur d'un faux système, les notes incomplètes qu'il a recueillies dans sa pratique médicale, pendant les années 1776, 77, 78 et 79. Bornons-nous à rappeler ici un cas de véritable pemphygus caractérisé de fièvre bilieuse pemphygode par Finke. « Un enfant présentait sur la peau une telle quantité d'ampoules de grandeur variable, qu'on eût dit qu'il avait été couvert de vésicatoires; aucune partie du corps n'en était exempte. Il y en avait de la grandeur d'une noix; d'une aveline, et quelques-unes ne dépassaient pas, par leur volume, celui d'un pois; elles étaient transparentes et pâles, et laissaient couler une humeur blanchâtre, tenace, glutineuse et semblable à du blanc d'œuf; langue sale, bilieuse; saveur douceâtre, nausées, frissons passagers, etc. » On peut juger, par le peu d'exactitude mis en usage par Finke, dans la qualification d'une maladie dont le caractère nosologique était si évident, ce qu'il a dû faire pour celles dont la nature était plus ou moins obscure. Si l'enrouement, la suppression d'urine, la stupeur d'un pied, etc., ont été pour lui des *maladies bilieuses anomales*, il est d'autant moins étonnant qu'il ait rapporté sous le nom de *fièvre bilieuse* les principaux symptômes de la gastro-entérite, que plusieurs d'entre eux, tels que la teinte jaune de la langue, les vomissemens et les déjections de bile, durent lui paraître des signes bien plus certains de turgescence saburrale. Concluons enfin que la description générale de la fièvre bilieuse par Finke est fausse, puisqu'elle est née du rapprochement d'individualités morbides dissemblables, dont l'auteur n'a pu constater le véritable caractère, faute de recherches anatomiques.

Nous ferons remarquer que la *fièvre bilieuse épidémique* qui atteignit les nouvelles accouchées pendant l'été de 1777, décrite par Stoll et citée par M. Pinel, était *toujours une phlegmasie*, et le plus souvent de l'utérus, du péritoine, ou de l'intestin grêle. « La plupart des nouvelles accouchées, immédiatement après leurs couches, ou plus tard, étaient saisies de frissons et de chaleurs alternatives; alors, diminution des lochies, douleurs dans tout l'abdomen, et surtout dans la région hypogastrique, vers le lieu qu'occupe l'utérus (douleurs si cruelles que les malades redoutaient le toucher le plus léger); quelquefois elles étaient vagues, de manière cependant qu'elles se faisaient sentir avec plus de force et de fixité dans la région de la matrice, qui paraissait contractée en forme de globe; langue hérissée de villosités blanches, jaunes ou verdâtres; pouls dur, fort et raide. Sachant que la bile domine pendant l'été, je ne m'en laissai pas imposer, dit Stoll, ni par la douleur de l'abdomen, ni par celle de l'hypogastre, quoique ces phénomènes fussent les symptômes les plus remarquables, et je me gardai bien de voir dans cette maladie une affection ou inflammation de l'intestin ou de l'utérus.» Il ajoute plus loin : « Je n'ai jamais ouvert de cadavres de femmes mortes de cette fièvre bilieuse; mais je connais les ouvertures faites par d'autres, qui ont trouvé les viscères de l'abdomen en partie enflammés, en partie gangrenés, et qui en ont conclu que la fièvre était d'une nature inflammatoire, *conclusion peu juste, si je ne me trompe.* » Ce passage est la critique la plus fondée et la réfutation la plus complète des opinions de cet auteur sur la fièvre bilieuse : il aima mieux admettre que les symptômes qu'il désignait collectivement sous le nom de fièvre bilieuse des nouvelles accouchées, étaient produits par des altérations imaginaires, que de reconnaître qu'ils étaient le résultat de phlegmasies abdominales constatées, d'après lui-même, par l'ouverture des corps.

Les observations de Pringle sur la fièvre bilieuse qu'il appelle rémittente, ayant été invoquées par les nosographes, en faveur du système de la classification symptomatique des fièvres, nous nous croyons également obligés à les rapporter ici. « Cette fièvre, dit Pringle, régna dans les Pays-Bas, particulièrement sur les militaires, en 1743, 44, 45, 46, 47 et 48. Au début de la maladie, frisson, lassitude, douleur à la tête et dans les os, avec dérangement de l'estomac : le soir fièvre forte, grande chaleur, beaucoup de soif, sécheresse de la langue, violent mal de tête; aucun repos la nuit, souvent délire; mais communément dans la matinée selles imparfaites, rémission de tous les symptômes; paroxysme le soir sans frissons, pire ordinairement que le premier; le matin suivant, rémission comme la veille; même paroxysme chaque jour, jusque'à ce que, si on néglige la fièvre, elle se convertisse en continue. Quelquefois paroxysme terminé par des selles au lieu de sueurs; dans quelques cas, rémission à peine sensible. Les deux ou trois premiers jours, de fréquentes hémorrhagies nasales dans le fort des paroxysmes, rendant en général la rémission plus prompte et plus complète ; même effet produit par le vomissement et des déjections : jamais guérison parfaite par des évacuations naturelles sans choléra-morbus; rarement frisson ou froid aux accès qui suivent la première attaque. Pouls plein et vif pendant les paroxysmes, toujours fébrile dans les rémissions; urines hautes en couleur, et crues, jusques après quelques évacuations; souvent constipation avant et pendant la maladie; alors ventre dur, flatuosités; souvent excrétion de lombrics par haut et par bas; les sujets vermineux souffrant davantage avec des tranchées plus opiniâtres; souvent aussi point de côté nullement inflammatoire. Les cavaliers moins souvent malades, moins encore les officiers. Ni jours critiques, ni périodes constans observés dans cette maladie. Elle a régné pendant toutes les campagnes, mais plus générale et plus funeste après les étés chauds de 1743 et 47, moins funeste et moins générale en 1744 et 45. »

Fièvre de Bois-le-Duc, du même auteur. « Vers la fin de juillet, chaleur étouffante pendant le jour; les nuits fraîches avec un brouillard épais. Après quinze jours au plus de cantonnement, plusieurs soldats des plus voisins de l'inondation se sentirent pris à la fois d'une chaleur brûlante et d'un mal de tête quelquefois si subit et si violent, que, sans aucune plainte antérieure, ils couraient çà et là comme des furieux (deux entre autres, du régiment de Roche, subitement saisis de phrénésie en revenant de fourrager, se jetèrent dans l'eau de dessus les chariots, s'imaginant qu'ils allaient nager jusqu'à leur quartier). Quelquefois frisson court et léger avant l'attaque; soif excessive, douleur aux os et dans le dos, grande lassitude et inquiétudes fréquentes, nausées, douleur au scrobicule, fréquemment vomissemens de bile verte ou jaune, d'une odeur désagréable; le plus souvent, quelques heures de délire qui se calmait, avec une diminution notable de tous les symptômes, par une sueur abondante. Nouveau paroxysme chaque jour, environ à la même heure et suivant la même marche; quelquefois cependant paroxysme beaucoup moins distinct, la chaleur durant plus long-temps; sueurs imparfaites soulageant très-peu, rémission à peine perceptible: en général, issue heureuse quand quelques heures de rémission avaient lieu; abattement considérable des forces après un petit nombre d'accès; pouls faible, et très-petit d'abord malgré le délire, *reprenant de la force par la saignée*. Au plus haut période de la maladie, quelques sujets rendirent des lombrics. Dans quelques cas, sueurs critiques vers le 9e jour, et, après cela, paroxysmes réguliers avec intermission. Assez rarement crise par les selles ou par les urines: Quelques exemples d'une durée de trois semaines sans aucune rémission sensible; ensuite terminaison par quelques accès quotidiens. Au plus haut période de l'épidémie, tendance de la fièvre à se convertir en continue putride dangereuse; cette marche seule conduisait à la mort. Un jour ou deux avant cette fâcheuse issue, odeur cadavéreuse, taches pétéchiales (un exemple de mortification sous le sein gauche guérie pourtant par le quinquina), putréfaction prompte. Mortalité peu considérable pour une si grande quantité de malades, mais plus considérable sur les habitans des campagnes. Rechutes multipliées pendant les fortes chaleurs, moins au déclin de l'automne, très-rares après les premières gelées, redevenant plus fréquentes au printemps suivant. Les régimens qui avaient servi l'année précédente en Zélande eurent alors quatre fois plus de malades que les autres. Effets des rechutes fréquentes, obstruction des viscères, gâteau fébrile aboutissant à la jaunisse, à l'hydropisie, etc.; rarement la fièvre s'allumait-elle sans l'action de quelque cause existante, telles que des excès de fatigue ou d'intempérance, l'insolation, le coucher sur la terre humide, des habits mouillés et séchés sur le corps, etc., etc. »

De bonne foi oserait-on nous dire que c'est là une description de maladie? Que peut-on inférer, même aujourd'hui, d'une semblable narration? et, lorsque l'on voit l'auteur rapprocher les cas les plus dissemblables, ne nous est-il pas permis de penser que non-seulement le groupe de symptômes appelé par Pringle *fièvre bilieuse* est inexact et incomplet, mais qu'il est *faux*, en ce qu'il ne représente point les traits généraux d'états morbides analogues? Qu'a de commun, par exemple, le cas de ces deux soldats qui, en revenant du fourrage, voulurent se jeter dans la rivière, et les fièvres intermittentes qu'éprouvèrent plusieurs malades, et qui plus tard devinrent continues? Quelle était la forme symptomatique de ces individualités de l'épidémie, dans lesquelles le *gâteau fébrile* aboutissait à la jaunisse ou à l'hydropisie? Disons-le, on chercherait en vain dans l'ouvrage de Pringle quelques traces d'analyse et de méthode, une histoire particulière exactement faite, ou des observations anatomiques propres à éclairer le siége et la nature de la maladie régnante. Dès lors cet auteur a dû méconnaître les diverses affections dont il confondait tous les symptômes sous le nom de *fièvre bilieuse*, et la science n'a rien gagné à ses travaux.

Quoique Morgagni emploie le plus souvent le mot *febris* comme expression symptomatique, il s'en sert aussi comme terme nosologique; un chapitre particulier est consacré à l'examen des fièvres dans son ouvrage *de Sed. et Caus. morbor.* Toutefois il n'y est question ni de la fièvre bilieuse, ni du choléra, ni de la turgescence de la bile, etc., et nous n'aurions pas fait mention des recherches de ce célèbre anatomiste, s'il n'avait publié dans d'autres chapitres huit observations sur la *fièvre ardente*, qui est une des variétés les plus remarquables de la fièvre bilieuse des pyrétologistes. Or, les résultats des autopsies faites par Morgagni prouvent que la première de ces fièvres ardentes (Epist. IV, 6) était une inflammation de l'iléon et de l'arrière-bouche, suivie d'affection cérébrale; la seconde (Epist. VII, 6) une méningite; la troisième (Epist. XXI, 9) une pleuro-pneumonie avec une inflammation de la partie inférieure de l'iléon; la quatrième (Epist. XXII, 8) une pleurésie; la cinquième (Epist. XXV, 4) une hydrocéphale aiguë; la sixième (Epist. XXXIV, 8) une entérite; la septième (Epist. XXXIV, 23) une inflammation de l'iléon, avec hydrocéphale aiguë; la huitième enfin (Epist. XLIX, 8) une péripneumonie avec inflammation de l'iléon. Il nous sera sans doute permis de supposer que, si Morgagni n'avait point fait d'ouvertures de cadavres, et qu'il eût groupé d'une manière générale les symptômes des maladies qu'il appelle *fièvre ardente*, on n'aurait pas manqué de trouver dans sa description, comme dans celle des fièvres bilieuses par Tissot, Pringle, Finke et les autres *descripteurs* de ce temps, la plupart des phénomènes morbides propres aux inflammations de l'estomac et de l'intestin, des méninges, etc.

M. Pinel, dans sa *Médecine clinique*, rapporte, sous le nom de *fièvre bilieuse continue*, plusieurs observations qui se rattachent évidemment à la gastro-entérite : « Richer, blanchisseuse, âgée de soixante-deux ans, et d'une faible constitution, était atteinte, depuis trois ou quatre jours, de coliques et de dévoiement : elle s'expose au froid; la diarrhée et les douleurs abdominales cessent. Le lendemain, 1er *jour de la maladie*, frisson, chaleur, douleur gravative de la tête, nausées fréquentes, lassitudes générales, surtout dans les lombes. Le 2e jour, tension épigastrique, vomissement de la boisson et d'un liquide muqueux, quelques frissons dans la journée, ainsi que le lendemain. Le 4e, bouche pâteuse, langue sèche, soif brûlante, pouls tendu et fréquent, chaleur âcre de la peau, constipation. Le 5e, exaspération des symptômes, nausées, crachats mêlés de sang, quoique la respiration fût libre, et qu'il n'y eût pas de douleurs thorachiques (boisson émétisée). Le 6e, langue un peu humectée, pouls souple et fréquent, moiteur de la peau, sueur. Dans la nuit du 8e au 9e, cessation de la céphalalgie, de l'épigastralgie; bouche toujours amère, abdomen douloureux (un purgatif détermine plusieurs selles, et dissipe les derniers symptômes gastriques). Le 10e, on réitère les purgatifs, et la convalescence marche dès lors avec rapidité. » Les phénomènes morbides, énumérés successivement et à peu près jour par jour, dans les autres observations intitulées *fièvres bilieuses continues*, et *rémittentes bilieuses* de la Médecine clinique, sont encore ceux des gastro-entérites ou de quelque autre inflammation des viscères de l'abdomen.

L'épidémie de Bicêtre, décrite dans la *Nosographie philosophique*, nous offrira aussi les principales nuances de la gastro-entérite. « Je vais me borner, dit M. Pinel, à indiquer les divers extrêmes entre lesquels les symptômes semblent s'être balancés dans *ces fièvres bilieuses*. Le sentiment de froid, au début, est restreint à un simple frisonnement, ou porté jusqu'aux tremblemens et aux secousses les plus violentes du tronc et des membres; l'enduit blanchâtre de la langue peut s'offrir dans tous les degrés intermédiaires, jusqu'à la formation d'une croûte épaisse et jaunâtre; les malades ne ressentent quelquefois qu'un léger serrement spasmodique dans la région de l'épigastre, d'autres fois cette partie est portée à un degré de tension douloureuse et de sensibilité qui semble avoisiner un état de phlegmasie; la douleur de tête est tantôt légère et simplement gravative, tantôt d'une violence extrême, et avec des élancemens qui font pousser les hauts cris. Même gradation dans les divers individus pour la soif et la sécheresse de la peau : le sentiment de chaleur peut aller jusqu'à celui d'une ardeur intolérable, l'inquiétude et les agitations jusqu'aux anxiétés de l'abattement et du désespoir. Le défaut de liberté du ventre a quelquefois, pour dernier terme, la constipation la plus opiniâtre; et, d'un autre côté, le dévoiement s'est rapproché des diarrhées colliquatives et du choléra-morbus, avec les douleurs de colique les plus vives. »

Nous conclurons de cette analyse : 1° que les observations tirées d'Hippocrate et de Foreest ne sont que des narrations incomplètes et sans valeur; 2° que les observations particulières de Tissot, de Pringle, de Finke, sont frappées de la même nullité; 3° que les faits publiés par Morgagni, Stoll et M. Pinel lui-même, prouvent qu'on a décrit des maladies de l'intestin, de l'utérus, du cerveau, du foie, etc., etc., sous le nom de *fièvre bilieuse* ou *de fièvre ardente;* que, dès-lors, il est permis de penser que Tissot, Finke, Pringle et les autres n'ont pas été très-sévères dans le choix des individualités qui ont servi de base à leur description générale; 4° qu'il ne faut donc pas se flatter qu'on puisse trouver dans les descriptions nosologiques de ces auteurs, l'expression symptomatique fidèle d'une seule et même maladie. Pringle est à peu près inintelligible; Finke et Tissot ont rassemblé avec peu d'ordre les principaux phénomènes de la gastro-entérite, Stoll ceux de la métrite et de l'entérite, et M. Pinel, sous le nom de *fièvre méningo-gastrique*, a également reproduit les symptômes ordinaires des phlegmasies gastro-intestinales, dont l'histoire, à l'époque où ce professeur a composé ses ouvrages, n'était pas complétement connue. Il n'existe donc pas de maladie qu'on puisse appeler *fièvre bilieuse;* de tous les groupes artificiels de symptômes auxquels on a donné ce nom, le plus moderne et le plus souvent cité, est celui dont l'auteur de la Nosographie a tracé le tableau, et nous croyons devoir le reproduire ici :

Fièvre méningo-gastrique de M. Pinel, amertume de la bouche, enduit jaunâtre de la langue, qui est d'abord humide et se sèche plus ou moins durant le cours de la maladie; soif intense, désir de boissons acidulées et froides, perte d'appétit, dégoût pour les substances animales; sentiment de douleur que détermine la pression de l'épigastre, constipation ou diarrhée; pouls fort et fréquent, chaleur âcre et brûlante au toucher, suppression de la transpiration, si ce n'est à la fin des paroxysmes et des accès, ou vers l'époque de la terminaison de la maladie; urine foncée, très-colorée, épaisse d'abord, sans sédiment, puis avec un sédiment de couleur rosée et souvent briquetée. Céphalalgie frontale déchirante, quelquefois délire, sommeil fatigant ou insomnie, susceptibilité morale très-grande. Sentimens de fatigue et de brisement dans les membres; dans certains cas, ictère général ou partiel, et quelquefois alors borné aux contours des lèvres et des ailes du nez. Cette fièvre peut être continue ou rémittente; ses exacerbations ont lieu le plus souvent le matin; elles suivent indifférement le type quotidien, double tierce, tierce quarte, et sont quelquefois erratiques; les types tierce et double tierce sont néanmoins les plus fréquens. Le frisson des accès débute vers le dos, et s'accompagne ordinairement d'un tremblement général; le pouls est faible et concentré : il succède une chaleur âcre, sèche, uniforme sur toute l'habitude du corps, avec une soif intense; le pouls devient alors fréquent et développé, la face rouge et animée. L'accès se termine par une sueur générale. La durée de la fièvre gastrique est subordonnée à son type; continue, elle dure sept, quatorze et vingt-un jours; rémittente, quatorze à quarante jours; se termine d'une manière heureuse par le vomissement, une diarrhée bilieuse, une sueur générale et une urine à sédiment rosé ou briqueté. Continue, elle passe quelquefois vers le cinquième ou septième jour, à l'état de fièvre putride ou adynamique. » Plus loin M. Pinel ajoute : « Tout semble indiquer que le siége principal de ces fièvres est dans le conduit alimentaire, surtout dans l'estomac et le duodénum, non moins que dans les organes sécréteurs de la bile et du suc pancréatique. » Si M. Pinel eût examiné avec le soin convenable les cadavres des individus qui succombaient à cette prétendue fièvre, dans les salles de la Salpêtrière, il aurait bientôt reconnu qu'elle avait non-seulement son siége principal dans les organes digestifs, et sa cause dans une exaltation de leur irritabilité; mais qu'elle était le véritable produit de quelques phlegmasies abdominales plus ou moins développées, et surtout de la gastro-entérite. L'analyse physiologique de cet ensemble de phénomènes morbides, la comparaison des symptômes rapportés par les pyrétologistes avec ceux de la gastro-entérite, les ouvertures de cadavres faites avec beaucoup de soin et d'exactitude dans ces derniers temps, mais surtout les travaux de M. Broussais et de ses élèves, prouvent incontestablement que cette prétendue fièvre, considérée comme maladie essentielle, doit être difinitivement rayée des cadres nosologiques. *Voyez* GASTRO-ENTÉRITE, MÉNINGITE, MÉTRITE, PÉRITONITE, HÉPATITE, etc. etc.

§ IV. *Fièvre pituiteuse* ou *muqueuse*. — Les matériaux qui ont servi à la description de la fièvre muqueuse, tracée par le célèbre auteur de la *Nosographie*, paraissent être principalement l'indication *de la fièvre mésentérique*, par Baglivi; l'histoire de *la fièvre lente*, par Huxham; l'épidémie de *fièvre glutineuse*, observée à Naples par Sarcone; *la maladie muqueuse* de Goettingue, décrite par Rœderer et Wagler; l'épidémie du Gros-Theil, par Lepecq-de-la-Clôture; enfin, des observations particulières, recueillies par M. Pinel lui-même. Nous allons soumettre ces divers matériaux à un nouvel examen, en les considérant sous le double rapport de l'anatomie et de la physiologie pathologiques.

Huxham ne rapporte point d'observations particulières ni de résultats d'ouvertures de cadavres ; sa description est purement symptomatique ; il assigne à la fièvre lente nerveuse les caractères suivans : « alternatives de froid et de chaleur, lassitude, abattement d'esprit, nausées, dégoût sans soif, envies de vomir, redoublement la nuit, tête lourde, oppression, pouls fréquent et faible, douleur sincipitale et occipitale, pâleur de la peau, assoupissement sans sommeil, pouls faible, fréquent et inégal, coloration passagère du visage, et froid aux membres inférieurs, urines pâles ou limpides, langue et lèvres sèches. Le septième ou le huitième jour, douleur de tête plus forte, bruissement dans les oreilles, oppression, accablement, défaillance, sueur froide au front et sur le dos des mains, confusion des idées. Au *summum* de la maladie, langue jaune et tremblante, constriction de la gorge, soubresauts des tendons, sueur ou *diarrhée colliquative*; progrès de l'affection cérébrale, surdité, stupeur, coma, convulsions, mort le quatorzième, dix-huitième, vingtième jour, et même plus tard. » Si l'on compare cette description aux faits aujourd'hui bien connus, aux maladies dont l'histoire est rendue complète par le rapprochement des caractères anatomiques et physiologiques, nous croyons qu'il sera difficile de contester son analogie avec la série des symptômes que présentent les gastro-cérébrites, lorsqu'elles se développent chez des individus faibles ou affaiblis par des causes quelconques, ou d'un tempérament éminemment lymphatique.

Nous n'avons trouvé dans les œuvres de Baglivi que deux chapitres relatifs à l'indication de M. Pinel, qui rapporte à la fièvre pituiteuse ou muqueuse la maladie appelée par Baglivi *fièvre mésentérique*. L'un de ces chapitres est intitulé : *de Febribus malignis et mesentericis*; et l'autre : *de Febribus mesentericis, opus novum, non à lectione librorum, sed ab observatione naturæ petitum.* Dans le premier, Baglivi expose vaguement les caractères des *fièvres lymphatiques*, et se livre à des conjectures hasardées sur leur nature : dans le second, ce médecin signale les funestes effets de l'administration du quinquina dans le traitement des fièvres mésentériques, et accuse même ce médicament de produire la fièvre lente et des inflammations mortelles; mais il indique plutôt qu'il ne décrit la fièvre mésentérique, et il serait difficile d'en rien inférer relativement à celle qui nous occupe.

On ne trouve point d'observations particulières dans l'ouvrage de Sarcone : peu méthodique dans ses narrations, cet auteur retrace les phénomènes morbides observés dans l'épidémie de Naples, avec si peu d'ordre et de clarté, qu'il nous sera difficile de reproduire rigoureusement, dans cette analyse, les traits principaux de sa description générale : nous allons pourtant l'essayer. « Au début, vomissemens d'une matière écumeuse d'une acidité très-désagréable ou d'une bile amère, quelquefois très-fréquens et accompagnés d'évacuations alvines, comme dans le choléra-morbus; anxiétés, douleurs dans l'estomac, constipation ou diarrhée qui se continuent jusqu'à la fin de la maladie; augmentation progressive de la soif qui devient inextinguible durant les paroxysmes; enduit épais et d'un blanc mat recouvrant la langue, et au-dessous duquel elle paraît rouge et enflammée; les yeux très-sensibles à la lumière, brillans, puis égarés, languissans et abattus; altération profonde des traits de la face; insomnie ou assoupissement long et opiniâtre; loquacité ou délire taciturne; parfois surdité; tremblement se changeant en convulsions; coma succédant à l'insomnie; chaleur âcre à la peau, pétéchies à la fin du premier septenaire, etc.; durée de la maladie de cinq à sept jours à l'état aigu, de deux, trois ou quatre septenaires à l'état chronique. — Une matière glutineuse, semblable à celle qui recouvrait la langue, formait, dans l'intérieur de l'œsophage, comme une tunique accidentelle; les orifices cardia et pylorique offraient des irradiations vasculaires, ou des taches d'un rouge sombre ou d'une teinte grangréneuse. Le plus souvent les intestins étaient parsemés de semblables irradiations livides, ou de taches en forme de pétéchies; leur cavité était presque constamment revêtue d'un gluten tenace et luisant, qui simulait *une espèce de membrane*, sous laquelle l'intestin paraissait enflammé ou gangréné. Le gros intestin était comme érysipélateux chez ceux qui avaient souffert une *diarrhée* ou une dysenterie; cet état s'étendait quelquefois jusqu'aux intestins grêles. Alors on voyait manifestement que la tunique interne était détruite en plusieurs points, d'où suintait quelquefois une matière sanguinolente ; que, dans d'autres parties, la surface interne de l'intestin était recouverte d'un gluten épais, au-dessous duquel on trouvait la membrane muqueuse rouge, couverte d'aphthes, de pustules ou de taches livides d'une couleur pâle et cendrée ; enfin, elle était *ulcérée* chez ceux qui avaient éprouvé des *accidens dysentériques*. Les ganglions lymphatiques, voisins de l'intestin, étaient enflammés et plus volumineux que dans l'état normal. La pie-mère était épaissie, et abreuvée d'une lymphe visqueuse et tenace ; les vaisseaux du cerveau, gorgés de sang, et l'on trouvait de la sérosité dans les ventricules, etc., etc. » Tels sont les principaux caractères de l'épidémie de Naples, décrite par Sarcone. On ne saurait y méconnaître une inflammation de la membrane muqueuse des organes digestifs ; inflammation qui, à cause de son étendue et de son intensité, était presque toujours compliquée d'affection cérébrale : elle était le plus souvent *aiguë*, et présentait en outre une particularité remarquable. En effet, l'existence des *fausses membranes* et celle des enduits glutineux à la surface de la muqueuse enflammée, constatées par Sarconne, concourent à démontrer que, dans cette épidémie, l'inflammation affectait la forme que M. Guersent a décrite avec beaucoup de soin aux articles ANGINE CRÉMEUSE, ANGINE COUENNEUSE.

L'épidémie dont Rœderer et Wagler ont tracé l'histoire (*Tractatus de morbo mucoso, Goettinguæ* 1783.), est, d'après M. Pinel, très-propre à donner l'idée la plus exacte possible de la fièvre muqueuse. Voici ses principaux caractères : frissons, nausées, vomissemens spontanés, chaleur ardente, soif vive, céphalalgie sus-orbitaire, nausées vers le début et les jours suivans ; toux abdominale plus ou moins vive ou sèche ; diarrhée quelquefois avec ténesme ou bien avec des douleurs vives dans le colon transverse, ou accompagnées d'un sentiment de constriction ; excrétion muqueuse ou sanguinolente, excoriation de quelques parties de la bouche, avec des aphthes sur la langue ou les gencives ; quelquefois enduit muqueux, épais, blanc ou jaunâtre et d'une couleur plus ou moins foncée vers la racine de la langue; météorisme du ventre et douleurs abdominales. Chez quelques-uns, douleurs vives dans les articulations; chez d'autres, douleurs pongitives dans la poitrine ; symptômes variés d'affection du cerveau et de ses membranes ; aphthes, ulcérations dans la bouche ; membrane muqueuse de l'estomac et du petit intestin plus ou moins rouge, épaisse, enflammée, quelquefois bleuâtre ou cendrée, noirâtre, gangrenée; mêmes altérations dans le gros intestin, qui présentait les états morbides observés chez les dysentériques; enfin, inflammation manifeste du mésentère, de l'épiploon et des ganglions lymphatiques. Nous compléterons cette analyse en copiant deux observations rapportées par les auteurs de l'épidémie de Goettingue. « Une femme âgée de quarante ans était tourmentée de diarrhée depuis trois se-  maines; excrémens d'abord mêlés de sang, puis muqueux; fièvre le soir; ardeur, incontinence d'urine; vers lombrics rendus par haut et par bas. Le 10 janvier, elle est prise à jeun de nausées, efforts de vomissement, toux sèche; l'ingestion des alimens est suivie de nouvelles nausées, de douleurs abdominales et d'une selle très-fatigante; anorexie, soif continuelle, douleur, pesanteur dans les membres, gonflement aux articulations (émétique, rhubarbe, calomel), diarrhée, douleur de ventre, gonflement des gencives, soif, urines peu abondantes, bourbeuses, pouls plein, dur, sans fréquence. Le 15, élévation et dureté de l'abdomen; l'intérieur de la bouche se couvre d'aphthes; matières glaireuses rendues par les selles; déglutition devenue difficile par le développement des aphthes; bouche ulcérée, excoriée et tuméfiée; délire passager, toux sèche ou muqueuse (émulsion). Les jours suivans, la plupart de ces accidens diminuent progressivement; *la douleur de la bouche et la diarrhée persistent* jusqu'à la fin de la maladie, qui se termine par guérison. » Jamais phlegmasie de la membrane muqueuse des organes digestifs s'est-elle montrée sous des traits moins équivoques? Un semblable fait sera-t-il encore interprété aujourd'hui comme un cas de *fièvre muqueuse bénigne*? Regardera-t-on aussi la maladie suivante comme une fièvre essentielle, malgré les résultats positifs fournis par l'autopsie du cadavre, uniquement par la raison que cette observation a été intitulée par Wagler, *Fièvre muqueuse, maligne, inflammatoire et pétéchiale*? « Un homme de trente-quatre ans, asthmatique, avait éprouvé, quelques années avant sa mort, une légère *hémoptysie*.... Défaillance, par suite de fatigue, suivie de vomissemens; diarrhée habituelle à la suite d'un drastique; gonflement des testicules, incontinence d'urine, sentiment de contusion sur diverses régions, et en particulier sur les parois du thorax; toux fréquente (saignées). Le 15 février, frisson suivi de chaleur; insomnie, douleurs dans les membres et aux parties génitales ; sur la fin de la maladie, soif très-intense, inextinguible; pétéchies, assoupissement, délire ; sang coagulé rendu par l'anus ; mort. *Autopsie du cadavre :* pustules rondes, de couleur rose et en forme de morsures de puce, nombreuses au bras, plus rares au cou, à la poitrine et aux cuisses ; plus de dix onces de sérosité sanguinolente dans la cavité du péritoine ; épiploon légèrement enflammé ; vaisseaux du repli péritonéal, du ventricule, du mésentère, et généralement des viscères abdominaux gorgés de sang; mésentère enflammé dans les points correspondans à la phlogose des intestins ; le mésocolon, vers le colon droit, l'est à un plus haut degré et paraît gangrené ; glandes mésentériques augmentées de volume, et quelques-unes d'un rouge éclatant ; l'estomac notablement enflammé, surtout vers sa petite courbure ; plaques inflammatoires dans l'intestin grêle ; gangrène du colon droit et gauche ; ecchymose dans les parois de l'abdomen ; inflammation des régions inguinale et hypogastrique ; péritonite, etc. » Lisez attentivement l'ouvrage de Rœderer et Wagler, et vous y trouverez exactement décrites les inflammations *simples* ou *compliquées*, *aiguës* ou *chroniques* de diverses parties de la membrane muqueuse intestinale, depuis la bouche jusqu'au rectum : les observations particulières et les autopsies cadavériques vous prouveront également que cette inflammation des organes digestifs, qui n'était point identique dans toutes *les individualités*, donnait lieu à des phénomènes sympathiques plus ou moins graves, et essentiellement variables, suivant l'état *aigu* ou *chronique*, et l'étendue de l'inflammation, etc. ; enfin, les recherches anatomiques de ces excellens observateurs vous convaincront peut-être que les follicules de la muqueuse gastro-intestinale étaient spécialement affectés dans cette épidémie, bien que les autres élémens qui entrent dans la structure de cette membrane fussent aussi enflammés.

Lepecq-de-la-Clôture (*Observations sur les épidémies*) décrit une maladie qui régna au Gros-Theil en 1769 et 70. Il l'appelle *fièvre putride vermineuse maligne*. M. Pinel cite cette épidémie comme un exemple de *fièvre muqueuse vermineuse*, qui, chez quelques individus, se compliquait avec la fièvre *adynamique*, ou la fièvre *ataxique*. Nous pensons que c'était une *gastro-entérite aiguë* simple ou compliquée d'affection cérébrale. Lepecq-de-la-Clôture ne fit point d'ouvertures de cadavres ; l'analyse des symptômes suivans, qu'il a rapportés, peut donc seule servir de base au jugement qu'il est permis d'émettre sur la nature et le siége de la maladie. « Nausées, vomissemens bilieux et glaireux; douleur ou chatouillement épigastrique, qui augmente au fur et à mesure que la maladie fait des progrès. *Certains malades disent qu'ils sont brûlés dans le corps*, et réclament avec instance de *l'eau froide pour boisson*; diarrhée séreuse, ou coliques et borborygmes; efforts constans pour vomir ou pour aller à la selle; douleur dans les membres; peau sèche. Le 5ᵉ ou le 6ᵉ jour, délire d'abord passager, puis furieux; taches pourpres, violettes ou miliaires à la peau; convulsions le plus souvent mortelles le 9ᵉ, le 11ᵉ ou le 13ᵉ jour. » Sur quels faits pourrait-on se fonder pour avancer que de semblables phénomènes morbides n'étaient pas produits par l'inflammation de la membrane muqueuse de l'estomac et de l'intestin? A-t-on assigné d'autres caractères physiologiques à ces phlegmasies?

L'admiration qu'on a professée depuis des siècles pour le génie d'Hippocrate ne doit pas dégénérer en fanatisme aveugle: il faut bien en convenir, les observations particulières des *épidémies* ne sont souvent que des esquisses d'un vague désespérant pour le lecteur. Il en est même qu'on ne peut plus reproduire que pour en démontrer toute la nullité: l'observation suivante, citée par M. Pinel comme un exemple de fièvre pituiteuse continue, nous a paru être dans ce cas. « Une fièvre (*Hipp., épid.* malad. 6ᵉ.) qui n'avait rien de fixe dans sa marche, saisit tout à coup Cléanactide, qui demeurait au-dessus du temple d'Hercule. Dès le principe de la maladie, céphalalgie, pleurodynie du côté gauche et douleur convulsive des membres; bizarrerie des accès, dont les exaspérations n'ont point d'heure ni de marche fixe. Quelquefois des sueurs, d'autres fois point du tout. Retour des paroxismes le plus souvent les jours critiques. Froid aux extrémités des mains. Vers le vingt-quatrième jour, vomissement assez fréquent d'une matière bilieuse, jaune; et peu après de couleur tout-à-fait verte. Entier soulagement. Environ le trentième jour, commencement d'une hémorrhagie de l'une et l'autre narine, laquelle se répète à des époques variables, et toujours en petite quantité, jusqu'à la crise. Point d'aversion pour les alimens, ni de soif pendant tout le cours de la maladie. Point d'insomnie; urines claires, mais colorées. Vers le quarantième jour, elles eurent une teinte rouge avec une hypostase abondante, d'un rouge très-foncé. Rémission des symptômes. L'urine offre ensuite des variations pour l'hypostase, qui manquait par intervalles. Le soixantième jour, hypostase copieuse, blanche et légère. Rémission de tous les symptômes; intermission de la fièvre. Urines ténues, mais d'une bonne couleur. Le soixante-dixième, apyrexie qui continua pendant dix jours; le quatre-vingtième, frisson violent, fièvre aiguë, sueur copieuse, hypostase rouge et légère de l'urine, ce qui enfin jugea la maladie. » Or, nous le demandons, que pourra jamais démontrer une observation semblable? Pourquoi n'a-t-on pas considéré comme un cas de fièvre ataxique *une fièvre qui n'avait rien de régulier dans sa marche?* La *pleurodynie* est-elle un symptôme de fièvre essentielle, et, en particulier, de fièvre muqueuse? Quelles inductions peut-on déduire de *l'hypostase des urines, de ses variations, de la bizarrerie des accès, du retour des paroxysmes les jours critiques?* enfin, n'est-ce pas une singulière terminaison que celle d'une fièvre qui a lieu le quatre-vingtième jour, après dix jours d'apyrexie? De bonne foi il faut renoncer à toute connaissance positive en anatomie et en physiologie pathologiques, ou ne voir dans l'histoire de Cléanactide qu'une observation tout-à-fait incomplète et de nulle valeur.

M. Pinel rapporte, dans sa *Médecine clinique*, trois observations sous le nom de *fièvre muqueuse simple*. La première est un gastrite avec irritation de la bouche et salivation; la troisième nous paraît être une inflammation du colon, ou au moins de la portion correspondante du péritoine. Nous allons transcrire ici la deuxième, qui, loin d'être *simple*, fut probablement *très-compliquée*, puisqu'on trouve parmi les symptômes des caractères non équivoques de *dysenterie*, de *métrite*, et d'hémorrhagie utérine. « Françoise Agathe, âgée de trente et un an, habite la Salpêtrière depuis deux ans. Elle est douée d'un tempérament éminemment lymphatique : saignée prodiguée pendant deux ans, pour combattre quelques accidens qui accompagnaient les premiers efforts de la menstruation. Chagrins domestiques; hémorrhagies utérines à la suite de couches; perte totale de la vue. La malade a été opérée deux fois de la cataracte. Depuis trois mois, leucorrhée syphilitique. Le 17 germinal, sans cause existante connue, *coliques à minuit, envies fréquentes d'aller à la selle, ténesme, douleur atroce quand elle se présente sur la chaise; dé-*

jections liquides, muqueuses, peu abondantes. Deuxième jour de la maladie, nausées, soif, cardialgie, chaleur entrecoupée de sueurs. Troisième, entrée à l'infirmerie; face blanchâtre, mêlée d'une teinte rosée, peu de céphalalgie; bouche pâteuse, *abdomen douloureux, sensible au toucher, principalement à la région hypogastrique*, souple dans quelques points, résistant dans d'autres; urine rare, faisant éprouver un sentiment de tiraillement lors de son émission; pouls peu fréquent, chaleur halitueuse vive; lassitude générale avec un sentiment contusif dans les membres abdominaux; dans la nuit, insomnie, chaleur entrecoupée de sueur. Quatrième, l'émétique a fait rendre des matières muqueuses; les symptômes se sont modérés; ils se sont exaspérés après midi; assoupissement presque continuel. Cinquième, par momens, bouffées de chaleur suivies de sueur; à midi, chaleur plus vive, pouls plus fréquent, soif; dans la nuit, sentiment de froid, suivi de chaleur et de sueur; *les envies fréquentes d'aller à la selle ont cessé.* Le douzième, fièvre moins violente; alternatives de chaleur, de sueur, et coliques moins fréquentes; urines abondantes avec moins d'ardeur et de tiraillemens pendant leur émission; selles faciles, copieuses; sommeil la nuit. Seizième, la malade ayant voulu quitter son lit, a failli tomber en syncope; le soir, exacerbation plus prononcée; dans la nuit, alternatives de chaleur, de sueurs générales; *douleurs abdominales*, membres comme brisés, ardeur d'urine avec tiraillement. Vingt-quatrième, les menstrues ont paru sans rien changer à la marche de la maladie; elles ont été suspendues le lendemain par une émotion de l'âme, et ont reparu le surlendemain. Vingt-neuvième, le matin, frisson général, suivi *d'une hémorrhagie utérine si abondante, accompagnée de douleurs si cruelles, que la malade a cru avorter;* pendant sept ou huit heures de la journée, frisson suivi de chaleur; sueur pendant la nuit, insomnie. Trentième, alternatives de refroidissement des pieds, de bouffées de chaleur, de sueur dans la nuit; *la ménorrhagie a augmenté.* Trente-unième, assoupissement, débilité, pouls faible; à midi, chaleur; peau halitueuse; lorsque la malade se couche sur le dos, elle éprouve un sentiment d'oppression et de constriction dans la région épigastrique. Trente-troisième, la ménorrhagie a cessé; chaleur entrecoupée de sueur; *douleurs abdominales,* seulement pendant la nuit, avec un peu de sommeil au matin. Trente-huitième, apyrexie dans le jour; mouvement fébrile, chaleur, sueur durant la nuit, urine abondante, facile, *peu de coliques*, point de contraction épigastrique. Quarante-unième, sueur abondante, continuelle. Quarante-deuxième, langue rouge, humectée, un peu d'appétit, sommeil; au réveil, sueur très-abondante; la malade s'est levée. Pendant les quinze jours suivans, elle a eu des sueurs tous les matins; néanmoins les forces se sont rétablies peu à peu et les menstrues ont reparu à leur période ordinaire.

Convaincus que le meilleur moyen d'éclairer la question de *l'essentialité* des fièvres est de soumettre à un nouvel examen les faits qui ont servi de base aux descriptions nosologiques, nous rapporterons encore une observation de *gastrite sur-excitée*, décrite par M. Pinel, dans sa *Médecine clinique*, pag. 45, sous le nom de *fièvre rémittente muqueuse simple*. « Une femme, âgée de cinquante-six ans, d'un tempérament lymphatique, avait éprouvé, un an avant, une fièvre quotidienne, qui avait duré quatre mois. Morosité et chagrins habituels, produits par un moral très-facile à affecter, et un genre de vie différent de celui qu'elle avait mené avant; inégalité de caractère. Le 24 fructidor an VI, *perte de l'appétit; anxiétés dans la région épigastrique, bouche amère, vomissement de matière muqueuse;* frisson à six heures du soir, commençant par la plante des pieds; sa durée, d'une heure et demie, suivie de chaleur forte avec céphalalgie, terminée par des sueurs légères dans la matinée; après l'accès, abattement, faiblesse, pouls fébrile concentré. Le 13e jour de la maladie, invasion du frisson par le dos, pouls lent, *épigastre très-sensible au toucher;* urine claire, limpide (évacuans, délayans). 14e, frissons à sept heures et demie. 15e, durant la stade de chaud, accroissement de la céphalalgie, de la *sensibilité épigastrique*, de l'amertume de la bouche. 16e, constipation opiniâtre (un grain de tartrite de potasse antimonié). 17e, trois selles. 18e, durée du froid de deux heures, et chaleur moindre (délayans). 19e, frissons très-forts à dix heures du matin et à neuf heures du soir; chaleur augmentée; durant la rémission, ardeur à la peau, *douleur de l'épigastre insupportable.* 20e, à cinq heures, froid qui dura trois heures; chaleur accompagnée d'odontalgie; salivation considérable; urine plus abondante (vin d'absinthe et délayans alternativement). 21e, sueurs très-abondantes; *douleurs abdominales fortes;* langue muqueuse (vin d'absinthe). 24e, après l'accès, horripilations vagues durant toute la nuit. 25e, chaleur entremêlée de frissons, durant toute la nuit; une selle spontanée, tremblemens et contractions des muscles (potion antispasmodique d'absinthe). 27e, contraction violente des muscles, douleurs très-vives à l'épigastre (potion antispasmodique). 28e, point de frisson; paroxysmes à sept heures, qui dure toute la nuit avec des symptômes nerveux (tisane vineuse). 29e, léger frisson, langue moins muqueuse, bouche moins amère (potion calmante). 30e, paroxysme seulement; urine avec douleur, produisant par son passage un sentiment d'ardeur. 31e, 32e, 33e, symptômes nerveux moins forts, pouls fréquent, éruption de quelques boutons au bras et sur la poitrine; forte démangeaison (potion calmante). 34e, apparition d'aphthes sur la lèvre inférieure (vin d'absinthe). 36e, horripilations, chaleur et sueurs peu marquées. 37e, selle spontanée très-difficile, *douleur épigastrique, moindre soif.* 38e, paroxysme ordinaire, une selle. 43e, éruption cutanée, urine plus abondante, rendue avec douleur. Les jours suivans, paroxysmes légers; convalescence qui a traîné en longueur. »

Les propositions suivantes nous paraissent pouvoir être admises comme conséquences de cette analyse.

1° La description d'Huxham offre un groupe de symptômes d'origine diverse, dont la physiologie peut seule déterminer les organes producteurs; ce mode d'examen conduit à rattacher ces phénomènes à la gastro-cérébrite, ou au moins à une affection simultanée quelconque du conduit alimentaire et de l'encéphale. 2° L'épidémie de Naples était une inflammation de la membrane muqueuse des organes digestifs; sa forme était le plus souvent *crémeuse* ou *couenneuse*. 3° Dans l'épidémie de Goettingue, les follicules muqueux étaient affectés, et l'inflammation était *aphtheuse* ou *vésiculeuse*. 4° L'épidémie du Gros-Theil était une gastro-entérite. 5° L'observation d'Hippocrate est un fait sans valeur. 6° Enfin, les observations de M. Pinel sur la fièvre muqueuse présentent des caractères non équivoques d'inflammation de l'estomac, du gros ou du petit intestin, d'hémorrhagie utérine, etc. Il nous semble impossible de composer une description de fièvre essentielle avec de semblables matériaux, et nous pensons que, si elle était à faire, personne ne s'en aviserait aujourd'hui. Nous nous servirons de ceux de ces faits qui sont les plus importans et les mieux constatés, lorsque nous ferons l'histoire des inflammations de la membrane muqueuse de l'intestin, et en particulier celle de la gastro-entérite. Mais il ne sera pas inutile, en attendant, de rappeler textuellement la description de la fièvre muqueuse, par M. Pinel, sur laquelle nous ferons aussi quelques remarques. Le lecteur prévoit déjà que nous trouverons dans le groupe de symptômes assignés à cette fièvre les principaux traits des inflammations de la bouche, du pharynx, de l'œsophage, de l'estomac, de l'intestin grêle et du gros intestin; quelques phénomènes morbides empruntés à la description d'Huxham, enfin plusieurs des symptômes produits par les affections cérébrales si fréquemment observées dans l'épidémie de Naples, etc.

Description de la fièvre muqueuse d'après M. Pinel.—« État de pâleur et de flaccidité générale; bouche fade ou pâteuse, salive visqueuse, enduit blanchâtre ou humide de la langue, qui se sèche rarement durant le cours de la maladie; aphthes ou légères ulcérations dans la bouche; soif légère, perte de l'appétit, qui peut aller jusqu'à l'horreur des alimens; renvois nidoreux, tuméfaction et sentiment de pesanteur à l'épigastre, nausées ou vomissemens de matières visqueuses, fades ou acides, blanches ou colorées; abdomen sensible à la pression, coliques, flatuosités, borborygmes, constipation ou diarrhée muqueuse, et quelquefois sanguinolente; dans quelques cas, ténesme; éjection fréquente de vers intestinaux par la bouche ou avec les selles; pouls ordinairement peu différent de l'état de santé, souvent même plus lent qu'à l'ordinaire, et en général petit et faible; respiration peu gênée, si ce n'est dans les exacerbations ou les accès; souvent toux légère et expectoration muqueuse, chaleur modérée, qui ne paraît âcre au toucher que par une pression long-temps continuée; transpiration nulle ou sueur partielle, d'une odeur aigre durant le sommeil, la nuit ou vers le matin, surtout le 9ᵉ, le 11ᵉ, le 14ᵉ et le 17ᵉ jours; urines nulles ou très-abondantes, limpides et jaunes vers le début, consistantes et troubles, blanches et rougeâtres, avec un sédiment briqueté vers la fin de la maladie, assez fréquemment rendues avec douleur et difficulté; salivation très-abondante, et quelquefois légère œdématie; sentiment de pesanteur dans la tête; engourdissement, céphalalgie obtuse et rapportée au sinciput ou à l'occiput; tournoiemens et vertiges si l'on se met sur son séant; quelquefois même trouble des idées; état obtus des sens; somnolence et sommeil fatigué par des rêves, ou insomnie opiniâtre; lassitudes, douleurs contusives dans les membres et surtout dans les articulations ; abattement moral, inquiétudes, morosité, plaintes continuelles; éruptions fréquentes, dont plusieurs paraissent et disparaisent alternativement, et se manifestent surtout la nuit, les 6e, 11e, 14e, 21e et 23e jours. « A ces symptômes s'en joignent souvent d'autres, dépendans de la présence des vers intestinaux : tels sont l'haleine fétide et aigre, le pouls intermittent, une toux sèche, des douleurs vives et déchirantes aux pieds, aux mollets, aux poignets, aux genoux, au front, sur les parties latérales de la poitrine; des mouvemens convulsifs, le trismus, la dilatation de la pupille, etc.

« La durée des fièvres dites pituiteuses ou muqueuses est le plus ordinairement longue; si elles sont continues, elles peuvent exister quinze, vingt et un jours et au delà : elles cessent rarement avant le 42e, lorsqu'elles sont rémittentes. Les intermittentes se prolongent souvent indéfiniment, et cela d'une saison à l'autre. Ces fièvres se terminent le plus ordinairement d'une manière heureuse. Les phénomènes critiques qui précèdent leur disparution sont multipliés, et se succèdent à des jours différens : tels sont les vomissemens spontanés ou la diarrhée, le 7e jour, etc.; des aphtes le 4e, le 14e et le 17e, etc.; des pustules ou une éruption milliaire le 6e, le 11e, le 14e, le 21e ou le 23e, etc.; des sueurs nocturnes d'une odeur aigre, avec gonflement des malléoles le 9e, le 11e, le 14e, le 17e, etc.; une urine trouble à sédiment léger, blanc ou briqueté, le 7e, le 9e, le 11e, et à sédiment jaune le 23e; une expectoration muqueuse le 9e, le 11e; la salivation, etc. On voit quelquefois celles qui sont continues prendre à leur déclin le type intermittent, tandis que les rémittentes deviennent alors continues; elles passent quelquefois à l'état de fièvre hectique, d'hydropisie, et la mort ne survient que lorsqu'il y a des complications dangereuses, une diarrhée ou une sueur colliquative, une métastase sur les poumons, etc. Leur pronostic est plus défavorable lorsqu'elles affectent des femmes enceintes, les nouvelles accouchées, des individus attaqués de maladies chroniques, comme de syphilis, d'hydropisie, de scrofule, de rachitis, de phthisie; lorsque les membranes muqueuses du conduit alimentaire sont atteintes d'une forte inflammation, que celle-ci tend à la gangrène, qu'il y a état soporeux, affection intense des poumons, etc., etc. »

L'état de pâleur et la flaccidité générale sont des symptômes indiqués par Huxham, reproduits par M. Pinel, et dont Sarcone, Wagler et Lepecq-de-la-Clôture n'ont point fait mention dans leur description. Tous les autres symptômes énumérés par M. Pinel jusqu'à la ligne où il est question du pouls sont ceux de la gastro-entérite ou ceux de la dysenterie. Ce professeur affirme que, dans la fièvre pituiteuse, le pouls est ordinairement peu différent de l'état sain, qu'il est souvent même plus lent qu'à l'ordinaire, et en général petit et faible. La lecture des épidémies de Naples, de Goettingue et du Gros-Theil, nous a prouvé que cette assertion était inexacte : nous ferons une semblable observation relativement à un autre phénomène morbide. La *transpiration d'une odeur aigre* n'a été notée dans ces épidémies que chez quelques individus affaiblis; le plus souvent la peau était sèche. La *Nosographie philosophique* et la *Médecine clinique* ne sont pas d'accord sur le jour de l'apparition des sueurs; elles ont lieu le 9ᵉ, le 11ᵉ, le 14ᵉ et le 17ᵉ, dit la *Nosographie*; et nous lisons, dans la *Médecine clinique*, que Françoise Agathe a sué les 2ᵉ, 3ᵉ, 5ᵉ, 12ᵉ, 16ᵉ, 29ᵉ, 30ᵉ, 33ᵉ, 38ᵉ, 41ᵉ, 42ᵉ jours, et tous les matins, pendant quinze jours, à dater de cette dernière époque; que Gaspard B. sua le 5ᵉ et le 6ᵉ, et un autre malade le 10ᵉ et le 30ᵉ. La formation d'un sédiment *grisâtre de l'urine* vers le 4ᵉ ou 5ᵉ jour doit être assez rare puisqu'il n'en est fait mention dans aucune des observations de la *Médecine clinique*. Enfin, il est encore moins exact d'avancer que dans les fièvres muqueuses, ou plutôt dans les gastro-entérites, les éruptions à la peau arrivent précisément les 6ᵉ, 11ᵉ, 14ᵉ, 21ᵉ et 23ᵉ jours. D'un autre côté, en supposant que les vers intestinaux puissent provoquer le développement de quelques phénomènes morbides dans les organes digestifs qui les recèlent, en supposant même que l'affection du canal intestinal suscitât en d'autres points de l'économie des phénomènes sympathiques, comment a-t-on pu attribuer à la présence de ces animaux parasites les douleurs déchirantes aux pieds, aux mollets, aux genoux, les convulsions, le trismus, etc., etc. ? Ces phénomènes morbides sont dépendans de diverses affections du système nerveux, et non des signes pathognomoniques de l'existence des vers intestinaux. Certaines propositions relatives aux phénomènes critiques ne sont pas plus exactes que les précédentes (apparition de la diarrhée le 7ᵉ jour, des aphthes le 4ᵉ, des pustules miliaires le 8ᵉ, de l'expectoration muqueuse le 9ᵉ, etc.), puisque la lecture des observations particulières rapportées par Rœderer et Wagler prouve que tous ces calculs mathématiques sont matériellement faux.

En résumé, le groupe de symptômes qui constitue la fièvre muqueuse, d'après M. Pinel, est un exposé peu satisfaisant des phénomènes des inflammations de la membrane muqueuse des organes digestifs, et des lésions sympathiques qu'elles suscitent. Ce tableau, obscurci par des calculs hypothétiques, des inductions puériles déduites de la couleur du *suspensum* du sédiment des urines, etc., ne donne pas une idée exacte de l'ensemble et de la corrélation des phénomènes de ces phlegmasies, dont il devrait présenter l'expression symptomatique la plus commune et la plus générale. Le sexe féminin, l'enfance, la vieillesse, le tempérament lymphatique, la constitution hypocondriaque ou mélancolique, indiquées par M. Pinel comme des *causes prédisposantes* de la fièvre muqueuse, ne l'ont pas été par Rœderer et Wagler, Lepecq-de-la-Clôture et Sarcone. La privation des végétaux frais; l'usage des fruits non mûrs, des alimens féculens pris en trop grande quantité, des viandes gâtées, des eaux bourbeuses; l'abus des vomitifs et des purgatifs, étant des causes évidentes de gastro-entérite, elles ont dû être nécessairement signalées aussi comme causes de la fièvre muqueuse. Mais si M. Pinel s'est cru autorisé à placer les catarrhes chroniques, les lésions organiques de l'abdomen, les vers intestinaux, le rhumatisme, l'arthritis, le carreau, etc., au nombre des causes de cette prétendue fièvre, il aurait dû faire connaître le moyen de séparer, dans de semblables circonstances, les phénomènes qu'il assigne à la fièvre pituiteuse, des symptômes que produisent par elles-mêmes les diverses maladies dont il suppose qu'elle peut être l'effet.

Il résulte évidemment des détails dans lesquels nous sommes entrés dans le cours de cet article, qu'il n'existe pas de maladie à laquelle on puisse donner le nom de *fièvre muqueuse*, à moins qu'on ne veuille bannir du langage de la pathologie les dénominations nosologiques employées pour désigner *les phlegmasies de la bouche, du pharynx, de l'œsophage, du gros et du petit intestin*, etc. *Voyez* GASTRO-ENTÉRITE, DYSENTERIE, etc. La marche que nous avons suivie, et les conséquences où nous sommes arrivés, nous dispensent heureusement d'examiner certaines théories surannées : ainsi, nous ne nous arrêterons pas à réfuter les divagations de Galien, de Charles Lepois, de Selle, de Stoll, de P. Frank, et de tant d'autres, sur le rôle que joue *la pituite* dans la production de cette prétendue fièvre. *Voyez* PITUITE et SABURRES.

§ V. *Fièvre putride* ou *adynamique*. — Les descriptions générales sont toujours insuffisantes pour fixer avec précision les idées en pathologie, et les seuls fondemens solides de toute vraie connaissance seront toujours les faits particuliers, c'est-à-dire les histoires individuelles de maladies dont les symptômes auront été observés et notés, jour par jour, avec une attention scrupuleuse, jusqu'à leur terminaison favorable ou funeste. Dans ce dernier cas, l'observation n'acquiert même toutes les qualités d'un fait complet qu'autant qu'elle est accompagnée de détails propres à montrer que tous les organes ont été soigneusement explorés après la mort, et que l'*absence* ou l'*existence* de certaines lésions a été bien établie. En matière de science, ce dernier ordre de faits est préférable au premier, puisque l'anatomie et la physiologie pathologiques se réunissent pour constater la nature et le siége de la maladie. De tels faits sont même les seuls qu'il soit permis d'invoquer lorsqu'il s'agit de prouver que certains phénomènes morbides ont eu lieu indépendamment de toute lésion *locale* et *matérielle* des viscères. Il ne suffit donc pas de rapporter ou de citer des observations intitulées *Fièvres putrides*, *adynamiques* ou *nerveuses*, pour démontrer qu'il existe véritablement une maladie à laquelle il convient d'appliquer ce nom. Si ces observations sont incomplètes; si elles ne donnent pas une idée exacte des individualités qu'elles doivent représenter; si les recherches anatomiques ont été faites avec peu de soin ou entièrement omises, ce ne sont plus des faits accomplis, mais seulement des notes imparfaites, qui ne peuvent servir de base à la discussion. De semblables matériaux, mis en œuvre, donneraient lieu inévitablement à de faux rapprochemens, à des descriptions générales sans valeur et tout-à-fait arbitraires, comme nous chercherons à le prouver dans ce paragraphe.

On sentira qu'il nous est impossible d'analyser dans un article de dictionnaire toutes les observations publiées sur les *fièvres putrides* ou *adynamiques*. L'examen répété des mêmes opinions, des mêmes erreurs et des mêmes défauts dans les descriptions, donnerait à la critique une monotonie fatigante: aussi, nos remarques porteront-elles presque exclusivement sur les faits et les observations que M. Pinel a cités dans sa *Nosographie*, comme étant les plus propres à donner une idée exacte de la fièvre adynamique.

Les phénomènes morbides, produits par les phlegmasies long-temps méconnues des organes digestifs, réunis en groupe et considérés indépendamment des lésions dont ils sont l'expression symptomatique, ont surtout été présentés comme des exemples de *fièvre putride* ou *adynamique*. « Un enfant de dix ans venait de subir le traitement de la teigne, dont on voyait encore quelques croûtes; il entra à l'infirmerie ayant la *diarrhée* et des frissons irréguliers, de la fièvre. 4e jour de la maladie, douleurs générales, céphalalgie, *sécheresse de la langue, soif ardente, selles abondantes,* chaleur mordicante, pouls fréquent, raide; paroxysme. 5e, paroxysme plus violent, délire la nuit. 7e, visage abattu, traits décomposés, délire taciturne, *langue couverte çà et là de croûtes noirâtres, sèches;* respiration fréquente, haute; *ventre un peu tendu et sensible au toucher, selles très-abondantes;* délire violent et continuel pendant la nuit. 8e, pouls précipité (vésicatoire aux jambes). 9e, prostration plus marquée, plaies des vésicatoires blafardes, paroxysme très-peu prononcé. 10e, aphonie, pouls intermittent. 11e, face inanimée; *respiration courte et abdominale, selles très-abondantes,* involontaires; pouls très-régulier, à peine sensible; impossibilité d'en compter les pulsations; point de paroxysme. 12e, mort dans la matinée. » (*Méd. clin.*, page 56.) Puisqu'on a négligé dans ce cas de rechercher, après la mort, la cause des phénomènes morbides observés pendant la vie, cette histoire de maladie ne peut être sainement jugée qu'en la comparant à d'autres faits plus complétement décrits. Consultez les observations de M. Broussais sur les phlegmasies abdominales, et vous serez frappé de la ressemblance avec plusieurs cas de gastro-entérite.

L'observation suivante est également incomplète; on a surtout oublié de prouver, par l'ouverture du cadavre, que les phénomènes morbides étaien tndépendans de l'*inflammation de l'estomac et de l'intestin*, qu'on sait aujourd'hui produire des symptômes semblables à ceux que nous allons rapporter. « Une femme, âgée de soixante-douze ans, fut saisie tout à coup de frissons légers; dévoiement, céphalalgie, *bouche amère, sensibilité à l'épigastre, soif vive, abdomen tendu, langue aride, très-brune dans le centre;* coucher en supination; face abattue; les yeux languissans; vive douleur des membres; chaleur âcre; paroxysme le soir (potion fortifiante). 5e jour, mêmes symptômes jusqu'au 10e, avec *augmentation de la sensibilité épigastrique;* prostration, somnolence, *douleur des hypocondres, déjections copieuses involontaires, langue et dents* fuligineuses; pouls petit, intermittent, *abdomen balonné, selles verdâtres* (vésicatoire aux jambes, vin). 8e jour, prostration extrême; plaies des vésicatoires blafardes, insensibles. 10e jour, respiration plaintive, yeux ternes, chaleur peu marquée; point de paroxysme. 11e jour, gêne de la déglutition; plaies des vésicatoires noires sans suppuration; dans la nuit, face presque violette, sueur partielle, aphonie, froid des extrémités, pouls intermittent; mort. » (*Méd. clin.*, observation de fièvre gastro-adynamique, pag. 61.) Dans l'observation qui suit, vous remarquez les mêmes lacunes et les mêmes imperfections que dans les deux précédentes: toutefois vous y reconnaîtrez évidemment les traits principaux d'une *gastro-entérite*, suivie du développement de l'*affection gangréneuse des joues*, bien décrite dans ces derniers temps par M. Baron. « Geneviève Chapelle, âgée de neuf ans, est, depuis quelques jours, d'une santé douteuse. 1er jour de la maladie, frisson léger, suivi de chaleur; face très-colorée, céphalalgie, langue couverte d'un enduit blanc; pouls petit, paroxysme le soir. 3e, *bouche amère, nausées, sentiment de pesanteur à l'épigastre;* constipation. 4e, l'émétique fait rendre un ver par la bouche. 7e, somnolence, prostration, altération des traits de la face, les yeux ternes, larmoyans; *lèvres, dents fuligineuses, soif vive, abdomen tendu, douloureux*, pouls précipité. 9e, état comateux, regard fixe, urine abondante, limpide. 10e, moins de prostration; la peau, la langue sont légèrement humectées; pouls relevé, paroxysme suivi d'une sueur copieuse; urine abondante, épaisse, fétide; constipation opiniâtre; un ver rendu par l'anus. 11e, *évacuations alvines très-abondantes;* abdomen souple, moins sensible, pouls plus développé, nuit assez calme. (On avait donné une boisson émétisée.) 12e, mieux très-marqué, *continuation des déjections alvines*, langue moins chargée, assoupissement dans le paroxysme. 13e, *éruption aphtheuse sur les gencives, qui se propage les jours suivans à la membrane muqueuse des lèvres.* 17e, rougeur, engorgement douloureux de la commissure des lèvres. Malgré les fréquentes injections de vinaigre, la gangrène se manifeste; l'acide muriatique n'en arrête point les progrès. 18e, la gangrène gagne les deux tiers de la lèvre inférieure; la joue du côté opposé paraît rouge, résistante, douloureuse (vin de quinquina.) 19e, mouvemens convulsifs des mains, œdématie de la face. 22e, la *gangrène gagne la joue gauche;* les bords de la plaie sont engorgés, durs, rouges. Les jours suivans, la gangrène s'étend à presque toute la face; l'œil gauche s'engorge; enfin, cette jeune malade succombe le 29e jour de la maladie, le 16e depuis l'éruption aphtheuse. (*Méd. clin.*, p. 68, *fièvre gastro-adynamique.*)

Une contusion vers l'hypocondre gauche, et par suite le développement d'une *tumeur* et d'une *ascite* entraînent la mort d'une femme âgée; et un auteur célèbre, témoin de ce fait, l'intitule *fièvre gastro-adynamique*, tout en négligeant de compléter son observation par des recherches anatomiques qui eussent fait connaître la nature de la tumeur, et peut-être d'autres lésions abdominales. « Une femme de soixante-un ans, d'une constitution très-affaiblie, avait reçu un coup dans l'hypocondre gauche; par suite, douleur profonde dans cette région; apparition d'une tumeur; hydropisie ascite. Depuis quelques jours, perte d'appétit, lassitudes spontanées. 1er jour de la maladie, frisson par le dos, chaleur et sueur; en même temps bouche amère, soif vive, douleur à l'épigastre et aux hypocondres; le lendemain, vomissement spontané de matières très-amères; paroxysme. 4e, langue aride, brunâtre à la base; pouls petit, fréquent; l'émétique n'a décidé aucune évacuation; urine rare (tisane de graine de lin nitrée). 6e, point de paroxysme. 7e, léger accablement, langue extrêmement sèche, diminution de la soif, douleur à l'épigastre et aux hypocondres; pouls concentré, chaleur vive, urine abondante, gonflement de la parotide droite, sur laquelle on a appliqué un cataplasme de farine de graine de moutarde (boisson vineuse). 8e, affaissement plus marqué, impossibilité de montrer la langue, parole difficile, lèvres, langue fuligineuses; pouls très-fréquent, faible. 9e (vésicatoires aux jambes), joue droite enflée, parotide peu douloureuse; effets des vésicatoires peu marqués. 10e, endurcissement de la tumeur glanduleuse, pouls plus faible, somnolence, urine copieuse (potion fortifiante, julep camphré). 12e, langue un peu humectée; déglutition plus facile, dents moins fuligineuses; quelques points livides sur la parotide. 13e, la parotide a abcédé dans la bouche, mais toujours dureté de la tumeur. 14e, point de suppuration, pouls à peine sensible. 15e, froid des membres, râlement, mort. » (*Méd. clin.*, pag. 64.)

Les observations particulières recueillies par M. Prost sur les fièvres *gastro-adynamiques* et *gastro-ataxo-adynamiques*, sont accompagnées de détails précieux ; toutefois leur longueur nous empêche de les rapporter textuellement ; le lecteur devra les consulter. Nous remarquerons seulement que les principaux résultats des ouvertures de cadavres prouvent incontestablement que les phénomènes morbides désignés collectivement sous le nom de *fièvre*, n'étaient pas indépendans de phlegmasies graves de l'estomac, de l'intestin, et quelquefois de toute l'étendue de la muqueuse gastro-pulmonaire. Dans l'une de ces observations (obs. 12), regardée par Bayle et M. le docteur Prost, comme un cas de fièvre adynamique, l'ouverture du cadavre démontra, entre autres choses, que la membrane pituitaire était fort épaisse et d'un rouge brun; que l'inflammation se propageait dans le pharynx, qui fut trouvé d'un rouge violet, et enduit de beaucoup de mucosités; que le voile du palais était incrusté d'un mucus épais, très-filant et noirâtre, qui se propageait le long de la luette, et jusque sur la glotte; que les bronches étaient légèrement rouges à droite; que le poumon gauche était engorgé, rouge au premier degré de carnification; que le droit contenait plus de fluide sanguinolent que dans l'état normal, etc. La membrane interne de l'estomac était grisâtre, molle, et enduite de mucosités glaireuses; la membrane muqueuse du duodénum offrait par intervalles des taches rouges et peu vives; celle du jejunum et du duodénum était également molle, luisante et un peu épaissie ; par intervalles on y distinguait des taches d'un rouge terne et occupées par des vaisseaux très-apparens; on trouvait plusieurs petites ulcérations peu vermeilles près la valvule iléo-cœcale, qui présentait une ulcération violacée. La membrane muqueuse du gros intestin était évidemment épaissie, fort injectée, d'une couleur vive, et offrait des taches rouges; les glandes du mésentère étaient un peu tuméfiées, molles et plus rouges que dans l'état normal. Dira-t on que de tels désordres aient pu rester étrangers à la production des phénomènes morbides observés pendant la vie? et, après de semblables renseignemens, la nature du mal paraitrat-elle encore un problème? Qu'aurait-on dû trouver si le malade eût succombé à une inflammation de la membrane muqueuse gastro-pulmonaire, propagée dans presque toute son étendue?

Dans un autre cas (obs. 14, fièvre gastro-ataxique et adynamique au deuxième degré), l'ouverture du cadavre laissa voir des lésions non moins remarquables. Le cerveau était mollasse et un peu séreux; chaque ventricule latéral contenait environ quatre gros de sérosité : l'estomac un peu distendu par des gaz et des fluides grisâtres très-filans, adhérait par sa grande courbure au duodénum et au colon. *Sa membrane interne était très-molle et un peu violette vers la petite courbure*, surtout à l'endroit où cette couleur se communiquait au péritoine. Le duodénum, assez dilaté, contenait quelques matières jaunes et glaireuses. Vers le milieu de l'iléon on trouvait des ulcérations dont la couleur était violette et l'aspect luisant; dans l'étendue de chacune d'elles, les *trois tuniques étaient affectées, épaissies et plus foncées.* On reconnaissait une partie de ces ulcérations par des taches rouges qui se remarquaient sur le péritoine, et qui ne s'étendaient pas au delà de l'espace qu'elles comprenaient. Elles parurent d'autant plus abondantes qu'on les examinait plus près de la valvule iléo-cœcale; dans tous leurs intervalles, la membrane muqueuse était molle et fort luisante, les glandes mésentériques fort brunes, grosses et molles. Enfin, M. Prost signale des altérations tout-à-fait analogues dans plusieurs autres observations, et en particulier dans celle qui est indiquée sous le n° 69. De deux choses l'une; ou ces inflammations gastro-intestinales avaient alors le singulier privilége de pouvoir se développer sans troubler les fonctions des organes qu'elles intéressent, ou ces phlegmasies, démontrées par l'autopsie des cadavres, ont été le mobile des phénomènes morbides qu'on a appelés *fièvre ataxo-adynamique.* Nous n'ajouterons plus qu'une considération, c'est que MM. Serre et Petit ont reconnu avec raison que les observations de M. Prost étaient des cas analogues à ceux qu'ils ont publiés sous le nom de fièvre entéro-mésentérique, et que M. Pinel prouve sans réplique dans sa *Nosographie philosophique,* que cette prétendue fièvre entéro-mésentérique n'est autre chose qu'une inflammation de l'intestin et des glandes du mésentère; il en est donc de même des observations de M. Prost, publiées sous le titre de *fièvres adynamiques.*

Nous n'aurions jamais invoqué l'autorité de Bancg si M. Pinel n'eût pas cité son ouvrage (*Select. diar. nos. reg. Frederic Hafni; Hafniæ*, 1789), comme renfermant un grand nombre d'observations particulières de fièvre putride; nous ferons voir bientôt que *les fièvres putrides* de cet auteur n'étaient que l'expression symptômatique de plusieurs maladies graves, mais d'espèce différente. Et d'abord n'est-ce pas un cas d'entérite et de péritonite, que le fait suivant? « Un jeune homme de vingt ans fut affecté de symptômes évidens de fièvre putride qui disparurent presque entièrement dans le courant de la cinquième semaine de la maladie. L'appétit alors étant revenu, il se développa spontanément une diarrhée qui devenait de plus en plus douloureuse; au bout de huit jours elle tua le malade, après avoir résisté à tous les moyens employés pour la détruire. A l'autopsie cadavérique, on trouva les intestins adhérant en partie entre eux et en partie avec le péritoine; ils étaient recouverts d'une croûte purulente; et, dans tout leur trajet, ils étaient enflammés ou sphacelés à un si haut degré, qu'on ne pouvait les séparer sans les déchirer. L'estomac était également enflammé. (Bancg, *op. cit.*, t. II., pag. 12.)

Si l'on croit que l'intérêt de la science exige qu'on s'attache encore aujourd'hui à chercher des natures exactes de maladies dans quelques descriptions incomplètes que l'antiquité nous a laissées, au moins serait-il préférable de ne point s'emparer de certaines observations, que de s'exposer à des interprétations évidemment forcées ou tout à fait fausses. L'observation suivante, citée par M. Pinel comme le tableau le plus vrai et le plus frappant de la *fièvre putride* ou *adynamique continue*, ne serait-elle pas une gastro-entérite avec affection cérébrale? Voyons ce qu'on en doit penser. « Une fièvre violente, dit Hippocrate (liv. I. *Epid.*, malad. 10.), saisit Clazomène; dès le commencement, douleur de la tête, du cou et des lombes, et peu après surdité, perte du sommeil, fièvre aiguë, région *précordiale tuméfiée sans beaucoup de tension; langue aride*. Le quatrième jour, vers la nuit, absence d'esprit. Le cinquième fut pénible : augmentation de tous les symptômes, qui diminuent un peu vers le onzième; *déjections abondantes*, séreuses et liquides, qui ne fatiguèrent point le malade, et qui eurent lieu depuis le début de la fièvre jusqu'au quatorzième; ensuite suppression de cette évacuation; pendant tout ce temps urines claires, mais d'une bonne couleur; énéorèmes avec flocons disséminés et sans hypostase; le seizième urines un peu plus épaisses avec une hypostase rare, et dès lors un peu de soulagement et plus de présence d'esprit. Le dix-septième, urines claires de nouveau et gonflement douloureux des parotides de l'un ou de l'autre côté; point de sommeil, délire, douleur aux jambes. Le vingtième, point de fièvre; la maladie est jugée; point de sueur; exercice plein et entier de la raison. Vers le vingt-septième, douleur de sciatique très-violente qui disparaît aussitôt; les parotides ne se désenflaient point ni n'étaient point en suppuration visible, mais restaient douloureuses. Le trente-unième, *diarrhée, déjections abondantes, aqueuses,* et *pareilles à celles de la dysenterie;* urines épaisses; les parotides s'affaissent. Vers le quarantième douleur à l'œil droit, trouble de la vue, convalescence. » Si nous analysons cette observation évidemment tronquée, puisqu'elle ne peint point jour par jour l'état des principales fonctions, nous y trouverons en première ligne quelques phénomènes des inflammations cérébrales, *douleurs de tête, surdité, insomnie, absence d'esprit, délire;* et le vingtième seulement, *exercice libre de la raison;* d'un autre côté *la tuméfaction de la région précordiale, l'aridité de la langue;* et quelques autres symptômes, *diarrhée, déjections abondantes, acqueuses, et pareilles à celles de la dysenterie,* décèlent évidemment une inflammation de la membrane muqueuse gastro-intestinale. Il est donc permis de croire que le développement simultané ou successif de ces deux affections fut la source principale des accidens observés chez Clazomène.

Si Bancg, et après lui MM. Pinel, Bayle, Prost et tant d'autres, ont donné le nom de fièvre putride à des gastro-entérites simples ou compliquées, il nous a été facile de reconnaître aussi que les symptômes de plusieurs *maladies cérébrales* avaient été plusieurs fois considérés comme une fièvre essentielle de cette nature, lors même que l'ouverture des cadavres avait constaté des lésions matérielles, propres à rendre raison des phénomènes observés pendant la vie. « Une fille de dix-huit ans, dit Lieutaud, est prise de fièvre putride caractérisée par les symptômes accoutumés : on remarquait surtout une douleur de tête violente accompagnée d'un écoulement d'une matière purulente qui se faisait par l'oreille droite; elle succomba à la violence de son mal. — Le cerveau parut d'une couleur terreuse; il renfermait un abcès de la grosseur d'un œuf de poule, rempli d'un pus grisâtre, et contigu à la portion pierreuse du temporal, qui était cariée. (*Anat. med. pract.; t. p. cx. act.* Paris.) Nous ne pouvons affirmer, dans ce cas, qu'il n'existait pas d'autres lésions; mais assurément un abcès dans le cerveau, par suite de la carie du rocher, était une cause de mort assez évidente pour ne pas voir une fièvre essentielle dans cette maladie.

D'autres affections cérébrales diversement désignés par les pathologistes (*fièvres cérébrales, hydrocéphales aiguës, irritations cérébrales*) ont été décrites aussi sous le nom de fièvres putrides. La plupart des faits compris sous cette dernière dénomination par le docteur Bancg sont dans ce cas, et c'est même une circonstance assez remarquable. « Un homme de trente-sept ans, qui souffrait d'une fièvre putride, nous fut amené, dit-il, le 7e jour de sa maladie. Le 9e jour, après l'administration des vacuans, il délirait. Son état ne fut nullement amélioré par l'application des sangsues, des apostèmes froids, des vésicatoires, et l'usage du camphre; car le 11e jour il fut enlevé par un *paroxysme apoplectique*. A l'ouverture du crâne, on observa les vaisseaux du cerveau et du cervelet gorgés de sang; une sérosité abondante entre le cerveau et la pie-mère; cette sérosité remplissait également tous les ventricules du cerveau et la base du crâne. Les plexus choroïdes étaient remplis de sang, et l'on rencontra des concrétions osseuses dans le processus falciforme. » (Bancg, tom. II, pag. 60.) « Une femme de vingt-quatre ans avait, à ce qu'on nous raconta, depuis dix-neuf jours, une fièvre putride. Le 2e jour de notre visite, stupeur léthargique avec aphonie, qui entraînèrent la malade à sa perte le 28e jour de la maladie, après l'inutile essai de plusieurs moyens. A l'ouverture du crâne, les vaisseaux de la pie-mère parurent gorgés de sang, et le ventricule latéral droit principalement rempli de sérosité; la pie-mère, examinée vers la moelle allongée, à partir des nerfs optiques jusqu'à la moelle épinière, était œdémateuse. Un sang épais et fluide recouvrait la base du crâne. » (Bancg., tom. II, pag. 257.) « Un jeune homme de dix-huit ans expira en vingt-cinq jours, sous l'influence mortelle d'une *fièvre putride*, qui s'était montrée accompagnée des symptômes les plus graves : tels que la stupeur, le délire et des mouvemens convulsifs, affectant principalement le bras droit. Le pouls était plutôt lent que rapide. A l'ouverture du crâne, on aperçut la dure-mère rouge presque sur toute sa surface; ses vaisseaux, ainsi que les sinuosités du cerveau, étaient remplis de sang; les ventricules latéraux, surtout le droit et la base du crâne, contenaient une abondante sérosité. » (Baneg., tom. 2, pag, 20.)

De semblables faits sont loin sans doute de pouvoir servir à démontrer que la fièvre putride est indépendante de lésions locales, et en particulier d'affections cérébrales. Si les pyrétologistes nous demandaient si les lésions du cerveau ou de ses membranes, observées par Bancg, étaient primitives ou provoquées par l'inflammation de quelque autre viscère, nous leur répondrions que Bancg impose plutôt un nom aux maladies qu'il ne les décrit ; que, s'il ouvre le crâne d'un cadavre, il omet d'examiner la poitrine et le bas-ventre ; et que nous n'aurions point fait usage de ses observations sans les éloges qui leur ont été donnés par les nosographes. Toutefois, ces faibles esquisses pathologiques nous paraissent propres à expliquer comment M. Pinel a été conduit à signaler divers symptômes des affections du cerveau comme les *caractères extérieurs* les plus remarquables de la fièvre adynamique. Comment se manifestent, dit ce célèbre professeur, les fièvres de cet ordre ? *Débilité, langueur, stupeur, vertiges ; état semblable à l'ivresse ; diminution des fonctions des organes de la vue et de l'ouïe ; révasserie légère ; sorte d'anéantissement des fonctions de l'entendement ; bégaiement ou difficulté d'articuler des sons*, etc. Si ce sont là des symptômes de fièvre essentielle, il serait convenable sans doute d'en assigner d'autres aux maladies aiguës de l'encéphale ou de ses membranes.

M. Pinel ayant cité l'épidémie qui régna en Italie, en 1505 et 1528, et qui a été décrite par Fracastor (*de Morbis contagiosis, lib.* II), comme une circonstance dans laquelle la fièvre adynamique s'est montrée le plus parfaitement sans complication et sans mélange, nous nous faisons un devoir de la rapporter. « L'hiver précédent fut marqué par la fréquence des vents du midi, et des pluies abondantes ; débordement de plusieurs rivières et inondations considérables ; brouillard desséchant les bourgeons de beaucoup d'arbres, surtout des oliviers ; signes précurseurs de la maladie, qui était contagieuse, peu prononcés, trompant les médecins et les malades eux-mêmes par une bénignité apparente ; mais bientôt symptômes d'une fièvre maligne, chaleur peu vive, avec sentiment d'une sorte de trouble intérieur ; lassitude et brisement dans tout le corps ; décubitus supinus ; tête lourde ; sens hébétés ; trouble de l'entendement. Du 4e au 7e jour, yeux enflammés ; loquacité ; urines d'abord blanchâtres, puis fortement colorées et troubles; pouls rare et petit; déjections très-fétides. Du 4e au 7e jour, éruptions de petites taches rouges ou pourprées, semblables à de petites piqûres de puces ou de de grosses lentilles sur les bras, le dos et la poitrine; *peu* ou *point de soif;* langue couverte d'un enduit sale; tantôt somnolence ou veilles opiniâtres, ou alternatives de l'une et de l'autre..... Signes d'un mauvais présage; syncope, rétention d'urine; diarrhée par l'usage des médicamens les plus légers. *Hémorrhagies nasales produisant trois livres de sang,* suivies de mort. »

Fracastor n'ayant publié ni observations particulières ni ouvertures de cadavres, que peut-on inférer de ce groupe de phénomènes, en supposant qu'il soit l'expression fidèle des caractères les plus généraux d'un grand nombre d'individualités analogues? Il est évident d'abord que la maladie véritable, c'est-à-dire la lésion primitive qui la constitue, a été méconnue, et que Fracastor n'en a fait connaître que la *forme extérieure ou symptomatique.* Quoiqu'il soit fait une légère mention de la *diarrhée* dans ce groupe, l'absence des autres signes des inflammations gastro-intestinales, et l'existence de quelques phénomènes indiqués par l'auteur (*peu ou point de soif, pouls lent ou petit*), nous autorisent à penser qu'une semblable série de phénomènes morbides n'est point l'une des expressions syptomatiques de la gastro-entérite. Il est évident, au contraire, que *la pesanteur de tête, le trouble de l'entendement, le délire, l'air hébété, l'injection des yeux, la loquacité, la prostration,* etc., sont des désordres fonctionnels du cerveau. On sera donc plus porté à reconnaitre une phlegmasie de l'encéphale ou de ses membranes dans la description de Fracastor. Toutefois, nous ne chercherons pas à dissimuler que le défaut d'observations particulières, et l'omission complète des recherches anatomiques ne soient deux circonstances qui doivent laisser toujours la plus grande incertitude sur la nature de la maladie indiquée par ce groupe; mais on n'argumentera pas sans doute de ces imperfections trop évidentes du travail de Fracastor, en faveur de l'*essentialité de sa fièvre contagieuse lenticulaire* ou maligne, regardée par M. Pinel comme un type de la *fièvre adynamique*, et signalée par Cullen comme un typhus pétéchial.

Il sera également facile de faire sentir que les symptômes des phlegmasies graves des organes de la respiration, pris collectivement, ont été considérés comme des fièvres adynamiques ou putrides, même par des auteurs qui ont constaté ailleurs l'existence de ces inflammations thorachiques. M. Pinel ne rapporte-t-il pas un cas de *pneumonie* compliquée de gastro-entérite comme un exemple de *fièvre adynamique rémittente?* « Une femme, âgée de soixante et un ans, accoutumée aux boissons alcoholisées, se livre très-souvent à des excès d'intempérance. *Catarrhe chronique depuis plusieurs années.* Le 13 germinal, entrée à l'infirmerie avec une *péripneumonie.* Le 22, la malade paraît toucher à la convalescence, et est mise à un régime fortifiant; les forces se rétablissent; mais l'appétit est languissant et la *toux fatigante.* Tous les soirs, mouvement fébrile suivi de sueurs. Le 10 floréal, sans cause apparente, vers le soir, frisson de deux heures; céphalalgie violente; chaleur le reste de la nuit; soif; un peu de sueur le matin. 2e jour de la maladie, accablement; *céphalalgie excitée par la toux;* langue humectée, jaune à la base; peu de soif; légère douleur à l'épigastre; *expectoration abondante;* chaleur de la peau; pouls fréquent, irrégulier; accès avec frisson de trois heures; plus d'accablement; symptômes gastriques plus développés. 3e jour, l'émétique dans la boisson provoque plusieurs selles; accès pendant lequel le pouls est plus déprimé; presque point de symptômes gastriques. 4e jour, chute des forces; altération des traits de la face; somnolence; pouls fréquent, irrégulier, intermittent; dévoiement (vin d'absinthe). 6e jour; débilité augmentée; langue sèche; abdomen douloureux; dévoiement modéré; pouls faible; *respiration difficile, surtout quand la malade est couchée sur le dos:* l'accès, qui a retardé les jours précédens, vient à une heure après minuit, et n'est pas suivi de sueur. 8e jour, supination; langue sèche, aride; haleine fétide; soif; peau sèche; pouls faible, fréquent, intermittent; augmentation du dévoiement; *respiration courte et élevée; toux fréquente; peu d'expectoration;* accès (vin de quinquina, boisson vineuse). 9e jour, débilité extrême; anaudie, deux selles noirâtres involontaires (vésicatoires); accès le matin; paroxysme le soir; *pommettes rouges;* retour notable de la sensibilité; pouls relevé. 10e jour, le matin, accès; langue et dents fuligineuse; gêne de la déglutition; carphologie; chaleur âcre; pouls petit, fréquent; plaies des vésicatoires blafardes (eau de mélisse alcoholisée, vin de quinquina le soir); paroxysme; yeux ternes, hagards; déglutition plus facile; délire; plusieurs selles. 11ᵉ jour, accès le matin, avec faiblesse extrême; pouls petit, faible; paroxysme le soir. 12ᵉ jour, légère rémission; teinte jaune aux conjonctives, sur le col et la poitrine; accès à neuf heures; paroxisme le soir. 13ᵉ jour, teinte jaune augmentée; point de toux; abdomen douloureux; débilité plus grande. 14ᵉ jour, symptômes très-augmentés, si ce n'est l'accès qui débuta avec moins de froid qu'à l'ordinaire; état soporeux toute la nuit. 15ᵉ jour, retour, mais confusion des facultés de l'entendement; accès; pouls très-petit, très-fréquent, régulier; aphonie; perte des fonctions des sens. 16ᵉ jour, point d'accès; teinte jaune de la peau plus intense; haleine insupportable, carphologie; râlement; froid des membres; mort. *Autopsie cadavérique*, poumon gauche carnifié. » (*Méd. clin.*, pag. 69.)

N'est-il pas évident, dans ce cas, que l'inflammation des poumons s'est d'abord annoncée par les symptômes qui lui sont propres? Sur quelle circonstance se fonderait-on pour avancer que les souffrances qu'ont éprouvées ensuite les organes digestifs et le cerveau ont été provoquées par d'autres causes que par l'affection première des organes de la respiration? Enfin, malgré le laconisme avec lequel les résultats de l'autopsie du cadavre ont été rédigés, n'est-il pas incontestable que cet examen a prouvé que la péripneumonie, qu'on avait cru guérie, s'est progressivement aggravée jusqu'à son dernier terme?

Avant M. Pinel, Lieutaud avait déjà appelé fièvre putride la réunion des symptômes produits par une phlegmasie chronique du poumon, accompagnée d'une inflammation de l'estomac et de l'intestin. « Un soldat valétudinaire éprouvait encore de la difficulté à respirer, lorsqu'il succomba à une *fièvre putride*. A l'ouverture de la poitrine, on trouva les poumons remplis de tubercules en suppuration, et nageant dans de la sérosité grisâtre. Le ventricule et les intestins étaient distendus outre mesure, et offraient çà et là des taches d'inflammation. » (*Anatomia. médic. practic.*, tom. I, pag. 499.)

Autre observation du même auteur:

« Un sourd adonné au vin est pris d'une *fièvre putride* accompagnée d'une inflammation du poumon, dont il se retira avec peine, conservant encore de sa maladie une toux qui amenait des crachats purulens et un abattement extrême des forces. Il est enfin enlevé par la fièvre lente et le marasme. A l'ouverture de l'abdomen, intestins déchirés, offrant plusieurs marques de phlogose et de gangrène ; les deux poumons putréfiés étaient plongés dans un amas de sérosité purulente qui remplissait les cavités de la poitrine. » Nous pourrions accumuler beaucoup d'autres faits analogues pris dans les ouvrages des auteurs classiques, ou dans ceux qu'ils recommandent à leurs lecteurs. Parmi ces derniers écrits, loués avec si peu de discernement, le recueil de Bancg est remarquable sous un point de vue : il atteste que cet auteur observait des *fièvres putrides* presque aussi fréquemment que Stoll rencontrait des fièvres bilieuses. A en juger par le titre des observations du médecin danois, et par le relevé qui commence ses notes mensuelles, on pourrait croire que les maladies qu'il appelle fièvres putrides, étaient endémiques dans son hôpital. Il est vrai qu'on voit des *pleurésies latentes*, ou du moins des pleurésies *méconnues*, figurer au nombre de ces prétendues fièvres dans lesquelles, pour parler le langage de Bancg, la suppuration de la plèvre était quelquefois une suite de la maladie essentielle. Les deux observations suivantes justifieront cette assertion. « Un jeune homme de vingt-six ans était sur la terminaison d'une fièvre putride des plus intenses, lorsqu'il est pris tout à coup, au 17e jour de la maladie, d'une douleur pongitive dans le côté droit de la poitrine, avec toux ; expectoration mucoso-sanguinolente, dyspnée extrême, pouls dur, coloration des joues. Après trois saignées, vésicatoire sur le point douloureux, émulsion camphrée, diminution de la douleur, dyspnée, vomissemens, augmentation de la faiblesse et de la toux, qui cessa dans les derniers jours de la vie ; mort le quatorzième jour, à dater de l'époque où l'on commença à combattre les douleurs de la poitrine. *Autopsie* : les organes de l'abdomen dans l'état normal, le foie un peu déprimé ; l'ouverture de la poitrine fit écouler une énorme quantité de matière purulente qui remplissait la cavité droite, de manière à avoir détruit, par la pression qu'elle exerçait sur lui, presque tout le poumon correspondant. » (*Op. cit.* 1782.) « Les symptômes d'une fièvre putride qui affectait une femme de trente-huit ans, cessent sous l'influence du développement d'une douleur dans la poitrine, dans l'épaule et le bras droit. Application d'un vésicatoire sur le point douloureux, suivie de la disparition de la douleur, mais retour de la fièvre, s'offrant sous le type quotidien. Après trois paroxysmes assez réguliers, quinquina, retour léger de la fièvre, enfin apyrexie. Après deux jours, nouvelle douleur, violente au côté droit de la poitrine, sans chaleur et sans fièvre (trois saignées relatives à la force de la malade, moyens convenables mis en vain en usage)... L'affection de la poitrine persiste; toux sèche; oppression; impossibilité de se coucher sur l'un ou sur l'autre côté; affaiblissement des forces; dyspnée; douleur de poitrine au summum d'intensité; augmentation de la dyspnée, mort au dix-neuvième jour. *Autopsie*, cavité de la poitrine remplie d'un fluide ténu, d'une couleur verdâtre et d'une odeur extrêmement fétide, et dont la présence avait entièrement détruit le poumon droit. (*Op. cit.*, t. 1., pag. 293.)

Nous concluons de cette analyse, 1° que l'observation de Clazomène, empruntée à Hippocrate, était probablement une gastro-entérite compliquée d'affection cérébrale; 2° qu'on ne peut voir dans la description incomplète de Fracastor que les symptômes d'une maladie cérébrale; 3° que les observations de Baneg sur la fièvre putride se rapportent à des états morbides dissemblables, *entérites, pleurésie, pleuro-pneumonie, affections cérébrales*, et que c'est à ces dernières maladies que ce médecin appliquait spécialement le nom de fièvre putride; 4° que Lieutaud a donné, comme exemple de fièvre putride, des céphalites ou des phlegmasies des organes de la respiration; 5° que M. Pinel a décrit, sous le nom de *fièvre adynamique*, des maladies d'espèces tout-à-fait différentes, *gastro-entérites, affection gangréneuse des joues, pneumonie, tumeur abdominale, ascite*, et qu'il paraît cependant que la dénomination de fièvre adynamique a été principalement appliquée par cet auteur aux gastro-entérites devenues mortelles ou compliquées d'affections cérébrales; 6° que les observations de M. Prost sur les fièvres gastro-ataxiques et adynamiques ont trait à de véritables inflammations de la membrane muqueuse gastro-pulmonaire, et le plus souvent à des gastro-entérites; 7° enfin qu'aucun des auteurs que nous venons de citer n'a démontré que les phénomènes morbides qu'ils regardaient comme constituant la fièvre putride fussent indépendans d'une lésion matérielle d'un ou de plusieurs organes; car ce n'est pas prouver que ces altérations n'existent pas, que de les méconnaître pendant la vie, ne pas les chercher dans les cadavres, ou d'en contester l'influence lorsqu'on les y trouve.

Si, d'une part, les faits publiés par les nosographes ne prouvent pas l'existence d'une maladie que quelques-uns ont appelée *fièvre continue grave*, d'autres *fièvre putride*, d'autres enfin *fièvre nerveuse*, *fièvre adynamique*; d'un autre côté, l'observation clinique et les recherches d'anatomie pathologique auxquelles nous nous sommes livrés, après l'impulsion donnée par M. Broussais, nous ont démontré non-seulement que cette maladie n'existait point, mais que ce nom était donné le plus souvent à des affections cérébrales, ou à des gastro-entérites. Nous ne décrirons donc pas une maladie que nous n'avons ni observée ni trouvée décrite exactement dans aucun auteur; nous croyons même qu'il serait peu méthodique de faire, sous le nom de *fièvre adynamique*, un chapitre où l'on exposerait les phénomènes graves que produisent les gastro-entérites, les pneumonies, les hydrocéphales aiguës, les inflammations du cerveau ou des méninges, etc., les causes de ces diverses affections, et la thérapeutique de leur dernière période. En conséquence, nous ne reproduirions pas ici la description de la fièvre adynamique de M. Pinel, si elle ne devait nous fournir l'occasion de quelques nouvelles remarques propres à confirmer l'opinion que nous venons d'émettre.

Description de la fièvre adynamique.—Causes.—« Séjour dans les lieux bas et humides, dans les prisons, les hôpitaux, les camps, les villes assiégées, dans le voisinage des voiries, dans les salles de dissection, et en un mot dans les lieux plus ou moins étroits, dont l'air n'est pas renouvelé, ou est vicié par les émanations des matières en putréfaction, par l'entassement de beaucoup d'individus sains ou malades, et surtout lorsqu'ils sont affectés de fièvres adynamiques ou ataxiques, de gangrène, de carie, etc.; exposition aux effluves marécageuses, surtout pendant le sommeil; défaut de propreté, nourriture d'alimens tendant à la putréfaction; boissons d'eaux corrompues, abus des aromates, des alcalins, des mercuriaux, etc.; évacuations excessives, débauches immodérées, résorption du pus, fatigues extrêmes ou inaction complète, veilles et études prolongées, affections morales habituellement tristes, traitement trop débilitant des fièvres inflammatoires, bilieuses, muqueuses, etc. Les fièvres adynamiques peuvent régner d'une manière sporadique, épidémique et endémique : elles surviennent inopinément, ou bien elles sont précédées par le dérangement des digestions, une céphalalgie obtuse, un sommeil opiniâtre, un état de stupeur, des douleurs vagues dans les membres, des lassitudes spontanées, un sentiment de pesanteur générale. Leur invasion est accompagnée de l'horror ou du rigor.

Symptômes. — « Couleur livide et affaissement général ; langue recouverte d'un enduit jaune, verdâtre, brunâtre, noirâtre, et même noir, d'abord humide, puis sec, et même aride ; état fuligineux des gencives et des dents ; haleine fétide, soif variée ; déglutition souvent impossible ou comme paralytique ; parfois vomissement de matières variées plus ou moins foncées en couleur ; constipation ou diarrhée, déjections souvent involontaires, noires et fétides ; dans quelques cas, météorisme, pouls petit, mou, lent ou fréquent, souvent dur, et en apparence développé les premiers jours, mais passant subitement à un état opposé ; parfois, dès le début, apparence momentanée d'une congestion vers la tête ou la poitrine ; dans quelques cas, hémorrhagies passives par le nez, les bronches, l'estomac et les organes génitaux ; pétéchies, vibices, ecchymoses ; respiration naturelle accélérée ou ralentie ; chaleur âcre au toucher, augmentée ou diminuée ; sécheresse de la peau, ou sueur partielle, froide, visqueuse, et même fétide ; urine retenue, rejetée avec difficulté ou rendue involontairement, citrine ou de couleur foncée dans les premières périodes, et trouble avec un sédiment grisâtre vers la fin ; yeux rougeâtres ou jaune-verdâtres, chassieux, larmoyans et contournés ; regard hébété, affaiblissement de l'ouïe, de la vue, du goût et de l'odorat ; dépravation fréquente de ces deux derniers sens ; céphalalgie obtuse, état de stupeur, somnolence, vertiges, rêvasseries ou délire taciturne ; réponses lentes et tardives ; indifférence du malade sur son propre état ; prostration, affaissement des traits de la face et des saillies musculaires en général ; coucher en supination ; quelquefois éruption de parotides avec ou sans diminution subséquente des symptômes ; ictère, impossibilité de rubéfier la peau et d'exciter l'organisme ; gangrène des plaies, et en général des parties sur lesquelles le décubitus a lieu.

« Les fièvres continues adynamiques se prolongent jusqu'aux 7e, 14e, 17e, 21e, 40e jours, et quelquefois au delà ; elles se terminent souvent d'une manière funeste ; elles se compliquent avec l'embarras gastrique, avec les fièvres bilieuses et muqueuses. Dans ces deux derniers cas, la fièvre gastrique ou la fièvre muqueuse débute, et la fièvre adynamique se déclare le 4e, le 7e, ou le 8e jour. L'autopsie cadavérique fournit des résultats très-variables : *quelquefois* on n'observe aucune lésion notable dans les organes ; d'autres fois une rougeur foncée de la plupart des membranes muqueuses ou un épanchement séreux dans les ventricules cérébraux. »

Remarques sur cette description. — Parmi les causes de la fièvre adynamique, telle que l'a décrite M. Pinel, nous retrouvons le séjour dans les prisons et les camps, l'inaction, les affections morales tristes, déjà mis au nombre des causes de la *fièvre gastrique*; l'habitation dans les lieux marécageux, dans les contrées froides et humides, la malpropreté, l'usage des viandes altérées et des eaux bourbeuses, l'abus du coït, les veilles et les études prolongées, également assignés comme causes à la *fièvre muqueuse*. Quelques-unes d'entre elles, on ne saurait le nier, produisent aussi la fièvre entéro-mésentérique, la dysenterie, l'arachnitis, l'hydrocéphale aiguë, la gastrite, etc.; et nous ne voyons pas ce qu'on pourrait inférer d'une semblable série de modificateurs en faveur de l'existence de la fièvre adynamique essentielle. Les prodrômes et quelques symptômes des phlegmasies gastro-intestinales et de celles du cerveau ou des méninges, sont indiqués par M. Pinel comme les *signes précurseurs* ou comme caractères de cette prétendue fièvre, qui s'annonce tantôt *d'une manière*, tantôt *d'une autre*; qui *parfois* se présente avec certains symptômes, et, *dans d'autres cas*, avec un nouveau cortége de phénomènes morbides. La couleur livide de la peau et l'affaissement général ont lieu dans l'entéro-mésentérite décrite par M. Petit, et dans la plupart des maladies aiguës des vieillards, parvenues à leur *summum* de développement : les *divers enduits* de la langue et des lèvres, signalés par M. Pinel, sont un des produits de l'irritation de la membrane muqueuse qui tapisse la bouche. Aussi Stoll, en parlant de ces enduits (*Aphorismes sur les fièvres*), ajoute-t-il que la langue est alors *très-rouge et humide*, ou *très-rouge et sèche*; particularité que M. Pinel n'aurait pas dû omettre. Cet auteur dit que la soif *est variée*; Stoll affirme qu'elle est quelquefois *intarissable*, ce qu'il eût été également convenable de noter. L'*impossibilité de la déglutition* a lieu dans toutes les *agonies* et dans la plupart des maladies aiguës du cerveau. *L'anorexie, la constipation, la diarrhée, la fétidité des évacuations alvines, le météorisme de l'abdomen*, sont le plus souvent des symptômes de gastro-entérite. *Le délire taciturne, la rêvasserie, les vertiges, les réponses lentes ou tardives, l'état de stupeur, la somnolence, la céphalalgie, l'affaiblissement des sens de l'ouïe, de la vue, du goût et de l'odorat*, *la dépravation de ces deux derniers*, *le regard hébété*, *la prostration*, sont des désordres fonctionnels du cerveau ou de ses annexes. On les observe tous les jours dans les maladies aiguës de ces organes; et M. Pinel n'a nullement prouvé qu'ils fussent indépendans de leur lésion matérielle, dans sa fièvre adynamique. Pense-t-on, d'un autre côté, avoir indiqué l'état du pouls quand on a dit qu'il est *petit*, *mou*, *lent* ou *fréquent*, *dur et développé*? Que, dans une maladie quelconque, la respiration soit naturelle, accélérée ou ralentie, cela se conçoit; mais peut-on dire que ce soit là un caractère nosologique? Pourquoi avoir négligé, dans sa *Nosographie*, d'assigner des caractères positifs à ces *apparences de congestions* que personne n'a décrites? N'est-ce pas, en outre, une *singulière fièvre essentielle* qu'une maladie qui compte au nombre de ses symptômes une demi-douzaine d'affections locales, telles que l'épistaxis, l'hématémèse, l'hémoptysie, l'hématurie, etc.? Stoll, il est vrai, énumère aussi les hémorrhagies au nombre des symptômes de la fièvre putride; mais il ne dit point qu'elles soient passives, comme M. Pinel l'a depuis avancé. A en croire les pyrétologistes, l'état de la peau serait singulièrement variable dans cette prétendue fièvre: tantôt *chaleur âcre et sécheresse*, comme dans la fièvre bilieuse; tantôt, au contraire, *sueur partielle*, *froide et visqueuse*, comme dans la fièvre muqueuse. Enfin, *la prostration*, *le décubitus supinus*, *l'impossibilité de rubéfier la peau*, *la gangrène des plaies*, sont des phénomènes *communs* à plusieurs *maladies cérébrales, thorachiques et abdominales*, et qu'on observe, la gangrène exceptée, chez tous les agonisans. M. Pinel dit que la fièvre adynamique se termine souvent d'une manière funeste après *l'augmentation graduée et continuelle des symptômes*; mais Stoll n'expose-t-il pas plus clairement la cause de la mort lorsqu'il l'attribue à *la gangrène*, à *l'anthrax*, à *l'inflammation lente des intestins*, à *l'hydrorachis* et à *l'hydrothorax*, qu'il met au nombre des terminaisons de la fièvre putride? Dans un autre paragraphe (510), Stoll ajoute que cette fièvre est souvent compliquée avec l'inflammation d'un viscère important; circonstance que M. Pinel ne cherchait sans doute pas à signaler lorsqu'il a prétendu que la fièvre adynamique s'alliait souvent avec l'embarras gastrique, les fièvres bilieuse et muqueuse?

Si M. Pinel avait possédé des observations soigneusement recueillies, qui eussent constaté *l'absence de lésions matérielles* à l'ouverture des cadavres des individus qui succombent à la fièvre adynamique, de tels faits eussent été assez importans pour qu'il dût les publier; mais son ouvrage sur *la médecine clinique* prouve que l'anatomie pathologique était peu cultivée à la Salpêtrière : souvent les cadavres n'étaient pas ouverts, lors même que cet examen aurait dû paraître indispensable pour compléter des observations qu'on intitulait *fièvres essentielles*; ou bien ces recherches étaient imparfaitement exécutées, comme l'atteste la rédaction des autopsies faites sous les yeux de M. Pinel. Remarquez encore que la *variété* des résultats fournis par l'examen des cadavres, d'après le témoignage même de ce professeur, suffirait, au besoin, pour prouver que les histoires particulières de *fièvre adynamique* qui ont servi à composer sa description générale n'étaient point semblables à elles-mêmes. Sans cela, comment aurait-on pu trouver, dans un cas, des traces de phlogose des membranes muqueuses, et dans un autre des indices d'hydrocéphale? Aurait-il regardé ces altérations comme peu importantes, ou comme des complications? Mais alors il fallait le dire, et surtout le prouver. La rougeur foncée des membranes muqueuses lui avait-elle paru un signe équivoque de phlogose? Il devenait indispensable de s'expliquer à cet égard... On n'ignorait pas, sans doute, que Stoll affirme que les ouvertures de cadavres des individus morts de fièvre putride ont très-souvent fait reconnaître des inflammations des viscères? A-t-on pensé avec lui que ces inflammations si fréquentes n'étaient encore que des complications? Au lieu d'adopter, sans examen, une semblable opinion, n'aurait-on pas dû se demander si Stoll avait démontré, en effet, que les phénomènes morbides qu'il a appelés *fièvre putride* n'étaient ni les symptômes propres de ces phlegmasies, ni quelques-uns des phénomènes sympathiques qu'elles suscitent? On aurait reconnu alors que ce fait n'avait été solidement établi, ni par Stoll, ni par aucun de ses devanciers; mais qu'au contraire les phénomènes morbides produits par les inflammations des viscères avaient été groupés arbitrairement et indépendamment de ces lésions, qui, lorsqu'elles étaient reconnues dans quelques circonstances, étaient considérées comme des *terminaisons* ou des *complications*; car ce sont là les deux conséquences où l'on est arrivé, après être parti d'un faux principe, et avoir raisonné d'après une observation superficielle des faits.

Il nous serait facile de multiplier ces remarques et d'ajouter à la masse des preuves qui militent contre l'existence réelle de la fièvre putride telle qu'elle a été admise par les classiques anciens et modernes : nous croyons avoir suffisamment établi que cette prétendue fièvre essentielle n'est qu'un grouppe artificiel de symptômes empruntés à plusieurs maladies, mais plus particulièrement aux gastro-entérites et aux affections cérébrales. Après cela il nous paraît au moins superflu de composer un article de séméiologie sur chacun des symptômes réunis par M. Pinel, sous le nom de fièvre adynamique ; de traiter du diagnostic, du pronostic et du traitement de ce groupe de phénomènes morbides, ou, en d'autres termes, de tracer confusément, et sans aucun esprit de critique, l'histoire pathologique et thérapeutique des gastro-entérites, des péripneumonies, des hydrocéphales aiguës, des inflammations cérébrales parvenues à leur plus haut degré de développement, et jusqu'au point où l'agonie est imminente ; de discuter sérieusement si l'on est *fort* ou *faible* dans de semblables circonstances, et autres questions de cette force... Nous en avons dit assez pour faire sentir l'inutilité d'un semblable travail, et les défauts qui en seraient inséparables.

§ VI. *Fièvre maligne* ou *ataxique*. — C'est, dit avec raison M. Pinel, une heureuse ressource pour un esprit peu exact et peu propre à mettre de la justesse dans ses expressions, que l'usage de certains termes d'une signification indéterminée et qu'on peut employer à tout propos sans crainte d'être trouvé en défaut : telle est la dénomination de *fièvre maligne* qu'on donne le plus souvent indistinctement aux maladies les plus graves ; et nous espérons que cet article pourra contribuer à établir cette opinion sur des preuves irrécusables.

Si les maladies du cerveau commencent à peine à être connues, doit-on s'étonner que les anciens pathologistes, frappés par la variété des symptômes que suscitent les souffrances d'un viscère qui a des connexions sympathiques si nombreuses et si importantes, aient employé l'expression de *fièvre maligne* pour désigner de semblables désordres, toujours accompagnés du plus grand danger ? L'observation suivante est bien propre à démontrer combien on a abusé de cette dénomination. « J'ai vu, dit Sabatier (*Médecine opératoire*, tom. III, page 10), une boule de papier attirer des maux plus graves, et causer la perte du malade. Il était incertain qu'elle fût entrée dans l'oreille, et les recherches qui furent faites à cette occasion furent si peu méthodiques, que la boule fut enfoncée très-avant, et qu'on crut qu'elle avait seulement frappé l'oreille sans y entrer. Le malade continua de jouir d'une bonne santé pendant quelques mois; au bout de ce temps, il fut attaqué d'une *fièvre maligne*, accompagnée de douleurs de tête violentes, de laquelle il périt le 17e ou le 18e jour. Je fus prié de faire l'ouverture du corps. La tête me parut mériter une attention particulière; il ne paraissait y avoir aucune altération au cerveau, lorsque l'ayant soulevé de dessus la base du crâne, j'aperçus que la partie de ce viscère, qui repose sur la face supérieure du rocher, du côté gauche, avait contracté une adhérence extraordinaire avec la dure-mère. Il y avait, à l'endroit de cette adhérence, un abcès de peu d'étendue, dont le pus tombait dans la caisse du tambour par une ouverture qui s'était faite à l'os temporal. La boule de papier était dans cette cavité, dans laquelle elle avait pénétré après avoir détruit le tympan : elle était couverte de pus. Les assistans furent convaincus, ainsi que moi, que la présence de ce corps avait produit les désordres que nous avions sous les yeux. » L'observation suivante, de J.-L. Petit (*Traité des maladies chirurgicales*, page 97), tout incomplète qu'elle est, mérite également de trouver ici sa place. « Une servante s'étant heurté le front contre le manteau d'une cheminée, tomba et perdit connaissance; elle fut saignée deux fois, et n'éprouva d'autre accident qu'une bosse légère. Au bout de quinze jours, ayant passé deux ou trois heures à mettre une pièce de vin en bouteilles, elle eut des frissons et de la fièvre qu'on attribua à la vapeur du vin et à la fraîcheur de la cave. Pendant la nuit, sommeil profond et agité, qui se prolongea dans la matinée, contre l'habitude de la malade, ordinairement très-alerte. J.-L. Petit, sans avoir connaissance du coup reçu à la tête, prescrivit une saignée du pied, et fit demander le médecin de la maison, qui renouvela la saignée, et traita la malade comme ayant une *fièvre maligne : il est vrai qu'elle en avait tous les symptômes apparens*. Le 3e jour, J.-L. Petit fut instruit des circonstances du coup, et soupçonna qu'il pouvait être la cause de la maladie, d'autant plus que l'assoupissement durait au même degré depuis trois jours. Ayant, dit-il, fait part au médecin de mes réflexions, il fut de mon avis; mais que faire?

excepté l'émétique, qu'on n'aurait pas donné, si l'on avait été instruit, tout ce qu'on avait fait convenait également pour la fièvre maligne et pour l'épanchement. Le front ne présentait ni rougeur ni gonflement. Cependant la malade, quoique profondément assoupie, y portait souvent la main : elle mourut dans la nuit. A l'ouverture du cadavre, on trouva, sous l'endroit frappé, un abcès du volume et de la forme d'une grosse fève de marais, placée entre la dure-mère et la pie-mère; le cerveau était rouge, enflammé, et presque sans consistance. » Il ne sera pas inutile de remarquer ici que M. le professeur Lallemand assure que la plupart des observations de *ramollissement* du cerveau ou d'encéphalites partielles, qu'il a rapportées dans sa deuxième Lettre, avaient été intitulées *Fièvres ataxiques*, et regardées comme telles par les médecins des hospices sous la direction desquels elles avaient été recueillies. Il est constant, d'après le même auteur, que, lorsque M. Récamier appela l'attention des médecins et des élèves sur cette altération, il la signala comme un des effets d'une maladie de toute l'économie, ou produite par une cause générale, tandis qu'aujourd'hui ces ramollissemens ou ces *foyers ataxiques* sont regardés par tous les pathologistes comme une maladie locale, qui reconnaît les mêmes causes que les autres inflammations cérébrales, et qui, pendant la vie, donne lieu au développement des phénomènes morbides que les pyrétologistes ont désignés collectivement sous le nom de *fièvre maligne* ou *ataxique*.

Les hydrocéphales aiguës, déterminant des phénomènes morbides communs à toutes les affections aiguës du cerveau ou de ses membranes, ne pouvaient manquer d'être également désignées sous le nom de *fièvre maligne*, ou de *fièvre ataxique*, à une époque où elles étaient peu connues. Presque toutes les fièvres cérébrales de M. Chardel (*espèce des ataxiques* de M. Pinel) et l'observation suivante, empruntée à la *Médecine clinique* (page 84), sont dans ce cas. « Une femme âgée de soixante-dix ans, qui habitait depuis quelque temps la Salpêtrière, rentrant le soir par un temps pluvieux, éprouve un léger frisson suivi de chaleur et constipation; cet état continue pendant quelques jours. 5e jour de la maladie, entrée à l'infirmerie; pouls fréquent, développé (symptômes gastriques très-prononcés); face pâle, yeux ternes; somnolence, déjections involontaires; confusion dans les réponses. 7e jour, alternatives de somnolence et de délire taciturne; pouls fort, convulsif. 8e jour, rémission bien marquée; violent paroxysme, face d'un rouge livide, les yeux gonflés, larmoyans, pouls fort, intermittent (vésicatoire aux cuisses, sinapismes aux pieds, vin de quinquina). 9e jour, paroxysme suivi de somnolence plus profonde ; aphonie commençante; respiration stertoreuse. 12e jour, pouls faible, irrégulier, concentré; état comateux ; mouvemens convulsifs, surtout des muscles de la face. 13e jour, coma, respiration stertoreuse; déglutition difficile. 14e jour, aphonie complète. 15e jour, mort. *Autopsie cadavérique* : épanchement considérable dans le sinus latéral droit du cerveau. Cette cavité avait acquis une grande capacité, ses parois étaient très-amincies; amas d'un liquide séreux dans les fosses temporales et occipitales de la base du crâne. » On peut encore rapprocher de cette observation le fait suivant, extrait de l'*Anatomie médicale* de Lieutaud. « Un jeune homme de vingt-cinq ans est pris d'une fièvre épidémique de *mauvais caractère;* la douleur de tête est atroce ; le malade éprouve les plus pénibles angoisses avec des nausées et des vomissemens. Dans le cours de la maladie, il survient du délire; enfin, des convulsions, et la mort le 12e jour. On trouva les vaisseaux qui rampent à la surface du cerveau engorgés, et un épanchement de sérosité dans tous les sinus de cet organe. (Observ. 412, p. 111.)

Des altérations plus complexes du cerveau, ou plutôt les phénomènes qui accompagnent leur développement, et qu'elles déterminent, ont été regardées comme des *fièvres ataxiques* à une époque où l'histoire des maladies cérébrales était peu avancée. Telle est l'observation suivante, intitulée *Fièvre ataxique cérébrale* (*Médecine clin.*, p. 91), dans laquelle il est facile de reconnaître des traces d'une ancienne attaque d'apoplexie et celles d'une hémorrhagie cérébrale récente. « Marie-Louise; âgée de soixante-quatre ans, était d'une forte constitution. A soixante et un an, apoplexie qui se termina par une hémiplégie du côté droit. Dix-huit mois après, nouvelle attaque ; depuis, elle se portait bien, et mangeait beaucoup. 1er jour de la maladie, tout à coup perte des sens et du mouvement volontaire. 2e jour, entrée à l'infirmerie; supination ; face très-colorée, surtout les pommettes; aphonie, trismus, contraction tétanique des muscles du cou du côté droit, et des muscles fléchisseurs des avant-bras; mouvemens continuels des doigts et des lèvres; peau haliteuse; pouls un peu fort (vésicatoire à la nuque); trois grains de tartrite de potasse antimonié font vomir un peu, et provoquent quelques selles : à deux heures, rougeur de la face plus intense; pommettes violettes, peau plus chaude; le soir, moins de raideur dans les muscles. 3e jour, somnolence d'où la malade ne sort qu'en lui parlant à haute voix; alors elle ouvre les yeux, qui sont fixes ou hagards; le mouvement rapide des doigts et des lèvres recommence; efforts pour articuler; paroxysme après midi, face très-colorée, assoupissement profond, chaleur de la peau plus vive, pouls fort, résistant, peu fréquent, pulsations fortes des carotides, abdomen tendu, un peu météorisé (potion fortifiante, vin, infusion d'arnica). 5e jour, légère rémission; la malade prononce quelques mots; paroxysme très-intense, face très-rouge, pommettes d'un rouge brun, nez violet; anomalies de la chaleur, ou bien elle est uniformément répartie; pouls dur, très-fréquent; dans d'autres instans, faible; assoupissement, délire, incohérence dans les idées; illusion sur le danger de son état; quelques mots proférés sans cause; alternatives brusques de contraction et de relâchement des muscles du cou, de la face; urine abondante, odeur plus pénétrante que les jours précédens (sinapismes). 6e jour, face moins colorée; parole plus libre; réponses mieux suivies; pouls moins fort, toujours fréquent pendant le paroxysme; carphologie ou immobilité des mains; perte de l'ouïe et de la vue; contraction tétanique des masseters; aphonie; déglutition impossible. 7e jour, larmoiement; déglutition plus facile; sueur visqueuse de la face; pommette gauche et nez très-froids, quoique très-rouges : le reste de la face brûlant; mains froides, pouls par momens peu différent de l'état de santé, d'autres fois dur, faible, très-fréquent (sinapismes renouvelés). 9e jour, traits affaissés; face livide; pommettes très-colorées; membres froids par intervalles : trismus le soir; coma; pouls fréquent, cédant sous le doigt; respiration fréquente; urine abondante; constipation opiniâtre; d'ailleurs même variation des symptômes (mêmes prescriptions). 10e jour, face violette; les yeux chassieux, mi-fermés; peau visqueuse, chaude, odeur fétide, chaleur inférieure à l'état de santé, puis brûlante et sèche; pouls faible, pulsations vives des carotides : à onze heures, état comateux, d'où rien ne peut tirer la malade; respiration fréquente, petite, parfois cris plaintifs; soubresauts des tendons : le soir, sensibilité éteinte, paralysie des membres, pouls à peine sensible. 13e jour, mort à quatre heures du matin. *Autopsie cadavérique* : la face était d'une teinte bleuâtre, quelques taches scorbutiques sur les avant-bras; les méninges adhéraient un peu au crâne; leurs vaisseaux étaient gorgés de sang. Le lobe droit du cerveau a été ouvert par une incision perpendiculaire à sa convexité : on a trouvé un *gros caillot de sang*, logé dans la substance même du lobule frontal, et qui s'étendait dans le sinus latéral du même côté : ce caillot pouvait peser trois onces. Les bords de l'incision faite au cerveau n'étant que de trois à quatre lignes d'épaisseur, le lobule frontal droit offrait dans son intérieur *une cavité d'un pouce de diamètre*; rien de particulier au lobe gauche du cerveau. Les vaisseaux de la base du crâne étaient très-gorgés de sang; le cervelet mollasse et comme macéré. Rien de notable dans le thorax et l'abdomen. La membrane hymen n'était point détruite; l'utérus, plus volumineux, plus consistant, avait perdu sa forme ordinaire. »

Si des inflammations des méninges et du cerveau, si des hydrocéphales aiguës, des hémorrhagies cérébrales ont été souvent décrites sous le nom de *fièvre ataxique* ou *maligne*, et regardées comme telles pendant la vie et même après la mort, il n'est plus difficile d'expliquer comment Chirac et Sylva, dont nous avons cité les recherches, furent conduits à proposer de substituer la dénomination d'*inflammation du cerveau* à celle de *fièvre maligne*. A cette occasion, nous pourrions encore rappeler que Willis établit que, dans la fièvre maligne épidémique qui régna en 1661 (*Pathologia cerebri*, etc., 1767), le cerveau des individus morts à la suite de cette maladie présentait des lésions matérielles appréciables, et des traces de phlegmasies; et si Willis n'intitula pas cette épidémie *inflammation cérébrale*, c'est qu'alors les résultats fournis par l'autopsie des cadavres étaient obscurcis par des hypothèses physiologiques et pathologiques qui conduisaient quelquefois même à en méconnaître l'importance. Nous ne manquerions pas de faits historiques pour étayer cette opinion. Lorsque Home, après avoir constaté, à l'ouverture des cadavres d'individus morts de fièvre maligne, que les vaisseaux du cerveau étaient gorgés de sang, et que du pus était épanché dans ce viscère, affirme que l'inflammation était la cause prochaine de cette fièvre, cette induction est une conséquence naturelle des faits; mais que penser du jugement de Selle, quand on le voit chercher à éviter les conséquences d'observations semblables, et soutenir que les altérations cérébrales sont plutôt un effet ou une complication de la maladie que la maladie elle-même?

Si l'on ne se reportait à l'époque où le plan de la *Nosographie philosophique* a été conçu, ne serait-il pas permis de s'étonner qu'un observateur aussi judicieux que son illustre auteur, après avoir reconnu diverses lésions du cerveau dans les cadavres d'individus qui avaient présenté des symptômes *ataxiques*, n'ait point tenu compte de ces désordres matériels, lorsqu'il a imposé un titre à ses observations particulières? Le passage suivant est vraiment remarquable sous ce rapport (tom. 1, p. 265). « Or, l'examen le plus attentif et le plus impartial des apparences qui se sont manifestées (*Médecine clin.*) n'a fait reconnaître que diverses lésions de l'organe encéphalique sans aucune trace de bile; le plus souvent ce sont *des épanchemens séreux dans les sinus latéraux* du cerveau; d'autres fois, *tous les caractères d'un état inflammatoire de la méninge*, *devenue opaque et épaissie*, *avec exsudation d'une substance concrète*; certaines fois, un liquide séreux en même temps épanché dans les ventricules latéraux du cerveau, et dans les fosses temporales et occipitales: on remarque dans d'autres cas que les vaisseaux des méninges et la substance du cerveau sont injectés, et que la pulpe cérébrale est plus consistante que dans l'état ordinaire. En un mot, le siége de la maladie s'est toujours manifesté jusqu'ici dans la cavité encéphalique, avec apparence d'une sorte de gêne et de compression dans l'origine des nerfs. Ceci s'accorde d'ailleurs avec le trouble et le bouleversement des lois de l'économie animale, ou plutôt avec les anomalies du système nerveux et musculaire, qui forment le caractère particulier des fièvres ataxiques. » Comment M. Pinel n'a-t-il pas réfléchi que, si la fièvre ataxique offrait les caractères anatomiques de la méningite et de l'hydrocéphale aiguë, elle cessait d'être une fièvre essentielle? que, d'un autre côté, il était peu conforme à la logique sévère dont se piquait l'auteur, de dire qu'une même maladie fût tantôt une inflammation, et tantôt un autre état morbide? C'est sans doute la connaissance des faits particuliers et des observations générales que nous venons de rapporter, et celle d'un nombre encore plus grand de faits analogues, non moins qu'un heureux rapprochement des désordres fonctionnels du cerveau et de ses altérations organiques, qui ont conduit Marcus de Bamberg, et MM. Rasori, Tomasini, Clutterbuck, Lallemand, Georget, etc., à penser que, sous le nom de *fièvre maligne* ou *ataxique*, on n'avait décrit que des maladies du cerveau, et le plus souvent des méningites ou des encéphalites.

La véritable signification d'une expression nosologique se déduit mieux de quelques exemples empruntés aux classiques, que de simples discussions physiologiques. Aussi nous attacherons-nous à prouver par des faits que la dénomination de *fièvre maligne* a été non moins fréquemment appliquée à des inflammations gastro-intestinales, compliquées d'affections cérébrales, qu'à des lésions primitives de l'encéphale et de ses annexes. Dans l'*Index symptomatum et morborum* de son ouvrage, Morgagni cite l'observation suivante comme un cas de fièvre maligne.

« Un homme d'une constitution robuste, quoique maigre et habituellement pâle, s'était servi, pour se débarrasser d'une éruption psorique, d'un moyen perturbateur dont sa femme avait fait également usage, et à la suite duquel elle avait succombé. Néanmoins le mari se portait assez bien depuis six mois, quand il fut pris tout à coup d'une fièvre légère en apparence. 1er jour, pouls et autres symptômes favorables, mais anxiétés inquiétantes (léger purgatif). 2e jour, augmentation de tous les symptômes, vomissemens (emploi du lait); gêne de la respiration; convulsion générale; délire violent : dans son délire, le malade se plaignait d'un sentiment de chaleur brûlante dans l'estomac : il mourut avant le 3e jour. *Autopsie cadavérique :* appendices graisseux et adipeux s'étendant de l'épiploon et de l'intestin colon vers la rate; rein gauche recouvert d'une membrane d'un rouge livide; le colon offrant trois fois son volume ordinaire, et distendu par des gaz : l'estomac contracté, rougeâtre à l'extérieur : dans son intérieur, enflammé, dans l'étendue de la paume de la main, du côté qui correspond à la rate, mais sans ulcération; les bords du foie livides et noirs, les poumons sains; concrétions polypeuses médiocres dans les ventricules du cœur. La tête n'a pas été ouverte. (*Epist.* 55, n° 11.) Cette observation laisse à désirer plusieurs détails, et l'ouverture du cadavre a été faite d'une manière incomplète. Toutefois il est évident que, dans cette prétendue fièvre maligne, l'inflammation de l'estomac était une des causes matérielles des désordres observés pendant la vie. Morgagni indique également, sous le nom de *fièvre maligne*, un cas complexe, qui consistait principalement dans l'inflammation de l'estomac et des bronches, ainsi que le démontrent les résultats de l'ouverture du cadavre. (*Epist.* 30, art. 4.) Nous pourrions aussi reproduire plusieurs cas semblables empruntés à d'autres auteurs.

Les limites dans lesquelles nous sommes obligés de nous restreindre s'opposent également à ce que nous rapportions le *groupe symptomatique*, auquel Reil a donné le nom de *fièvre nerveuse épidémique* (espèce des ataxiques de M. Pinel): les résultats des ouvertures de cadavres indiqués par M. Reil ne peuvent, au reste, laisser le moindre doute sur l'existence d'une gastro-entérite, au moins chez quelques malades. « Dans certains cadavres que j'ai ouverts, dit-il, j'ai trouvé les tuniques de l'estomac, du mésentère, de l'épiploon, des instestins, et *principalement celles du jéjunum, d'une rougeur si prononcée*, et leurs vaisseaux sanguins tellement gorgés de sang, que ces parties offraient un aspect semblable à celui *d'un tissu rouge comme de l'écarlate*. Chez d'autres, j'ai rencontré les poumons *corrompus* à la profondeur de plusieurs lignes, et couverts de taches noires et gangrenées; l'estomac et les intestins affectés de larges solutions de continuité. Chez l'un d'eux en particulier, l'œsophage était entièrement détruit dans l'étendue de la paume de la main. Toutes les solutions de continuité que j'ai rencontrées étaient noires et ensanglantées, etc. (Reil, *Memorab. clin-med. practi. fascicul.* 1. Halæ, 1798, *in*-8°.

Si Stoll eût rapporté des histoires particulières de la *fièvre lente nerveuse* qui régna en mai 1777 (variété des ataxiques de M. Pinel); s'il eût fait mention du résultat des ouvertures de cadavres, il resterait sans doute moins de vague sur la nature des faits particuliers avec lesquels il a formé le groupe symptomatique dont nous allons rappeler les principaux caractères. Toutefois il nous paraît à peu près certain que les malades qui avaient la langue rouge, sèche, aride et brûlée, qui éprouvaient des ardeurs dans l'estomac, des envies de vomir, et qui ensuite avaient des diarrhées prolongées, devaient être atteints de gastro-entérite, quelles que fussent les autres lésions concomitantes. « Au début de cette fièvre lente nerveuse, dit Stoll, frissons vagues, petite sueur ou *peau sèche*, rude au toucher, langue lisse et *comme couverte de colle*, quelquefois *sèche, rouge*, ou légèrement blanche, *aride, brûlée ; anorexie, envies de vomir, ardeur dans l'estomac, dans l'abdomen* ou dans la poitrine ; douleur dans les membres, confusion des sens, tintement, bourdonnement d'oreilles, stupidité, délire nocturne, indifférence d'esprit, pesanteur de tête, chaleur sus-orbitaire ; parfois crachats épais, filans, blancs et verdâtres. Chez d'autres, *abdomen légèrement tuméfié, douloureux au toucher et par les secousses de la toux, tympanite ; quelques-uns ayant une diarrhée continuelle ; un grand nombre perdant la vie à la suite de ces vomissemens non interrompus.* Chez d'autres, la gorge était extrêmement rouge, sans tuméfaction ; la déglutition était difficile, et l'intérieur de la bouche couvert de petites pustules miliaires se terminant par de petites ulcérations grisâtres. » (*Médecine pratique,* tom. II, pag. 35 et suiv.)

Nous avons déjà eu occasion de citer les recherches de M. Prost relativement à la fièvre ataxique; elles ne prouvent certainement pas que toutes les fièvres ataxiques soient des gastro-entérites ou des entérites, et nous avons suffisamment établi qu'on avait donné ce nom à d'autres maladies : mais ces recherches portent à croire qu'à l'époque à laquelle elles ont été publiées, les dénominations de *fièvre ataxique, fièvre ataxo-adynamique, fièvre gastro-ataxo-adynamique*, étaient employées pour désigner des phlegmasies gastro-intestinales simples ou compliquées. « Le cerveau, dit M. Prost, doit sans doute éprouver des désordres provenant des phlogoses qui ont lieu dans sa substance ou ses membranes, mais ce n'est point à ces affections que sont dues les fièvres ataxiques: l'altération organique qui leur donne lieu consiste dans l'inflammation de la membrane interne des intestins, avec ou sans excoriation. » Puis, il ajoute : « Les inflammations qu'on observe dans les intestins sont toujours proportionnées aux divers symptômes qui ont eu lieu avant la mort ; elles sont plus vives et plus générales, en raison de l'intensité qu'avait le délire, de l'agitation plus grande des membres, de l'ardeur du visage, de la chaleur plus aride de la peau, de la rougeur plus intense de la langue, de sa chaleur, de sa sécheresse, de la chaleur particulière et vive du ventre, de la rougeur des urines, de la quantité plus grande des matières bilieuses rendues par l'anus, et de leur odeur plus piquante (pag. 55, 56, 57). » Ces propositions générales ont été déduites d'un grand nombre d'observations particulières recueillies dans les hôpitaux de Paris et consignées dans l'ouvrage de M. Prost. Tout concourt donc à prouver qu'on donnait alors le nom de *fièvre ataxique* ou *ataxo-adynamique* aux phénomènes des phlegmasies gastro-intestinales, comme d'autres auteurs l'avaient appliqué aux inflammations du cerveau ou de ses membranes.

Il est des cas malheureux dans lesquels on voit les désordres organiques se multiplier chez le même individu : l'ensemble des phénomènes morbides graves produits par ces lésions diverses ne pouvait manquer de recevoir alors le nom de *fièvre maligne* ou de *fièvre d'un mauvais caractère* : aussi le lecteur en trouvera-t-il plusieurs exemples dans l'*Anatomie médicale* de Lieutaud. Dans le corps de certains individus morts de *fièvre maligne pétéchiale*, on vit des traces d'inflammation et de sphacèle dans les poumons, le foie, la rate et les autres viscères (obs. 1570, lib. 1). Un individu est pris d'une *fièvre maligne* : tuméfaction du ventre avec douleur des hypocondres; hémorrhagies nasales, outre les symptômes qui accompagnent les fièvres d'un mauvais caractère. Mort le 7e jour. A l'ouverture du corps, on trouva entre les membranes du cerveau une sérosité sanieuse; dans le bas-ventre un épanchement d'un liquide semblable, avec des traces d'inflammation et de gangrène dans le foie, l'estomac et les intestins (obs. 531, lib. 3).—Un enfant de quinze ans fut atteint d'une *fièvre maligne épidémique* avec cardialgie, douleur de côté, toux et difficulté de respirer; à ces accidens se joignirent des vomissemens et le dévoiement avec tumeur à la région de l'estomac : enfin la mort survint le 5e jour, après une convulsion. Dans l'estomac et les intestins on trouva çà et là des taches de gangrène; dans le mésentère plusieurs abcès purulens; dans la cavité du bas-ventre un épanchement considérable de sérosité d'une odeur infecte (obs. 162, lib. 1). — Dans le corps d'une personne morte de fièvre maligne les vaisseaux du cerveau furent trouvés gorgés de sang, les poumons durs et gangrenés, l'estomac et l'épiploon enflammés, les intestins parsemés de taches gangréneuses. — Il est bon de rapprocher de ces observations celles que M. Prost a intitulées *fièvre ataxique* et *péritonite*, *fièvre gastro-ataxique* et *péripneumonie*, *péripneumo-*

nie et *fièvre ataxique* : on verra qu'on préférait alors donner le nom de *fièvre ataxique* aux désordres fonctionnels du cerveau et du système nerveux, développés dans des cas graves de péritonite et de péripneumonie, plutôt que de les regarder comme une affection sympathique provoquée par l'inflammation du péritoine ou des poumons.

Jamais on ne prouvera que des phénomènes morbides sont indépendans d'une lésion locale et primitive, sans ouverture de cadavre et sans analyse physiologique, moyens d'investigation ignorés ou négligés par les premiers observateurs. Emprunter aujourd'hui des histoires individuelles de maladie à Hippocrate, les présenter comme des exemples remarquables de fièvre ataxique, c'est attribuer aux anciens des connaissances qu'ils n'avaient pas; et, quel que soit le prix qu'on ait attaché aux deux faits suivans, il sera toujours impossible d'en tirer aucun parti : une fièvre aiguë (fièvre ataxique continue, d'après M. Pinel) accompagnée de frissons continus, suite de chagrins profonds, saisit la femme de Déalcès, qui demeurait à Thase, sur la plate-forme. Dès le commencement jusqu'à la fin, la malade s'enveloppa sous la couverture du lit et resta toujours taciturne. Elle pinçait, elle grattait, ramassait des flocons; elle répandait des larmes et poussait alternativement des éclats de rire, sans goûter aucun sommeil. *Éréthisme du ventre ;* rien ne passait. La malade buvait peu, seulement quand on l'en faisait ressouvenir; urine terne et en petite quantité; mouvement fébrile peu sensible au toucher. Le 9e jour, grande loquacité alternant avec la taciturnité. Le 14e jour, respiration rare et profonde, puis d'une courte durée. Le 17e jour, érétisme bruyant des intestins, et ensuite la boisson passait sans s'arrêter; insensibilité générale; peau sèche et tendue ; propos délirans, taciturnité, perte de la voix; accélération de la respiration. Mort survenue le 21e jour. Pendant tout le cours de la maladie, respiration rare et développée, perte de la sensibilité, habitude de s'envelopper sous la couverture du lit, alternatives d'une sorte de garrulité et de taciturnité, phrénésie continuelle. (*Epid. d'Hipp., liv.* 3, *Malad.* 15.) Pythion, qui gisait malade à Thase, au-dessus du temple d'Hercule, fut saisi d'un frisson violent (fièvre ataxique rémittente double tierce, d'après M. Pinel) à la suite de travaux, de fatigues et d'écart de régime; au début, sécheresse extrême de la langue et teinte générale de bile; soif vive, absence de tout sommeil; urines noirâtres, avec un énéorème léger et sans hypostase. Le 2e jour, vers l'heure de midi, sentiment de froid, surtout aux mains et à la tête; privation de l'articulation des sons et de la voix; respiration précipitée; chaleur se rétablissant avec peine; soif, calme durant la nuit; petite sueur autour de la tête; tranquillité le troisième jour, mais sur le soir, au coucher du soleil, léger frisson intérieur; nuit passée dans l'agitation, point de sommeil; déjection de matières dures et en petite quantité. Le 4e jour, calme de grand matin; vers l'heure de midi exacerbation de tous les symptômes, frisson, perte de la parole et de la voix; la maladie empire, retour lent et difficile de la chaleur; urines noires avec énéorème; nuit tranquille, sommeil. Le 5e jour, soulagement apparent, mais sentiment de pesanteur dans le ventre; soif, agitation pendant la nuit. Le 6e jour, calme de grand matin, puis, dans l'après-midi, exacerbation des symptômes; sur le soir, relâchement du ventre au moyen d'un clystère qui fit bien au malade; la nuit il dormit. Le 7e jour, dégoût, léger malaise, urines huileuses; nuit agitée, délire, point de sommeil. Le 8e jour, somnolence vers le matin, et l'instant d'après frisson et perte de la voix; respiration petite à peine sensible; vers le soir, retour de la chaleur, perte de la raison, et déjà à l'approche de la nuit les symptômes avaient diminué; légères évacuations de matières bilieuses, puis de bile pure. Le 9e jour affection comateuse et envie de vomir; lorsque le malade venait à se réveiller, soif médiocre; au coucher du soleil, délire, nouveau malaise; nuit mauvaise. Le 10e jour de grand matin, perte de la voix; refroidissement général; chaleur très-âcre (fièvre aiguë); sueur copieuse; mort : les exacerbations avaient eu lieu les jours pairs. (*Epid. d'Hipp.*, liv. 3, malade 3.)

Nous ne ferons point de commentaires sur ces observations : il est par trop évident que le défaut de recherches anatomiques les rend impropres à prouver que les phénomènes morbides observés pendant la vie, d'ailleurs rapportés avec trop peu de soin, fussent indépendans de lésions organiques, et par conséquent que ces maladies fussent des fièvres essentielles.

Cinq observations de *fièvres ataxiques* mortelles, une de *fièvre adynamico-ataxique*, une de *fièvre ataxique tierce*, également suivies de mort, rapportées ou citées dans la *Médecine clinique*, une observation de M. Desains, citée par M. Pinel, dans la *Nosographie*, plusieurs observations de *fièvres cérébrales* de

M. Chardel, ne peuvent pas être citées avec plus d'avantage en faveur de l'existence de la fièvre ataxique et de son essentialité, puisqu'elles n'offrent que des groupes de phénomènes dont la cause a dû être méconnue faute de recherches anatomiques: nous devons ajouter que, d'un autre côté, ces recherches nous paraissent avoir été faites, la plupart du temps, avec trop peu de soin, et consignées avec trop de laconisme dans quelques observations particulières qui établissent l'existence de *lésions locales* dont l'influence sur les phénomènes observés pendant la vie ne peut plus être contestée.

Des lésions matérielles du cerveau ou de ses membranes, des maladies de l'estomac ou de l'intestin, des altérations variées des viscères, ne pouvant plus servir de base aujourd'hui à l'ancienne théorie de la fièvre ataxique, quelques pyrétologistes modernes, plus habiles que leurs prédécesseurs, abandonnent tous ces faits aux historiens des maladies qu'ils représentent réellement; ils vont même jusqu'à reconnaître le peu de valeur des observations publiées par Hippocrate, mais ils invoquent quelques observations particulières dans lesquelles les recherches anatomiques n'ont pu démontrer, disent-ils, que les organes aient été altérés primitivement dans leur conformation ou leur structure; mais, avant d'admettre de semblables faits, ne sentira-t-on pas la nécessité d'en appeler à des observations ultérieures recueillies avec tout le soin désirable par des médecins très-exercés aux recherches anatomiques? et si l'on veut bien se rappeler que les traces des inflammations de la muqueuse des voies gastriques ont été peu connues jusque dans ces derniers temps; que les ramollissemens du cerveau, les encéphalites partielles, et les arachnoïdites légères l'étaient encore moins, on devra au moins suspendre un jugement définitif, que les analogies les plus fortes nous font présumer devoir être conforme à celui qui résulte dès à présent de l'examen auquel nous nous sommes livrés.

En conséquence, nous concluons de cette revue analytique, 1° qu'on a donné le nom de *fièvre maligne* et de fièvre *ataxique* aux symptômes produits par l'inflammation du cerveau ou de ses membranes, par une hémorrhagie cérébrale et par une hydrocéphale aiguë; qu'enfin cette dénomination représente ordinairement une collection de symptômes formée principalement de ceux qu'on observe en général dans les maladies aiguës du cerveau; 2° qu'on s'est également servi des mots *fièvre maligne*, *fièvre ataxique*, pour désigner des cas graves de gastrite ou de gastro-entérite, compliquées d'affection du cerveau, et en particulier d'hydrocéphale aiguë; 3° que des inflammations, avec ou sans gangrène, d'un ou de plusieurs viscères, ont aussi été désignées collectivement sous le nom de *fièvre maligne*; 4° qu'enfin on a appliqué cette dénomination à des observations incomplètes, sur le caractère desquelles il est difficile d'émettre une opinion fondée, quoiqu'on y reconnaisse quelques traits des maladies cérébrales; 5° que nous n'avons pas trouvé une seule observation fidèlement recueillie, soigneusement rédigée, et complétée par des recherches anatomiques faites avec tout le soin et toute l'étendue désirables, qui prouve que les phénomènes morbides, appelés *fièvre maligne* ou *ataxique*, peuvent exister indépendamment de la lésion primitive d'un organe quelconque, mais surtout du cerveau, de l'estomac ou de l'intestin; 6° qu'on est autorisé à conclure qu'il n'a pu naître du rapprochement des faits que nous avons analysés, qu'une description générale tout-à-fait arbitraire et artificielle, dans laquelle doivent nécessairement figurer les symptômes des affections aiguës du cerveau ou de ses membranes, plusieurs symptômes de la gastro-entérite, et quelques-uns de ceux des phlegmasies des autres viscères. La description suivante de la *fièvre ataxique*, par M. Pinel, nous semble propre à confirmer cette dernière assertion.

Symptômes. Désordre dans les rapports qu'ont entre elles les *diverses* fonctions en *général*, et les différentes parties d'un même système ou d'un même appareil d'organes en particulier; langue nette *ou* recouverte d'un enduit blanchâtre, humide *ou* sec, soif nulle *ou* très-grande, *quelquefois* horreur de l'eau, déglutition gênée ou même impossible, et, *parfois* sentiment de strangulation; vomissement spontané ou provoqué par la cause la plus légère; diarrhée *ou* constipation opiniâtre; pouls *variable* dans chaque région, et souvent alternativement dans la même artère grand *et* petit, fort *et* faible, fréquent *et* lent, régulier *et* irrégulier *ou* intermittent; lipothymie et syncopes; apparences fugaces de congestion locale; rougeur *et* pâleur de la peau momentanées, alternes *et* distribuées d'une manière irrégulière; respiration alternativement facile *et* difficile, fréquente *et* lente, grande *et* petite, continue *et* entrecoupée; *parfois* toux, hoquet, éternument, soupirs et rire involontaires;

chaleur souvent entremêlée de frissons, fugace, moindre ou plus élevée que dans l'état de santé, irrégulièrement répartie, alternativement augmentée et diminuée; changemens prompts; opposés, et souvent alternes des sécrétions et des exhalations; transpiration cutanée supprimée ou augmentée, et souvent partielle, froide ou chaude, visqueuse ou ténue; excrétion de l'urine suspendue, difficile, douloureuse ou très-abondante; urine ordinairement limpide; quelquefois sédimenteuse, sans la moindre rémission des symptômes; larmoiement involontaire, ou sécheresse de la conjonctive; état obtus ou sensibilité excessive des organes des sens; vue égarée; insomnie ou somnolence; vertiges, coma, délire ou intégrité de l'entendement; nulle connaissance de ses proches et de l'état de gravité de sa maladie, indifférence extrême sur ce point, ou inquiétude continuelle; tristesse, terreur, désespoir; réponses brusques et dures; voix aiguë; bégaiement ou aphonie; douleur à l'occiput, au dos, dans les membres, les hypochondres, ou insensibilité totale; agitation; carphologie, prostration des forces sans évacuations abondantes; tremblement général ou local; soubresaut des tendons; convulsions ou paralysie universelle ou partielle; symptômes du tétanos, de la catalepsie, de l'épilepsie, etc. etc. »

Parmi les phénomènes qui s'observent dans la soi-disant fièvre ataxique, les plus graves, les plus alarmans, sont, sans contredit, ceux qui se manifestent dans l'appareil nerveux. La sensibilité excessive des sens, la vue égarée, l'insomnie, les vertiges, le délire, les douleurs à l'occiput, au dos, dans les membres et les hypocondres, l'agitation, la carphologie, le bégaiement, le tremblement général ou local, les soubresauts des tendons, les convulsions, les symptômes du tétanos, de la catalepsie, de l'épilepsie, le hoquet, l'éternument, le rire involontaire, sont-ils des signes équivoques d'affections du système nerveux? L'état obtus des sens, la somnolence, le coma, l'indifférence du malade, l'aphonie, l'insensibilité extrême, la prostration, la paralysie universelle ou partielle; tous ces symptômes ne se retrouvent-ils pas dans la méningite, l'hydrocéphale aiguë, et dans l'encéphalite? D'un autre côté, la sécheresse de la langue, la soif excessive, le vomissement, la diarrhée ou la constipation, observés dans la gastrite ou la gastro-entérite, viennent figurer dans ce groupe artificiel. Ainsi, lors même que nous ne l'aurions pas déjà établi par l'analyse des élémens divers qui ont servi à sa composition, l'examen seul de ce tableau symptomatique prouverait qu'il a été formé en grande partie en empruntant un certain nombre de phénomènes aux maladies aiguës du cerveau, de ses membranes, de l'estomac ou de l'intestin, auxquels on a opposé des symptômes insignifians qui peuvent se montrer dans toutes les maladies.

Nous pensons qu'il serait inutile de pousser plus loin une analyse des symptômes de la fièvre ataxique : des considérations plus étendues sur le mode de production, la nature, la valeur de ces divers phénomènes seront mieux placées aux articles consacrés à chacun d'eux dans ce Dictionnaire. Nous n'ajouterons plus qu'une remarque, c'est que M. Pinel énumère parmi les causes de cette fièvre, 1° tous les agens ou toutes les circonstances qui peuvent provoquer le développement des maladies du cerveau; 2° quelques affections déjà connues de ce viscère; 3° une série de modificateurs dont l'action se porte principalement sur les organes digestifs. N'y a-t-il pas là de quoi confirmer nos assertions précédentes?

Tout ce qu'on a écrit sur le *diagnostic*, le *pronostic*, le *traitement* de la fièvre ataxique, devra nécessairement être exposé, avec plus d'ordre, en traitant des diverses maladies que l'on a décrites sous ce nom. (*Voyez* MÉNINGITE, ENCÉPHALITE, HYDROCÉPHALE AIGUE, GASTRITE, GASTRO-ENTÉRITE, etc.)

Nous concluons, des recherches auxquelles nous nous sommes livrés avant la rédaction de cet article, et des faits que nous avons accumulés dans ses divers paragraphes:

1° Que, si l'on croyait qu'il fût dans l'intérêt de la science d'utiliser les observations particulières publiées jusqu'à ce jour sur les fièvres *inflammatoire*, *bilieuse*, *muqueuse*, *adynamique* et *ataxique*, il faudrait, avant tout, les soumettre à un nouvel examen, et les juger indépendamment du titre qui leur a été imposé. Cette méthode conduirait d'abord à rejeter toutes celles qui sont incomplètes et de nulle valeur, et le nombre en est considérable. On classerait ensuite les autres, qui pourront être employées par les auteurs qui écriront sur les *maladies locales*, et en particulier sur *la gastrite*, *la gastro-entérite*, *la dysenterie*, *l'angine*, *les aphthes*, *la métrite*, *la péripneumonie*, *la pleurésie*, *l'encéphalite*, *la méningite*, *l'hémorrhagie cérébrale*, *la ménorrhagie*, *les plaies*, etc.

2° Que les descriptions générales des fièvres *inflammatoire*, *bilieuse*, *muqueuse*, *adynamique* et *ataxique*, nées du rapprochement de faits dissemblables, ou dont la nature est restée indéterminée, étant inexactes, arbitraires et fausses, ne doivent plus être désormais reproduites dans les ouvrages de pathologie. (COUTANCEAU et RAYER.)

FIGUE, s. f. On appelle ainsi le fruit du figuier. *Voy.* ce mot.

FIGUIER, s. m., *ficus carica*. L. Cet arbre, de la famille des Urticées, n'est pas moins intéressant par la singularité de sa fructification que par ses usages dans l'économie domestique et la thérapeutique. Il croît naturellement dans les provinces méridionales de l'Europe, l'Afrique septentrionale, la Grèce et les îles de l'Archipel. On le cultive en abondance dans le Languedoc et la Provence. Aux environs de Paris on est obligé de le placer le long des murs exposés au soleil, et de l'empailler l'hiver, pour le garantir des rigueurs de la saison. Son tronc peut s'élever à une vingtaine de pieds en donnant naissance à un grand nombre de rameaux, chargés de poils rudes et courts dans leur partie supérieure. Les feuilles sont très-grandes, pétiolées, alternes, d'abord enveloppées dans une longue stipule membraneuse ; elles sont, comme celles de la vigne, profondément divisées en cinq ou sept lobes dentés et rudes au toucher. Un réceptacle charnu, pyriforme, ombiliqué à son sommet, où il présente une petite ouverture fermée par plusieurs rangées d'écailles, donne attache, par sa face interne, à des fleurs monoïques. Les fleurs femelles sont beaucoup plus nombreuses et occupent les trois quarts inférieurs de sa cavité; les mâles n'en garnissent que le quart supérieur. Ce sont ces réceptacles charnus, connus sous le nom de *figues*, que l'on a long-temps considérés comme les véritables fruits. De là les idées erronées des anciens, qui croyaient que le figuier produisait des fruits sans avoir eu de fleurs. La partie charnue de la figue appartient évidemment au réceptacle, et les véritables fruits sont les petits grains jaunâtres et durs qui en garnissent les parois.

Le figuier fructifie deux fois dans l'année. Vers le mois de juillet il donne des figues connues sous le nom de *figues-fleurs*. Elles sont plus grosses, mais moins sucrées et moins savoureuses que celles qui mûrissent en septembre et en automne, et qui sont les seules que l'on fasse sécher pour les conserver, dans les départemens méridionaux de la France. Cet arbre, comme tous ceux qu'une longue culture a modifiés, présente un très-grand nombre de variétés qui tiennent à la forme, à la grosseur et à la couleur des figues. Les unes sont vertes, les autres blanches, les autres d'une teinte violette plus ou moins intense. La variété connue sous le nom de *marseillaise* est une des plus estimées. Elle est en général petite, blanchâtre, très-sucrée, et ayant la peau mince et fine.

Les figues fraîches sont un aliment agréable et fort nourrissant, à cause de la grande quantité de mucilage et de matière sucrée qu'elles renferment. Elles se digèrent avec une grande facilité, mais elles sont légèrement relâchantes. On prétend qu'autrefois les athlètes en mangeaient une très-grande quantité; et aujourd'hui les habitans des contrées méridionales où le figuier est abondant, s'en nourrissent presque exclusivement pendant une partie de l'hiver, après les avoir desséchées en les exposant au soleil ou à la chaleur d'une étuve. Cependant, dans ce dernier cas, les figues sont généralement considérées comme moins faciles à digérer, opinion qui nous paraît peu fondée.

Envisagées sous le point de vue médical, les figues n'offrent pas moins d'intérêt. Le mucilage et le sucre, qui en forment la plus grande partie, les placent parmi les substances essentiellement adoucissantes. La décoction des figues fraîches ou sèches, dans l'eau ou le lait, forme une boisson utile dans les inflammations des organes de la respiration, de la gorge, des reins, de la vessie, etc. On peut aussi l'employer à préparer des gargarismes et des injections émollientes. Bouillies dans l'eau et réduites en pulpe on en fait des cataplasmes adoucissans que l'on applique sur les tumeurs inflammatoires. Les *figues grasses*, que l'on conserve pour l'usage médical, sont comptées dans les Pharmacopées parmi les fruits *béchiques* et *pectoraux*; parce qu'en effet c'est contre les irritations de la poitrine qu'on en fait le plus fréquent usage.

(A. RICHARD.)

FIGURE, s. f. *figura*. Ce mot, par lequel on exprime en général la disposition de la surface d'un corps, est employé vulgairement pour désigner la face ou le visage. *Voyez* FACE.

FILAIRE, s. f., *filaria*. Muller, le premier, a imaginé le nom de *filaire*, pour désigner un genre d'animaux entozoaires, dont le corps a la forme d'un fil, et que Zéder avait déjà nommé *capsulaire*. Ce genre, généralement adopté par les helminthologistes, et dont le type est le fameux dragonneau, que l'on a aussi appelé *draconcule*, *dracuncule*, *gordius*, *veine de-Médine*, se reconnaît facilement aux caractères suivans.

Les animaux qui le composent ont le corps nu, lisse, filiforme, très-allongé, cylindrique ou décroissant fort peu vers les extrémités seulement, qui sont obtuses d'ailleurs; la bouche orbiculaire, très-petite, terminale; le pénis court, presque arrondi, et placé avant la pointe de la queue. On connaît fort peu leur organisation, mais on sait généralement qu'ils se trouvent le plus communément dans le tissu cellulaire, sous le péritoine, ou dans les cavités splanchniques des animaux de toutes les classes.

Les travaux de Kunsemuller, de Grundler, de Rudolphi, de Zéder et des zoologistes modernes, nous ont mis à même de distinguer quarante et quelques espèces de filaires, parmi lesquelles la plus remarquable est le *ver de Médine*, *ver de Guinée*, *veine de Médine*, ou dragonneau, *filaria medinensis* de Gmelin.

Cet entozoaire, sur lequel l'Arabe Avicenne nous a donné les premières notions un peu exactes, est de la grosseur d'une corde moyenne de harpe, et du même diamètre dans toute son étendue. Il est d'un blanc pâle. Sa tête, selon Grundler, est pourvue d'une sorte de suçoir formé par le renflement de la lèvre qui entoure la bouche dont l'orifice est rond et fort petit. Sa queue est terminée par une sorte de crochet contractile et pointu; sa longueur paraît varier beaucoup, suivant une foule de circonstances. Kœmpfer a vu, en effet, des dragonneaux de la taille d'un pied, d'une coudée et même plus. Celui qu'a décrit Grundler avait trois pieds et demi, et il peut parvenir à plus de deux aunes, selon Kunsemuller, et même à huit et douze pieds, d'après Gallandat, ou à huit aunes, assure Fermin; ce qui semble assez étonnant.

Quoi qu'il en soit, le dragonneau, auquel sa forme a probablement valu le nom de *veine de Médine*, et que quelques auteurs ont eu la simplicité de regarder comme le produit d'un animal analogue à la punaise, s'insinue sous la peau des hommes, dans les pays chauds de l'ancien et du nouveau continent; se loge dans le tissu cellulaire sous-jacent, vers le scrotum, les lombes ou les bras, et surtout dans celui des jambes, vers les malléoles; pénètre quelquefois, ainsi que le disent Lind et Lœffler, jusqu'entre les interstices des muscles, et s'attache même aux os, selon Thion de la Chaume. Là, il vit, dit-on, des mois entiers sans déceler sa présence; se développe, et, parvenu à un certain degré d'accroissement détermine la formation d'une tumeur furonculeuse, surmontée d'une vésicule hydatoïde, transparente, souvent noire, accompagnée de vives douleurs et de rougeur, jusqu'au moment où, par un petit orifice qui s'établit au sommet, une partie du corps vient à sortir au dehors, et permet d'extraire l'animal, qu'il faut, avec beaucoup de précautions, enrouler autour d'un petit bâton ou d'un cylindre de sparadrap, que l'on tourne fort doucement une ou deux fois par jour, en exerçant de légères tractions, en évitant surtout une rupture, et en s'arrêtant à la moindre résistance.

Lorsque le dragonneau a établi son domicile au scrotum ou au jarret, on l'enlève assez facilement, ainsi que cela est arrivé à Kœmpfer. Il faut communément cependant environ dix jours pour l'ôter tout-à-fait ; et, lorsqu'il est au pied, on ne l'arrache guère que dans l'espace de vingt jours.

Il paraît que les frictions mercurielles, tant vantées dans ce cas par quelques praticiens, loin de favoriser la sortie du dragonneau, la rendent plus pénible en augmentant quelquefois la tuméfaction. Lœffler l'a reconnu par expérience. Les frictions avec le liniment volatil, au contraire, sont très-avantageuses en dissipant l'enflure et en apaisant les douleurs.

Le traitement interne n'est d'aucune utilité.

Un même individu peut, d'ailleurs, être attaqué par plusieurs dragonneaux à la fois, puisque Kœmpfer assura en avoir tiré, dans un seul été, jusqu'à dix à un Européen.

M. Ferg, dans ses *Remarques sur les insectes de Surinam dont la piqûre peut être nuisible*, rapporte qu'en 1801, deux cents nègres de l'habitation de Beninenbourg furent atteints en cinq mois et, pour ainsi dire, épidémiquement des effets de ce ver, qui ne fit aucun ravage dans le reste de la colonie, quoique là il eût causé la mort à plus d'un individu.

Lorsque, durant l'extraction, on a eu le malheur de rompre le ver, la portion qui reste dans les chairs ne peut plus sortir qu'à la suite d'une longue et difficile suppuration, contre laquelle on a préconisé les cataplasmes émolliens et surtout ceux de bouse de vache. Parfois, d'ailleurs, cet accident donne lieu à des douleurs atroces, à une inflammation opiniâtre, et même à la gangrène. Lœffler, Thion-de-la-Chaume et Lind sont d'accord sur ce point.

Il existe, parmi les observateurs, de grandes discussions sur l'existence et même sur l'origine de l'entozoaire dont nous parlons. Quelques médecins nient formellement la première, et croient que l'on a pris pour le dragonneau des concrétions fibrineuses allongées, formées dans les veines variqueuses, ou le résultat d'une sorte de mortification partielle d'un lambeau du tissu cellulaire. D'autres pensent qu'il vient du dehors, qu'il vit habituellement dans les eaux bourbeuses, qu'il est un véritable *gordius*, et qu'il s'insinue sous la peau des personnes qui marchent nu-pieds ; qu'il y dépose ses œufs, y croît, s'y développe, et détermine, par sa présence, les accidens que nous avons signalés. C'est ainsi que, dans nos Colonies, les nègres en sont plus fréquemment atteints que les autres individus ; c'est ainsi encore que, suivant M. Chapotin, lors de la saison des pluies, les dragonneaux sont répandus sur le sol de la prison de Bombay et pénètrent dans les chairs des malheureux qui y sont détenus, ne manifestant pourtant quelquefois leur présence que huit à dix mois après que ceux-ci ont quitté le pays.

D'autres auteurs croient que le ver de Médine ou de Guinée est un entozoaire proprement dit, et apportent, pour preuve de leur opinion, la remarque qu'on ne l'a jamais trouvé hors du corps de l'homme, en sorte qu'il est plus que probable qu'il naît dans l'intérieur des parties, où il peut même exister des mois et des années entières sans déterminer d'accidens sensibles. Telle est à peu près l'opinion du savant helminthologiste M. Rudolphi. C'est celle qui paraît la plus probable, sans aucun doute.

Assez récemment cependant, les docteurs Weikard et Vieweg ont annoncé qu'il existait dans les canaux de la Newa, à Saint-Pétersbourg, une filaire qui ressemble à un crin de cheval, pénètre sous la peau des baigneurs et occasione des accidens fâcheux, comme des furoncles, des ulcères et même la carie. Ce fait mérite confirmation. (H. CLOQUET.)

FILAMENT, s. m., *filamentum*. Ce mot est employé en anatomie comme synonyme de *fibrille* : *filament nerveux*, *cellulaire*, etc. ; on s'en sert aussi pour désigner les parties muqueuses qui se développent dans l'urine sous la forme de filets.

FILET, s. m., *filamentum*, *frenum*. Ce mot est employé tantôt comme synonyme de *filament* ou de *fibrille* : filet nerveux ; tantôt comme synonyme de *frein*, pour désigner divers replis membraneux qui brident et retiennent certains organes : filet de la langue, de la verge, etc. *Voyez* LANGUE, etc.

FILIPENDULE, s. f., *spiræa filipendula*. L. Cette plante vivace, qui fait partie de la section des spiréacées, dans la famille des Rosacées et de l'icosandrie pentagynie de Linné, croît naturellement dans les bois sablonneux aux environs de Paris. Sa racine se compose d'une touffe de fibrilles capillaires brunâtres, offrant de distance en distance des renflemens ovoïdes, également bruns extérieurement, très-blancs dans leur intérieur, et dont la grosseur varie depuis celle d'un pois jusqu'à celle d'une noisette. Ces tubercules contiennent une quantité considérable d'amidon uni à un principe astringent, qui existe aussi dans les autres parties de la plante, et les rend propres au tannage des cuirs. Il est facile de priver ces tubercules de leur saveur astringente, et ils sont alors fort nourrisans, et plusieurs fois, dans des temps de disette, les gens de la campagne en ont fait usage. Autrefois on leur attribuait la faculté de dissoudre et d'expulser les calculs de la vessie. L'expérience a démontré quel cas l'on doit faire de cette foule de médicamens si gratuitement décorés du titre de *lithontriptiques*. Aussi cette plante est-elle aujourd'hui entièrement inusitée. (A. RICHARD.)

FISSURE, s. f., *fissura*; fente, crevasse, rupture. Les anatomistes donnent le nom de *fissure glénoïdale* ou de *glasser* à une petite fente que l'on remarque dans la cavité articulaire de l'os temporal. Quelques chirurgiens ont appelé *fissure* cette espèce de solution de continuité, longue, étroite et sans déplacement (*rima capillaris*), que l'on a occasion d'observer sur quelques os, spécialement sur ceux du crâne; mais ce mot s'emploie le plus ordinairement pour désigner une ulcération allongée, peu profonde, qui a lieu dans l'épaisseur de la peau. (*Voyez* CREVASSE, GERÇURE, RHAGADE), ou sur les points où se terminent les membranes muqueuses, à l'anus, par exemple. Cet article sera exclusivement consacré à la fissure qui a son siége sur la partie inférieure du rectum.

La fissure ou gerçure, accompagnée de resserrement spasmodique du fondement, semble avoir échappé à l'esprit observateur des anciens; on en trouve cependant quelques traces dans AEtius (*Tetrab.* IV, *sum.* II, *cap.* 34.); Albucasis fait mention aussi d'une maladie qu'il nomme *fissure de l'anus*; mais il ne trace pas les caractères propres à la faire reconnaître. Lemonnier, auteur d'un traité sur la fistule à l'anus, publié en 1689, parle des fissures à l'anus : il donne ce nom à de petits ulcères douloureux qui suivent la longueur des rides du fondement, et qui ressemblent aux crevasses qui se manifestent aux lèvres et aux mains pendant l'hiver. Les fissures de l'anus, suivant ce chirurgien, reconnaissent pour cause tantôt l'endurcissement des matières fécales, qui excorient l'anus en passant; d'autres fois, il les attribue à la dysenterie; enfin, elles sont produites dans quelques cas par le virus vénérien. Les premières cèdent à des embrocations huileuses ou graisseuses; les secondes cessent avec la maladie qui les avait fait naître; les dernières exigent l'emploi du mercure. L'espèce de fissure à laquelle cet article est consacré, ne dépendant d'aucune de ces causes, et ne cédant à aucun de ces moyens, on peut penser qu'elle n'a pas été connue de Lemonnier. Sabatier (*Médecine opératoire*) a un des premiers fait remarquer qu'il survient assez fréquemment à l'intérieur de la marge de l'anus des excoriations superficielles, étroites et longues, aussi douloureuses que difficiles à guérir. Plus tard, M. Boyer, qui a eu occasion d'observer très-souvent cette maladie, en a donné une description très-soignée, et a le premier tracé le traitement qu'on doit employer.

Cette affection semble consister dans la constriction spasmodique du sphincter de l'anus, et dans une ulcération allongée et peu profonde qui se fait remarquer à l'extrémité inférieure du rectum : elle est caractérisée par une douleur fixe dans un point du contour de l'anus; cette douleur devient très-vive pendant et après les évacuations alvines; elle se calme peu à peu dans l'intervalle de ces évacuations. L'introduction du doigt ou de tout autre corps dans le rectum est très-difficile et excessivement douloureuse. Cette maladie n'est pas très-rare; aucune classe de la société n'en est à l'abri : les deux sexes y sont également exposés; cependant les femmes semblent en être plus souvent affectées que les hommes. La plupart des personnes qui en sont atteintes appartiennent à l'âge adulte.

Les causes de la fissure sont, en général, très-obscures; elle est précédée, chez plusieurs malades, de gonflement hémorrhoïdal; chez quelques-uns, les tubercules hémorrhoïdaux ont été excisés avant que la maladie se manifeste.

La fissure commence ordinairement d'une manière insensible. L'excrétion des matières fécales est suivie de cuissons et de chaleur; cette sensation gênante cesse quelques heures après l'évacuation; mais elle se répète toutes les fois qu'on rend des excrémens. Bientôt leur excrétion devient plus pénible, et le malaise qu'elle laisse dure plus long-temps. Les déjections sont quelquefois mêlées d'un peu de sang. Les douleurs augmentent si les malades restent plusieurs jours sans aller à la garde-robe, et ils éprouvent, à la suite de cette évacuation tardive, des douleurs vives, des pulsations, des élancemens. Quelques individus sont agités de mouvemens convulsifs, d'autres tombent en défaillance. Les douleurs s'accroissent ou diminuent par intervalles et en raison de certaines circonstances. Un exercice violent, l'usage du vin, des liqueurs, des alimens excitans ou pris en grande quantité, exaltent constamment le mal. Quelques femmes souffrent davantage à l'époque des règles. L'action de tousser, d'uriner, de sauter, exaspère la douleur, qui est, en général, proportionnée au volume et à la dureté des matières fécales qui sont arrêtées par la constriction du sphincter. Toutefois l'évacuation des matières qui ont peu de consistance ne se fait pas toujours sans douleur : l'excrétion des vents est même quelquefois douloureuse, gênée ou impossible. Aux symptômes locaux se joignent l'amaigrissement, une susceptibilité plus grande du système nerveux, l'hypocondrie, la rétention d'urine. On a vu des femmes qui pensaient avoir des ulcères à la matrice, des cancers du rectum, etc.

L'extrémité inférieure de cet intestin ne présente rien de bien remarquable à la vue. Dans quelques cas, on aperçoit, sur le point du contour de l'anus où le malade ressent de la douleur, la partie inférieure de la gerçure; mais, comme l'ulcération se trouve ordinairement un peu au-dessus de l'anus, on ne peut la voir le plus souvent qu'en appuyant avec force sur la fesse, et en écartant un peu l'orifice du rectum. Chez quelques personnes, aucun effort ne peut la rendre visible. L'introduction du doigt indicateur dans le rectum en est difficile et toujours très-douloureuse. Le doigt éprouve constamment une constriction bien remarquable : aussi ce dernier signe doit-il être considéré comme caractéristique de la maladie. On sent quelquefois, sur la membrane muqueuse du rectum, une dépression allongée, c'est-à-dire parallèle à la longueur de l'intestin, c'est la fissure ou gerçure; d'autres fois on ne reconnaît le lieu qu'elle occupe que par la douleur que cause en cet endroit la pression qu'on y exerce; douleur qui est intolérable si on appuie fortement sur la gerçure.

Il y a donc, dans cette affection, deux choses fort distinctes à considérer, la constriction et la fissure. La première de ces maladies peut exister sans la seconde; mais on n'a jamais vu de gerçure sans constriction. Il est probable que cette dernière est la véritable, la principale lésion, et que l'autre n'en est que la suite, un phénomène secondaire : aussi cette maladie devrait, ce semble, être plutôt désignée sous le nom de *constriction de l'anus* que sous celui de *fissure*, qui est généralement adopté. Au reste, que la constriction existe seule ou qu'elle soit accompagnée de gerçure, la marche de la maladie est la même, et elle exige le même mode de traitement. Je dois dire cependant que, dans la constriction sans fissure, l'introduction du doigt dans le rectum cause une douleur très-vive : il est fortement serré, mais il n'augmente pas la douleur, sur quelque point de l'anus qu'il appuie. On sait qu'il en est tout autrement quand il y a une ulcération quelconque. M. Boyer pense que la constriction sans fissure peut être congéniale. La liquidité, la mollesse des matières fécales, dans les premières années de la vie, rendent leur excrétion peu ou point douloureuse ; mais, à mesure qu'on avance en âge, les déjections devenant plus épaisses et plus abondantes, les douleurs de l'anus sont plus aiguës pendant et après la sortie des matières.

On a souvent confondu cette maladie avec une trop grande incurvation du coccyx, avec une fistule borgne interne, des hémorrhoïdes ulcérées, avec une maladie vénérienne, dartreuse, etc. Aussi, les remèdes administrés d'après ces opinions n'ont produit aucun effet. On a fait usage des mèches pour dilater l'orifice du rectum; mais, loin de diminuer le resserrement, on s'est assuré qu'elles produisent souvent un effet opposé. En effet, elles exaspèrent toujours les douleurs, et augmentent quelquefois la constriction du sphincter.

On a prescrit pendant long-temps un régime délayant, les lavemens émolliens et laxatifs, les fumigations d'eau chaude ou faites avec la décoction de cerfeuil, l'infusion de sureau, les aspersions froides, les bains entiers, les demi-bains, l'application des sangsues, les injections narcotiques, les suppositoires, les pommades opiacées ; ces différens moyens procurent d'abord quelque soulagement, mais ils sont insuffisans pour guérir la maladie. Une seule fois cependant M. Boyer dit avoir vu une gerçure de l'anus, avec une constriction médiocre, céder sous l'influence de quelques-uns de ces remèdes : le traitement fut long. Ce chirurgien a obtenu de bons effets d'une pommade faite avec parties égales de saindoux, de suc de joubarbe, de morelle et d'huile d'amande douce.

L'affection principale consistant dans la constriction spasmodique du sphincter de l'anus, il est indispensable de la vaincre. La fissure, qui n'est probablement que le résultat de cette constriction, disparaît ensuite d'elle-même. Les moyens que je viens de faire connaître conviennent et doivent être essayés si la constriction est peu prononcée; mais, lorsque la maladie a acquis une certaine intensité, il faut avoir recours à l'instrument tranchant, je veux dire qu'il devient nécessaire de couper alors les fibres circulaires du sphincter de l'anus. M. Boyer, qui a le premier employé ce moyen, assure que l'incision fait cesser la constriction, ainsi que les douleurs, et que la fissure disparaît d'elle-même après l'opération. Lorsque ce praticien recommandable rencontre des malades chez lesquels la gerçure occupe la partie antérieure ou la partie postérieure de l'anus, endroits sur lesquels il ne serait pas sans inconvéniens de porter l'instrument tranchant, il incise latéralement sans tenir aucun compte de la gerçure. L'expérience lui a appris qu'une seule incision n'est pas suffisante dans les cas de constriction considérable, et qu'il est souvent nécessaire d'en faire deux, une à droite et l'autre à gauche. On les pratique au même instant ou au bout d'un temps plus ou moins long.

Lorsqu'on est fixé sur la nécessité de pratiquer cette opération, et qu'on veut y procéder, il est nécessaire de donner un purgatif trois jours avant, et le jour même un lavement laxatif. On débarrasse par-là le conduit intestinal, et on donne au malade la faculté de passer plusieurs jours sans éprouver le besoin d'aller à la selle. La personne qui va être opérée doit être couchée sur un lit un peu haut, et placée comme lorsque l'on veut pratiquer l'opération de la fistule à l'anus. Le doigt indicateur de la main gauche, enduit de cérat, est introduit dans le rectum. Sur ce doigt on fait glisser à plat un bistouri, dont la lame très-étroite est arrondie à son extrémité. Le tranchant de l'instrument, que l'on dirige vers le côté droit ou vers le côté gauche, c'est-à-dire sur le lieu qu'occupe la fissure, divise d'un seul coup l'intestin, le sphincter, le tissu cellulaire et les tégumens de la fesse. On forme ainsi une plaie triangulaire, dont le sommet répond à l'intestin et la base à la peau : il est quelquefois nécessaire d'allonger celle-ci, ce qu'on fait d'un second coup de bistouri. Dans quelques cas, l'intestin fuit devant l'instrument tranchant, et la plaie du tissu cellulaire s'étend plus haut que celle de l'intestin. Il faut alors introduire de nouveau le bistouri dans le rectum pour prolonger l'incision de l'intestin, ou l'achever avec des ciseaux mousses. Il est indispensable de couper toutes les fibres circulaires du sphincter de l'anus, sans quoi la constriction ne serait pas complétement détruite, et la maladie récidiverait, ce dont on a des exemples. Lorsque la constriction est extrême, on conseille de faire deux incisions, l'une à droite, et l'autre à gauche. Lorsque la gerçure est située en avant ou en arrière, on ne doit pas la comprendre dans l'incision. On introduit ensuite dans la plaie une grosse mèche, qui empêche les bords de la division de se réunir d'une manière irrégulière; on tamponne légèrement avec de la charpie; on applique plusieurs compresses longuettes, et le tout est maintenu au moyen d'un bandage semblable à celui dont on fait usage dans l'opération de la fistule à l'anus. Il est rare qu'il survienne une hémorrhagie. Au reste, une compression légère suffit toujours pour l'arrêter. On lève le premier appareil au bout de trois ou quatre jours; on panse ensuite chaque jour, jusqu'à ce que la cicatrice soit entièrement formée : elle se fait attendre ordinairement un mois ou cinq semaines. La cicatrisation n'est achevée, dans quelques circonstances, qu'après le second ou le troisième mois, tandis que la plaie est quelquefois entièrement guérie le vingtième jour, et même plus tôt dans quelques cas. Cette opération réussit constamment : lorsque la section du sphincter a été complète, on n'a pas à craindre le retour de la constriction et de la fissure. Après la guérison, l'anus a plus d'amplitude; il se dilate suffisamment et sans douleur, lors du passage des matières fécales. (MURAT.)

FISTULE, s. f., *fistula;* ulcère en forme de canal étroit, profond, plus ou moins sinueux, entretenu par un état pathologique local des parties molles ou des os, ou bien encore par la présence d'un corps étranger. Parmi les fistules, les unes s'ouvrent seulement sur la peau; d'autres aboutissent sur la surface des membranes muqueuses; quelques-unes ont en même temps leurs orifices sur la peau et sur des membranes qui appartiennent aux systèmes muqueux, séreux, synovial.

L'anatomie pathologique et les observations cliniques prouvent également que les fistules ne sont que des affections consécutives ou symptomatiques : l'on doit tirer de là cette conséquence importante, que, pour les traiter méthodiquement, il faut s'attacher particulièrement à remédier aux lésions primitives qui y ont donné lieu. Nous ferons observer que plusieurs d'entre elles peuvent concourir simultanément à entretenir une fistule. Ces lésions sont très-nombreuses; nous allons en faire l'énumération : 1° l'amincissement et le décollement de la peau, occasionés par des abcès, par des dépôts sanguins, lorsque ces tumeurs sont abandonnées à elles-mêmes, ou bien ouvertes trop tardivement; 2° la destruction, l'affaissement, l'amaigrissement du tissu adipeux à la suite des grands abcès profonds, circonscrits ou diffus; 3° la dénudation ou la gangrène de quelques portions de tendon, d'aponévrose, de ligament; 4° la situation très-déclive du fond d'un foyer profond, dans lequel le pus stagne, et entretient une inflammation chronique; 5° l'ouverture ulcéreuse d'un kyste; 6° celle d'une cavité splanchnique; 7° l'ouverture d'un vaisseau lymphatique; 8° les blessures et les maladies organiques des canaux excréteurs et des réservoirs des liquides excrémentitiels; 9° les plaies et les ulcérations avec perte de substance considérable des sinus frontaux, des sinus maxillaires, du larynx, de la trachée-artère, de la cornée transparente; 10° la carie, la dénudation, la nécrose des os, des cartilages; 11° la présence de corps étrangers.

Les conduits fistuleux fournissent, par leur surface interne, et par voie d'exhalation des fluides qui se mêlent à ceux qui s'échappent des canaux excréteurs perforés, mais dont les qualités physiques et la composition chimique varient suivant le degré d'inflammation dont les fistules sont affectées, et suivant leur ancienneté. Lorsque les fistules sont récentes, elles donnent du véritable pus, blanc, homogène, épais. Sont-elles fortement enflammées, l'exhalation cesse ou devient sanguinolente. Le contact habituel de l'air sur la surface interne de certaines fistules, et particulièrement de celles dont le canal est large et pénètre profondément, altère encore davantage le produit de l'exhalation : on le voit perdre sa consistance, devenir brunâtre, floconneux ; il contracte une odeur fétide, et son contact avec la peau saine suffit pour en déterminer l'inflammation et l'excoriation. Lorsque les fistules sont anciennes et peu enflammées, elles ne versent qu'un liquide visqueux, blanchâtre, presque transparent, inodore, qui présente la plupart des caractères d'un mucus peu consistant.

La surface interne des fistules récentes est couverte de bourgeons celluleux et vasculaires analogues à ceux que l'on observe dans la cavité des abcès ouverts depuis quelques jours; mais, à mesure que la fistule devient plus ancienne, ces bourgeons s'affaissent, et ils sont remplacés par une couche membraneuse, rougeâtre, villeuse, humide, peu sensible, dont l'épaisseur augmente peu à peu. J. Hunter avait reconnu l'existence de cette membrane; Bichat n'en a pas fait mention dans son traité d'anatomie générale, quoiqu'il ait décrit soigneusement celle qui recouvre les bourgeons charnus des plaies avec perte de substance, et qu'il compare aux membranes séreuses. M. Dupuytren en a fait le sujet de ses recherches : il a démontré qu'elle est formée aux dépens du tissu cellulaire, parsemée d'une multitude de vaisseaux capillaires, et unie aux parties environnantes par un tissu lamineux très-serré; que sa sensibilité est, en général, assez obscure, mais susceptible de devenir très-vive sous l'influence des irritans; qu'elle est le siége d'une exhalation et d'une absorption très-actives; que l'organisation de cette couche membraneuse est d'autant plus prompte que l'irritation locale est plus vive; enfin, suivant lui, son usage principal paraît être de préserver les parties voisines de la fistule du contact du fluide plus ou moins irritant qui la parcourt. Cette membrane devient, dans quelques cas, particulièrement lorsqu'elle a été fréquemment et fortement irritée, très-épaisse, dure, calleuse, presque insensible; et il est alors difficile d'obtenir la cicatrisation des fistules. Ce tissu membraneux de nouvelle formation a quelque analogie avec les membranes muqueuses, sous le rapport de son épaisseur, de sa couleur, de son mode d'union aux parties dans lesquelles il se développe, et de la nature du fluide qu'il exhale; mais il en diffère, parce qu'il n'est pas revêtu, comme ces membranes, par une couche mince d'épiderme, parce qu'il est entièrement dépourvu de cryptes muqueux, et enfin parce que les canaux qu'il forme temporairement ont une grande tendance à s'oblitérer complétement.

Presque toutes les fistules anciennes sont entourées, surtout vers leur orifice extérieur, d'engorgemens celluleux, durs, plus ou moins profonds, presque indolens, auxquels on donne le nom de *callosités*. L'engorgement, quand la fistule donne passage à un fluide très-irritant, tel que l'urine ou le liquide qui peut s'échapper du rectum perforé, forme un cordon noueux dans toute la longueur du trajet fistuleux. La plupart des anciens avaient adopté, et même, parmi les modernes, plusieurs praticiens justement célèbres, tels que J.-L. Petit, avaient conservé, relativement à ces callosités, une idée essentiellement fausse : ils les considéraient comme une des causes qui concouraient le plus à entretenir les fistules, et à s'opposer à leur cicatrisation. De là les préceptes de détruire ces callosités avec les caustiques, de les enlever soigneusement avec l'instrument tranchant, opérations douloureuses, souvent suivies d'accidens très-graves et quelquefois mortels. Ces callosités ne sont cependant qu'un effet consécutif des fistules et de l'inflammation chronique qui a son siége autour de leur trajet ; et, dès qu'on a remédié à la véritable cause de la maladie, on les voit se résoudre dans un temps très-court. Ce n'est que dans quelques cas très-rares, et dont nous parlerons, que leur excision partielle ou leur cautérisation peut devenir nécessaire.

Les fistules abandonnées à elles-mêmes ne se comportent pas toutes de la même manière : quelques-unes, telles que celles qui sont la suite de l'amaigrissement général et de la destruction du tissu cellulaire par une abondante suppuration, guérissent souvent d'elles-mêmes lorsque l'embonpoint se rétablit. On en voit d'autres se rétrécir, et même se cicatriser extérieurement, quoique la cause qui les a produites existe encore ; mais alors on ne tarde pas à voir survenir de l'inflammation et des abcès dans leur voisinage ; les anciennes fistules se rouvrent, et de nouveaux trajets fistuleux s'établissent. A mesure que les fistules se multiplient, les callosités s'étendent, et acquièrent une plus grande dureté. Elles finissent par former une masse tellement irrégulière, volumineuse et dure, que l'on pourrait facilement la prendre pour une tumeur squirreuse, près de dégénérer en cancer, si l'on ne savait que les engorgemens de cette espèce, quel que soit leur siége, se terminent presque toujours facilement par résolution, dès que les fistules sont en voie de guérison. Les fistules profondes, larges, multipliées, qui fournissent beaucoup de pus; occasionent, au bout d'un temps plus ou moins long, l'amaigrissement, la perte des forces, l'infiltration œdémateuse du tissu cellulaire, la fièvre hectique et la mort.

Toutes les fistules ne sont pas susceptibles de guérison : il en est qui sont nécessairement incurables, parce qu'on ne peut détruire la cause qui les entretient, ou parce qu'elles sont compliquées de lésions organiques trop nombreuses et trop graves; il en est d'autres dont il serait possible de procurer la cicatrisation, mais qu'il serait dangereux de guérir : telles sont celles qui se forment près de l'anus chez les sujets menacés ou déjà atteints de phthisie pulmonaire. Dans ces deux cas, on doit se borner à prévenir par des pansemens fréquens et méthodiques le croupissement du pus dans les trajets fistuleux; à faciliter son issue par des injections; à entretenir les orifices fistuleux extérieurs suffisamment dilatés, en y introduisant, lorsqu'ils paraissent vouloir se fermer, un petit cône d'éponge préparée; à calmer la douleur et à combattre l'inflammation par des topiques émolliens et anodins. On ne peut prescrire d'une manière générale le traitement interne; il doit être, aussi bien que le régime, indiqué par l'état des forces et des principales fonctions.

Des fistules considérées en particulier. — § I. Les fistules occasionées par le décollement et l'amincissement de la peau sont désignées par quelques auteurs sous le nom de *fistules cutanées*, et par quelques autres sous celui d'*ulcères fistuleux*. On les rencontre le plus souvent vers la partie inférieure du visage, au cou, sur la partie inférieure du tronc, et sur les membres. Elles se forment à la suite d'un abcès froid, ou d'un dépôt sanguin, ouvert trop tardivement. L'ouverture extérieure est étroite; la peau qui en forme le contour paraît amincie, bleuâtre, et elle est douloureuse lorsqu'on la comprime. Si l'on tient cette ouverture fermée dans l'intervalle de deux pansemens, on trouve la peau soulevée par une quantité plus ou moins considérable de pus. Un stylet, introduit perpendiculairement dans l'ouverture fistuleuse, ne pénètre qu'à quelques lignes de profondeur : introduit dans une direction presque parallèle à la surface de la peau, on peut lui faire décrire sous cette membrane des mouvemens d'arc de cercle plus ou moins étendus. Ce mode d'exploration sert en même temps à faire reconnaître l'étendue de décollement de la peau, et son degré d'amincissement.

Lorsque la peau n'a pas été complétement dépouillée de son tissu cellulaire, on en obtient quelquefois la réunion aux parties subjacentes, au moyen de la compression secondée par le repos, et de quelques injections stimulantes propres à provoquer le développement de l'inflammation adhésive. Si ces moyens échouent, quoique les tégumens ne soient pas très-amincis, on procure la guérison en fendant la peau décollée depuis la partie inférieure jusqu'à la partie supérieure du décollement. On remplit la plaie avec de la charpie sèche, et, lorsque des bourgeons charnus en couvrent toute la surface, on met en contact la peau avec les parties subjacentes, et on a de nouveau recours à une compression modérée, en ayant l'attention de ménager, vers la partie inférieure de la plaie, une issue facile pour le pus. Dans le cas de décollement très-étendu, une seule incision peut devenir insuffisante : on est alors forcé de pratiquer une incision cruciale. La réunion des tégumens est impossible quand ils sont entièrement dénudés, très-amincis, privés de la plus grande partie de leurs vaisseaux nutriciers, et qu'ils offrent une teinte bleuâtre ou rouge obscur. Il faut, dans ce cas, exciser, soit avec le bistouri, soit avec des ciseaux bien tranchans, toute la portion de peau qui offre cette altération. L'excision convient également toutes les fois que la peau est désorganisée autour d'un ulcère ou de l'orifice d'une fistule.

§ II. Les fistules profondes, produites et entretenues par la destruction ou par l'affaissement du tissu cellulaire, sont ordinairement la suite de grands abcès simples ou gangréneux, qui se forment dans l'aisselle, sous le grand pectoral, et autour de l'articulation scapulo-humérale; dans la région abdominale, entre le péritoine et les muscles droits et transverses ; dans le périnée, après de violentes contusions ou après l'opération de la taille, etc. Dans ces différentes régions, le tissu cellulaire est très-abondant, il est pénétré de beaucoup de graisse ; la suppuration en entraîne des lambeaux, et la gangrène y produit encore plus rapidement une destruction plus grande. A ces altérations se joignent, pour entretenir la fistule, l'amaigrissement général du malade, la disposition anatomique des parties, qui s'oppose à ce qu'elles s'affaissent pour remplir les vides, l'impossibilité d'exercer sur elles une compression exacte, modérée et permanente, et enfin les mouvemens des muscles qui tendent presque continuellement à déplacer les parties qui commencent à se réunir. On rencontre souvent, dans la pratique, des fistules de ce genre, et ce n'est qu'avec beaucoup de peine et de temps que l'on en obtient la guérison. Ce serait d'ailleurs en vain qu'on essaierait de les guérir avant que les malades aient recouvré une partie de leurs forces et de leur embonpoint : aussi doit-on se borner, dès que les accidens inflammatoires sont dissipés, à prescrire un régime analeptique, à faire transporter les malades dans un lieu salubre, à leur faire prendre peu à peu de l'exercice en plein air, et à leur procurer des moyens de distraction. La fistule guérit souvent, sous l'influence de ces moyens, par les seules forces de la nature. Si, malgré le retour de l'embonpoint, la fistule ne se cicatrise pas, il convient d'examiner s'il ne serait pas utile de pratiquer une contre-ouverture. On doit aussi essayer les injections stimulantes, et tenter la compression, si elle offre quelques chances de succès. Le professeur Boyer en rapporte un résultat fort remarquable. Une dame conservait à l'abdomen une fistule survenue à la suite d'un grand abcès formé entre les muscles et le péritoine; tous les moyens essayés pour guérir cette fistule avaient échoué. Cette dame devint enceinte; la compression exercée par l'utérus sur le trajet fistuleux en procura la cicatrisation.

Quelques malades atteints de ces fistules ont obtenu leur guérison en prenant des bains de mer, et d'autres en faisant usage des bains d'eaux thermales.

§ III. Les fistules occasionées par la dénudation ou par la gangrène de quelque portion de tendon, d'aponévrose, de ligament, sont plus rares que les précédentes. C'est particulièrement aux mains et aux pieds, à la suite de plaies contuses ou de panaris profonds, qu'on a occasion de les observer. Ces fistules guérissent dans quelques cas spontanément, sous l'influence des topiques émolliens, lorsque les corps fibreux dénudés ou gangrenés se sont exfoliés. Il est quelquefois nécessaire de pratiquer une incision pour en faire l'extraction. J'ai vu une fistule de ce genre dans l'aine, entretenue par la dénudation de l'arcade fémorale, à la suite d'un bubon atonique profond. Le malade avait été traité méthodiquement de l'infection syphilitique; mais la fistule avait persisté pendant près d'un an, quoiqu'on eût employé la compression, les injections stimulantes, la cautérisation du trajet fistuleux et son débridement. La guérison eut lieu pendant l'usage des bains de mer.

§. IV. Les fistules entretenues par la situation déclive du fond d'un foyer profond peuvent quelquefois être guéries par la compression, et par une situation qui rende facile l'écoulement du pus. Cette méthode curative étant impraticable, ou ne réussissant pas, on doit se décider, d'après les connexions et la situation de la partie malade, soit à fendre la paroi antérieure du foyer, soit à y pratiquer une contre-ouverture pour y passer un séton. Ces opérations peuvent présenter de grandes difficultés, et ne sont pas toujours exemptes de danger, à cause du voisinage des gros nerfs et des gros vaisseaux.

§ V. Les fistules entretenues par l'ouverture d'un kyste ne sont pas très rares. Ces kystes sont ordinairement épais. La membrane séreuse qui les revêt intérieurement est épaissie, quelquefois ulcérée; elle exhale un fluide puriforme qui la distend et l'empêche de devenir adhérente à elle-même. La situation de ces kystes, leurs connexions, leur étendue, leur épaisseur, sont autant de conditions qui indiquent des méthodes curatives différentes. Ces kystes sont-ils superficiels, de peu d'étendue, sans adhérences intimes, il convient de les extirper. Lorsqu'ils occupent une grande surface, qu'ils ne sont pas très-épais, qu'ils sont situés dans une région du corps apparente, comme au cou; que leur base est appliquée sur de gros vaisseaux, on peut guérir la fistule, et effacer la cavité du kyste en l'ouvrant à sa partie inférieure, et en y pratiquant ensuite des injections légèrement irritantes. On peut aussi, dans ce cas, si les injections ne réussissent pas, avoir recours à l'application d'un séton. L'incision du kyste dans toute sa longueur, ou l'ablation de sa partie antérieure, quand l'extirpation totale offre trop de dangers, sont d'autres ressources qu'offre la chirurgie. Dans ces deux derniers cas, il faut faire suppurer la surface interne de la portion du kyste que l'on conserve, pour empêcher la tumeur de se former de nouveau.

On rencontre le plus souvent de ces fistules communiquant dans des kystes, sur la tête, au cou, au scrotum, aux grandes lèvres de la vulve, au poignet et dans la paume de la main. Ces derniers, ceux du poignet et de la paume de la main, contiennent ordinairement un grand nombre de petits corps ovoïdes, de la grosseur d'un grain de riz, que l'on a considérés comme une espèce d'hydatides. Soit que l'on se borne à ouvrir ces kystes, soit qu'on y passe un séton, il survient presque toujours un gonflement inflammatoire très-considérable et de longue durée de la main et de l'avant-bras, et il est rare que les malades recouvrent la faculté de se servir facilement de la main.

§ VI. Les fistules qui communiquent avec une cavité splanchnique sont ordinairement entretenues par l'inflammation chronique de la membrane séreuse qui revêt cette cavité, et par la sécrétion puriforme qui résulte de cette inflammation. On a des exemples nombreux de fistules thoraciques survenues à la suite d'abcès circonscrits, formés entre la plèvre et le poumon, ou à la suite de grands épanchemens purulens dans la plèvre. Plus rarement on a vu des fistules pénétrant dans le tissu des poumons, et communiquant avec les bronches. J'ai eu occasion d'observer une fistule du péricarde, occasionée par une plaie pénétrante de poitrine; le cœur n'avait été que superficiellement blessé. La fistule fournissait un fluide assez abondant, trouble et peu consistant. Le blessé succomba au bout de deux mois. Le péricarde contenait des fausses membranes; il était déjà devenu adhérent au cœur dans une grande partie de son étendue; le tissu de cet organe était mou, facile à déchirer, et d'une couleur rouge obscur.

Les fistules de la plèvre, ainsi que celles du poumon, continuent ordinairement de fournir du pus jusqu'à ce que la cavité du foyer purulent se soit entièrement effacée. Si les fistules se ferment avant cette oblitération, il se forme une nouvelle collection purulente à laquelle il faut donner issue, à moins que la fistule ne se rouvre. Dans quelques cas plus fâcheux, le pus se fraie une route à travers le tissu des poumons, et les malades le rendent par les bronches.

On doit se borner, dans les cas dont nous parlons, à entretenir les fistules suffisamment dilatées; à y pratiquer des injections émollientes ou légèrement détersives; à combattre l'inflammation chronique par des moyens convenables, et à prescrire un régime adoucissant et analeptique. J'ai vu un jeune garçon de quinze ans porter pendant dix-huit mois une fistule au côté gauche du thorax, survenue à la suite d'une pleuro-pneumonie terminée par un abcès froid très-étendu, qui fut ouvert avec la pierre à cautère. Dès avant l'ouverture de l'abcès, le malade crachait du pus; il cessa presque complétement d'en cracher, quand l'abcès fut ouvert. Lorsque la fistule se rétrécissait, l'expectoration purulente redevenait abondante; elle diminuait dès que le trajet fistuleux était libre. Ce malade est complétement guéri, mais avec une déformation considérable du thorax, résultant du rapprochement des côtes du côté où existait la collection de pus.

Les fistules qui succèdent aux abcès formés entre la plèvre et les côtes, ou aux abcès de la cavité antérieure du médiastin, ne présentent pas d'autres indications, quand le pus peut s'écouler avec facilité, et quand elles ne sont pas compliquées de la carie ou de la nécrose des côtes ou du sternum.

§ VII. Les fistules occasionées par la blessure d'un vaisseau lymphatique ont lieu quelquefois à la suite de la saignée pratiquée aux veines de l'avant-bras ou du pied. On les reconnait facilement à la nature du fluide qu'elles laissent écouler, et on les guérit en les cautérisant avec une pierre infernale taillée en pointe, et en exerçant une légère compression sur la partie cautérisée.

§ VIII. Les fistules qui reconnaissent pour cause une lésion des canaux excréteurs produite par un agent extérieur, une maladie organique de ces canaux, ou bien encore des maladies des parties voisines de ces conduits, forment un genre dont les espèces sont très-nombreuses. C'est dans ce genre qu'il convient de ranger les fistules lacrymales, salivaires, mammaires, biliaires, urinaires, stercorales. Nous allons traiter successivement de chacune d'elles.

A. *De la tumeur et de la fistule lacrymales.* — Ces deux expressions ne désignent pas deux maladies différentes, mais on s'en sert pour distinguer deux degrés de la même affection. La tumeur lacrymale que l'on trouve aussi désignée dans les auteurs sous les noms de *hernie* et d'*hydropisie du sac lacrymal*, *de fistule plate*, *cachée* ou *incomplète*, précède la fistule proprement dite; mais il arrive quelquefois qu'on parvient à en obtenir la guérison sans le secours d'aucune opération, et avant que la fistule se soit établie. Cette tumeur a son siége près du grand angle de l'œil, au-dessous et en arrière du tendon droit du muscle orbiculaire des paupières; elle est formée par le sac lacrymal distendu par les larmes et des mucosités. Elle est ordinairement ovoïde, circonscrite, sans changement de couleur à la peau, indolente, peu volumineuse; si on la comprime elle se vide par les points lacrymaux seulement, ou par ces ouvertures et par le canal nasal. Le fluide qui sort par les points lacrymaux est tantôt visqueux et transparent comme du blanc d'œuf; d'autres fois il est plus épais, trouble, puriforme. La tumeur vidée par la compression se remplit au bout de quelque temps. La plupart des individus atteints de cette affection éprouvent un épiphora et un sentiment de sécheresse dans la narine.

La tumeur lacrymale se forme presque toujours lentement : dans son origine on n'observe chez quelques individus qu'un gonflement très-léger ; elle est molle et facile à vider; mais à mesure qu'elle devient plus ancienne, ses parois s'épaississent, le fluide qu'elle contient acquiert plus de consistance, il devient puriforme, la tumeur est souvent alors très-dure, et la compression ne peut plus procurer l'écoulement du liquide qu'elle renferme.

Anel, J.-L. Petit, ont vu des tumeurs lacrymales sur des individus dont les points et les conduits lacrymaux avaient été complétement oblitérés par de violentes inflammations : dans ce cas le sac lacrymal n'est distendu que par des mucosités, et il ne peut se vider que par le canal nasal, s'il n'est pas complétement obstrué. Lorsqu'une tumeur de cette espèce s'enflamme et produit des accidens, il convient de l'ouvrir et de désobstruer le canal nasal par des bougies, ou par l'emploi d'un séton; on pourrait aussi y laisser une canule à demeure : on rétablirait ainsi le cours des mucosités dans le canal nasal; mais on ne remédierait pas à l'épiphora.

La tumeur lacrymale abandonnée à elle-même, finit presque toujours par occasionner des accidens : le fluide qu'elle contient est plus épais, plus visqueux, plus âcre; le larmoiement devient abondant et plus incommode; les larmes accumulées au devant de l'œil troublent la vue ; les bords des paupières s'engorgent, les glandes de Meïbomius, qui fournissent une sécrétion puriforme, les collent entre eux pendant la nuit. L'inflammation s'empare de la tumeur à diverses reprises ; elle n'occupe d'abord que les parois du sac, plus tard elle s'étend au tissu cellulaire sous-cutané, à la conjonctive oculaire, palpébrale, et enfin elle gagne la peau du nez, des paupières, du front, de la joue, et se termine par suppuration. Il se forme un abcès au devant du sac; on l'ouvre, ou s'il s'ouvre spontanément, la tumeur s'affaisse, et on voit s'écouler un mélange de pus, de mucosités et de larmes :

la fistule est alors établie. Cependant il arrive quelquefois qu'un ou plusieurs abcès successifs se forment au-devant du sac avant qu'il soit perforé et que la fistule existe. L'inflammation de la tumeur lacrymale et des parties voisines peut être assez intense pour occasioner une violente céphalalgie et une fièvre aiguë : elle réclame dans ce cas l'emploi des moyens antiphlogistiques locaux et généraux.

La fistule lacrymale s'ouvre ordinairement sur la peau, vis-à-vis la partie moyenne ou inférieure du sac lacrymal, plus rarement sur la paupière inférieure à une assez grande distance du sac. Elle a quelquefois plusieurs ouvertures extérieures qui correspondent à une seule ouverture interne; le plus souvent elle est simple, mais elle peut être compliquée de l'oblitération de l'un ou des deux conduits lacrymaux, de callosités nombreuses, d'une grande perte de substance à la paroi antérieure du sac lacrymal, de la dilatation excessive de ce sac, de la présence d'ulcérations et de fongosités dans cette poche, de l'occlusion complète ou de l'absence du canal nasal, de carie ou de nécrose à l'os onguis, à l'ethmoïde, à l'apophyse montante de l'os maxillaire, avec ou sans communication dans l'intérieur de la fosse nasale.

Les causes de la tumeur lacrymale agissent toutes de manière à rallentir ou à empêcher le cours des larmes dans le canal nasal. M. Dupuytren a vu, sur un jeune sujet, une tumeur lacrymale occasionée par le défaut congénial de ce canal, et il procura la guérison en en formant un artificiel au moyen d'une espèce de tarière dirigée de haut en bas; une canule fut laissée à demeure dans ce conduit. La largeur et l'aplatissement du nez dans sa partie supérieure contribuent à rétrécir le canal nasal; cette conformation du nez doit être considérée comme une prédisposition à la tumeur lacrymale. Ses causes les plus fréquentes sont les inflammations chroniques de la membrane pituitaire et du prolongement qu'elle fournit dans le canal nasal; ces inflammations succèdent tantôt à la variole, à la rougeole, à la scarlatine, ou bien elles sont entretenues par les vices scrofuleux, dartreux, psorique, vénérien. Cependant il arrive quelquefois que des tumeurs lacrymales surviennent sans qu'il y ait aucun signe d'une affection générale. L'opinion de Scarpa, sur la cause primitive de la maladie, diffère de celle que nous venons d'émettre, et qu'adoptent la plupart des praticiens : suivant lui, ce n'est pas dans le sac lacrymal distendu qu'il faut chercher la source de l'humeur puriforme qui reflue par les points lacrymaux avec les larmes, cette humeur provient de la membrane interne des paupières, et principalement de l'inférieure, le long du tarse, et plus particulièrement encore des glandes de Meïbomius, dont la sécrétion est altérée. La rougeur de la conjonctive palpébrale, son aspect velouté, l'enduit puriforme que l'on trouve souvent sur elle, le gonflement du bord libre des paupières, l'engorgement des glandes de Meïbomius, les petites ulcérations que l'on observe fréquemment sur elles sont autant de lésions qui appartiennent à une seule maladie, que Scarpa désigne sous le nom de *flux palpébral puriforme*, et c'est cette maladie qu'il considère comme la cause la plus fréquente de la tumeur lacrymale. Si le canal nasal, dit ce célèbre chirurgien, ne laisse plus couler dans la narine l'humeur qui distend le sac lacrymal, c'est parce que cette humeur est devenue très-dense, et que son séjour prolongé a donné lieu, peu à peu, à l'inflammation et à l'épaississement de la membrane interne du canal. Conséquent à son opinion sur la nature et le siége de la cause de la tumeur lacrymale, Scarpa se borne à conseiller, tant qu'il n'existe pas de tumeur saillante l'application de pommades astringentes légèrement cathérétiques, telles que celle de Janin, dans l'angle et sur le bord libre des paupières, les injections détersives par les points lacrymaux, et en outre, quand la maladie est opiniâtre, l'application d'un séton à la nuque, l'emploi d'un régime et des médicamens internes propres à détruire la cause générale qui peut entretenir le flux palpébral. Nous pensons, avec la plupart des chirurgiens français, que Scarpa a pu observer des tumeurs lacrymales coexistant avec la maladie qu'il nomme *flux palpébral;* mais cette dernière affection ne nous paraît être que très-rarement la cause de la tumeur lacrymale : dans la plupart des cas elle n'en est qu'une complication ; elle peut d'ailleurs exister depuis long-temps et à un haut degré sans que les larmes cessent de couler librement dans le sac lacrymal et le canal nasal.

Les fractures avec enfoncement des os propres du nez et de l'apophyse montante de l'os maxillaire, les exostoses de ces os, les polypes charnus développés dans les fosses nasales et les sinus maxillaires, et même, suivant Sandifort, Callisen, Schmuker et d'autres, des concrétions calculeuses formées dans le canal nasal, pouvant rétrécir ou oblitérer ce canal, sont les autres causes susceptibles de donner lieu à la tumeur et à la fistule lacrymales.

Le diagnostic de la tumeur lacrymale offre peu de difficultés : on ne pourrait la confondre qu'avec l'anchilops inflammatoire et l'anchilops enkysté ; mais, dans ces deux affections, si l'on comprime la tumeur, on ne fait pas refluer un fluide puriforme par les points lacrymaux ; l'épiphora n'existe pas, ou il n'a lieu que momentanément ; la narine du côté malade reste humide, et continue à recevoir les larmes. On pourrait confondre la fistule lacrymale avec un ulcère humide, résultant de l'ouverture d'un anchilops ; dans les cas douteux, il faut pousser une injection par le point lacrymal inférieur; si elle s'échappe par l'ulcération, on est certain qu'il existe une fistule. On peut aussi introduire un stylet mousse et flexible dans le fond de l'ulcère, et s'assurer ainsi s'il pénètre dans les voies lacrymales. *Voyez* ANCHILOPS et ÆGYLOPS.

La tumeur et la fistule lacrymales, abandonnées à elles-mêmes, restent dans un état stationnaire, ou, ce qui arrive plus souvent encore, la tumeur passe à l'état de fistule, et celle-ci finit par occasioner des callosités extérieures, des végétations fongueuses dans le sac lacrymal, et la carie de l'os unguis. Cependant Maître-Jean rapporte deux cas dans lesquels des fistules lacrymales très-compliquées guérirent spontanément. Il nous paraît assez probable que la guérison n'eut lieu qu'à la suite de la perforation de la paroi interne du sac lacrymal, et de la destruction de l'os unguis.

Traitement. — Pour guérir une tumeur ou une fistule lacrymale, on doit se proposer de rétablir le cours naturel des larmes, ou de leur frayer une route artificielle jusque dans les fosses nasales. C'est à la première de ces indications qu'il faut accorder la préférence, toutes les fois que l'os unguis est sain, et que l'on peut espérer de désobstruer le canal nasal. Je vais d'abord indiquer ou décrire les méthodes et les procédés opératoires propres à la remplir.

1° La *compression*, conseillée par Rhasès, et plus tard par Fabrice d'Aquapendente et J.-L. Petit, paraît avoir été particulièrement employée dans le cas de tumeur lacrymale simple, et par les praticiens qui attribuaient la maladie à l'atonie et au relâchement du sac lacrymal. De quelque manière qu'on l'exerce, il est rare que l'on réussisse, parce qu'on ne remédie pas à la véritable cause du mal, et elle peut avoir pour inconvénient de produire de la douleur, de l'inflammation, de donner lieu à l'oblitération du sac et à un épiphora incurable. Le professeur Boyer pense qu'elle peut être utile, mais comme moyen auxiliaire, pour compléter la guérion, lorsqu'après avoir dilaté le canal nasal, la tumeur subsiste encore, parce que le sac est extrêmement relâché. Scarpa la recommande également, lorsque le canal nasal est presque entièrement désobstrué.

2° Les fumigations, d'abord émollientes et ensuite aromatiques, dirigées dans la narine au moyen d'un entonnoir renversé, secondées par un traitement interne convenable, offrent plus de chances de succès. Ce moyen, proposé par Louis, a même réussi dans le cas de fistule.

3° Les frictions médicamenteuses sur la tumeur lacrymale ont été recommandées par Rhasès. Il paraît que les Arabes les employaient concurremment avec la compression. J'ai obtenu la guérison de deux tumeurs lacrymales simples par l'usage des fumigations émollientes dans la narine et des frictions faites sur la tumeur avec un mélange de quatre parties de cérat et d'une partie de calomel. Dans plusieurs autres cas analogues, ces moyens ont échoué.

4° Les injections par les points lacrymaux, pénétrant immédiatement dans les voies lacrymales, sont encore un moyen plus efficace pour les désobstruer. Anel est le premier qui les ait faites de cette manière. Les anciens ne les pratiquaient que dans le cas de fistule, et par l'orifice extérieur. Ce chirurgien employait aussi un stylet mince, terminé par un bouton olivaire, pour frayer le passage aux injections lorsque le canal nasal était entièrement obstrué. Pour sonder les voies lacrymales, le chirurgien prend le stylet de la main droite, s'il doit opérer du côté gauche, et de la main gauche, s'il veut opérer sur le côté droit. Le malade, ayant la tête renversée en arrière, est assis sur un siége peu élevé, le chirurgien relève légèrement la paupière supérieure; il introduit de bas en haut l'extrémité olivaire du stylet dans le point lacrymal supérieur, dirige ensuite l'instrument de dehors en dedans, et un peu de haut en bas, pour lui faire suivre la direction du conduit; et, quand il l'a fait pénétrer dans le sac lacrymal, il cesse de tendre la paupière, et le pousse lentement, et de haut en bas, en le tournant entre ses doigts, jusque dans la partie inférieure du canal nasal.

L'injection se fait par le conduit lacrymal inférieur, parce qu'il est plus court et moins courbé; la paupière inférieure est d'ailleurs peu mobile, et la main du chirurgien peut facilement trouver un point d'appui sur la joue. La seringue d'Anel est très-petite; les syphons qui s'y adaptent doivent être d'or ou de platine, pour ne pas s'oxyder, et d'un volume proportionné au diamètre du point lacrymal. Le chirurgien abaisse avec l'indicateur de la main gauche la paupière inférieure du côté gauche; il tient le corps de la seringue entre l'indicateur et le doigt médius de la main droite, tandis que le pouce est passé dans l'anneau de la tige du piston. Il introduit le syphon presque directement de haut en bas dans le point lacrymal, ramène ensuite la seringue dans une direction telle, qu'elle soit légèrement oblique de dedans en dehors et de haut en bas, et il pousse lentement l'injection. On peut faire les injections avec la main droite des deux côtés; mais pour cela, il faut se placer derrière le malade en opérant sur le côté droit.

Ces injections doivent être répétées deux ou trois fois par jour, et continuées jusqu'à ce que les larmes aient repris leur cours naturel. Avant de les faire, il faut chaque fois comprimer le sac, pour le vider du fluide puriforme qu'il contient.

La méthode d'Anel ne réussit ordinairement que dans les cas les plus simples. Si quelques chirurgiens, et entre autres Heister, assurent avoir, par son moyen, guéri des tumeurs lacrymales dans l'espace de quatre ou cinq jours, il arrive bien plus souvent que l'on est obligé de continuer les injections pendant plusieurs mois; et l'on a vu fréquemment la maladie récidiver au bout de quelque temps. On a d'ailleurs fait observer, avec raison, que le stylet d'Anel est trop faible pour surmonter un obstacle très-résistant, et que l'on est exposé, en s'en servant, à faire des fausses routes.

5° Le cathétérisme du canal nasal par sa partie inférieure, imaginé par Bianchi, perfectionné par Laforest, est presque généralement abandonné, et cependant il nous paraît mériter la préférence sur la méthode d'Anel. Pour le mettre en pratique il faut être muni de plusieurs sondes pleines et creuses de différentes grosseurs, dont la courbure doit être assez analogue à celle des sondes destinées pour la vessie. Le malade étant assis, la tête renversée en arrière, le chirurgien tient la sonde entre les trois premiers doigts de la main droite, s'il doit opérer à droite; il introduit l'instrument dans une direction oblique de haut en bas et de devant en arrière dans la narine, sa concavité tournée en dehors. Lorsque l'extrémité en est parvenue sous le cornet inférieur, il imprime à la sonde un mouvement de rotation pour en diriger l'extrémité en haut et un peu en dehors, et ensuite au moyen d'un mouvement de bascule et de légères secousses, il la fait pénétrer de bas en haut jusque dans le sac lacrymal, où l'on sent facilement avec le doigt la saillie qu'elle y forme. On laisse la sonde pleine à demeure pendant quatre ou cinq jours; au bout de ce temps on y substitue une sonde creuse, par laquelle on fait des injections, et qu'on laisse également à demeure. Laforest se servait aussi d'une sonde pleine, percée à son extrémité d'une ouverture semblable à celle d'une aiguille, destinée à ramener un séton de haut en bas, et par son moyen il est parvenu à guérir plusieurs fistules anciennes et très-compliquées.

On reproche à cette méthode d'être d'une exécution difficile et douloureuse : les difficultés résultent des variétés de forme, de volume et de situation du cornet inférieur ; de l'étroitesse de l'orifice du canal nasal, de la déviation de la cloison chez quelques sujets, et enfin des altérations pathologiques occasionées par la maladie.

6° Méjan a proposé une méthode qui participe de celle d'Anel et de celle de Laforest : elle consiste à passer, au moyen d'un stylet délié et percé comme une aiguille, un fil de soie à travers le conduit lacrymal supérieur, le sac lacrymal et le canal nasal. On retire ce stylet par le nez, soit avec un crochet mousse, soit avec une sonde cannelée, percée de plusieurs petits trous, soit enfin avec les palettes de Cabanis. Le fil de soie sert ensuite à faire remonter une mèche de coton dont on augmente journellement le volume, et qu'on retire de haut en bas à chaque pansement avec un fil attaché à son extrémité inférieure. L'introduction du stylet est difficile et assez souvent impossible; en le passant on est exposé à faire de fausses routes. Le séjour prolongé du fil de soie dans le conduit lacrymal supérieur est douloureux et peut en occasioner la section.

Cabanis a modifié le procédé en se servant du fil de Méjan pour entraîner de bas en haut une sonde flexible destinée à dilater les voies lacrymales et à y faire des injections : cette modification n'a point été adoptée.

M. Carre a encore proposé une autre modification qui consiste à faire passer, à l'aide du fil de soie, le séton, non-seulement dans le canal nasal et le sac lacrymal, mais encore dans le conduit lacrymal supérieur. J'ai vu essayer ce procédé, et il m'a paru défectueux sous tous les rapports.

En parcourant l'histoire de ces différens procédés, on peut facilement s'apercevoir que leurs auteurs ont eu l'intention d'éviter soigneusement toute opération sanglante pratiquée sur le visage; ils redoutaient probablement la difformité extérieure qui doit résulter d'une cicatrice. J.-L. Petit ne partageait sûrement pas cette crainte, et la méthode proposée par cet illustre chirurgien est, à ce léger inconvénient près, bien préférable à celles que nous venons d'indiquer, surtout en y joignant les modifications utiles qui y ont été faites. Cette méthode, qui convient pour la tumeur comme pour la fistule, consiste à pratiquer, au devant de la partie antérieure et inférieure du sac lacrymal, une incision semi-lunaire de six lignes d'étendue, à plonger dans le sac un bistouri à lame courte épaisse, présentant, sur les deux faces et près du dos, une cannelure assez profonde; et enfin à conduire le long de cette cannelure une sonde mousse destinée à désobstruer le canal nasal, et à laquelle on substitue une bougie que l'on doit changer tous les jours, et dont on ne cesse l'usage que quand les larmes ont repris leur cours naturel. Lorsque l'ouverture de la fistule est simple, on doit tâcher de la comprendre dans le trajet de l'incision. Petit recommandait de cautériser, et plus particulièrement encore d'enlever avec l'instrument tranchant les chairs fongueuses et calleuses. Ce précepte ne doit être suivi que quand on a acquis la certitude que les callosités sont irrésolubles. Lorsque les conduits lacrymaux étaient obstrués ou oblitérés près de leur embouchure dans le canal nasal, Petit employait les injections et le stylet d'Anel, et laissait même quelquefois, pendant quelques jours, un fil d'or dans le conduit rétréci, après avoir ramené au dehors l'extrémité interne de ce fil par l'ouverture fistuleuse. Sabatier propose de substituer au fil d'or un fil de chanvre conduit avec la sonde de Méjan. Petit était persuadé que, quand le sac se trouvait percé en plusieurs endroits, la grande incision faite aux tégumens devait suffire pour guérir toutes les ouvertures. Lorsqu'il trouvait l'os unguis dénudé, il se bornait, en attendant l'exfoliation, à faire des pansemens doux et fréquens.

Dans le cas de carie de l'os unguis ou de l'apophyse montante de l'os maxillaire, il la détruisait avec un instrument terminé en forme de burin à une de ses extrémités, et par l'autre en forme de ciseau; il enlevait les esquilles, et il ménageait les chairs autant que possible. La perforation de l'os unguis et de la membrane pituitaire ne l'empêchait même pas d'avoir recours à sa méthode; il la mit en usage avec succès sur un enfant de huit ans, que l'on avait opéré cinq mois auparavant, en plaçant une tente de plomb dans une ouverture faite à cet os. La présence de ce corps étranger entretenait des accidens graves; il fallut d'abord la retirer, et s'occuper ensuite de désobstruer le canal nasal.

La méthode de Petit est remarquable par sa simplicité, mais elle offre quelques inconvéniens que nous allons signaler. L'incision semi-lunaire de six lignes, pratiquée aux tégumens, est manifestement trop étendue dans les cas de fistule simple; la bougie emplastique ou de plomb, de forme conique, introduite, pendant plusieurs mois, de haut en bas, déprime les tégumens du côté du sac, et occasione une dépression difforme; il reste même quelquefois, au centre de cette dépression, une ouverture à bords durs et calleux, qui communique dans le sac lacrymal; enfin, il arrive assez souvent que la maladie récidive, quoiqu'on ait fait usage des bougies pendant un temps très-long. Nous devons aussi ajouter qu'en suivant cette méthode, on peut, si l'on ne donne pas au bistouri une direction convenable, le faire pénétrer entre la joue et l'os maxillaire; qu'il est également possible de percer la paroi postérieure du sac, et qu'il est même quelquefois arrivé que l'on ait engagé l'instrument dans le sinus maxillaire en perforant la paroi inférieure de l'orbite. Ces accidens n'appartiennent pas, à la vérité, à la méthode elle-même, on ne doit les attribuer qu'à celui qui l'exécute maladroitement.

Passons à l'examen des modifications plus ou moins heureuses que l'on a proposé d'y faire. Monro, pour éviter de blesser la paroi postérieure du sac, commençait par y introduire un stylet par le conduit lacrymal inférieur; après avoir ouvert le sac, il l'incisait avec des ciseaux dans toute sa longueur, et se contentait ordinairement d'employer de légers cathérétiques, et de pratiquer des injections détersives. Dans les cas d'obstruction considérable, il employait un séton au lieu de bougies, et il a proposé de le passer de haut en bas au moyen d'une sonde courbée et légèrement flexible. On doit enduire le séton de topiques émolliens, détersifs, dessiccatifs, suivant l'état des parties malades. Monro avait aussi proposé de se servir d'une petite alêne de cordonnier pour désobstruer le canal nasal, quand il était impossible de le faire avec une sonde mousse : ce cas doit être très-rare. L'incision du sac dans toute sa hauteur devait laisser une difformité considérable.

Lecat, Jurine, Pouteau, Desault, Giraud, ont adopté, en place de la bougie de Petit, une mèche de charpie dont on doit successivement augmenter le volume, et que l'on fait remonter chaque jour au moyen d'un fil de soie introduit de haut en bas par l'ouverture pratiquée au sac lacrymal. On retire cette mèche à chaque pansement, par le secours d'un fil noué à son extrémité inférieure. Dans l'intervalle des pansemens, on cache dans les cheveux du malade la petite pelote de soie qui sert à faire remonter le séton; et l'on maintient, près de l'aile du nez, avec un emplâtre agglutinatif, le bout de fil qui sert à la retirer. En employant le séton, et en le faisant remonter, à chaque pansement, jusque dans le sac lacrymal, sans l'engager entre les lèvres de la plaie, on évite de produire la dépression difforme dont nous avons parlé, et qui est le résultat de l'emploi des bougies coniques.

Les procédés opératoires suivis par quelques-uns des chirurgiens cités précédemment méritent d'être connus. Lecat passait le fil conducteur du séton à l'aide d'un stylet d'argent flexible, et plus souvent encore avec une bougie très-déliée qu'il retirait par la narine. Jurine pénétrait à travers les tégumens et la paroi antérieure du sac lacrymal jusque dans la partie inférieure du canal nasal avec une canule terminée par un trois-quarts, et par laquelle il poussait de haut en bas une lame élastique étroite qui devait venir se présenter près de la narine en entraînant avec elle le fil dont il s'agit. Ce procédé très-ingénieux a le grand inconvénient d'exposer à faire de fausses routes.

Pouteau, voulant éviter, en opérant une dame, la difformité d'une cicatrice externe, et n'ayant pu passer un stylet suivant le procédé de Méjan, pratiqua l'incision du sac entre le bord libre de la paupière et la caroncule lacrymale. Quoique cette opération ait réussi, Ponteau n'a pas eu d'imitateurs : on a probablement craint de blesser les conduits lacrymaux, et surtout d'occasioner des ophthalmies dangereuses.

Pamard le père, après avoir incisé le sac lacrymal, introduisait dans le canal nasal une canule garnie d'une anse destinée à la retenir en dehors, et par cette canule il poussait un ressort de montre que l'on retirait par la narine, entraînant avec lui le fil conducteur du séton; Giraud employait un procédé analogue. Desault se servait aussi de cette canule qu'il introduisait sur la sonde qui lui avait servi à désobstruer le canal nasal. Il entassait dans cette canule, coupée en bec de flute à sa partie inférieure, du fil de Bretagne non ciré que le malade tachait de faire sortir par le nez en se mouchant, ou on le retirait avec un crochet mousse. Enfin quelques personnes se servent pour passer ce fil du stylet aiguillé de Méjan, qu'ils retirent, soit avec un crochet mousse, soit avec une sonde cannelée percée de petits trous, et que l'on tourne légèrement sur elle-même quand le stylet est engagé dans l'un d'eux.

Scarpa, dont nous avons déjà rapporté l'opinion relativement à la cause de la tumeur et de la fistule lacrymales, conseille, comme nous l'avons dit, les injections dans les voies lacrymales, et l'application de pommades cathétériques sur le bord des paupières, quand il n'existe encore que larmoiement avec engorgement, et ulcération des glandes de Meïbomius. Lorsque la tumeur lacrymale est formée, il recommande d'ouvrir le sac au-dessous du tendon du muscle palpébral, d'introduire dans le canal nasal une bougie flexible et plus longue que ce canal, d'en enfoncer l'extrémité supérieure, garnie d'un fil destiné à la retirer, jusque dans le fond du sac lacrymal, et de remplir la cavité du sac avec de la charpie molle. Au bout de trois jours on lave la plaie, et on remplit de nouveau exactement la cavité du sac avec de la charpie enduite d'un mélange d'oxyde rouge de mercure et de gomme arabique. Ce liniment, dit Scarpa, est destiné à stimuler l'intérieur du sac, et à provoquer une abondante évacuation de l'humeur dont sont embarrassées ses membranes. Si la maladie est rebelle, on doit remplir toute la cavité du sac de précipité rouge, ou d'un mélange de précipité, et toucher à plusieurs reprises avec la pierre infernale. Lorsque le chirurgien est certain que le sac est réduit à ses dimensions naturelles, il doit cesser l'usage des escarrotiques et panser avec de la charpie imbibée d'eau de chaux mêlée avec du miel rosat, et c'est alors qu'il faut retirer la bougie placée dans le canal nasal le jour de l'opération, pour lui substituer une tente de plomb configurée de manière que son extrémité supérieure porte une petite plaque de même métal, longue de quatre lignes sur un peu plus de largeur. Cette tente solide doit contribuer à maintenir le canal nasal dilaté, et par son propre poids elle exercera, au moyen de la plaque extérieure, une compression uniforme et de dehors en dedans sur le sac lacrymal. Pendant tout le temps du traitement de la fistule, il faut soigner convenablement le flux palpébral, et on ne quitte l'usage de la tente de plomb que lorsque le sac lacrymal, loin de faire saillie au dehors, est au contraire enfoncé dans la gouttière de l'os unguis. Scarpa propose la même méthode curative pour les fistules lacrymales simples; il insiste toutefois, encore davantage, sur l'emploi des cathérétiques.

La méthode de Scarpa n'a point été adoptée en France. Les inconvéniens principaux qu'elle présente résultent de l'emploi prolongé des cathérétiques : ils sont inutiles, car l'aspect fongueux de l'intérieur du sac et sa dilatation cessent d'exister dès que le canal nasal est dilaté, et ces cathérétiques sont dangereux, car ils occasionent presque toujours de la douleur, de l'inflammation, de la céphalalgie, et une fièvre plus ou moins intense. En consultant les observations rapportées par Scarpa, on voit d'ailleurs que les malades ne peuvent obtenir leur guérison qu'au bout de plusieurs mois. Dans le cas de fistule avec carie de l'os unguis, ou compliquée de l'oblitération complète du canal nasal, ce célèbre professeur conseille d'ouvrir aux larmes une route artificielle en cautérisant l'os unguis; nous décrirons plus bas son procédé opératoire.

De tous les procédés que nous venons de passer en revue et qui ont été proposés pour guérir la tumeur et la fistule lacrymales non compliquées de carie, celui qui offre le plus de simplicité convient au plus grand nombre de cas, et présente le plus de chances de succès; il consiste à inciser le sac lacrymal au-dessous du tendon du muscle orbiculaire des paupières, à désobstruer le canal nasal avec une sonde, et à le dilater ensuite lentement avec une mèche de charpie ou de coton, enduite de topiques détersifs, introduite chaque jour de bas en haut, et dont l'usage doit être continué jusqu'à ce que le sac lacrymal soit affaissé, que le canal nasal soit libre, et que les larmes aient repris leur cours naturel. Lorsqu'on juge convenable de cesser l'usage des mèches, il est prudent de laisser encore pendant quelques jours en place le fil de soie qui sert à les conduire dans le canal, pour ne pas être obligé d'en passer un nouveau, dans le cas où il cesserait promptement de fournir un passage libre aux larmes.

Ce traitement, secondé par un régime et les médicamens internes appropriés à l'état des malades, dure de trois mois à un an; et il arrive souvent que la fistule réputée guérie, ne tarde pas à récidiver. Foubert, en opérant suivant la méthode de Petit, plaçait quelquefois une canule d'or dans le sac lacrymal et la partie supérieure du canal nasal, tant pour réprimer les fongosités du canal, que pour soutenir les tégumens du sac lacrymal amincis et repliés en dedans par l'usage des bougies. Cette canule était coupée supérieurement en bec de cuiller, et l'échancrure devait être tournée du côté de la cavité du sac. Ces canules étaient sujettes à se déplacer. Pellier père, et depuis ses deux fils, chirurgiens oculistes, ont aussi fait usage de canules : on les trouve représentées dans le *Cours d'opérations sur la chirurgie des yeux*, de G. Pellier fils. Elles sont de forme conique, droites, garnies de deux bourrelets, l'un supérieur, destiné à s'appuyer sur la partie supérieure du canal nasal; l'autre, situé deux ou trois lignes plus bas et moins saillant, laisse entre lui et le supérieur un espace rétréci sur lequel la membrane du canal doit se mouler de manière à empêcher la canule de se déplacer. Pellier l'introduisait au moyen d'un *conducteur* ou tige de fer taillée en forme de trois-quarts à pointe mousse garnie d'un épaulement destiné à presser sur la canule; cette tige est montée à angle obtus et curviligne sur un manche long de trois pouces. Il incisait le sac lacrymal, faisait pénétrer sa canule jusque dans la partie inférieure du canal nasal, au moyen du conducteur, retirait celui-ci, faisait pendant quelques jours des injections par la canule, et réunissait ensuite la petite plaie extérieure au moyen d'un emplâtre agglutinatif. On trouve dans l'ouvrage de Pellier fils plusieurs observations qui démontrent les avantages de ce procédé, même dans des cas où il existait plusieurs ouvertures fistuleuses à la peau.

Cette manière d'opérer, décrite en 1790, avait été jugée favorablement par Bell et par Monro; cependant malgré les succès obtenus par son auteur et par ses deux fils, elle était en quelque sorte tombée dans l'oubli, lorsque M. Dupuytren l'adopta, en y ajoutant plusieurs modifications utiles. Nous allons extraire la description de son procédé de l'édition du *Traité de médecine opératoire* de Sabatier, publiée sous ses yeux par MM. Sanson et Begin. « Les instrumens dont il se sert sont : 1° une canule d'argent ou d'or longue de vingt à vingt-cinq millimètres (huit à onze lignes), conique, plus large en haut qu'en bas, garnie à son extrémité la plus volumineuse d'un bourrelet circulaire médiocrement épais, légèrement recourbée suivant sa longueur, afin de s'adapter à la forme du canal nasal, et taillée en biseau à son extrémité la plus étroite, de manière à ce que son ouverture soit dirigée dans le sens de la concavité de la courbure; 2° d'un mandrin de fer, formé d'une tige arrondie assez grosse pour entrer dans la canule et pour la supporter, de telle sorte cependant qu'elle l'abandonne au moindre effort. La pointe de ce mandrin doit être tellement adaptée à la canule que le bec de celle-ci ne fasse pas sur lui de saillies inégales; son autre extrémité, garnie d'un bourrelet saillant qui soutient la canule et presse sur elle, se recourbe ensuite à angle droit, et se termine par un manche aplati, disposé de manière à ce qu'en le tenant entre les doigts, et la pointe ainsi que la canule qu'elle supporte étant tournée en bas, la concavité de celle-ci soit dirigée vers l'opérateur. » Le malade étant assis sur un siége élevé, en face d'une croisée, sa tête maintenue par un aide qui tend les paupières. « M. Dupuytren ouvre le sac lacrymal d'un seul coup de bistouri dont la pointe est portée derrière le rebord osseux qui commence en haut le canal nasal. La pointe de l'instrument étant engagée dans ce conduit, il soulève légèrement la lame, et glisse sur elle la pointe du mandrin garni de sa canule. Le bistouri est ensuite retiré, et le mandrin enfoncé à l'aide d'une pression médiocre, dans le canal nasal, que la canule doit occuper tout entier, de telle sorte que son bourrelet, caché dans le sac lacrymal, n'oppose aucun obstacle à la cicatrisation de la plaie extérieure. Le mandrin est à son tour retiré; l'instrument qu'il supportait reste dans le canal nasal. Le sujet n'éprouve que peu de douleurs; quelques gouttes de sang s'écoulent par la narine correspondante; si l'on ferme le nez et la bouche du malade, et qu'on lui fasse faire une forte expiration, de l'air mêlé à du sang jaillit par la plaie. Ce phénomène annonce que l'instrument est convenablement placé, et qu'une libre communication est établie entre le sac lacrymal et les fosses nasales. Une mouche de taffetas gommé suffit pour recouvrir la plaie, qui souvent est fermée dans l'espace de vingt-quatre heures. »

Les relevés des opérations faites par M. Dupuytren, sur des sujets affectés de fistule lacrymale, démontrent : « que sur vingt individus, seize au moins guérissent complétement sans que la canule se déplace jamais ; chez deux des quatre autres environ, la canule tombe dans les fosses nasales ou remonte vers le sac lacrymal de manière à ce qu'on soit obligé d'en faire l'extraction ;.... enfin deux autres malades éprouvent assez souvent de la douleur, de l'irritation et d'autres accidens inflammatoires, que l'on combat à l'aide des antiphlogistiques locaux et généraux. On est rarement obligé d'extraire alors la canule, mais lorsqu'il faut le faire, cette opération rétablit le calme, et les sujets peuvent être soumis quelque temps après à une opération ultérieure. Il en est de même des cas où la canule s'est déplacée trop tôt, et où il faut en introduire une qui soit mieux adaptée à la disposition des parties.... Quand il existe à l'os unguis des dénudations qui semblent contr'indiquer l'emploi de la canule, il faut après avoir ouvert le sac, panser convenablement la plaie, afin de provoquer l'exfoliation des parties osseuses mises à nu, et de ramener la maladie à l'état de simplicité qui rend presque infaillible le succès du procédé de M. Dupuytren. On agirait de la même manière s'il existait dans les parties molles voisines du sac lacrymal des clapiers plus ou moins étendus, ou des callosités considérables, qu'il faudrait préalablement détruire avant d'introduire la canule. »

Il n'existe qu'un petit nombre de cas dans lesquels il y ait indication d'avoir recours, pour guérir la fistule lacrymale, à la méthode qui consiste à ouvrir aux larmes une route artificielle : cette méthode est très-ancienne. On est forcé de la pratiquer quand il existe dans le canal nasal un obstacle absolument insurmontable occasioné par une exostose, par une déviation de ce canal, ou par son oblitération parfaite ; il convient de l'employer lorsque l'os unguis est en partie détruit par la carie.

Les anciens ne connaissant pas exactement la disposition anatomique des voies lacrymales, et n'ayant que des idées fausses sur les causes des fistules, ne cherchaient pas à rétablir le cours naturel des larmes. Ils incisaient la fistule, enlevaient ou consumaient les callosités : quelquefois ils obtenaient la guérison, plus souvent ils parvenaient seulement à faire cicatriser l'ulcère extérieur; mais les malades conservaient un épiphora à la suite de la destruction ou de l'oblitération du sac lacrymal. Paul d'Égine décrit cependant une méthode qui consistait à perforer l'os unguis. Sabatier pense qu'elle était tout-à-fait tombée en désuétude, lorsque Wolhouse, auquel on l'a mal à propos attribuée, l'exécuta, en y apportant une modification importante, qui consiste à entretenir l'ouverture faite à l'os unguis au moyen d'une canule d'or, d'argent ou de plomb, laissée à demeure. Cette canule se déplaçait presque toujours au bout de quelque temps, tombait dans la gorge, et il arrivait fréquemment que les malades opérés par cette méthode conservaient le larmoiement, et que la fistule récidivait, probablement parce que l'ouverture faite à l'os unguis se fermait après la chute de la canule. Wolhouse se servait d'une sonde cannelée, pointue, pour perforer l'os unguis, et, pendant toute la cure, il faisait fréquemment des injections par les points lacrymaux. Boudou, après avoir incisé le sac, perforait l'os unguis avec un instrument en forme de trois-quarts, et il lui communiquait un mouvement de circonduction pour agrandir beaucoup l'ouverture de l'os. Lecat perçait l'os unguis carié avec un bouton de feu; il plaçait, dans ce conduit artificiel, une canule d'or terminée en entonnoir par son extrémité externe, et en olive renflée par son extrémité interne. Maître-Jean et Saint-Ives perçaient l'os unguis affecté de carie avec un cautère actuel qu'ils portaient sur cet os à travers une canule. Lamorier brisait largement l'os unguis, et déchirait la membrane pituitaire avec des pinces à crochet. Monro n'employait qu'une espèce de poinçon peu volumineux; et, comme il ne pratiquait qu'une petite ouverture, il continuait pendant longtemps l'usage des tentes, pour obtenir la cicatrisation de ses bords. Pott se servait, dans le cas de carie, d'un trois-quarts courbe; il en dirigeait la pointe obliquement en bas; et, loin de craindre de briser l'os unguis, il était persuadé que le moyen d'empêcher l'ouverture faite à cet os de se refermer, était de le briser hardiment. Pellier fils perforait aussi l'os unguis carié avec un trois-quarts courbe, et y plaçait une canule à double bourrelet. Cet oculiste rapporte plusieurs exemples de succès obtenus par ce procédé; il faisait, pendant quinze ou vingt jours, après avoir placé sa canule, des injections par la plaie extérieure. Hunter avait imaginé de faire à l'os unguis et à la membrane pituitaire une ouverture circulaire, avec perte de substance, au moyen d'une canule d'acier tranchante, qu'il appuyait en lui imprimant un mouvement de rotation, sur la face externe de l'os, soutenu en dedans par une plaque de corne ou d'ivoire, introduite au devant de l'extrémité antérieure du cornet moyen. Ce procédé opératoire est d'une exécution si peu sûre, et si difficile, qu'il a été abandonné même par son inventeur.

Scarpa distingue, avec raison, deux cas différens de carie à l'os unguis; dans l'un, l'os est largement détruit par la carie, la membrane pituitaire est perforée, et le sac lacrymal, ainsi que le canal nasal, sont remplis de fongosités; dans l'autre, l'os unguis, carié, dénudé, n'est pas perforé, et la membrane pituitaire est encore intacte. Dans le premier cas, il conseille d'attaquer la carie avec les escarrotiques, les détersifs portés sur le mal, de combattre l'inflammation chronique des paupières par les pommades astringentes, et d'administrer les remèdes internes indiqués par la constitution du malade. Lorsque les os sont exfoliés, les larmes tombent facilement dans le nez par l'ouverture qui correspond à la paroi interne du sac lacrymal. Dans le second cas, il a recours à la cautérisation de l'os unguis, et il lui accorde la préférence sur la simple perforation et l'introduction d'une canule à demeure, parce qu'il pense que, quelle que soit sa forme, elle doit se déplacer et s'obstruer. Voici son procédé: après avoir ouvert le sac, on le remplit de charpie molle qu'on y laisse pendant deux jours; le premier appareil étant levé, le chirurgien porte dans l'intérieur du sac une canule conique fixée sur un manche, et il l'appuie un peu obliquement de haut en bas sur l'os. Elle sert de conducteur à un cautère en roseau, sur lequel il faut presser assez fortement, pour brûler la membrane pituitaire. Si on le juge nécessaire, on applique un second cautère préparé d'avance. On panse avec de la charpie enduite de cérat; le malade doit aspirer plusieurs fois dans le jour, par la narine, une infusion émolliente. Dans les jours suivans, on applique un cataplasme de mie de pain et de lait. Après la chute des escarres, le chirurgien doit introduire par la nouvelle ouverture une bougie de cire fixée en dehors au moyen d'un fil. On augmente peu à peu la grosseur de cette bougie, et on panse l'intérieur du sac avec de légers escarrotiques pour détruire les fongosités. On réprime avec la pierre infernale celles qui peuvent naître du contour de l'ouverture artificielle, et l'on attend que la plaie extérieure se cicatrise d'elle-même, sans qu'il soit jamais besoin d'en ranimer les bords. Scarpa prévient que ce traitement doit durer quatre mois au moins

Cette méthode offre plusieurs inconvéniens; elle est très-douloureuse; elle expose à des accidens inflammatoires; elle exige un temps très-long. Nous pensons donc qu'il ne faut y avoir recours que quand il est impossible de placer une canule dans le canal nasal, et de guérir, sans l'aide de la cautérisation, la carie de l'os unguis.

Les fistules lacrymales, entretenues par des tumeurs sarcomateuses des fosses nasales ou des sinus maxillaires, doivent être réputées incurables, si ces tumeurs elles-mêmes ne sont pas susceptibles d'être enlevées.

On jugera facilement, en lisant cet article, que nous n'avons pas suivi un ordre chronologique dans l'énumération des méthodes et des procédés qui ont été proposés pour guérir la fistule lacrymale; nous avons pensé qu'il serait plus avantageux de les grouper d'après les analogies qu'ils ont entre eux.

B. *Des fistules salivaires.*—On donne ce nom aux fistules qui sont la suite d'une lésion du canal excréteur principal d'une glande salivaire, ou des radicules excréteurs qui concourent à le former. Avant l'année 1660, époque à laquelle Sténon fit connaître la disposition anatomique et l'usage du canal parotidien, que Galien avait indiqués, mais que l'on avait totalement oubliés, on ignorait la nature de ces fistules, et on les nommait *fistules séreuses*.

La situation de la glande parotide et de son conduit excréteur les expose beaucoup plus à l'atteinte des corps extérieurs que celle des glandes sublinguales et sous-maxillaires : aussi, les fistules de celles-ci sont-elles très-rares, et celles que l'on a rencontrées ne communiquaient probablement qu'avec les radicules excréteurs de ces organes glanduleux.

Les plaies des joues par des instrumens piquans, tranchans, contondans, cautérisans, par des cornes ou des dents d'animaux, les gangrènes profondes, sont les causes les plus ordinaires des fistules du canal parotidien. Les fistules de la parotide ou plutôt des radicules du canal de Sténon peuvent être le résultat de lésions analogues; mais elles surviennent aussi quelquefois à la suite d'abcès ou d'ulcères.

Les fistules salivaires se reconnaissent à leur situation, et surtout à la nature du liquide transparent et visqueux qu'elles versent. Ce fluide s'écoule surtout en grande abondance pendant la mastication des alimens durs et sapides; et, dans la durée d'un seul repas, les malades peuvent en perdre plusieurs onces. Cette perte de salive, souvent répétée, nuit à la digestion, et peut produire une sorte d'épuisement chez quelques sujets. Il est facile de distinguer les fistules parotidiennes de celles du canal de Sténon, parce qu'elles sont situées plus en arrière, dans le voisinage de l'oreille; elles laissent échapper moins de salive, et une grande partie de ce fluide continue à s'écouler dans la bouche.

Galien avait guéri, avec un emplâtre caustique, une fistule parotidienne, survenue à la suite d'un abcès. Paré obtint la guérison d'une fistule du même genre, occasionée par un coup d'épée, en touchant l'orifice fistuleux avec des caustiques. Fabrice d'Aquapendente employa avec succès la même méthode. On y a encore recours actuellement, et on la seconde par une légère compression.

Les fistules du canal de Sténon sont bien plus difficiles à guérir. On parvient cependant à en cicatriser quelques-unes par la cautérisation; mais il faut, pour réussir, que la partie antérieure du canal soit parfaitement libre, et que ce canal n'ait pas été divisé ou détruit dans toute son épaisseur. Louis, dans son second Mémoire sur les fistules salivaires, inséré dans le tom. v des *Mémoires de l'Académie de Chirurgie*, rapporte, en faveur de cette méthode, plusieurs observations qui lui sont propres ou qu'il tire de différens auteurs. Il recommande d'employer les caustiques dessiccatifs, et notamment la pierre infernale, et de retarder, autant que possible, la chute de l'escarre, en couvrant la joue avec des compresses trempées dans une dissolution de pierre médicamenteuse de Crollius, renouvelées plusieurs fois par jour. Le malade ne doit se nourrir que de bouillon pris avec un biberon, et garder un silence absolu.

Louis avait porté un autre jugement de ce mode de traitement, dans son premier Mémoire, car il ne le croyait applicable qu'aux fistules parotidiennes; et il faut convenir qu'on échoue fréquemment quand on y a recours pour les fistules du canal de Sténon.

Maison-Neuve a guéri une fistule du canal en exerçant, pendant vingt jours, une forte compression sur son trajet entre la fistule et la glande. Il survint un gonflement considérable à la parotide, et une inflammation œdémateuse au visage, au cou et à la poitrine. Ces accidens n'eurent aucune suite fâcheuse.

Leroy, trente ans après la publication des recherches de Sténon sur le canal parotidien, n'ayant pu réussir à cicatriser une fistule de ce canal par les caustiques, la guérit en traversant la joue avec un fer rouge allongé et de peu d'épaisseur.

Monro eut recours à un procédé différent, et avec un égal succès. Il pratiqua l'opération en dirigeant la pointe d'une grosse alêne de cordonnier dans l'ouverture du conduit, obliquement vers le dedans de la bouche, et en devant. Il avait introduit deux doigts dans la bouche, pour tendre les tégumens, et les pousser en dehors pendant qu'il perçait la joue. Il passa un cordon de soie dans cette ouverture, et en lia les deux bouts vers l'angle de la bouche, sans serrer la ligature. Le passage dans lequel le cordon était engagé devint calleux; ce qu'on reconnut, dit Monro, par la liberté qu'on avait de mouvoir le séton dans cette ouverture, sans causer de la douleur au malade : le séton fut retiré au bout de trois semaines.

J.-L. Petit conseillait, pour guérir la fistule du canal de Sténon, de percer la joue dans toute son épaisseur, de manière que l'incision interne fut beaucoup plus grande que l'externe, d'entretenir l'ouverture du dedans de la bouche par un petit morceau d'éponge fine. Ce procédé paraît peu sûr.

Duphényx se servit utilement d'une canule de plomb, longue de dix lignes, taillée en biseau à une de ses extrémités, garnie d'un trou à l'autre pour recevoir un fil, et grosse comme un tuyau de plume à écrire. La cicatrice au centre de laquelle était la fistule fut emportée par le bistouri, de manière à former une plaie longue au dehors, et étroite dans son fonds. La joue fut percée au-devant du masseter de haut en bas, et d'arrière en avant. La canule fut placée de manière que le biseau regardait le fond de la plaie, tandis que l'extrémité opposée correspondait à l'ouverture intérieure de la joue. Trois points de suture entortillée rapprochèrent les bords de la plaie extérieure. Le malade, couché sur le dos, fut saigné et astreint à un régime sévère. Le septième jour on ôta les aiguilles; le dixième la cicatrice était parfaite; le seizième la canule fut retirée par la bouche, au moyen du fil qu'on avait passé dans le petit trou voisin de son extrémité buccale.

Morand fils et Louis sont parvenus à guérir des fistules du même genre en rétablissant le cours naturel de la salive au moyen d'un séton, introduit par l'orifice de la fistule dans la partie antérieure du canal de Sténon. Il est nécessaire, pour faire franchir avec facilité au stylet l'orifice buccal de ce conduit, de tendre la joue en avant pour effacer le coude qu'il forme vers son extrémité antérieure.

La plupart de ces procédés avaient été employés sans succès, et à plusieurs reprises, sur une jeune personne âgée de quinze ans, qui portait à la joue une fistule, survenue à la suite d'un coup de corne de vache. M. Deguise, de concert avec M. Pelletan, décida « qu'à l'aide d'un trois-quarts porté dans l'ouverture fistuleuse, et dirigé d'arrière en avant, et de dehors en dedans, on pratiquerait une ouverture dans la bouche; que par cette nouvelle issue on introduirait un séton, dont l'une des extrémités serait portée dans le canal le plus profondément possible, vers sa naissance, et dont l'autre, sortant par la bouche, serait fixée en dehors, sur la joue, par un emplâtre agglutinatif; qu'enfin l'ouverture fistuleuse serait bouchée et comprimée avec exactitude. » Le séton sortit au bout de vingt jours : l'ouverture extérieure fut cautérisée avec la pierre infernale, et on continua la compression. Ce traitement fut infructueux : on y eut recours de nouveau sans plus de succès. Après ces diverses tentatives, M. Deguise employa le cautère actuel; il porta à plusieurs reprises, dans l'ouverture fistuleuse, un stylet rougi au feu : la salive cessa de couler pendant quelques jours, et reparut ensuite. Ce fut alors que ce praticien imagina un procédé très-ingénieux, qui procura la guérison en six jours, et dont nous allons transcrire la description sur une note qu'il a bien voulu nous communiquer : « Armé d'un petit trois-quarts, j'en dirigeai la pointe par l'orifice fistuleux dans le canal de Sténon, le plus avant possible vers sa naissance (mais cependant au-devant du muscle masseter). Là, perçant la joue, j'ouvris une issue intérieure; le poinçon retiré, je glissai dans la canule un fil de plomb. Deux doigts introduits dans la bouche maintinrent l'extrémité de ce fil, et permirent de retirer la canule. Cela fait, je portai de nouveau le trois-quarts dans l'ouverture fistuleuse, mais en le dirigeant dans un sens opposé, et perçant la joue d'arrière en avant et de dehors en dedans, je retirai le poinçon, mais je n'ôtai la canule qu'après qu'elle m'eut aidé à introduire dans cette seconde ouverture un fil ciré double, dont l'extrémité, fixée à la portion de fil de plomb restée en dehors, servit à l'introduire dans la bouche, de manière à lui faire former une anse dans l'épaisseur de la joue. Chaque extrémité fut recourbée sur elle-même, afin de prévenir tout déplacement. Je procédai ensuite à la réunion des bords de la fistule par la suture entortillée, ayant soin toutefois que l'aiguille ne pénétrât pas jusqu'au canal. Le tout fut maintenu par un appareil compressif. L'aiguille fut retirée au bout de six jours, mais on continua encore pendant quelque temps la compression, quoique la salive coulât entièrement par la bouche. » M. Béclard a employé ce procédé avec succès sur plusieurs malades, et il nous paraît mériter la préférence sur tous ceux que nous avons indiqués, lorsqu'on ne peut parvenir à rétablir le cours naturel de la salive au moyen d'un séton passé dans la partie antérieure du canal de Sténon. Nous ferons cependant observer que l'on ne pourrait y avoir recours si la fistule se trouvait placée vis-à-vis le muscle masseter.

C. *Fistules mammaires.* — A la suite des abcès qui se forment dans les mamelles des femmes qui allaitent ou qui viennent de sevrer, et quelquefois à la suite d'abcès froids de ces glandes, il reste des fistules qui pénètrent plus ou moins profondément dans le tissu de la glande, ou dans le tissu cellulaire qui unit entre eux ses différens lobes. Le liquide que versent ces fistules paraît être tantôt un mélange de pus et de lait, d'autres fois ce n'est que du pus plus ou moins consistant. La plupart de ces fistules guérissent spontanément à mesure que les duretés produites par l'inflammation se fondent. On n'obtient la guérison de quelques autres qu'à l'aide d'injections stimulantes qui occasionent une inflammation aiguë, qu'il faut modérer par les topiques émolliens; enfin on en rencontre dont le fond est tellement déclive, qu'il faut y pratiquer une contre-ouverture, et y passer un séton : ce que l'on exécute en introduisant dans le trajet fistuleux une canule mince, qui sert de conducteur à un stylet terminé à une de ses extrémités par une pointe d'acier conique ou en forme de trois-quarts, et présentant à l'autre une ouverture semblable à celle d'une aiguille à ligature. On peut aussi pratiquer cette contre-ouverture avec le bistouri, après avoir forcé le pus à s'accumuler dans le fond de la fistule, par l'introduction d'une tente de charpie ou d'un morceau d'éponge préparée dans l'orifice fistuleux.

D. *Les fistules biliaires* succèdent à une rupture spontanée de la vésicule biliaire, ou à une ponction pratiquée à ce réservoir membraneux, enflammé, distendu par de la bile, et adhérent aux parois abdominales. On n'a pas encore vu de fistules de cette espèce, produites par une blessure accidentelle de la vésicule : la cause en est que la bile, s'épanchant alors dans la cavité du péritoine, détermine promptement des accidens mortels. Ces fistules sont assez rares; elles s'ouvrent, chez quelques sujets, très-loin de la vésicule. Les unes sont placées, dans une grande partie de leur trajet, entre la peau et les muscles ; d'autres sont situées plus profondément entre les couches musculaires de l'abdomen; enfin, J.-L. Petit, dans son *Mémoire sur les tumeurs biliaires*, rapporte, d'après Dargeat, qu'à l'ouverture d'une dame qui portait une de ces fistules, on reconnut que le trajet fistuleux était situé dans l'épaisseur d'une espèce de ligament allongé, qui attachait la vésicule du fiel aux parois du ventre, un pouce et demi au-dessous du rebord cartilagineux des fausses côtes. Ce ligament en forme de cordon avait un pouce et demi de longueur. Le trajet fistuleux se rendait, d'une part, dans la vésicule biliaire; et, de l'autre, il communiquait avec le foyer d'un abcès situé entre les muscles obliques.

Les fistules biliaires versent tantôt de la bile pure en abondance, tantôt un mélange de bile, de mucosités et de pus. Elles laissent quelquefois échapper des concrétions biliaires sorties de la vésicule et d'un petit volume; mais des concrétions de même nature, et beaucoup plus grosses, peuvent se former dans leur trajet, obturer leur conduit, empêcher la bile de couler au-dehors, et produire des accidens très-graves, soit en occasionant de l'irritation par leurs saillies anguleuses, soit en distendant excessivement la fistule. Le Mémoire de Petit contient plusieurs observations dans lesquelles des faits de ce genre sont rapportés.

Les fistules biliaires se reconnaissent bien plus à la nature du fluide qui s'en écoule qu'à leur situation. Elles ne peuvent guérir que par les seuls efforts de la nature, et, pour que leur guérison ait lieu, il faut que la bile reprenne son cours naturel, et que la vésicule ne soit pas perforée dans sa partie la plus déclive. Chez quelques sujets, quoique la fistule continue à laisser écouler une partie de la bile, une autre portion de ce fluide reprend son cours, et, dans cet état, les malades peuvent recouvrer leur santé et leur embonpoint : c'est ce qu'apprend une observation de Lapeyronie, insérée dans le Mémoire de Petit. Tant que ces fistules ne sont compliquées d'aucun accident pouvant résulter de la présence d'une concrétion dans leur trajet, ou de leur oblitération momentanée et partielle dépendant d'une cause quelconque, on doit se borner à employer le traitement interne et le régime propres à rendre libres les couloirs naturels de la bile. Mais, si elles viennent à se rétrécir, si leur orifice extérieur se ferme, il devient nécessaire de les dilater, d'y faire des injections, d'y introduire avec précaution une bougie ou un stylet boutonné très-flexible. Si l'on découvre avec cet instrument un calcul biliaire engagé dans le trajet fistuleux, et que les moyens dilatans ne puissent en procurer le dégagement, il faut, pour faire cesser les accidens, inciser le trajet fistuleux, pourvu qu'il ne fasse que glisser entre les parois du ventre, sans y pénétrer, et procéder à l'extraction du corps étranger. Mais c'est à cette opération seule que doit se borner la chirurgie. Les praticiens les plus recommandables, et entre autres Sabatier, établissent en précepte qu'il ne faudrait pas, quoi qu'en ait dit J.-L. Petit, lors même que l'on sentirait des calculs dans la vésicule, se hasarder à l'ouvrir après avoir incisé le trajet fistuleux, pour ne pas s'exposer à dépasser les adhérences de cette poche membraneuse, et à occasioner ainsi un épanchement de bile promptement mortel dans le péritoine.

E. *Fistules urinaires.* — La disposition anatomique des voies urinaires différente dans les individus des deux sexes, expose plus l'homme que la femme à ce genre de fistules. Elles peuvent communiquer avec les reins, les uretères, la vessie, l'urètre.

Les fistules des reins, et surtout celles des uretères, sont très-rares : elles surviennent à la suite d'abcès dans les reins, ou de la rupture de l'uretère, occasionés ordinairement par des concrétions calculeuses engagées dans ces parties. L'abcès et la fistule qui y succèdent ne s'ouvrent pas toujours au dehors : le pus et l'urine s'épanchent quelquefois dans le colon adhérent à la tumeur, et continuent à suivre cette voie. La chirurgie ne peut rien contre cette fistule intérieure, mais elle peut guérir si l'urètre redevient libre, et que l'urine ne rencontre plus d'obstacle pour parvenir dans la vessie. Lorsque ces fistules s'ouvrent sur la peau, on doit se borner à veiller à ce que leur orifice externe reste suffisamment dilaté; et, s'il se présentait quelque concrétion calculeuse dans leur trajet, il faudrait en faire l'extraction, après avoir dilaté le conduit fistuleux, ou après l'avoir débridé avec précaution, pour ne pas occasioner d'épanchement ou d'infiltration d'urine dans le tissu cellulaire extérieur du péritoine.

D'autres fistules urinaires proviennent de la vessie; cet organe, distendu outre mesure par l'urine, peut se rompre ou tomber partiellement en gangrène : cet accident est souvent promptement mortel. Si la mort n'a pas lieu, l'urine s'infiltre et s'épanche au loin, des dépôts se forment, et viennent s'ouvrir près de l'ombilic, dans l'hypogastre, dans les aines, et même dans des régions plus éloignées, en laissant des fistules plus ou moins nombreuses. Si la crevasse intérieure existe vers la partie supérieure de la vessie, les fistules sont susceptibles de guérir dans un temps assez court, pendant lequel il est nécessaire de laisser une sonde à demeure dans la vessie, à moins que sa présence n'occasione des accidens douloureux. Dans ce cas, il faudrait employer une sonde en gomme élastique ouverte à son extrémité vésicale, et ne la faire pénétrer que de quelques lignes dans la vessie, ou bien il faudrait prendre le parti de sonder le malade plusieurs fois par jour.

Le cas est bien plus fâcheux lorsque la fistule reconnaît pour cause une crevasse, avec ou sans perte de substance, du bas-fond de la vessie. L'urine, par son poids, tend continuellement à se porter vers l'orifice interne de la fistule; une sonde, laissée à demeure dans la vessie, et maintenue continuellement ouverte, ne pouvant donner issue qu'à une petite partie de ce fluide, quoique l'on fasse coucher le malade sur le côté opposé à la crevasse, il en résulte que le reste s'échappe par le trajet fistuleux, et l'empêche de guérir. Il serait plus nuisible qu'utile, dans cette circonstance, de pratiquer au périnée et à la vessie une incision analogue à celle que l'on fait dans la taille latéralisée, et de comprendre dans son trajet toute l'étendue de la fistule.

Des inflammations donnent quelquefois lieu à l'adhérence de la vessie et de l'intestin grêle, et plus tard à une ulcération qui établit une communication fistuleuse entre ces deux parties. Le docteur Kapeler m'a communiqué une observation de cette espèce de fistule, contre laquelle l'art est tout-à-fait impuissant. Il n'en est pas de même, lorsqu'à la suite d'une blessure ou d'une ulcération spontanée, une fistule vésicale étroite vient s'ouvrir dans le rectum. On guérit ces fistules par l'usage de la sonde de gomme élastique laissée à demeure, ou introduite fréquemment, si le malade ne peut supporter son séjour prolongé. Cependant on rencontre de ces fistules qui sont incurables, soit parce que leur orifice interne est trop large, soit parce qu'il occupe une portion trop déclive de la vessie. J'ai vu des malades, dans ce cas, tomber en peu de temps dans le marasme, occasioné par le dévoiement entretenu par le passage continuel de l'urine dans le rectum.

Lorsque, dans l'opération de la taille latéralisée, on blesse le rectum, il en résulte, au bout de quelque temps, une fistule qui donne passage à l'urine et aux matières fécales. Le parti le plus sage à prende pour prévenir cette fistule très-fâcheuse est indiqué par Desault. « Il ne faut pas hésiter à fendre sur-le-champ les parties comprises entre la coupe de la taille, l'ouverture faite au rectum et la marge de l'anus. » La fistule étant formée, la sonde laissée à demeure ne peut la guérir; il n'y a encore ici d'autre ressource que de fendre l'espèce de pont compris entre les orifices tant interne qu'externe de la fistule, et la marge de l'anus; ce que l'on pratique de la manière suivante. Après avoir introduit par la verge un cathéter dans la vessie, on porte par la fistule du périnée une sonde cannelée; on l'enfonce jusque dans la cannelure du cathéter; ensuite, à l'aide du doigt placé dans le rectum, on conduit la même sonde par la fistule qui s'ouvre dans cet intestin; puis, après avoir retiré le cathéter, on achève l'opération comme si l'on incisait une fistule stercorale. On introduit ensuite une sonde de gomme élastique dans la vessie, et on interpose, entre les bords de la nouvelle plaie, une mèche de charpie, afin de s'opposer à leur réunion, avant que l'ancien trajet fistuleux soit détergé et cicatrisé.

Dans quelques accouchemens laborieux, une portion de la paroi antérieure du vagin et la partie correspondante de la vessie sont tellement contuses qu'elles tombent en gangrène; et, chez d'autres femmes, la cloison vésico-vaginale est perforée dans toute son épaisseur par des ulcères vénériens ou par des pessaires érodés. Ces fistules vésico-vaginales sont très-fâcheuses, en ce qu'elles occasionent un écoulement involontaire et continuel de l'urine. Le vagin et les parties extérieures de la génération, continuellement mouillés par ce fluide, s'enflamment, s'excorient, deviennent très-douloureux; les malades, malgré tous les soins de propreté, répandent une odeur ammoniacale insupportable. Desault assure avoir guéri de ces fistules urinaires et vaginales très-anciennes, à travers lesquelles il pouvait facilement introduire le doigt dans la vessie, par la méthode suivante. Elle consiste à introduire et à laisser à demeure dans la vessie une sonde dont le calibre soit grand et les yeux bien percés, et à l'assujettir d'une manière invariable, de façon que son bec et ses yeux se trouvent dans la partie la plus déclive de cet organe. Pour fixer ainsi la sonde, Desault employait « une machine en forme de brayer, dont le cercle, assez long pour embrasser la partie supérieure du bassin, supporte, à sa partie moyenne, une plaque ovalaire qui doit être placée sur le pubis. Au milieu de cette plaque est une coulisse dans laquelle glisse une tige d'argent recourbée, de manière qu'une de ses extrémités, percée d'un trou, tombe au-dessus de la vulve, au niveau du méat urinaire. Cette tige peut être fixée sur la plaque au moyen d'un écrou. » On engage l'extrémité de la sonde dans le trou de la tige qui aboutit à la coulisse. Tous les autres moyens de fixer une sonde invariablement chez les femmes sont gênans ou peu sûrs. La sonde étant placée, « il faut rapprocher, autant qu'on le peut, les lèvres de la division : on introduit dans le vagin, soit un tampon de linge, soit une espèce de doigt de gant rempli de charpie, soit un pessaire cylindrique, assez gros pour remplir le vagin sans le distendre. En introduisant ce corps, on change la forme de l'ouverture fistuleuse : de ronde qu'elle était, elle devient oblongue et transversale; ce même corps empêche aussi l'urine de tomber dans le vagin. Ce sont là deux conditions avantageuses pour la guérison. Ce mode de traitement est nécessairement très-long ; Desault prévient qu'il peut durer six mois, et même un an. On doit aussi être prévenu que les cas dans lesquels il est infructueux sont bien plus nombreux que ceux dans lesquels il réussit.

M. Dupuytren a communiqué à l'Académie de Médecine plusieurs observations qui démontrent les avantages d'une autre méthode thérapeutique qu'il a suivie pour la curation de ces fistules. Il introduit dans le vagin un *speculum uteri* conique, en étain, auquel il a fait pratiquer une ouverture latérale qui doit correspondre à la fistule, et la laisser à découvert. Ce spéculum sert à conduire un fer rouge avec lequel il cautérise très-légèrement le pourtour de l'orifice fistuleux du côté du vagin. Il place ensuite une sonde à demeure dans la vessie. L'effet de cette cautérisation, qu'il faut quelquefois réitérer au bout de quelques jours, est de faire resserrer la circonférence de la fistule vers son centre, et de produire, dans un temps assez court, sa cicatrisation complète.

Les fistules vésicales occasionées par des ulcères cancéreux de la cloison vésico-vaginale sont absolument incurables.

Les fistules urétrales sont les plus fréquentes de toutes celles qui communiquent avec les voies urinaires : leurs causes éloignées sont les diverses espèces de rétrécissement de l'urètre, le séjour prolongé d'un calcul ou de tout autre corps étranger dans ce canal, les blessures qui pénètrent dans sa cavité, les contusions violentes du périnée, les fausses routes pratiquées par des bougies ou par des sondes, la gangrène déterminée par la pression prolongée d'une sonde de métal et même d'une sonde flexible sur une partie de ce conduit ou par toute autre cause, les abcès urineux.

Les fistules de l'urètre sont complètes ou incomplètes ; ces dernières sont les plus rares : elles succèdent à une crevasse très-étroite de ce canal, à un épanchement ou à une infiltration peu considérable de l'urine dans le tissu cellulaire, et à un dépôt à peine sensible à l'extérieur, dont le pus rentre dans l'urètre par l'ouverture qui a donné passage à l'urine. C'est dans le trajet de ces fistules borgnes que l'on a trouvé plusieurs fois des calculs urinaires volumineux, allongés, modelés sur la forme extérieure de l'urètre. On reconnaît l'existence de ces fistules incomplètes à un suintement purulent qui a lieu par l'urètre à la suite de la contraction des muscles du périnée ; à un sentiment de chaleur et de cuisson que le malade ressent dans une partie de cette région, chaque fois qu'il urine ; à un gonflement plus ou moins apparent de cette partie du périnée, pendant l'émission des urines ; et enfin on sent, vis-à-vis le cul-de-sac de la fistule, tantôt un engorgement dur et circonscrit, tantôt une sorte de mollesse ou même de fluctuation obscure. J'ai vu un malade affecté d'une de ces fistules, en guérir par le seul usage des bougies simples, sans qu'on ait été obligé de la rendre complète ; mais ordinairement il est nécessaire de faire au périnée une incision qui pénètre jusqu'à la partie inférieure de la fistule, après quoi on s'occupe de procurer la cicatrisation de la crevasse de l'urètre.

Les fistules urétrales complètes offrent d'assez nombreuses différences; la plupart d'entre elles s'ouvrent dans la portion membraneuse ou dans la portion bulbeuse du canal. Quel que soit le nombre des orifices fistuleux extérieurs, il est rare qu'il y ait plus d'un orifice interne; mais la grandeur de celui-ci est très-variable, et on rencontre des malades chez lesquels la gangrène a fait éprouver à l'urètre une perte de substance très-considérable, ce qui rend la guérison difficile et très-longue à obtenir. Il faut, dans ce cas, que la portion détruite de l'urètre soit remplacée par une cicatrice dure, calleuse, formée aux dépens du tissu cellulaire voisin de la perte de substance. Le nombre et la situation des orifices extérieurs offrent plus de variétés; chez quelques individus, il n'en existe qu'un seul; chez d'autres, il s'en trouve plusieurs vers la jonction du scrotum et du pénis, sur le scrotum, au périnée, aux fesses, sur la partie interne et supérieure des cuisses, dans les aines ou au devant du ligament suspenseur du pénis, dans le rectum. Ces orifices externes peuvent être tellement multipliés, que, quand le malade fait effort pour pisser, l'urine s'échappe en tout sens, comme par la pomme d'un arrosoir.

Les trajets fistuleux affectent des directions très-variées; les uns sont très-courts et perpendiculaires à l'urètre ; les autres, plus longs, sont obliques et plus ou moins sinueux ; quelques-uns parcourent un espace assez étendu et presque horizontal entre l'urètre et la peau dénudée, ce qui oblige de fendre la fistule dans toute sa longueur, dès qu'on a reconnu l'impossibilité de procurer autrement sa cicatrisation..

Les fistules urinaires occasionent plus promptement que toutes les autres espèces de fistules, des callosités larges, profondes, dures, irrégulières, ce qu'on doit attribuer à la nature irritante du fluide qui les parcourt, et aux obstacles que les sinuosités et l'étroitesse de ces trajets fistuleux opposent à la libre issue de ce liquide. Ces callosités sont ordinairement indolentes; il est très-rare que l'on soit obligé d'en enlever une portion, ou de les détruire avec les caustiques, lors même qu'elles sont ulcérées, parce qu'elles se dissipent peu à peu, à mesure que l'urine cesse de passer par la fistule.

On reconnaît les fistules urinaires, 1° à leur situation dans le voisinage de la vessie ou de l'urètre : ce signe isolé pourrait facilement induire en erreur; 2° à la nature du fluide qu'elles versent : il est trouble, jaunâtre et a l'odeur de l'urine; 3° à la sensation de chaleur et de douleur que le malade ressent dans les trajets fistuleux, quand il fait effort pour uriner, et peu de temps après qu'il a uriné; 4° en sondant ces fistules avec un stylet mousse et flexible, et à l'existence d'un cordon noueux plus ou moins gros qui les entoure depuis leur orifice extérieur jusque dans leur embouchure dans les voies urinaires. On considère comme signe distinctif des fistules vésicales et des fistules urétrales les phénomènes suivans : dans les fistules de la vessie, l'urine s'en écoule continuellement; le trajet fistuleux est toujours humide; dans les fistules de l'urètre, l'urine ne coule par les orifices extérieurs que quand le malade urine, ou qu'il vient d'uriner. Ces signes ont moins de valeur qu'on ne l'a prétendu; car, lorsque la crevasse de la vessie est située à quelque distance au-dessus de son bas-fond, elle ne livre passage à l'urine que quand cet organe se contracte. Dans le cas douteux, on pourrait faire, dans la vessie, des injections colorées non irritantes.

Le pronostic des fistules de l'urètre se déduit de leurs différences : les plus difficiles à guérir sont celles qui sont accompagnées d'une grande perte de substance à l'urètre, d'un rétrécissement considérable et étendu de ce canal; celles encore que l'on rencontre chez les sujets amaigris, cacochymes, atteints depuis long-temps de catarrhe vésical douloureux de la vessie.

Le traitement des fistules qui s'ouvrent dans l'urètre repose presque toujours sur la double indication de rétablir le cours naturel de l'urine, et d'empêcher ce fluide de pénétrer dans le trajet fistuleux. On parvient souvent à remplir cette indication par le seul usage des bougies dont on augmente successivement le volume; et celles que nous préférons dans cette circonstance, à cause de leur souplesse et de l'innocuité des substances qui entrent dans leur composition, sont les bougies simples de Daran, préparées avec de la batiste roulée sur elle-même et enduite d'un mélange de cire jaune et d'huile. J'ai guéri de cette manière, en deux mois, un malade dont l'urètre était fortement rétréci, et chez lequel, depuis plus de dix ans, presque toute l'urine passait par de nombreuses fistules, dont le scrotum et le périnée étaient criblés. Ce malade ne pouvait supporter la sonde de gomme élastique laissée à demeure. On trouve, dans l'ouvrage de Daran sur les maladies des voies urinaires, plusieurs faits analogues ; ce chirurgien employait fréquemment, comme plusieurs l'avaient fait avant lui et long-temps auparavant, des bougies préparées avec des substances irritantes ou caustiques, dans l'intention de provoquer une sécrétion puriforme et le dégorgement des parois de l'urètre. Ce mode de traitement nous paraît offrir de graves inconvéniens, parce que ces bougies agissent également sur les portions saines et sur les parties malades de l'urètre.

J.-L. Petit rejetait l'usage des bougies dans le traitement des fistules urinaires, et leur préférait la sonde d'argent en S, dont il est l'inventeur. Cet instrument est sans doute préférable aux sondes qui n'ont qu'une seule courbure; mais il est loin d'offrir les avantages que l'on trouve dans les sondes faites avec un tissu de soie, et enduites d'un vernis, dites sondes élastiques, inventées par Bernard, et dont l'usage est devenu général. Lorsque le rétrécissement de l'urètre est peu considérable, on peut passer de prime-abord une de ces sondes; s'il s'offre plus de résistance, on doit la surmonter peu à peu avec des bougies simples très-fines, qu'on introduit jusque dans la partie rétrécie, et qu'on change plusieurs fois chaque jour, en les faisant pénétrer chaque fois un peu plus profondément. La longueur de ce traitement ne doit pas rebuter : le malade court bien moins de danger que quand on essaie, comme le pratiquait Desault, de franchir l'obstacle de vive force, avec une sonde conique et peu flexible, au risque de faire de fausses routes. MM. Dubois et Dupuytren conseillent et emploient la méthode que nous recommandons, et ne se servent de la sonde conique que quand la rétention d'urine est complète, que la vessie est fortement distendue, et qu'il est urgent de la vider; ce qui n'a presque jamais lieu quand il existe des fistules par lesquelles l'urine peut encore s'écouler.

Il n'est pas nécessaire que la sonde de gomme élastique, laissée à demeure dans la vessie, reste constamment ouverte, pour que la fistule se cicatrise; il suffit que le malade la débouche lorsqu'il se sent pressé du besoin d'uriner. Si on tient la sonde continuellement ouverte, la vessie revient sur elle-même, se raccornit, appuie douloureusement sur la sonde, ne peut plus en supporter le contact; quelquefois même elle s'ulcère et se perfore. Lorsque pendant le traitement, malgré les précautions que l'on a prises, la présence de la sonde occasionne des accidens, il faut en suspendre l'emploi, la remplacer par des bougies qui ne pénètrent que jusque dans le col de la vessie, et même ne les introduire que pendant quelques heures dans le courant de la journée.

Pendant que les malades portent des bougies ou sondes de gomme élastique, il est nécessaire qu'ils gardent le repos, qu'ils ne prennent que des alimens doux et en petite quantité, qu'ils fassent usage de bains tièdes, de boissons mucilagineuses et émulsionées, qu'ils se tiennent le ventre libre par le secours des lavemens émolliens. On peut associer utilement à ces moyens les lavemens amilacés, et légèrement narcotiques dans le cas d'insomnie et de douleurs vers le col de la vessie.

La méthode de traiter les rétrécissemens de l'urètre et les fistules de ce canal par les caustiques, qui remonte à une époque très-reculée, a été préconisée par quelques médecins, et notamment par J. Hunter, Home, Whately, en Angleterre; et plus récemment encore en France, par M. Ducamp, dont nous déplorons la perte récente. Ses procédés opératoires, que nous décrirons avec les détails convenables en traitant des rétrécissemens de l'urètre, sont préférables, sous beaucoup de rapports, à ceux des chirurgiens anglais; mais, nous devons le dire dans l'intérêt de la vérité, M. Ducamp a singulièrement exagéré les inconvéniens du traitement par la sonde et par les bougies, ainsi que les avantages qu'il attribue à sa méthode, qui consiste à cautériser la partie rétrécie de l'urètre de dedans en dehors, et à la dilater ensuite avec des bougies à ventre ou en forme de fuseau, d'un fort diamètre. Il s'en faut de beaucoup qu'elle soit exempte de dangers, et qu'elle réussisse dans tous les cas où il pensait qu'elle devait être utile. J'en ai eu la preuve sur plusieurs malades traités par lui et en ma présence. Elle ne nous paraît convenir que quand le rétrécissement n'a pas beaucoup d'étendue de devant en arrière; qu'il n'est pas très-voisin de la vessie, et que la fistule n'est pas compliquée d'une perte de substance considérable à l'urètre.

Lorsque les fistules urinaires sont extrêmement nombreuses,

que des callosités épaisses occupent tout le scrotum et le périnée, que les dépôts se succèdent, et qu'il est absolument impossible de faire pénétrer une sonde ou des bougies jusque dans la vessie, on conseille d'inciser l'urètre sur un cathéter, au devant du rétrécissement, de faire pénétrer à travers la partie rétrécie de ce canal une sonde cannelée, de l'inciser de devant en arrière, et de placer ensuite une sonde à demeure dans la vessie. Si ce procédé était impraticable, il faudrait essayer de pénétrer dans l'urètre, derrière le rétrécissement, au moyen d'une sonde cannelée, introduite par un des trajets fistuleux; on inciserait ce trajet, la portion membraneuse de l'urètre, et on conduirait une cannule jusque dans le col de la vessie. On ferait ainsi cesser les accidens résultant de l'infiltration de l'urine dans le périnée et le scrotum; mais les malades conserveraient une infirmité dégoûtante tant qu'on n'aurait pu rendre à l'urètre ses dimensions naturelles.

E. *Fistules stercorales.*—On comprend sous cette dénomination toutes les fistules entretenues par une perforation du canal intestinal, et qui donnent issue, soit au chyme, soit aux matières fécales. Nous ne traiterons dans cet article que de celles de ces fistules qui intéressent ou qui avoisinent le rectum, et nous renvoyons l'histoire des autres au mot *Hernie*.

On donne généralement le nom de *fistules à l'anus* aux fistules de l'intestin rectum, mais on a coutume de désigner par la même expression des trajets fistuleux situés près de cet intestin, et qui ne s'ouvrent cependant pas dans sa cavité. Nous nous conformerons à l'usage, et nous conserverons la division de ces fistules, adoptée par la plupart des auteurs, qui en admettent trois espèces: *les fistules à l'anus complètes*, qui s'ouvrent dans l'intestin et sur la peau; *les fistules incomplètes internes* ou *borgnes internes*, qui communiquent dans l'intestin, sans avoir d'orifice extérieur; *les fistules externes* ou *borgnes externes*, qui s'ouvrent sur les tégumens sans perforer le rectum. Ces fistules sont ordinairement la suite de différentes espèces d'abcès dont je vais d'abord indiquer les causes, les signes, la marche, le traitement.

Les abcès qui se forment ou qui viennent proéminer près de la marge de l'anus sont très-fréquens. La grande quantité de tissu cellulaire graisseux de cette région, la disposition anatomique de ses veines nombreuses, dans lesquelles le sang circule avec lenteur; les fluxions hémorrhoïdales, la constipation habituelle, la présence de corps étrangers dans le rectum, le refoulement du sang veineux contre son propre poids, chez les sujets qui font de longs voyages en voiture ou à cheval; les contusions, les rapports sympathiques qui existent entre le tissu cellulaire voisin de l'anus et les poumons malades; les métastases, quelquefois des crises salutaires, sont les causes prédisposantes ou éloignées de ces abcès. Nous ne comprenons pas parmi eux ceux qui proviennent d'une suppuration formée loin de l'anus, à la suite d'une maladie de la colonne vertébrale ou des os du bassin, et que l'on désigne sous le nom d'*abcès symptomatiques* ou *par congestion*. Les circonstances qui ont précédé et accompagné leur apparition doivent les faire reconnaître facilement. Ils exigent un traitement différent des autres abcès dont nous parlons. *Voyez* ABCÈS.

Les abcès stercoraux sont quelquefois occasionés par une crevasse faite au rectum par quelque corps dur, pointu, irrégulier, avalé imprudemment, tel qu'une arête, un fragment d'os, un noyau, une épingle, une aiguille. La disposition des cryptes muqueux du rectum, qui sont larges, profonds, et s'ouvrent de bas en haut, concourt, avec la résistance de ses sphincters, à retenir ces corps étrangers. Il n'est pas rare de voir cet intestin blessé par d'autres corps introduits dans l'anus, à travers les chairs, par l'urètre, par le vagin, et des abcès résulter de ces blessures. Dans quelques cas, c'est une ulcération déterminée par une dysenterie chronique, par le virus vénérien, par un cancer, qui donne lieu à la perforation; mais il arrive plus souvent que la crevasse du rectum est consécutive à l'inflammation développée dans son voisinage. Si elle se termine par suppuration, le pus peut se faire jour en ne perçant que les parois intestinales, ou bien l'abcès s'ouvre en même temps en dedans et en dehors, ou bien enfin le pus s'échappe en totalité par une ouverture qui se fait spontanément, ou que l'on pratique aux tégumens. De toutes les causes des abcès à l'anus, la plus fréquente est l'inflammation et la suppuration des hémorrhoïdes et du tissu cellulaire qui les environne. Les abcès qui en sont le résultat peuvent s'ouvrir suivant les trois modes que nous venons d'indiquer.

On a distingué les abcès de la marge de l'anus en abcès gangréneux, en abcès phlegmoneux, et en abcès tuberculeux ou hémorrhoïdaux. Les premiers reconnaissent pour cause une large perforation primitive du rectum, où elle survient après la formation du pus. Ces abcès sont ordinairement très-considérables, et accompagnés des phénomènes suivans : les malades se plaignent de ressentir une douleur sourde, profonde dans le bassin ; ils sont affectés de constipation, et ne vont qu'avec beaucoup de difficulté à la garde-robe. Ils ne peuvent rester debout ou assis sans éprouver une douleur plus vive; ils ne rendent l'urine qu'avec difficulté; quelquefois même ils éprouvent une rétention presque complète d'urine. L'action de se coucher, de tousser, d'éternuer, augmente les souffrances; les lavemens ne pénètrent qu'avec difficulté. Une fièvre plus ou moins intense, une soif vive, du dégoût pour les alimens, un violent mal de tête, se joignent à ces symptômes. Si l'on examine les environs de l'anus, on n'aperçoit d'abord ni gonflement ni rougeur ; mais si l'on introduit le doigt dans cette ouverture, on sent plus ou moins profondément un engorgement considérable; quelquefois on découvre une crevasse à l'intestin. Au bout d'un temps variable, quelquefois très-court, quelquefois seulement au bout de plusieurs jours, on sent, en explorant les environs du rectum, un engorgement profond non circonscrit; la fesse augmente considérablement de volume; le tissu cellulaire sous-cutané s'empâte, mais on ne sent pas distinctement la fluctuation; un peu plus tard la peau rougit, ou elle prend une teinte livide ; la douleur diminue; la tumeur s'amollit, devient emphysémateuse, s'ouvre, et laisse échapper une grande quantité de pus brunâtre, extrêmement fétide, des gaz, des matières fécales, et des lambeaux de tissu cellulaire gangrené. Tous ces accidens sont dus à l'infiltration des matières fécales dans le tissu cellulaire, et ne cessent que quand elles peuvent s'échapper avec le pus par une grande ouverture.

Les abcès à l'anus, que l'on a nommés *phlegmoneux* ou *moyens*, diffèrent des précédens parce qu'ils sont d'un moindre volume, qu'ils sont plus exactement circonscrits, qu'ils fournissent un pus plus louable, qu'ils ne sont pas compliqués de gangrène, ou que la gangrène est très-circonscrite. Ils peuvent d'ailleurs communiquer avec le rectum; mais c'est ordinairement par une ouverture étroite, située à peu de profondeur, et consécutive à la formation du pus. Lorsque l'intestin n'est pas perforé, il est dénudé plus ou moins immédiatement à une hauteur variable.

Les abcès tuberculeux ou hémorrhoïdaux sont d'un petit volume, très-superficiels, très-rapprochés de l'anus; ils n'occasionnent que des symptômes généraux peu intenses; ils s'ouvrent tantôt sur la peau, tantôt dans la partie inférieure du rectum.

Dès que l'on connaît les premiers symptômes d'une inflammation profonde dans le voisinage du rectum, il faut débarrasser cet intestin des matières fécales qu'il contient, par les lavemens émolliens et laxatifs; et, suivant la violence des symptômes et la force de constitution du malade, prescrire une ou plusieurs saignées du bras, des applications de sangsues en grand nombre autour de l'anus, des cataplasmes de mie de pain et de lait, préférables, dans ce cas, aux cataplasmes de farine de lin, qui sont moins résolutifs; les bains tièdes, les boissons adoucissantes et relâchantes, le repos absolu dans une situation horizontale; une diète rigoureuse. Si, malgré ces moyens, l'inflammation continue à faire des progrès, il faut bien se garder d'attendre que la fluctuation soit manifeste, et que la tumeur soit ramollie dans toute son étendue, pour en faire l'ouverture. Il faut au contraire la pratiquer dès que la tumeur proémine à l'extérieur, et qu'elle offre cet empâtement qui précède la fluctuation. C'est le seul moyen d'empêcher la gangrène de s'étendre au loin, de prévenir les crevasses multipliées du rectum, et la dénudation de cet intestin à une grande hauteur, et dans une grande partie de son contour. Mais de quelle manière convient-il d'ouvrir les abcès gangréneux et les abcès phlegmoneux voisins de l'anus? c'est ce que nous allons examiner.

J.-L. Petit ouvrait ordinairement ces abcès avec un bistouri courbe, introduit dans l'anus le long du doigt, en dirigeant l'incision vers la tubérosité de l'ischion. Lorsqu'il trouvait l'intestin dénudé, perforé, que le malade n'était point atteint de fièvre violente, de dévoiement, de cacochymie vénérienne, scorbutique, pulmonaire, il pratiquait une incision cruciale dont il enlevait les lambeaux quand ils étaient amincis, ou qu'ils occasionaient de la douleur dans les pansemens.

Faget a établi en précepte général, d'après quelques cas particuliers, qu'il ne suffit pas d'ouvrir d'arrière en avant les abcès du rectum dans lesquels cet intestin est dénudé; mais qu'il faut en même temps le fendre dans toute la hauteur de sa dénudation, pour obtenir une guérison prompte, et prévenir la formation d'une fistule. Pott recommande la même méthode, ainsi que Sabatier, pourvu que les malades ne se trouvent pas dans les cas d'exception indiqués par J.-L. Petit.

Foubert ayant vu plusieurs malades guérir, sans fistule, d'abcès considérables à l'anus, ouverts par une incision d'arrière en avant, et ayant observé des hémorrhagies dangereuses et des suppurations abondantes et long-temps prolongées chez des sujets opérés par l'incision en T ou par l'incision en +, donne le conseil de s'en tenir à l'incision simple, assez grande pour donner une issue facile au pus et aux lambeaux gangréneux. Il convient qu'en opérant ainsi il peut rester une fistule; mais dans ce cas aussi, l'opération qui doit devenir nécessaire dans la suite se fait avec une connaissance exacte de l'étendue du mal; il y a moins de parties à fendre, et l'on n'a pas à craindre de prolonger les incisions au delà des bornes fixées par la maladie. Ajoutons qu'en adoptant cette méthode judicieuse, on ménage les forces du malade, et qu'on évite de mettre largement en contact avec l'air atmosphérique des parties enflammées, douloureuses, sur le point de tomber en gangrène.

Pour exécuter cette opération, on fait coucher le malade sur le côté où existe la tumeur, ou bien sur le ventre, les cuisses et les jambes pendantes, comme le conseille Pott. On plonge dans la tumeur un bistouri à lame droite, et on prolonge l'incision en retirant l'instrument. Après que l'on a ouvert un abcès à l'anus, et fait sortir le pus par une légère compression exercée sur les parois de la tumeur, il faut introduire une mèche de linge effilé, enduite de cérat, entre les bords de l'incision, que l'on recouvre avec un plumasseau de charpie peu épais, et continuer les cataplasmes pour achever de dissiper l'inflammation. Si, dans l'intervalle des pansemens, des matières fécales pénétraient et s'arrêtaient dans le foyer de l'abcès, comme J.-L. Petit en rapporte un exemple, on en ferait l'extraction avec le doigt, ou on en faciliterait l'issue par des injections. Des pansemens fréquens sont nécessaires jusqu'à ce que l'abcès soit détergé.

Les fistules à l'anus diffèrent, ainsi que nous l'avons déjà dit, suivant qu'elles sont complètes, incomplètes rectales, incomplètes cutanées; mais elles offrent encore d'autres différences qu'il convient de passer en revue. Ces différences sont relatives au nombre des orifices intérieurs et extérieurs, à la hauteur des orifices internes, à la situation, l'étendue, la direction des trajets fistuleux; à l'état du rectum, du tissu cellulaire qui l'entoure, et des tégumens; enfin à l'état général du malade.

Il n'existe le plus souvent qu'un orifice fistuleux interne; mais il peut s'en trouver plusieurs plus ou moins éloignés les uns des autres. Il n'est pas toujours aussi facile qu'il est important de s'assurer de leur existence : s'il y en a plusieurs, et qu'un seul soit compris dans l'incision par laquelle on se propose de guérir la maladie, les matières fécales, continuant à suinter par cette ouverture, donnent lieu à de nouveaux abcès gangréneux, souvent même avant la cicatrisation de la plaie. On doit particulièrement soupçonner cette disposition à la suite des grands abcès stercoraux, lorsque le rectum est dénudé à une grande hauteur, et que l'abcès a été ouvert tardivement. L'existence de plusieurs orifices extérieurs se rencontre plus souvent : tantôt ils sont placés à peu de distance les uns des autres; d'autres fois ils sont éloignés de plusieurs pouces, quoiqu'ils puissent correspondre à un orifice interne unique.

La hauteur à laquelle est situé l'orifice interne est variable; le plus souvent il se trouve à douze ou quinze lignes de l'anus, mais chez quelques sujets il existe à trois et même à quatre pouces au-dessus du sphincter, ce qui doit nécessairement rendre l'opération plus difficile et plus dangereuse.

Les trajets fistuleux sont situés sur les côtés, ou bien au-devant, ou enfin à la partie postérieure de l'anus. On a remarqué qu'en général la plaie résultant de l'opération guérit plus facilement lorsque la fistule est placée sur les côtés de l'anus que quand elle correspond à la ligne médiane. La disposition anatomique des parties explique cette différence. Ces trajets forment un angle d'autant plus aigu avec le rectum, que les orifices extérieurs sont plus voisins de l'anus, et que l'orifice interne est plus élevé; mais il n'est pas rare d'en rencontrer dont la direction est presque horizontale, et qui vont s'ouvrir à angle droit dans l'intestin. Ils peuvent être droits ou sinueux, et il arrive même, chez quelques sujets, qu'ils forment un angle dans une partie de leur trajet, ce qui rend difficile ou même impossible l'introduction d'un stylet dans toute leur longueur. On est alors obligé d'inciser le côté de l'angle qui se termine à l'orifice extérieur, pour pouvoir parvenir à introduire une sonde dans la partie de la fistule voisine du rectum.

Le rectum, dans les différentes variétés de fistules qui en sont voisines ou qui pénètrent dans sa cavité, peut n'être que dénudé dans une étendue peu considérable en hauteur et en largeur, ou bien la dénudation remonte très-haut, et se propage sur une grande partie du contour de l'intestin, qui peut même être complétement isolé dans le petit bassin. Ces grandes dénudations sont toujours très-fâcheuses, et quelquefois mortelles. Une circonstance importante à noter, et que l'on observe fréquemment, c'est que l'orifice interne des fistules rectales ne correspond pas toujours au point le plus élevé de la dénudation; il est souvent situé beaucoup plus bas, et ordinairement il suffit, pour obtenir la guérison, de fendre le rectum depuis cet orifice inclusivement jusqu'à sa partie inférieure.

Le tissu cellulaire et les tégumens des parties qui sont voisines des fistules rectales, sont ordinairement le siége de callosités plus ou mons dures, entretenues par une inflammation chronique, mais susceptibles d'ailleurs de résolution. La peau est quelquefois décollée dans une grande étendue; toutes les fois qu'elle est amincie, bleuâtre, sa réunion aux parties subjacentes doit être considérée comme impossible.

L'état général de la santé mérite beaucoup d'attention chez les sujets affectés de fistule à l'anus : souvent elle n'est pas sensiblement altérée; chez d'autres sujets la maigreur est extrême, les forces diminuent journellement, la suppuration est très - abondante, la fièvre existe; et cependant tous ces désordres sont occasionés par la fistule, lorsque tous les organes intérieurs sont sains. L'indication d'opérer est alors manifeste; mais il n'en est pas de même lorsque l'amaigrissement, la fièvre et les autres symptômes généraux sont, aussi bien que la fistule, une suite de quelque maladie organique intérieure, telle qu'une phthisie pulmonaire. L'expérience a appris qu'en opérant la fistule on accélère les progrès de l'affection interne, qu'on abrège les jours du malade; et, loin de chercher alors à guérir la fistule, on devrait désirer qu'il s'en formât une. M. Heurteloup fils a même proposé de la faire artificiellement avec le secours d'un instrument qu'il a imaginé pour cet usage; mais je ne sache pas qu'on ait encore eu recours à son procédé, et je n'ose assurer qu'on en obtiendrait de bons résultats pour arrêter les progrès de la phthisie.

On établit le diagnostic des fistules à l'anus sur les signes commémoratifs fournis par la marche et la nature des abcès qui les ont précédées; sur l'absence des signes qui appartiennent aux fistules urinaires et aux fistules entretenues par la carie des os du bassin ou de la colonne vertébrale, et enfin sur les signes propres à la maladie. Ces signes sont les suivans : si la fistule est complète, elle donne passage aux gaz intestinaux, à des mucosités teintes par les matières fécales; un stylet flexible, introduit avec précaution dans la fistule, vient toucher à nu le doigt porté dans le rectum; si la fistule est tellement sinueuse ou anguleuse qu'on ne puisse la sonder, on y pousse une injection colorée, qui revient en partie par l'anus. Lorsque la fistule est borgne interne, le malade rend du pus par l'anus; on sent, près de cette ouverture, des duretés, au centre desquelles on distingue une partie d'un rouge obscur, molle, dépressible, tantôt saillante, tantôt déprimée : si on comprime cette partie lorsqu'elle est saillante, elle s'affaisse, et il sort quelquefois du pus par l'anus. Chaque fois que le malade va à la garde-robe, il ressent de la chaleur et de la douleur dans la partie engorgée, surtout dans la partie qui est ramollie. En portant un doigt enduit de blanc d'œuf ou d'un corps gras dans le rectum, on découvre même, dans quelques cas, l'orifice intérieur; d'autres fois, on le trouve plus facilement avec un stylet boutonné et recourbé, introduit dans l'intestin. Ce dernier mode d'exploration est douloureux : on doit rarement y avoir recours.

On distingue les fistules borgnes externes des fistules complètes par l'absence des signes qui indiquent la perforation du rectum.

On considérait autrefois les fistules à l'anus comme une maladie dangereuse et très-difficile à guérir; mais on est revenu de cette opinion, depuis que l'on a mieux jugé les causes qui les entretiennent, et adopté des méthodes de traitement aussi simples que rationnelles. Cependant le pronostic que l'on en porte doit varier suivant les conditions particulières ou différences qu'elles peuvent présenter, et que nous avons indiquées précédemment.

On a proposé différentes méthodes pour guérir ces fistules : la compression, les injections excitantes, la cautérisation, la ligature, l'excision, l'incision.

La compression ne peut réussir que dans quelques cas de fistules incomplètes externes récentes, presque horizontales, lorsque la peau a conservé son épaisseur. On l'exerce alors de dehors en dedans; mais, si la fistule remontait le long du rectum, on ne pourrait la comprimer qu'au moyen d'une mèche introduite dans l'intestin, et dont l'action comprimante ne s'étendrait pas au-dessus du sphincter interne. Cette méthode ne mérite aucune confiance. Sabatier paraît cependant penser qu'elle pourrait être employée pour des fistules complètes récentes très-peu profondes.

Les injections irritantes, secondées par la compression, ont été conseillées pour les fistules incomplètes non compliquées de la dénudation du rectum et de l'amincissement de la peau : on doit peu compter sur un résultat avantageux de leur emploi, même dans les cas les plus simples.

La cautérisation décrite par Hippocrate, indiquée par Dionis, pratiquée encore actuellement par quelques empiriques ignorans, consiste à lier la fistule avec un fil enduit d'une substance caustique, ou à consumer peu à peu, avec des trochisques escarrotiques, toutes les chairs comprises entre la fistule et le rectum, et la portion de cet intestin correspondante au trajet fistuleux. Quoique cette méthode puisse réussir dans la plupart des fistules simples peu profondes, elle doit être absolument rejetée, parce qu'elle produit de longues et violentes douleurs, qu'elle expose les malades à une inflammation abdominale dangereuse et à un empoisonnement par absorption; enfin parce qu'elle produit toujours dans les sphincters une perte de substance plus ou moins considérable. Si la seule crainte de l'hémorrhagie déterminait à traiter une fistule à l'anus par la cautérisation, il vaudrait mieux fendre cette fistule avec un couteau rougi au feu; mais nous sommes loin cependant de recommander un procédé aussi douloureux, et qui expose à une inflammation consécutive très-grave.

La ligature était un des moyens conseillés par Hippocrate et par Celse pour la guérison des fistules à l'anus. Fabrice d'Aquapendente, Paré, Pigray, Thévenin, l'employaient avec succès. Foubert la tira de l'oubli dans lequel elle était tombée, et Desault a imaginé des instrumens destinés à la rendre praticable dans les cas où l'orifice interne se trouve situé à une grande hauteur. Le procédé de Foubert est très-simple; il consiste à introduire dans la fistule un stylet d'argent flexible, boutonné à une extrémité, et taraudé à l'autre : c'est dans celle-ci qu'on fixe l'un des bouts du fil de plomb avec lequel on doit faire la ligature. Le doigt indicateur, introduit dans le rectum, ramène le stylet d'argent à mesure qu'on le pousse, et, après lui, le fil de plomb qu'il entraîne. Lorsque le fil de plomb est passé, on en rapproche extérieurement les deux extrémités, et on les tord légèrement ensemble, ou, ce qui vaut encore mieux, on les engage dans une petite coulisse d'argent, et on les replie après avoir exercé une légère constriction sur les parties embrassées par l'anse du fil. Chaque jour on rétrécit cette anse, en tirant à soi les deux bouts de ce fil.

Desault se servait pour retirer le fil de plomb, lorsque l'orifice interne était très-élevé, d'un *gorgeret repoussoir* en cuivre, ayant la forme d'une cuiller profonde, étroite, allongée; il présente, près de son extrémité, un trou dans lequel le bout du fil s'engage facilement d'après la forme de la gouttière, et se trouve arrêté par une tige mobile contenue dans l'épaisseur de l'instrument, et au moyen de laquelle on peut laisser le trou vide, ou serrer le fil qui y a pénétré. Lorsque la fistule était borgne externe, il introduisait un stylet dans le trajet fistuleux, conduisait sur ce stylet une canule allongée, d'une ligne environ de diamètre, retirait le stylet, en substituait un autre terminé par une pointe d'acier, perçait avec lui l'intestin, et se servait de la canule pour conduire dans sa cavité le fil de plomb. Il le ramenait avec le gorgeret repoussoir, qui lui servait aussi, dans cette opération, à empêcher que le trois-quarts ne blessât la paroi du rectum opposée à la fistule.

La ligature, serrée journellement, coupe peu à peu les parties qu'elle embrasse; la cicatrice se fait de haut en bas, et de dehors en dedans, à mesure que la section des chairs s'opère. Ce mode de traitement peut convenir lorsque la fistule n'a qu'un orifice extérieur, que cet orifice n'est pas très-éloigné de l'anus, que l'orifice interne n'est pas très-élevé. Il est surtout très-avantageux pour les sujets affaiblis, et pour ceux qui redoutent toute espèce d'opération faite avec le bistouri. Il mérite la préférence sur la méthode par incision chez les individus dont l'état de la poitrine est douteux, parce que, si pendant le séjour de la ligature l'état de la poitrine empire, on peut retirer le fil, et conserver encore la fistule. Dans le cas de fistules profondes, la ligature est moins avantageuse, à cause de l'épaisseur des parties qu'elle embrasse et qu'elle doit diviser, ce qui ne peut se faire qu'au bout d'un temps très-long. Il faut cependant faire observer que, comme elle n'occasione que très-peu de douleur, quand elle n'est pas serrée trop fortement, les malades peuvent vaquer à leurs affaires pendant toute la durée du traitement.

L'excision ou *l'extirpation* consiste à enlever avec le bistouri le trajet fistuleux et toutes les callosités qui l'environnent, après avoir passé un fil de métal dans la fistule, et l'avoir ramené par l'anus, pour former une anse destinée à tendre les parties à extirper. Nous ne décrirons pas cette opération cruelle, abandonnée actuellement par tous les praticiens, usitée encore dans le siècle dernier, et à laquelle on accordait même la préférence sur les autres méthodes, parce que l'on considérait les callosités comme une des causes qui empêchaient les fistules de guérir. En l'exécutant, on divisait un grand nombre de vaisseaux, et l'on faisait éprouver aux sphincters une grande perte de substance. Les malades étaient exposés à des hémorrhagies violentes, quelquefois mortelles; il fallait tamponner la plaie, ainsi que l'intestin, pour s'en rendre maître, et le tamponnement produisait souvent la rétention d'urine, et toujours celle des matières fécales. Après la guérison, il restait chez quelques sujets, par suite de la perte de substance éprouvée par les sphincters, une incontinence des matières fécales; et chez d'autres, un rétrécissement de l'anus tellement considérable, que ces matières ne pouvaient être expulsées qu'avec beaucoup d'efforts et de douleur.

L'*incision* des fistules à l'anus est décrite dans les auteurs anciens aussi bien que l'excision; mais il paraît qu'on y avait particulièrement recours pour les fistules borgnes externes, et pour les fistules peu profondes et sans callosités. Parmi les modernes, Pott et surtout Desault ont puissamment contribué à lui faire accorder la préférence sur toutes les autres méthodes. On a proposé plusieurs instrumens pour exécuter cette opération, tels que le syringotome, connu dès le temps de Galien : c'est un bistouri dont la lame très-courbe, large vers sa base, étroite vers sa pointe, se termine par un stylet boutonné flexible; le bistouri courbe boutonné ordinaire; le bistouri courbe terminé par une vis sur laquelle on monte un stylet flexible. Desault se servait d'un bistouri droit, long, très-tranchant; d'une sonde cannelée sans cul de sac, et d'un gorgeret en bois dont on attribue l'invention à Marchettis. M. Larrey emploie une sonde cannelée, terminée par un stylet flexible, et un bistouri.

Quel que soit l'instrument dont on veuille se servir, le malade doit être placé pendant l'opération dans l'une des deux situations suivantes : on le fait coucher sur le ventre, les jambes et les cuisses pendantes, et écartées l'une de l'autre ; ou bien on le fait coucher près du bord de son lit sur le côté du corps correspondant à la fistule, le tronc légèrement fléchi, la cuisse qui touche le lit étendue, l'autre assez fortement fléchie : cette dernière situation est plus commode pour lui ; un aide soulève la fesse opposée à la fistule, et peut en même temps tenir ou présenter des instrumens pendant l'opération. Plusieurs cas différens peuvent se présenter ; nous allons les passer en revue.

La fistule est complète, simple ; son orifice interne n'est pas situé à plus de deux pouces au-dessus du sphincter : dans ce cas, on peut, après avoir introduit une sonde cannelée dans le trajet fistuleux jusque dans le rectum, faire glisser sur cette sonde un bistouri légèrement courbe, terminé par un bouton olivaire, et en ramenant avec l'indicateur l'extrémité de la lame hors de l'anus, inciser le rectum et les parties comprises entre lui et la fistule. On n'a pas besoin de sonde cannelée si on se sert du bistouri syringotome, et l'opération se fait un peu plus promptement. Dans ce cas, il est encore facile de ramener par l'anus le bout de la sonde cannelée, que l'on a introduite dans la fistule, surtout si cette sonde est terminée par un stylet flexible, et avec un bistouri dirigé par la cannelure de cet instrument ; on fend la fistule, l'intestin et les chairs qui les séparent.

Si la fistule s'ouvrait très-haut dans le rectum, les procédés que nous venons d'indiquer seraient d'une exécution difficile et douloureuse ; il faudrait alors adopter le procédé de Desault :

« Le chirurgien introduit dans l'anus l'indicateur gauche, graissé de cérat, en tourne la face palmaire du côté de la fistule, prend de l'autre main la sonde cannelée qu'il introduit et pousse dans le trajet fistuleux, en la conduisant avec le doigt placé dans l'intestin. Si la fistule est complète, et que son orifice interne soit dans le point le plus élevé de la dénudation, il fait pénétrer la sonde par cet orifice. Dans le cas contraire de fistule externe ou de fistule complète avec dénudation de l'intestin au-dessus de l'orifice interne, il pousse la sonde jusqu'à ce qu'avec le doigt, et à travers les parois amincies du rectum, il la sente parvenue au haut de l'endroit dénudé. Il retire le doigt, porte à sa place le gorgeret de bois légèrement enduit de cérat, engage par de petits mouvemens latéraux le bout de la sonde dans son cul-de-sac, soit immédiatement lorsqu'elle a passé par l'orifice fistuleux, soit médiatement en poussant devant elle la membrane de l'intestin, lorsqu'il y a dénudation au-dessus, ou que la fistule est externe. Le gorgeret est confié à un aide, qui le retient fortement en l'écartant de la sonde cannelée, tandis que le chirugien conduit, sur cette sonde qu'il tient lui-même, le bistouri long et étroit, qu'il enfonce jusqu'au gorgeret, et avec lequel il coupe, d'un seul coup, tout ce qui se trouve compris entre le trajet fistuleux et l'anus. » Pour s'assurer qu'il ne reste rien à inciser, on retire en même temps, et sans qu'ils cessent de se toucher, la sonde cannelée et le gorgeret; si on éprouve de la résistance, on glisse de nouveau le bistouri dans la cannelure de la sonde, pour achever sur le gorgeret la section des parties à diviser. Plusieurs chirurgiens se conforment encore au précepte que Petit a donné de fendre la fistule en dehors, dans le voisinage de son orifice externe, après l'avoir fendue du côté du rectum. Cette section n'offre aucun danger, et elle nous paraît devoir contribuer à la promptitude et à la sûreté de la guérison.

Nous ferons ici une remarque importante : lorsque la dénudation du rectum au-dessus de l'orifice interne est peu considérable, surtout en largeur, il suffit de fendre cet intestin depuis cet orifice jusqu'à l'anus, sans prolonger plus haut l'incision. Cependant si, au bout de quelque temps, la portion dénudée ne se réunissait pas aux parties voisines, il faudrait alors la fendre, soit avec des ciseaux mousses conduits sur le doigt, soit avec le bistouri soutenu sur le gorgeret.

Desault a quelquefois réuni les deux opérations par ligature et par incision. « Un jour qu'il opérait par incision une fistule profonde, il sentit, avec le doigt porté dans la plaie, un autre clapier avec dénudation de l'intestin, sur la surface duquel rampaient des vaisseaux considérables ; leur lésion aurait pu devenir dangereuse, si on avait ouvert ce nouveau clapier : il en fit la ligature ; au bout de peu de temps l'intestin fut fendu par ce moyen, et la fistule guérit. » (*OEuvres chirur.* de Desault, par Bichat.)

Lorsque la fistule ne s'ouvre que dans le rectum, il faut d'abord la rendre complète en faisant une incision extérieure qui pénètre dans le cul-de-sac auquel elle aboutit inférieurement. On peut, immédiatement après, achever l'opération comme dans le cas de fistule complète; mais il vaut cependant mieux attendre quelques jours pour donner le temps à l'inflammation de se dissiper.

Quand il existe plusieurs ouvertures au rectum, correspondant à un seul trajet fistuleux, il faut tâcher de les comprendre dans une seule incision; si ce mode d'opération était impraticable à cause de la situation de ces ouvertures, il deviendrait nécessaire de les inciser successivement.

On rencontre bien plus souvent plusieurs orifices extérieurs, communiquant par des conduits plus ou moins longs avec le canal fistuleux unique, qui s'ouvre dans l'intestin : tous ces conduits doivent être fendus; et, si la peau qui les recouvre et qui est comprise entre eux est très-dure ou amincie et désorganisée, il ne faut pas hésiter à en faire l'excision.

On trouve aussi assez fréquemment une hémorrhoïde située sur le trajet de l'incision qui doit fendre l'anus : cette hémorrhoïde gêne dans les pansemens : il convient de l'exciser après avoir opéré la fistule.

Le pansement, après l'opération de la fistule, mérite beaucoup d'attention. Tous les chirurgiens modernes recommandent de s'abstenir de l'emploi des caustiques dont on se servait autrefois pour faire fondre les callosités. M. Carré, de Lyon, prétendait que la plaie devait être pansée mollement et à plat : cette méthode est peu sûre; les bords de la plaie récente peuvent se réunir trop promptement, et alors la fistule reste. MM. Sabatier et Boyer ont vu cet accident. On procédera donc au pansement de la manière suivante : le chirurgien introduira, dans l'anus et le long de la paroi du rectum opposée à l'incision, une mèche de charpie assez grosse pour la remplir exactement. Lorsque cette mèche, supportée sur une tige d'acier ou d'argent, légèrement bifurquée à son extrémité, sera parvenue au niveau de la partie la plus élevée de la section, le chirurgien l'enfoncera entre ses bords, de manière à ce qu'ils restent écartés dans toute leur épaisseur. On applique extérieurement un plumasseau enduit de cérat, quelques compresses longues, et on soutient l'appareil avec un bandage en *T*. On renouvelle ce mode de pansement chaque jour, et on le continue jusqu'à ce que le fond de la plaie soit au niveau de la surface interne du rectum. C'est alors seulement que l'on peut panser à plat sans inconvénient. Lorsque la suppuration est établie, on enduit la mèche avec du cérat; mais, dans le premier pansement, une mèche de charpie sèche est préférable pour prévenir l'hémorrhagie. Dans le cours du traitement, il est quelquefois nécessaire de réprimer les chairs fongueuses avec la pierre infernale. Les malades traités par l'incision ne restent affectés ni d'incontinence des matières fécales, ni de douleur dans leur excrétion.

Les accidens qui peuvent être la suite de cette opération sont l'hémorrhagie, tantôt primitive, tantôt consécutive; l'inflammation de l'intestin, de la vessie et du péritoine; des dépôts gangréneux, la diarrhée, une suppuration trop abondante et de mauvais caractère. On doit redouter l'hémorrhagie quand on opère des fistules très-profondes, et que l'on a senti avec le doigt, avant l'opération, de gros vaisseaux le long de la partie à inciser du rectum. On se rend quelquefois maître de cette hémorrhagie en introduisant dans la plaie une très-grosse mèche de charpie. Il serait convenable, dans ce cas, de la rouler dans de la poudre de gomme arabique, qui n'a pas l'inconvénient d'être irritante comme la colophane. Si ce procédé ne réussit pas, il faut introduire profondément dans le rectum, au-dessus de la plaie, un très-gros bourdonnet de charpie, lié à son milieu avec un fil double, dont on laisse pendre les deux extrémités hors de l'anus : on remplit ensuite la plaie de bourdonnets serrés; enfin, on applique à l'extérieur un tampon de charpie qu'on assujettit avec les fils attachés au bourdonnet enfoncé dans le rectum. Levret a employé avec succès un autre procédé. Il introduisit dans le rectum une vessie mouillée, vide et adaptée à un soufflet, et il la distendit avec de l'air. Desault, dans un cas où le procédé de Petit et celui de Levret avaient échoué, introduisit profondément dans l'intestin le milieu d'un linge, en retenant les quatre coins hors de l'anus; et il remplit avec de la chapie l'espèce de sac qu'il formait. Quel que soit le procédé que l'on ait employé, il faut surveiller attentivement le malade, parceque, lors même que le sang ne s'écoule plus à l'extérieur, il peut s'épancher rapidement et en grande quantité dans la cavité intestinale, ce que l'on reconnaît à la décoloration du visage, au refroidissement des membres, à la faiblesse et à la fréquence du pouls, au gonflement du ventre, à la diminution rapide des forces, etc. Dans ce cas, il faut promptement lever l'appareil, donner un lavement à l'eau froide, écarter les bords de la plaie, tamponner de nouveau, et, ce qui est encore plus sûr, porter un bouton de feu sur le point d'où jaillit le sang. Un *speculum* de l'anus en étain, ayant la forme d'un cône creux, et ouvert sur l'un de ses côtés, serait d'une grande utilité pour conduire le cautère sur le vaisseau ouvert, sans risquer de brûler le rectum.

On oppose à l'inflammation de l'intestin, de la vessie, du péritoine, un traitement antiphlogistique local et général. Les dépôts gangréneux forcent de renoncer à l'introduction de la mèche, et rendent nécessaires de grandes incisions, les injections émollientes ou antiseptiques, suivant l'état des chairs; et quelquefois, notamment dans le cas d'adynamie, l'usage intérieur du quinquina. La pouriture d'hôpital indiquerait avec urgence l'application du fer rouge. La diarrhée est, dans quelques cas, occasionée par la présence des mèches : on en acquiert la certitude lorsqu'elle s'arrête dès que l'on cesse de les introduire à demeure; mais il faut alors en placer une de temps en temps, ne la laisser que quelques heures, et l'enduire de cérat opiacé. Si la diarrhée dépend d'une autre cause, il faut la combattre par les moyens convenables, et, pendant sa durée, suspendre l'usage des mèches. L'abondance et la dépravation de la suppuration seront combattues, lorsqu'elles ne dépendront pas de la formation de nouveaux dépôts ou clapiers qu'il faudrait ouvrir, par un régime analeptique, par le transport du malade dans un lieu plus salubre, et par l'usage intérieur des amers associés à l'opium.

Les fistules à l'anus, produites par une ulcération cancéreuse du rectum, les fistules multiples compliquées de la dénudation de la plus grande partie du contour de cet intestin, et existant chez des sujets cacochymes, très-maigres, affectés de fièvre lente, doivent être considérées comme incurables. On doit s'en tenir pour elles aux soins de propreté, et à l'emploi des moyens propres à calmer la douleur.

§ IX. *Des fistules entretenues par perte de substance.*

A. *Fistules des sinus frontaux.* Elles se forment à la suite de plaies avec perte de substance considérable aux parois de ces cavités, et plus souvent encore après leur destruction partielle par la carie ou par la nécrose accompagnées d'ulcération de la peau du front. Toutes les grandes plaies de ces sinus ne restent cependant pas fistuleuses, parce que leur table antérieure s'affaisse vers la postérieure, et que les parties molles extérieures concourent en même temps à fermer l'ouverture. Les sinus frontaux peuvent être fistuleux et laisser échapper l'air sous la peau, sans que celle-ci soit entamée. M. Dupuytren a vu une tumeur aérienne au-dessus de la racine du nez, sur un homme qui avait éprouvé une plaie contuse au front. La tumeur avait paru après la cicatrisation des parties molles; il obtint une guérison complète par le moyen d'un bandage compressif.

Lorsque les fistules du sinus frontal sont anciennes et larges, on pourrait les fermer extérieurement en pratiquant une opération analogue à celle du bec de lièvre, et après avoir obtenu la réunion de la peau, il faudrait, comme dans le cas dont nous venons de parler, exercer pendant quelque temps une légère compression vis-à-vis l'ouverture du sinus. Si on ne jugeait pas convenable de pratiquer cette opération, on se bornerait à placer dans la fistule un morceau d'éponge fine, ou à la couvrir avec un emplâtre agglutinatif.

B. *Fistules des sinus maxillaires*. Leurs causes sont les mêmes que celles des fistules des sinus frontaux. Elles présentent les mêmes indications quand elles sont extérieures, et quand elles s'ouvrent dans la bouche on y place un obturateur pour empêcher les alimens d'y pénétrer.

C. *Fistules de la cornée transparente*. On les a distinguées en complètes et en incomplètes. Elles traversent perpendiculairement la cornée, ou bien elles sont sinueuses; elles peuvent être compliquées de hernie de l'iris. Ces fistules sont la suite d'ulcération de la cornée occasionée par des ophthalmies intenses, opiniâtres, et de cause interne qu'il faut d'abord combattre avant de chercher à les guérir. On les reconnaît facilement à l'inspection de l'œil, et on distingue celles qui sont complètes de celles qui ne le sont pas, à l'écoulement de l'humeur aqueuse, et à l'affaissement de la cornée. Cette maladie est très-fâcheuse, et lors même qu'elle guérit, elle laisse des taies profondes, difformes, et qui interceptent le passage des rayons lumineux.

L'incision de ces fistules ne convient que quand elles sont obliques, sinueuses; et, avant d'y avoir recours, il faut essayer les collyres astringens sédatifs et la compression médiate exercée à travers les paupières. Pendant ce traitement, le malade doit rester couché sur le dos. Lorsque ces fistules pénètrent directement à travers la cornée, on doit en toucher légèrement les bords, soit avec un petit cautère garni d'une sphère placée à quelque distance de son extrémité, pour qu'elle puisse conserver assez de chaleur pour brûler, soit avec une pierre infernale taillée en pointe. On lave l'œil immédiatement après la cautérisation; et, après la chute de l'escarre, on cautérise de nouveau, si l'inflammation n'est pas trop violente, et si les bords de l'ouverture n'ont pas un aspect grenu, et ne paraissent pas encore disposés à se cicatriser. *Voyez* HERNIE DE L'IRIS, HYPOPION, STAPHYLOME.

D. *Fistules du larynx et de la trachée-artère :* elles ont beaucoup d'analogie avec celles des sinus frontaux et maxillaires sous le rapport des causes qui peuvent y donner lieu : ce sont des plaies par armes à feu, des ulcères de nature vénérienne, scrofuleuse. Lorsque ces fistules sont réduites à l'état d'affection locale, elles cessent d'être dangereuses. Les seules incommodités qu'elles occasionent sont un changement plus ou moins considérable dans le son de la voix et de la toux, quand l'air y pénètre immédiatement. Lorsqu'elles sont placées au-dessous de la glotte, elles donnent lieu à une aphonie complète, si on les laisse à découvert, et que l'air s'en échappe avec facilité. Il est impossible, quand ces fistules sont larges, d'en obtenir la guérison. Si elles sont étroites, on peut essayer d'en cautériser légèrement les bords, ou bien il faut aviver les bords de l'ouverture de la peau, et les réunir par des emplâtres agglutinatifs ou par quelques points de suture. Les malades qui en sont affectés se bornent ordinairement à les tenir exactement fermées avec un emplâtre.

§ X et XI. *Fistules entretenues par la présence de corps étrangers, par la carie, par la nécrose.* — Elles ne peuvent guérir que lorsque la cause qui les entretient a cessé d'exister. *Voyez* les maladies auxquelles elles se rapportent; ce sont elles seules qui fournissent les indications curatives. MARJOLIN.

FLABELLATION, s. f., *flabellatio*, de *flabellum*, éventail; mot presque inusité maintenant, et qu'a employé Ambroise pour désigner l'action par laquelle on renouvelle l'air non-seulement autour d'un membre fracturé, mais encore de toute partie blessée ou ulcérée, selon l'expression de Paré. La flabellation s'opère, soit en agitant l'air qui environne la partie malade, soit en la déplaçant ou la soulevant à diverses reprises. (R. D.)

FLAMME, FLAMMETTE, s. f., *flamma*, *flammula*, *fossorium*, *phlebotomus;* nom d'un instrument dont se servent quelques chirurgiens, et particulièrement les chirurgiens allemands, pour pratiquer la phlébotomie. Cet instrument porte également le nom de *phlébotome*. *Voyez* ce mot.

FLANC, s. m., *ilion*. On nomme ainsi la partie latérale de l'abdomen qui s'étend depuis les fausses côtes jusqu'à la crête iliaque.

FLATUEUX, FLATULENT, adj., *flatulentus;* qui occasione des flatuosités, ou qui est sujet aux flatuosités. *Voyez* ce mot.

FLATULENCE, FLATUOSITÉ, s. f., *flatuositas*, de *flatus*, vent; mots en usage pour exprimer, soit l'émission par la bouche ou par l'anus de gaz accumulés dans l'estomac et les intestins, soit ces gaz eux-mêmes. Sauvages, qui a employé le mot de *flatuosité* dans la première acception, en a fait une maladie de l'ordre des *aerifluxus*, et en a admis un certain nombre de variétés qu'il a désignées par les dénominations d'*acide*, de *nidoreuse*, d'*hypocondriaque*, d'*accidentelle*, d'*infantile*, de *lochiale* et de *convulsive*. Ces flatuosités sont presque toujours symptomatiques. *Voyez* PNEUMATOSES. (CHOMEL.)

FLÉCHISSEUR, adj. m., pris souvent substantivement, *flexor*. On donne le nom de *muscles fléchisseurs* à une classe assez nombreuse de muscles qui ont pour office d'opérer la flexion de certaines parties.

1° MUSCLE FLÉCHISSEUR ACCESSOIRE DES ORTEILS. Placé en arrière de la plante du pied, aplati, mince, quadrilatère, ce petit muscle est attaché aux faces inférieure et interne du calcanéum, d'où, marchant horizontalement en avant et un peu en dedans, il se porte en dehors et au-dessus du tendon du muscle grand fléchisseur commun des orteils, vers le point où il se divise : c'est là qu'il se termine.

Ce muscle porte aussi le nom de *chair carrée de la plante du pied*. Il sert d'auxiliaire au muscle grand fléchisseur, et en rectifie l'obliquité.

2° MUSCLE COURT FLÉCHISSEUR COMMUN DES ORTEILS, *musculus flexor brevis digitorum pedis;* muscle calcanéo-sous-phalanginien commun. (Chauss.) On donne ce nom à un muscle allongé, aplati, beaucoup plus étroit et plus épais en arrière qu'en avant, où il est divisé en quatre portions. Il naît de la partie postérieure et inférieure du calcanéum, entre les muscles adducteur du gros orteil et abducteur du petit, dont il est séparé par deux cloisons aponévrotiques, sur lesquelles s'implante aussi une partie de ses fibres, ainsi que sur l'aponévrose plantaire. De là il se porte en avant, augmente d'abord de volume, diminue ensuite, et, au milieu de la plante du pied, se partage en quatre faisceaux distincts, dont les internes sont les plus gros : ceux-ci se recouvrent successivement de dedans en dehors, et se terminent chacun par un tendon, plutôt apparent en haut qu'en bas. Ces tendons s'avancent sous les têtes des os du métatarse, passent entre les languettes de l'aponévrose plantaire, s'engagent, avec ceux du long fléchisseur, dans la gaîne fibreuse placée sous les orteils, se fendent pour les laisser passer, se comportent absolument comme ceux du muscle fléchisseur superficiel des doigts, et s'implantent, par deux languettes, sur les parties latérales de la seconde phalange de chacun des quatre derniers orteils.

Il fléchit les secondes phalanges des orteils sur les premières, et celles-ci sur les os du métatarse ; il augmente aussi la concavité de la voûte du pied.

3° MUSCLE COURT FLÉCHISSEUR DU GROS ORTEIL, *musculus flexor brevis hallucis*, tarso-sous-phalangien du premier orteil. (Chaussier.) Court, mince et étroit postérieurement, large, épais et bifurqué antérieurement, ce muscle s'attache à la partie antérieure et inférieure du calcanéum, aux deux derniers os cunéiformes et à leurs ligamens, par un tendon assez gros, d'au moins un pouce de longueur, et qui règne sur presque toute l'étendue de sa face supérieure : plusieurs de ses fibres prennent également naissance de la cloison aponévrotique qui le sépare du muscle adducteur du gros orteil, et toutes, courtes et obliques, s'avancent un peu en dedans, en formant un faisceau qui augmente de volume, qui offre à sa face inférieure une cannelure pour loger le tendon du muscle long fléchisseur du gros orteil, et qui se divise en deux portions, d'abord unies par du tissu cellulaire, et ensuite isolées, près de l'extrémité antérieure du premier os du métatarse : l'interne s'unit au tendon du précédent, se termine avec lui à la première phalange du gros orteil, et s'attache en outre à l'os sésamoïde interne de l'articulation. La portion externe, plus mince, confondue avec le muscle abducteur oblique, s'implante avec lui en bas et en dehors de la base de la première phalange du même orteil et à l'os sésamoïde externe.

Il fléchit la première phalange du gros orteil sur le premier os du métatarse.

4° MUSCLE COURT FLÉCHISSEUR DU PETIT DOIGT, *musculus flexor proprius digiti minimi.* Ce muscle n'existe point dans tous les sujets, et, lorsqu'on le rencontre, son volume varie beaucoup, de même que sa forme. Il est en général très-mince et très-étroit. Il se fixe par des aponévroses au ligament annulaire antérieur du carpe, et au bord antérieur de l'apophyse de l'os unciforme, d'où il descend un peu en dehors, en se rétrécissant, pour s'unir à la partie externe du tendon du muscle adducteur du petit doigt, et se terminer avec lui.

Il fléchit la première phalange du petit doigt, et entraîne en avant le cinquième os du métacarpe.

5° MUSCLE COURT FLÉCHISSEUR DU PETIT ORTEIL, *musculus flexor brevis digiti minimi pedis*, tarso-sous-phalangien du petit orteil. (Chaus.) Ce muscle est court, plus épais à sa partie moyenne qu'à ses extrémités. Il se fixe, par des aponévroses prolongées sur sa face interne, au-dessous de l'extrémité postérieure du cinquième os du métatarse et à la gaîne ligamenteuse du tendon du long péronier latéral : il se dirige de là horizontalement en devant, et vient s'implanter, par des fibres aponévrotiques apparentes, sur sa face inférieure, en bas et en dehors de la base de la première phalange du petit orteil. Sa *face inférieure* couvre l'aponévrose plantaire et l'abducteur du petit orteil : la *supérieure* est couverte par le cinquième os du métatarse et par le dernier muscle interosseux plantaire.

Il fléchit la première phalange du petit orteil.

6° MUSCLE COURT FLÉCHISSEUR DU POUCE, *musculus flexor brevis pollicis*, carpo-phalangien du pouce. (Chaussier.) Placé en dedans et au-dessous du muscle opposant du pouce, court, d'une forme assez irrégulière, bifurqué à ses deux extrémités, ce muscle a deux points d'origine séparés ; l'un en avant et en dehors, à la partie antérieure et inférieure du ligament annulaire antérieur du carpe, à l'os trapèze et à une cloison aponévrotique qui le sépare du muscle opposant ; l'autre postérieur, au bas du grand os, à l'extrémité supérieure du troisième os du métacarpe, et aux ligamens qui les unissent. Les deux portions du muscle descendent en dehors, séparées d'abord l'une de l'autre, mais bientôt réunies derrière le tendon du muscle long fléchisseur du pouce, auquel elles offrent une sorte de gouttière longitudinale. Parvenues à l'extrémité phalangienne du premier os du métacarpe, elles se séparent de nouveau;

l'externe se confond avec le tendon du muscle court abducteur du pouce, et s'attache au devant de l'extrémité supérieure de la première phalange du pouce, et à l'os sésamoïde externe de son articulation; l'interne s'unit au sommet du muscle adducteur du pouce, et va de même se fixer à la phalange et à l'os sésamoïde interne. Ces deux implantations ont lieu chacune par un tendon assez fort.

Il fléchit la première phalange du pouce sur le premier os du métacarpe, et celui-ci sur le trapèze.

7° MUSCLE GRAND FLÉCHISSEUR DU POUCE, *musculus flexor longus pollicis manûs*, radio-phalangettien du pouce. (Chaussier.) Ce muscle est allongé, mince, aplati, plus épais en dedans qu'en dehors, et couché sur le radius, aux trois quarts supérieurs de la face antérieure duquel il s'insère par de courtes fibres aponévrotiques, ainsi qu'à la portion voisine du ligament interosseux, et souvent même à l'apophyse coronoïde du cubitus, par un petit prolongement particulier, charnu au milieu, tendineux à ses extrémités. Les fibres charnues, toutes obliques, longues chacune d'un pouce environ, forment un faisceau qui descend à peu près verticalement, et viennent s'insérer en arrière d'un tendon qu'elles accompagnent jusqu'au niveau du muscle carré pronateur. Ce tendon alors devient libre et s'arrondit, passe au devant du carpe, dessous le ligament annulaire, est là retenu par une membrane synoviale, et descend ensuite obliquement en dehors entre les deux portions du muscle court fléchisseur du pouce, puis entre les deux os sésamoïdes de son articulation métacarpo-phalangienne; il passe ensuite dans une gaîne fibreuse dont les fibres sont très-écartées et peu prononcées; il s'y trouve revêtu aussi par une membrane synoviale qui le maintient en position; il présente la trace d'une division longitudinale, et il se termine, en s'épanouissant, sur la face antérieure de la phalange unguéale du pouce.

Ce muscle fléchit la dernière phalange du pouce sur la première, la première sur l'os du métacarpe correspondant, et celui-ci sur le radius; il peut aussi fléchir la main sur l'avant-bras, et l'avant-bras sur la main.

8° MUSCLE GRAND FLÉCHISSEUR COMMUN DES ORTEILS, *musculus flexor longus digitorum pedis*, tibio-phalangettien commun. (Chaussier.) Étendu derrière la jambe et au-dessous du pied, allongé, aplati, plus large à sa partie moyenne qu'à ses extrémités, charnu et simple en haut, terminé par quatre tendons inférieurement ; il s'insère à la face postérieure du tibia, depuis sa ligne oblique supérieure jusqu'à son quart inférieur, et à une cloison aponévrotique qui lui est commune avec les muscles jambier postérieur et grand fléchisseur du gros orteil. De là il descend obliquement en dedans, augmentant d'abord un peu de largeur, pour diminuer ensuite. Ses fibres charnues viennent toutes se rendre successivement sur les côtés d'un tendon qui règne pendant quelque temps en dedans et en arrière, et qui, vers le bas de la jambe, est abandonné par elles. Alors ce tendon passe derrière la malléole interne dans une coulisse qui lui est commune avec celui du muscle jambier postérieur, dont il est néanmoins séparé par une cloison fibreuse, et en arrière duquel il est placé. Ces deux tendons sont retenus en position dans cet endroit par une sorte de gaîne ligamenteuse, fixée sur la coulisse du tibia, sur la malléole interne, sur l'astragale et sous la petite tubérosité du calcanéum ; en dedans de cette gaîne on rencontre deux capsules synoviales distinctes, une pour chaque tendon; tout cet appareil se continue sous la voûte du calcanéum, où notre tendon s'enfonce pour avancer obliquement ensuite d'arrière en avant et de dedans en dehors, sous la plante du pied, croisant d'abord la direction du muscle long fléchisseur du gros orteil, au-dessous duquel il est couché, et communiquant avec son tendon par une languette fibreuse. Là, il commence à s'élargir et à présenter la trace de quatre divisions : c'est là aussi qu'il donne attache à son muscle accessoire. Plus loin, il se partage en quatre tendons grêles et minces, en rapport avec le volume des orteils auxquels ils se vont rendre, qui s'écartent les uns des autres, donnent naissance aux muscles lombricaux, sortent de dessous l'aponévrose plantaire au niveau des articulations métatarso-phalangiennes, s'engagent, au-dessous des orteils, dans une gaîne fibreuse, absolument analogue à celle des doigts, et qui reçoit également les tendons du muscle court fléchisseur commun, passent, à travers ceux-ci, dans des fentes pratiquées vis-à-vis la partie moyenne des premières phalanges, et vont s'attacher à la partie postérieure et inférieure des troisièmes phalanges des quatre derniers orteils.

Il fléchit les trois phalanges des orteils les unes sur les autres, et les orteils sur le métatarse, en étendant le pied sur la jambe. Il jouit d'une grande puissance dans la station.

9° MUSCLE GRAND FLÉCHISSEUR DU GROS ORTEIL, *musculus flexor longus hallucis*, péronéo-sous-phalangettien du pouce. (Chaussier.) On donne ce nom à un muscle charnu, épais et apláti en haut, ayant la forme d'un prisme triangulaire au milieu, grêle et tendineux en bas, placé derrière la jambe et au-dessous du pied, lequel s'insère aux deux tiers inférieurs de la face postérieure du péroné, au ligament interosseux, et à deux cloisons aponévrotiques qui le séparent des deux muscles grand fléchisseur commun des orteils et jambier postérieur d'une part, et de l'autre des deux muscles péroniers latéraux. Il descend verticalement derrière le péroné, en grossissant jusqu'à sa partie moyenne, puis il s'amincit de nouveau; arrivé au bas de la jambe, il se termine par un tendon caché dans ses fibres charnues jusqu'au niveau de l'articulation tibio-tarsienne. Là ce tendon devient presque horizontal, s'engage dans une coulisse creusée derrière l'extrémité inférieure du tibia et la face postérieure de l'astragale, où il est retenu par une gaîne ligamenteuse qui est tapissée par une bourse synoviale, et qui l'accompagne sous la voûte du calcanéum, dans un enfoncement spécial; il y est placé en dehors de celui du muscle fléchisseur commun des orteils. Ce tendon, qui s'était d'abord élargi, se rétrécit en s'en dégageant, passe sur celui du fléchisseur commun, communique avec lui, marche sous le bord interne du pied entre les deux portions du petit fléchisseur du gros orteil, s'engage entre les deux os sésamoïdes de la première articulation métatarso-phalangienne, au niveau de laquelle il s'élargit, pour pénétrer dans la gaine fibreuse du gros orteil, analogue à celle du pouce, et où il est enveloppé par une membrane synoviale. A l'entrée de cette gaîne, il se rétrécit, offre la trace d'une division longitudinale, et s'épanouit à son extrémité, qui s'implante en bas et en arrière de la dernière phalange du gros orteil.

Ce muscle fléchit la seconde phalange du gros orteil sur la première, et celle-ci sur l'os du métatarse correspondant; il augmente la concavité de la plante du pied, et étend le pied et la jambe l'un sur l'autre.

10° MUSCLE LONG FLÉCHISSEUR DU POUCE, DU GROS ORTEIL, etc. *Voyez* MUSCLE GRAND FLÉCHISSEUR, etc.

11° MUSCLE FLÉCHISSEUR PERFORANT DES DOIGTS. *Voyez* MUSCLE FLÉCHISSEUR PROFOND.

12° MUSCLE FLÉCHISSEUR PERFORÉ DES DOIGTS. *Voyez* MUSCLE FLÉCHISSEUR SUBLIME.

13° MUSCLE PETIT FLÉCHISSEUR COMMUN DES ORTEILS, etc. *Voyez* MUSCLE COURT FLÉCHISSEUR, etc.

14° MUSCLE FLÉCHISSEUR PROFOND DES DOIGTS, *musculus perforans*, cubito-phalangettien commun. (Chaussier.) C'est un muscle épais, aplati, allongé, recourbé sur lui-même de manière à embrasser le cubitus, simple et charnu en haut, partagé en quatre tendons inférieurement. Il s'attache aux trois quarts supérieurs de la face antérieure du cubitus et du ligament interosseux, depuis l'empreinte qu'on observe au-dessous de l'apophyse coronoïde, où il se bifurque de façon à entourer l'insertion du muscle brachial antérieur, et à envoyer un prolongement sur les côtés de l'olécrâne : il se fixe aussi à l'aponévrose qui va du muscle cubital antérieur au cubitus, et au tiers supérieur de la face interne de cet os. Né de ces diverses insertions, toutes aponévrotiques, ce muscle, mince d'abord, plus épais vers son milieu, s'amincissant ensuite de nouveau, descend verticalement, et se divise en quatre portions, dont les trois internes sont peu distinctes l'une de l'autre. Chacune d'elles est terminée par un tendon d'abord fort large, et partagé en plusieurs bandelettes cachées dans l'épaisseur des fibres charnues et apparentes sur leur face antérieure vers le milieu de l'avant-bras. Ces tendons ne deviennent libres que vers le ligament annulaire, sous lequel ils s'engagent avec ceux du muscle fléchisseur sublime, pour se rendre dans la paume de la main, où ils descendent en s'écartant les uns des autres; d'abord arrondis, et donnant naissance aux muscles lombricaux, ils s'élargissent vers les articulations métacarpo-phalangiennes, présentent la trace d'une division longitudinale, s'engagent dans les gaînes fibreuses des doigts, traversent la fente des tendons du muscle fléchisseur superficiel, logés dans les gouttières qui la bornent au dessus et au-dessous, et viennent enfin s'implanter, en s'aplatissant, au devant de la troisième phalange des quatre derniers doigts, après avoir été enveloppés par la membrane synoviale des gaînes fibreuses.

Ce muscle fléchit les troisièmes phalanges sur les secondes, celles-ci sur les premières, les premières sur le métacarpe, et la main sur l'avant-bras, ou l'avant-bras sur la main. *Voyez* LOMBRICAL.

15° MUSCLE FLÉCHISSEUR SUBLIME DES DOIGTS, *musculus perforatus*, épitrochlo-phalanginien commun. (Chaussier.) On nomme ainsi un muscle allongé, fort épais, aplati, placé à l'avant-bras devant le fléchisseur profond : simple supérieurement, il se partage en quatre tendons inférieurement. Il naît de l'épitrochlée, au moyen du tendon commun; du ligament latéral interne de l'articulation du coude et de l'apophyse coronoïde du cubitus, par des aponévroses assez longues; de deux cloisons aponévrotiques qui existent entre lui et les muscles cubital antérieur en dedans, et grand pronateur, grand et petit palmaires en avant. Un faisceau charnu assez mince part de ces divers points d'attache, descend un peu obliquement en dehors, et reçoit un autre plan musculeux, large, mince et plat, qui provient du bord antérieur du radius, où il est fixé par des fibres aponévrotiques très-distinctes, entre les muscles petit supinateur et long fléchisseur du pouce : alors le muscle augmente d'épaisseur et de largeur, d'autant plus que souvent une nouvelle portion vient encore alors s'y joindre, après être née d'une manière distincte de l'épitrochlée; il descend verticalement, et se divise bientôt en quatre portions, qui se portent chacune à un des quatre derniers doigts : deux sont antérieures, unies entre elles par leurs bords voisins, et appartiennent aux doigts médius et annulaire; deux sont postérieures, l'une pour l'index et l'autre pour l'auriculaire : celle-ci est la plus grêle de toutes; celle du doigt du milieu est la plus large et la plus épaisse. Toutes se terminent par des tendons proportionnés à leur volume, unis entre eux et avec ceux du muscle fléchisseur profond par un tissu cellulaire lâche et comme membraneux.

Chacun de ces tendons commence très-haut sur la portion charnue à laquelle il correspond; celui du doigt médius règne à son côté externe et postérieur, et reçoit les fibres qui naissent d'une partie du tendon commun et du bord antérieur du radius; il est accompagné par elles jusqu'auprès du ligament annulaire antérieur du carpe; celui du doigt annulaire, caché d'abord dans l'épaisseur de sa portion charnue, paraît ensuite au devant d'elle, mais assez bas, et reçoit les fibres d'une partie du tendon commun et de la cloison aponévrotique qui sépare le muscle fléchisseur superficiel du muscle cubital antérieur ; celui du doigt auriculaire commence également très-haut sur la face antérieure de sa portion charnue, qui provient d'une intersection tendineuse placée dans l'épaisseur du muscle, comme celle de l'index ; mais cette dernière descend beaucoup plus loin sur le tendon.

Ces quatre tendons continuent le trajet du muscle, passent dans la coulisse que présente la face antérieure du carpe, et y sont retenus par le ligament annulaire, au-dessous duquel ils s'écartent les uns des autres pour descendre, dans la paume de la main, derrière l'aponévrose palmaire, et devant le tendon du muscle fléchisseur profond et les muscles lombricaux. Alors ils s'élargissent un peu, sont enveloppés par une gaîne cellulaire lâche, s'engagent, vers les têtes des os du métacarpe, entre des cloisons que forme l'aponévrose palmaire, et se logent dans une gouttière que présente la face antérieure des phalanges, où ils sont retenus par une gaîne fibreuse spéciale.

Avant de parvenir à ces gaînes, ces tendons offrent la trace d'une division moyenne longitudinale, et présentent en arrière une sorte de gouttière concave qui reçoit les tendons correspondans du muscle fléchisseur profond ; mais, vers la partie inférieure des premières phalanges, ils se fendent réellement dans leur milieu pour livrer passage à ces derniers, et se divisent en deux languettes qui s'écartent d'abord, puis se rapprochent en se contournant, de manière à former en avant une seconde gouttière que remplit le tendon d'une des portions du muscle fléchisseur profond : ces deux languettes se réunissent vers l'articulation des première et seconde phalanges, et s'envoient réciproquement de petites bandelettes fibreuses qui s'entrecroisent régulièrement ; enfin elles se séparent de nouveau, se rétrécissent, et vont se terminer sur les côtés de la face antérieure de la seconde phalange, un peu au-dessous de sa partie moyenne. Au moment de leur première division, ces languettes sont attachées à la face antérieure des phalanges métacarpiennes par deux brides ligamenteuses assez longues et très-grêles ; quelquefois il il n'en existe qu'une seule.

Une bourse synoviale se déploie d'une part sur les tendons des deux muscles fléchisseurs des doigts, du muscle long fléchisseur propre du pouce, sur le nerf médian, qu'elle embrasse et qu'elle semble réunir en un faisceau commun ; et, de l'autre, sur les faces antérieure des os du carpe et postérieure du ligament annulaire, en haut et en bas duquel elle forme une sorte de cul-de-sac. Elle envoie un nombre considérable de replis entre ces diverses parties, et contient fort peu de synovie.

Les gaînes fibreuses que nous venons d'indiquer forment, avec la face antérieure des phalanges, un véritable canal moitié osseux, moitié fibreux, qui loge les tendons de chacune des portions des deux muscles fléchisseurs. Elles commencent au-dessous du ligament métacarpien inférieur, dont plusieurs fibres se détachent pour s'unir à elles; elles se terminent à la phalange unguéale en s'entrelaçant avec l'épanouissement du tendon du muscle fléchisseur profond, et, dans toute leur étendue, elles s'attachent le long des bords des phalanges. Leur *face antérieure* est couverte par la peau et par les vaisseaux collatéraux des doigts; la *postérieure* est lisse et tapissée par une membrane synoviale. Le tissu de ces gaînes est très-serré et très-dense; elles sont formées de fibres transversales entrecroisées, d'une couleur nacrée; elles sont fort épaisses au niveau du milieu des première et seconde phalanges, mais, vis-à-vis leur articulation, elles disparaissent absolument et laissent voir à nu la membrane synoviale. Celle-ci se porte de la paroi des gaînes sur les tendons, en formant, en haut et en bas, des culs-de-sac fort apparens, et en enveloppant ces tendons dans un double étui, qui est fixé en arrière contre les phalanges, par un repli triangulaire formé de deux filets adossés. L'écartement qui existe entre les deux languettes de terminaison des tendons du muscle fléchisseur superficiel est rempli par des prolongemens de cette membrane synoviale.

Ce muscle fléchit les secondes phalanges sur les premières, celles-ci sur les os du métacarpe, et enfin la main sur l'avant-bras : il peut aussi faire mouvoir celui-ci sur la main.

16° MUSCLE FLÉCHISSEUR SUPERFICIEL DES DOIGTS. *Voyez* MUSCLE FLÉCHISSEUR SUBLIME DES DOIGTS. (H. CLOQUET.)

FLEUR, s. f., *flos*. On donne ce nom à l'ensemble des organes de la réproduction dans les plantes; parties qui sont douées de diverses propriétés, suivant les principes de leur composition, et qui, à ce titre, fournissent un assez grand nombre de substances à la matière médicale.

Par une analogie forcée avec ces parties des plantes, on a donné, en chimie, le nom de *fleurs* à plusieurs substances qui, la plupart, n'ont aucun rapport entre elles : c'est ainsi qu'on a nommé *fleurs d'antimoine,* le protoxyde d'antimoine obtenu par sublimation ; *fleurs de benjoin,* l'acide benzoïque ; *fleurs de bismuth,* l'oxyde jaune de bismuth ; *fleurs de cuivre*, les oxyde et sulfate de cuivre, ainsi que l'hydrochlorate d'ammoniaque et de cuivre ; *fleurs de mars,* l'hydrochlorate d'ammoniaque et de fer sublimé ; *fleurs de soufre*, le soufre sublimé et débarrassé de l'acide sulfureux par l'eau ; *fleurs de zinc*, le protoxyde de zinc sublimé.

On emploie aussi quelquefois vulgairement les mots de *fleurs blanches,* pour flueurs blanches. *Voyez* LEUCORRHÉE.

FLEXION, s. f., *flexio*, de *flectere*, fléchir, ployer ; action par laquelle on incline une partie du corps vers une autre : on applique également ce mot à la situation même de la partie, lorsque cette action a été exécutée. La flexion est un des mouvemens d'opposition des articulations ; elle a pour caractère de rapprocher les extrémités des parties qui sont liées par une articulation mobile, de manière à ce que les axes des leviers qui se meuvent l'un sur l'autre, et qui, dans l'état d'extension, se trouvent, en général, sur une ligne droite ou à peu près, forment un angle d'autant plus aigu que le mouvement est continué plus long-temps. C'est ainsi que, dans la flexion de l'avant-bras sur le bras, et dans celle du bras sur l'avant-bras, l'extrémité carpienne de l'avant-bras tend à se rapprocher de l'extrémité scapulaire de l'humérus, et réciproquement. Il en est de même pour la cuisse à l'égard du bassin, pour la jambe à l'égard de la cuisse, et même pour le pied à l'égard de la jambe, quoique l'extension de ces deux parties soit, en quelque sorte, un état de demi-flexion. La disposition de l'articulation scapulo-humérale fait qu'il n'est aucun des mouvemens du bras, dans cette articulation, auque on puisse assigner le nom de *flexion*. Dans quelques articulations, telles que celles du poignet, de la colonne vertébrale, dans lesquelles l'extension ne se borne pas à ramener sur une même ligne droite les os qui se meuvent, mais les incline en sens inverse de la flexion, on pourrait se méprendre sur la distinction de ces deux mouvemens, si l'on n'avait égard à l'étendue de l'inclinaison, qui est plus grande dans la flexion que dans l'extension. (R. D.)

FLUATE ; noms des composés auxquels on donne aujourd'hui celui d'hydrophtorate et de phtorure.

FLUCTUATION, s. f., *fluctuatio*, de *fluctus*, flot ; mouvement communiqué à un liquide contenu dans une cavité, soit naturelle, comme celles de la plèvre, du péritoine, de la tunique vaginale, etc., soit accidentelle et morbide, comme le foyer d'un abcès formé dans le tissu cellulaire ou dans quelque organe. En raison de leur peu de compressibilité, les liquides, pressés dans un point de la cavité qui les renferme, tendent à se déplacer, et, suivant l'intensité de la pression, viennent faire plus ou moins effort vers le point opposé; c'est ce qui constitue la fluctuation, qu'on peut encore déterminer en imprimant un mouvement brusque à la partie qui contient le fluide, lorsque la cavité n'en est pas complétement remplie. La fluctuation est le signe pathognomonique de l'épanchement d'un fluide quelconque. Pour la produire et la percevoir, on presse alternativement avec les doigts, dans des endroits opposés, la tumeur qu'on suppose formée par la collection d'un liquide, ou mieux encore on applique la face palmaire de la main tout entière ou des doigts seulement sur l'un des points de la tumeur, et avec l'autre main on imprime au point opposé de petites secousses brusques et répétées. La colonne de liquide, en se déplaçant, donne alors la sensation du choc communiqué à la partie avec laquelle la main immobile est en rapport. Cette sensation est plus ou moins forte, plus ou moins obscure, suivant l'épaisseur, la tension des parois de la cavité. Dans quelques cas on ne peut pas la percevoir. La structure du crâne et de la poitrine empêche le plus souvent de sentir la fluctuation des fluides épanchés dans leurs cavités. Quelquefois néanmoins, chez les sujets maigres, on perçoit la fluctuation dans les espaces intercostaux agrandis. On peut aussi l'entendre, mais seulement lorsque la cavité contient à la fois de l'air et du liquide. Il faut une certaine habitude pour apprécier exactement la fluctuation, pour ne pas la confondre avec le mouvement imprimé aux parois mêmes de la cavité qui contient le fluide, avec la sensation que donne la mollesse de certaines parties. *Voyez* ABCÈS, ASCITE, EMPIÈME, HYDROCÈLE, etc.

FLUEURS BLANCHES, s. f. pl., *fluor albus*, de *fluere*, couler; nom vulgaire de la leucorrhée. *Voyez* ce mot.

FLUO-BORATE; nom d'un sel composé d'acide fluo-borique et d'une base.

FLUO-BORIQUE : acide composé d'acide fluorique et d'acide borique. *Voyez* PHTORO-BORIQUE.

FLUOR. *Voyez* PHTORE.

FLUORIQUE. *Voyez* HYDROPHTORIQUE.

FLUX, s. m., *fluxus;* nom donné par plusieurs nosologistes à une classe de maladies dont le principal symptôme est l'écoulement morbide d'une substance ordinairement liquide, quelquefois gazeuse ou solide, par une ou plusieurs des ouvertures naturelles du corps.

Sauvages avait admis quatre ordres de flux, savoir : 1° les flux de sang, *sanguifluxus*; 2° les flux de ventre (*alvifluxus*), subdivisés eux-mêmes en flux sanguinolent et non sanguinolent; 3° les flux séreux (*serifluxus*); 4° les flux de gaz (*aerifluxus*.) Frank a également divisé les flux en quatre ordres, selon que le liquide qui s'écoule est séreux, muqueux, sanguinolent, ou qu'il offre un mélange de diverses substances.

Les partisans du système de l'irritation ont rejeté entièrement la classe des flux. Nous n'exposerons ici ni les motifs sur lesquels ils appuient leur opinion, ni les raisons que nous avons pour ne pas la partager. Nous renvoyons, pour l'examen de cette question, à l'article SÉCRÉTIONS MORBIDES, terme générique sous lequel nous réunissons les épanchemens et les flux. (CHOMEL.)

FLUXION, s. f., *fluxio*, *affluxus*, de *fluere*, couler. On a donné ce nom, particulièrement usité dans la pathologie humorale, au concours des humeurs, et surtout du sang, dans une partie quelconque de l'économie animale. Ce phénomène a été considéré par des auteurs qui attribuaient aux humeurs un rôle exagéré, comme formant la nature, l'essence des maladies; mais, en dépouillant le mot *fluxion* de l'extension hypothétique qui lui a été donnée, en l'appliquant seulement à la congestion active du sang, et peut être aussi de la lymphe, dans quelques points de l'organisme, il est évident qu'on a pris l'effet pour la cause. Cette cause, de quelque nature qu'elle soit, est désignée aujourd'hui sous le nom générique d'*irritation*. C'est donc en faisant l'histoire de celle-ci qu'on devra traiter de la fluxion.

Le mot de *fluxion* a été employé particulièrement pour désigner certaines maladies. C'est ainsi qu'on a donné le nom de *fluxion* au phlegmon œdémateux qui affecte spécialement les joues, et qui survient, soit par l'impression du froid, et surtout du froid humide, soit sous l'influence d'une carie dentaire ou d'une odontalgie. (*Voy.* PHLEGMON.) — On a aussi appelé du nom de *fluxion de poitrine* la pneumonie et la pleurésie. *Voyez* ces mots. (R. D.)

FOETAL, adj., *fœtalis*, qui a rapport au fœtus : *vie fœtale*, c'est la période pendant laquelle les corps organisés vivent dans le sein de leur mère ; *face fœtale du placenta*, c'est la surface de cet organe qui est en rapport avec le fœtus.

FOETUS, s. m.; mot latin qui signifie production, fruit, portée des animaux, et qui a été conservé en français pour désigner l'animal, l'enfant qui n'est point né, mais qui a déjà acquis un certain développement. L'époque où le germe développé quitte le nom d'embryon et prend celui de fœtus, est très-arbitraire, et n'est point d'ailleurs marquée par des caractères physiques déterminés. Toutefois on donne communément au germe le nom d'*embryon* jusqu'au troisième mois de la conception, et celui de *fœtus* depuis cette époque jusqu'au terme de la naissance. On conçoit dès lors qu'une seule et même description doit embrasser le germe aux diverses phases de son développement ; et, comme il serait difficile, dans l'histoire anatomique et surtout dans l'histoire physiologique du fœtus, de séparer celui-ci des différentes parties qui servent à son accroissement ou à sa conservation, il convient de rassembler à un seul article tout ce qui concerne le germe fécondé, l'embryon, le fœtus, les membranes et le placenta. *Voyez* OEUF HUMAIN.

FOIE, s. m.; *jecur*. On nomme ainsi la plus volumineuse de toutes les glandes, organe impair, non symétrique, très-dense, très-pesant, facile à déchirer, d'une couleur brune-rougeâtre, qui occupe tout l'hypocondre droit et une partie de l'épigastre. Sa forme générale, assez irrégulière, est celle d'une portion d'ovoïde coupé suivant sa longueur. Son poids absolu, chez l'adulte, varie, d'après les expériences de Sœmmerring, de deux à cinq livres, et sa pesanteur spécifique est à celle de l'eau : : 15,203 : 10,000. Borné en haut par le diaphragme, il est protégé en devant par la base de la poitrine, qu'il ne dépasse point dans l'état sain, quoiqu'il soit cependant sujet à éprouver quelques légers changemens de position, suivant l'état des organes voisins, et suivant que l'on se tient debout ou que l'on est couché.

La *face supérieure du foie*, convexe dans toute son étendue, plus cependant à droite et en arrière que partout ailleurs, est tournée directement en haut à gauche; dans le milieu elle regarde en arrière, et à droite elle est tout-à-fait inclinée en dehors. Partout elle est contiguë au diaphragme, qu'elle semble même refouler en haut, et qu'elle rend plus concave à droite qu'à gauche. Un repli du péritoine, appelé ordinairement *ligament suspenseur du foie*, la partage d'avant en arrière en deux moitiés inégales, auxquelles on donne les noms de *grand lobe* ou *lobe droit* et de *lobe moyen* ou *lobe gauche*.

La *face inférieure du foie*, moins étendue que la précédente, très-irrégulièrement concave, un peu inclinée en arrière, présente de droite à gauche :

1° Une dépression large et superficielle qui appartient au lobe moyen et repose sur la face supérieure de l'estomac.

2° Le *sillon de la veine ombilicale*, dirigé d'avant en arrière, et séparant en bas les deux lobes, comme le ligament suspenseur les sépare en haut. Ce sillon est une gouttière plus ou moins profonde, assez souvent convertie dans sa moitié antérieure en un vrai canal, par une portion de la substance du foie qui passe d'un lobe à l'autre. Chez le fœtus il loge en devant la veine ombilicale, et en arrière le canal veineux; et chez l'adulte il est occupé par les cordons fibreux que forment ces vaisseaux oblitérés.

3° Le *sillon de la veine-porte* ou le *sillon transversal*. C'est une seconde scissure moins profonde et moins longue que la précédente, qu'elle coupe à angle droit, et qui est dirigée suivant le grand diamètre du foie. Elle occupe à peu près le tiers moyen de cet organe, un peu plus près de son bord postérieur que de l'antérieur. Elle commence sur le lobe droit par une sorte de fente étroite, puis elle s'élargit beaucoup en se dirigeant à gauche. Jamais elle n'offre l'apparence d'un canal, et elle loge le sinus de la veine-porte, l'artère hépatique, les racines du canal hépatique, un grand nombre de filets nerveux et de vaisseaux lymphatiques. Toutes ces parties sont liées entre elles par une espèce de gaîne dense, serrée et fibro-cellulaire.

4° Le *sillon de la veine cave inférieure*. Il est situé en arrière, près du bord convexe du foie : très-court, mais d'une profondeur remarquable; il est souvent converti en un véritable canal.

5° L'*éminence-porte postérieure*, ou le *lobule*, ou le *petit lobe du foie*, ou le *lobe de Spigel*. C'est une sorte de mamelon d'un très-fort volume, qui est placé derrière le sillon transversal du foie, dans l'arrière-cavité du péritoine, au-dessous de l'épiploon gastro-hépatique. Sa forme, assez variable, est le plus ordinairement celle d'une pyramide triangulaire plus ou moins obtuse. Deux prolongemens paraissent fixer sa base au grand lobe du foie : l'un se perd insensiblement à sa surface; l'autre remonte postérieurement vers le sillon de la veine cave inférieure, qu'il concourt même à former. Cette éminence repose en arrière contre la colonne vertébrale, entre la veine cave inférieure et l'œsophage, et elle se trouve comme pressée entre les deux orifices de l'estomac, le pancréas et le reste du foie.

6° *L'éminence-porte antérieure.* Moins considérable que la précédente, large, peu saillante, elle sépare la moitié antérieure du sillon de la veine ombilicale d'une fosse superficielle, ovale, qui loge la vésicule biliaire.

7° Deux enfoncemens superficiels, dont l'un, antérieur, correspond à l'extrémité droite du colon transverse, et dont l'autre, postérieur, répond au rein droit et à la capsule surrénale du même côté.

La *circonférence du foie*, irrégulièrement quadrilatère, offre une épaisseur différente dans les divers points de son étendue, et est embrassée partout, excepté tout-à-fait en arrière, par le péritoine.

En devant elle est mince, convexe, appliquée contre la base de la poitrine, et constamment interrompue par deux échancrures : l'une est étroite et profonde; elle est formée par l'extrémité antérieure du sillon de la veine ombilicale; l'autre est plus large, mais plus superficielle, et placée à droite de la première; elle correspond au fond de la vésicule biliaire. Cette partie de la circonférence du foie est horizontale dans son milieu; mais, à droite et à gauche, elle est inclinée en bas.

En arrière la circonférence du foie a moins de longueur qu'en avant, mais elle a une épaisseur considérable, principalement à droite. Elle est arrondie, et fixée au diaphragme, près de ses extrémités, par deux replis du péritoine qu'on appelle *ligamens triangulaires du foie*. Au milieu elle est unie à l'aponévrose diaphragmatique, d'une manière intime, par un tissu cellulaire dense et serré; elle offre aussi la fin du sillon de la veine ombilicale et celui de la veine cave, ainsi que les troncs des veines hépatiques.

A droite la circonférence du foie est mince en devant, épaisse en arrière; elle est contiguë au diaphragme.

A gauche elle présente un bord mince et convexe qui se prolonge quelquefois jusqu'à la rate, sous la forme d'une languette assez large.

La structure du foie est extrêmement compliquée, et offre successivement à étudier des enveloppes, des vaisseaux sanguins, des vaisseaux lymphatiques, des nerfs, un parenchyme particulier, et un appareil excréteur.

L'*enveloppe séreuse* ou *péritonéale du foie* est un prolongement du péritoine, qui se réfléchit de la face inférieure du diaphragme sur le foie, qu'il n'entoure point dans toute son étendue. Cette enveloppe est transparente, lisse, polie, mince, et continuellement mouillée par de la sérosité. Libre du côté de la cavité de l'abdomen, elle adhère par son autre face à la seconde enveloppe, et elle ne recouvre point la partie postérieure de la circonférence de l'organe, les deux sillons de sa face inférieure, celui de la veine cave et la fosse destinée à loger la vésicule du fiel. Elle manque également dans l'intervalle des deux feuillets du ligament suspenseur, puisque c'est elle-même qui forme ce ligament.

L'*enveloppe celluleuse* ou *profonde du foie* est beaucoup plus étendue que la précédente, car elle recouvre toutes les parties du foie sur lesquelles le péritoine n'est point appliqué, et elle se prolonge dans l'épaisseur de ce viscère, en formant des gaînes qui accompagnent les branches et les rameaux de la veine porte et de l'artère hépatique, ainsi que les racines du conduit du même nom, gaînes qu'on appelle ordinairement *capsule de Glisson*. Elles adhèrent au parenchyme du foie par des filamens nombreux, et elles n'offrent en aucune manière la structure musculaire que Glisson leur avait attribuée. En général très-mince, quoique assez dense, cette tunique est beaucoup plus apparente dans les endroits de la surface du foie où elle existe seule, que dans ceux où elle est en rapport avec le péritoine, auquel elle adhère du reste d'une manière assez intime.

Les *vaisseaux sanguins du foie* sont fort nombreux : les uns y apportent le sang : telles sont l'artère hépatique et la veine-porte, et, avant la naissance, la veine ombilicale; les autres emportent le sang qui a séjourné dans l'organe : ce sont les veines hépatiques.

Les vaisseaux lymphatiques du foie également sont extrêmement nombreux.

Ses nerfs sont aussi très-multipliés ; ils proviennent du nerf pneumo-gastrique, du nerf diaphragmatique et du plexus hépatique.

Considérée à l'intérieur, la substance du foie présente une teinte fauve ou jaunâtre surajoutée à la couleur brune de sa surface. Son aspect général est poreux à cause du grand nombre de petits vaisseaux qui ont été divisés par la section. On y observe en outre de petits points jaunes irrégulièrement disséminés, et qui répondent aux radicules des conduits excréteurs de la bile. Un fait remarquable encore, c'est qu'on peut indiquer, d'après la direction qu'ils suivent, la nature des vaisseaux qui traversent en différens sens le parenchyme de l'organe : ainsi les branches de la veine-porte et de l'artère hépatique, et les racines du canal hépatique, marchent horizontalement dans le sens du grand diamètre du foie, tandis que les troncs des veines hépatiques se portent en convergeant vers son bord postérieur. De plus, les orifices des branches divisées de la veine porte sont affaissés sur eux-mêmes, et ceux des veines hépatiques restent circulaires : cela dépend de ce que la première est accompagnée par une gaîne celluleuse qui l'empêche d'adhérer au parenchyme du foie, tandis que les secondes, dépourvues de cette enveloppe spéciale, font corps avec lui.

Si, au lieu de couper le tissu du foie, on le déchire, alors il paraît inégal et formé d'une immense quantité de granulations obrondes ou polygones solides, auxquelles viennent aboutir les dernières extrémités des rameaux de la veine-porte et de l'artère hépatique, et d'où partent les radicules des conduits biliaires, des veines hépatiques et des vaisseaux lymphatiques profonds. Ces granulations sont de la grosseur d'un grain de millet, d'une consistance molle, d'une teinte rouge obscur, et elles paraissent réunies entre elles par un tissu cellulaire qui n'en forme point des lobules, comme dans les glandes salivaires et le pancréas. Les recherches les plus minutieuses n'ont rien appris de plus sur leur structure intime. Quelques anatomistes, Ruysch spécialement, les ont crues formées par l'entrelacement des différens vaisseaux du foie; d'autres, comme Malpighi, en ont fait des utricules, des espèces de vésicules; mais rien n'est encore moins prouvé.

Les chimistes se sont aussi occupés de l'examen du foie dans ces derniers temps, mais leurs travaux se bornent à deux analyses, l'une du foie de raie, faite en 1811 par M. Vauquelin; l'autre du foie de bœuf, faite en 1819 par M. Braconnot. Les résultats obtenus par ce dernier chimiste ont prouvé que 100 parties de parenchyme du foie contiennent 68,64 d'eau, 20,19 d'albumine séchée, 3,89 d'huile phosphorée, 6,07 d'une matière peu azotée, 0,10 de sel organique, 0,64 de chlorure de potassium, 0,47 de phosphate de chaux ferrugineux.

L'appareil excréteur de la bile, que secrète le foie, est composé de plusieurs organes, savoir: 1° le *conduit hépatique*, qui sort immédiatement de la glande, et qui, après un certain trajet, va joindre 2° le *canal cystique*, lequel aboutit d'une part dans 3° la *vésicule du fiel*, et s'unit, de l'autre part, au conduit hépatique pour former 4° le *canal cholédoque*, qui va se terminer à l'intestin duodénum. Nous allons décrire brièvement chacune de ces parties.

Le *conduit hépatique* prend naissance par un grand nombre de radicules très-déliées, dans les granulations du foie. Ces radicules se réunissent en branches successivement plus volumineuses qui accompagnent les divisions de la veine-porte et de l'artère hépatique, et qui sont enveloppées comme elles par la capsule de Glisson. Ces branches sont ensuite rassemblées en deux troncs principaux, l'un pour le lobe gauche, l'autre pour le droit, qui sortent par le sillon transversal de la face inférieure du foie, convergent l'un vers l'autre, collés aux branches correspondantes de la veine-porte, et s'abouchent à angle droit. Dans le point même de leur réunion, quelques petites branches, en nombre indéterminé et d'un volume variable, viennent se joindre à elles.

C'est ainsi que se trouve formé le canal hépatique, lequel, long d'un pouce et demi environ et du diamètre d'une ligne et demie à peu près, descend obliquement en dedans, entre les feuillets de l'épiploon gastro-hépatique, et au milieu d'une assez grande quantité de tissu cellulaire graisseux, au devant de la veine-porte, derrière la branche droite de l'artère hépatique, à gauche du col de la vésicule *biliaire* et du canal cystique.

La *vésicule biliaire* est un réservoir membraneux, pyriforme ou ovoïde, situé dans un enfoncement superficiel de la face inférieure du lobe droit du foie. Elle est dirigée obliquement, de sorte que sa grosse extrémité est portée en avant, à droite et en bas, et que son sommet regarde en arrière, en haut et à gauche. Lorsqu'on se tient debout ou qu'on reste couché sur le côté droit, cette inclinaison est plus marquée que dans toute autre position; elle diminue, au contraire, si l'estomac et les intestins sont remplis par des alimens ou par des gaz. On distingue à cette vésicule un corps, un fond, et un sommet ou col.

Le *corps* adhère en haut, dans une étendue variable, à la substance même du foie, par l'intermède d'une couche de tissu cellulaire lamelleux, et par plusieurs ramifications de vaisseaux sanguins; mais on ne remarque aucune espèce de conduits biliaires qui passent de l'un à l'autre de ces organes, comme les anciens l'avaient pensé, en créant les *canaux hépato-cystiques*. En bas, le corps de la vésicule est libre et recouvert par le péritoine, qui lui donne un aspect lisse et poli : il est appuyé, dans ce sens, sur le pylore, sur l'origine du duodénum, et sur l'extrémité droite de l'arc du colon. Le *fond* est arrondi, plus ou moins large suivant les sujets, et recouvert en tout ou en partie par le péritoine. Le plus ordinairement il dépasse la circonférence du foie et répond aux parois de l'abdomen, et au côté externe du muscle droit correspondant. Le *col* ou le *sommet* est un peu recourbé en haut et très-rétréci. Il se continue avec le canal cystique.

La surface interne de la vésicule est presque toujours teinte en vert par l'effet de la bile qu'elle renferme dans sa cavité. Cette surface interne est rugueuse, réticulée, plissée sur elle-même; elle offre, dans toute son étendue, des aréoles arrondies ou polygones, d'une largeur et d'une profondeur très-variables, et surtout apparentes vers son milieu. Dans le voisinage du col de la vésicule, on remarque plusieurs petits replis valvulaires et saillans, au nombre de trois, quatre, six ou sept, et qui paraissent destinés à ralentir le cours de la bile dans cet endroit.

La vésicule biliaire a des parois composées de trois membranes superposées, l'une séreuse, l'autre cellulaire, et la troisième muqueuse. La *membrane séreuse* n'appartient qu'à la surface libre de la vésicule, et est formée par le péritoine qui se réfléchit de la surface inférieure du foie, et qui se continue avec le feuillet supérieur de l'épiploon gastro-hépatique. La *membrane cellulaire* est assez serrée. C'est dans son épaisseur que rampent principalement les vaisseaux sanguins lymphatiques. Du côté du foie, c'est elle qui établit l'adhérence de la vésicule; sur l'autre face, elle unit la membrane séreuse à la muqueuse. Elle renferme quelquefois un peu de graisse dans celles de ses cellules qui sont voisines du col. La *membrane muqueuse* a une épaisseur assez considérable; pendant la vie, elle est blanchâtre, et ce n'est qu'après la mort qu'elle est teinte en vert par la transsudation de la bile. On n'y aperçoit ni cryptes ni follicules muqueux; on rencontre seulement quelques petits grains analogues à ces organes entre les replis valvulaires du col. Elle est cependant couverte d'un grand nombre de papilles fongueuses très-rapprochées les unes des autres. On ne reconnaît aucune trace de fibres charnues dans les parois de la vésicule biliaire. Ses artères lui sont données par le rameau cystique de l'hépatique; ses veines se rendent dans la veine-porte; ses nerfs lui viennent du plexus hépatique, et ses vaisseaux lymphatiques se joignent à ceux du foie.

Le *conduit cystique*, placé, comme le conduit hépatique, dans l'épaisseur de l'épiploon gastro-hépatique, est un peu plus petit que lui, mais il a la même longueur à peu près. Dirigé en dedans, en arrière et un peu en haut, il le rencontre sous un angle aigu, le côtoie pendant quelque temps, et s'y unit enfin. Son côté gauche est en rapport avec le tronc de l'artère cystique, et derrière lui est l'orifice de l'arrière-cavité des épiploons.

Le *conduit cholédoque* est le résultat de la jonction des conduits cystique et hépatique; mais il paraît être la continuation de ce dernier. Long de trois pouces à trois pouces et demi à peu près, logé aussi entre les feuillets de l'épiploon gastro-hépatique, environné de tissu cellulaire, de ganglions et de vaisseaux lymphatiques, il descend derrière l'extrémité droite du pancréas et la seconde portion du duodénum, s'abouche avec le canal pancréatique, ou s'accole simplement à lui, s'engage obliquement entre les tuniques charnue et muqueuse de l'intestin, et vient s'ouvrir, un pouce plus bas, dans le duodénum, près de sa dernière courbure. Son embouchure est placée sur un petit mamelon, et garnie d'un repli membraneux.

Les différens conduits excréteurs de la bile sont formés par deux lames membraneuses distinctes. L'une, *extérieure*, paraît composée de fibres blanches et longitudinales; l'autre, *intérieure*, est muqueuse, très-mince, et garnie d'un petit nombre de papilles : celle-ci se continue avec les membranes villeuses de la vésicule et du duodénum. (H. CLOQUET.)

FOIE (Physiologie). Le foie, est chargé dans l'économie de l'homme et des animaux, de l'importante fonction de sécréter la bile; il sert à préparer cette humeur qui est si nécessaire à l'acte de la digestion, et qui, peut-être, en même temps, dépure le sang de quelques principes, et par conséquent concourt à la crâse de ce fluide.

Le foie peut être considéré comme formé de deux systèmes vasculaires, confondus à leurs ramifications capillaires; l'un sanguin, apportant le sang avec lequel sera fabriquée la bile, et formé par l'artère hépatique, ou par la veine-porte; l'autre, sécréteur, recevant le sang du premier, changeant ce sang en bile, et ayant pour tronc central et commun le conduit hépatique. C'est au point d'abouchement de ces deux ordres de vaisseaux que se fait la sécrétion; car quelque loin qu'on poursuive dans le foie ou l'artère hépatique, ou la veine-porte, on n'y trouve que du sang, et au contraire c'est toujours de la bile que présente le conduit hépatique dans toutes ses ramifications. Il faut donc admettre que le sang destiné à alimenter la sécrétion, lorsqu'il est parvenu aux dernières ramifications du système vasculaire afférent, est saisi et élaboré par les radicules du système sécréteur biliaire, et changé en bile. Cette action se passe dans le tissu intime du foie : toute moléculaire, et ne tombant aucunement sous les sens, elle n'est manifestée que par son résultat, la formation de la bile. Enfin on ne peut dire d'elle que ce qui est de toute autre sécrétion, c'est-à-dire, qu'elle est une action organique et vitale. *Voyez* SÉCRÉTION.

Mais on a vu dans la description anatomique du foie, que cet organe reçoit des vaisseaux sanguins de deux ordres, l'artère hépatique et la veine-porte, par conséquent deux espèces de sang; dès lors il se présente une question particulière, celle de savoir lequel de ces deux sangs fournit les matériaux de la sécrétion de la bile, ou si tous les deux y concourent.

Cette question, pour être résolue, exige préalablement la solution d'une autre, l'indication des usages du système de la veine-porte et de la rate. La veine-porte, en effet, est un des systèmes vasculaires sanguins que reçoit le foie; la rate fournit la plus grande partie du sang qui remplit cette veine; et l'on conçoit dès lors que l'idée qu'on se fait des usages de ces deux parties, doit influer sur la solution de la question que nous avons posée. On conçoit que si l'on est en doute sur les véritables fonctions du système de la veine-porte et de la rate, la même incertitude devra s'étendre à la question de savoir quel sang alimente la sécrétion biliaire : or c'est ce qui a lieu. *Voyez* RATE et VEINE-PORTE. Les physiologistes donnent chacun une solution différente du problème énoncé; tous n'invoquent que des raisonnemens, et parmi ces raisonnemens, il n'en est aucun qui constitue une démonstration.

L'opinion tout à la fois la plus générale et la plus ancienne, est que la bile provient du sang de la veine-porte, et voici les raisons sur lesquelles on la fonde : 1° le sang de la veine-porte paraît plus propre que le sang de l'artère hépatique à faire la bile, parce qu'il est veineux, comme tel chargé de plus de carbone et d'hydrogène, et conséquemment plus capable de former une humeur aussi grasse et aussi huileuse que l'est la bile. On a même dit que pour cet effet le sang de la veine-porte s'était chargé de graisse en traversant l'épiploon. 2° La veine-porte se distribue dans le foie à la manière d'une artère, et de plus a des communications manifestes avec les vaisseaux sécréteurs de la bile. 3° Cette veine est plus grosse que l'artère hépatique, est beaucoup plus en proportion pour le volume avec les sécréteurs, tandis que l'artère hépatique ne semble être pour le foie que l'artère de la nutrition, que ce que sont les artères bronchiques pour le poumon. 4° Enfin si la rate est un ganglion sanguin, ce ne peut être que pour préparer le sang de la sécrétion biliaire; et l'on a quelques raisons de croire qu'il en est ainsi, quand on voit que la veine splénique forme la grande moitié de la veine-porte, et que la rate se montre généralement dans les divers âges en raison du développement du foie, et surtout de l'activité de la sécrétion biliaire. Il est certain en effet que dans le fœtus, chez lequel la sécrétion biliaire est nulle, tandisque l'artère hépatique est grosse, la rate et la veine splénique sont petites, cette veine ne faisant que la moindre partie de la veine-porte qui est elle-même fort peu considérable, et qui encore ne se distribue qu'au lobe droit du foie.

Mais il n'est aucune de ces raisons qui fondent une démonstration rigoureuse, et plusieurs même peuvent être invoquées à l'appui de l'assertion inverse, de celle qui fait provenir la bile du sang de l'artère hépatique. En effet 1° on ne voit pas pourquoi la bile aurait plus besoin de provenir d'un sang veineux que les autres humeurs huileuses du corps, la moelle, la graisse, qui proviennent d'un sang artériel. Il est évident qu'ici on a été séduit par une application vicieuse de notions chimiques, croyant qu'on pouvait mieux concevoir la formation d'une humeur grasse, en la faisant dériver d'un sang plus riche en carbone et en hydrogène. D'abord le sang de la veine-porte est-il réellement plus chargé de carbone et d'hydrogène? Ensuite cette nature chimique est-elle plus favorable que toute autre à la formation de la bile? Y a-t-il, chimiquement parlant, plus de rapports entre la bile et le sang de la veine-porte, qu'entre cette humeur et le sang de l'artère hépatique? Dans toutes les sécrétions, n'y a-t-il pas transformation du sang dans l'humeur sécrétée, d'après des lois autres que celles de la chimie inorganique? Nous ne parlons pas de l'absorption de la graisse de l'épiploon, et de la présence de cette graisse dans le sang de la veine-porte; ce sont trop évidemment des suppositions gratuites. 2° Si la veine-porte se distribue dans le foie à la manière d'une artère, est-il bien sûr que cette disposition ait trait à la sécrétion biliaire? Parmi les conjectures qu'on a faites sur les usages de la veine-porte, il en est plusieurs qui présentent cette veine comme étrangère à la sécrétion de la bile, celles qui en font un diverticulum du sang, par exemple: il est même quelques faits qui montrent le système de cette veine isolé de la production de la bile; par exemple, il existe chez le fœtus, dans lequel la sécrétion de la bile est nulle encore ou au moins peu active; et il manque à partir des animaux invertébrés, bien que le foie, et par conséquent la sécrétion biliaire s'observent dans tous les animaux jusqu'aux radiaires. C'est ici qu'on se convainc que le doute où l'on est sur les usages de la veine-porte s'étend à la question de savoir si son sang alimente la sécrétion biliaire. Enfin on ne peut rien conclure de la distribution de la veine-porte et de ses faciles communications avec les sécréteurs de la bile, puisque l'artère hépatique est absolument dans les mêmes conditions. 3° Si la veine-porte semble être plus que l'artère hépatique en rapport avec le volume du foie, celle-ci est plus en rapport avec la quantité de bile qui est sécrétée; il ne faut pas, en effet, juger de l'abondance de la sécrétion par le volume du foie, il est possible que ce viscère ait encore d'autres usages, ainsi que nous le dirons à l'article de la veine-porte, comme de servir de passage aux boissons absorbées, de diverticulum au sang, dans les embarras de la circulation; c'est par la capacité de la vésicule biliaire qu'il faut l'apprécier, et cette base porte à croire que l'artère hépatique a un volume suffisant pour la sécrétion, et qu'au contraire la veine-porte est trop grosse. 4° Enfin l'argument tiré de l'usage de la rate et des rapports de cet organe avec la sécrétion biliaire n'est pas plus absolu. D'un côté, l'idée qui fait de la rate un ganglion n'est qu'une conjecture; et de l'autre, les rapports entre le foie et la rate ne sont pas aussi intimes qu'on l'a dit, et même sont moindres que ceux qui existent entre la rate et l'estomac. Par exemple, la rate n'existe que dans les animaux vertébrés, et le foie au contraire s'observe jusque dans les radiaires. Il n'y a pas de rapports de volume entre ces organes, et l'on trouve une petite rate avec un gros foie, ou un petit foie avec une grosse rate. Il n'y a pas davantage de relations dans leurs maladies, et rien de plus fréquent que de voir le foie malade et la rate saine, ou au contraire le foie sain et la rate malade. Au contraire, la rate change de volume selon que l'estomac est vide ou plein, et l'on observe dans tous les animaux qu'elle a avec ce viscère des connexions artérielles plus intimes qu'avec le foie.

La question, dans l'état actuel de la science, n'est donc pas résolue; pour la terminer, il faudrait, dans des expériences séparées sur des animaux vivans, lier, chez l'un, la veine-porte, chez l'autre, l'artère hépatique, et observer les effets qui s'ensuivraient relativement à la sécrétion biliaire. Or ces expériences n'ont pas été faites, et à supposer qu'on puisse les faire, il est probable que la mort arriverait trop promptement pour qu'on puisse en tirer quelques lumières. Dans l'impossibilité d'arriver à une démonstration rigoureuse, presque tous les physiologistes ont plus ou moins tranché la question. Jusqu'à Bichat, on a généralement fait provenir la bile du sang de la veine-porte; Bichat au contraire fait provenir cette humeur du sang de l'artère hépatique, invoquant l'analogie de toutes les autres sécrétions. Enfin, M. Magendie pense qu'elle est formée par ces deux espèces de sang à la fois.

Après avoir fait l'exposé analytique de ce premier point de controverse, continuons l'histoire de la sécrétion biliaire. La bile, formée aux premiers radicules du système sécréteur dans le parenchyme du foie, parcourt successivement la série des vaisseaux sécréteurs, et vient aboutir à leur tronc commun, le conduit hépatique, point auquel commence son excrétion.

Les causes qui président à sa progression, sont : d'abord la continuité de la sécrétion qui forme sans cesse de la nouvelle bile, laquelle conséquemment doit pousser en avant celle qui remplit déjà le système; ensuite une action contractile des vaisseaux sécréteurs eux-mêmes, action qui, bien qu'imperceptible, ne peut être contestée, au moins pour ces vaisseaux, tant qu'ils sont capillaires. Il est possible aussi que les secousses continuelles que reçoit le foie des mouvemens respirateurs influent sur le cours de la bile dans ses vaisseaux. Il est difficile d'indiquer quelle est la rapidité de son cours dans ce trajet ; il est probable que cela varie selon diverses circonstances qui influent sur l'activité de la sécrétion elle-même. L'abondance avec laquelle la bile arrive quelquefois dans l'intestin, et est vomie, porte à croire que son cours peut être rapide; et, au contraire, la particularité qu'offre la bile de former quelquefois des calculs, conduit à penser qu'il peut être fort lent. Dans ce trajet, cette humeur éprouve-t-elle quelques modifications? Il est difficile de dire rien de certain à cet égard, mais il est probable qu'elle n'est que dépouillée par l'absorption d'un peu de sa partie aqueuse.

La bile est donc arrivée au conduit hépatique; deux opinions sont émises sur son cours ultérieur : 1° dans l'une, on établit que la sécrétion de la bile est continue, et que cette humeur coule en tout temps dans l'intérieur du duodénum par les conduits hépatique et cholédoque : seulement on ajoute que la quantité qui arrive à l'intestin n'est pas la même pendant et hors le temps de digestion ; dans ce dernier cas, il ne parvient au duodénum qu'une partie de la bile qui est sécrétée; l'autre portion remonte par le canal cystique, et va se mettre en dépôt dans la vésicule biliaire : dans le premier cas, au contraire, non-seulement toute la bile que le foie sécrète afflue dans le duodénum, mais encore toute celle qui, dans l'intervalle des digestions, s'est amassée dans la vésicule biliaire, y est versée. Les sectateurs de cette opinion la fondent sur ce que la vésicule biliaire est d'autant plus pleine de bile, que l'abstinence est plus prolongée, et sur ce que ce réservoir, au contraire, est immédiatement vide après la digestion. La difficulté est alors de savoir comment la bile se rend en partie hors le temps de la digestion, dans la vésicule biliaire, et comment ensuite cette vésicule se vide dans le temps de la digestion. Relativement au premier point, on avait admis des canaux directs du foie à la vésicule, et qu'on avait appelés, à cause de cela, *hépato-cystiques* : mais si ces canaux existent chez beaucoup d'animaux, ils n'ont pas encore été trouvés chez l'homme. On ne voit réellement pas d'autre voie pour le passage de la bile du foie à la vésicule, que le canal cystique ; mais sa direction est rétrograde, et comment supposer que la bile puisse y remonter contre son propre poids ? Il faut cependant bien admettre ce fait. Quant au mécanisme par lequel la vésicule se vide lors de la digestion, on avait dit que le duodénum, consécutivement à l'ampliation que déterminait en lui l'entrée du chyme, soulevait la vésicule, et la forçait ainsi à répandre la bile qu'elle contient ; mais l'anatomie dément cette assertion ; le duodénum et la vésicule ne sont pas dans des rapports de situation convenables à cet effet. Il faut admettre que la vésicule, consécutivement à l'irritation qu'exerce l'aliment, le chyme, sur l'orifice du canal cholédoque, se contracte de manière à se vider de la bile qui la remplit. 2° Dans une autre opinion, on pense que, bien que la bile soit sécrétée d'une manière continue, cette humeur ne coule dans le duodénum que lors de la chylification ; que, hors ce temps, le canal cholédoque est resserré, et force la bile à refluer par le canal cystique dans la vésicule, et que ce n'est que quand celle-ci est pleine qu'il en arrive forcément dans l'intestin. Mais ne peut-on pas objecter à cette opinion, que, si le canal cholédoque est accidentellement mis à découvert dans un animal vivant, on voit la bile en tomber goutte à goutte, et continuellement ? M. Magendie, qui a fait l'expérience sur des chiens, a vu la bile sourdre de l'orifice du canal deux fois par minute à peu près ; ce qui probablement était le temps nécessaire pour que la sécrétion s'en fit.

Du reste, dans ces deux opinions les physiologistes ne sont divisés que du plus au moins ; dans l'une comme dans l'autre, on admet que de la bile va se mettre en dépôt dans la vésicule biliaire, et qu'ensuite cette vésicule se vide lors de la chylification. La quantité qui s'accumule dans ce réservoir est en raison de sa capacité, et d'autant plus grande qu'on est plus loin du temps des digestions. La bile, pendant le séjour qu'elle y fait, s'épaissit, devient d'une couleur plus foncée, d'une saveur plus amère, etc. On ignore si c'est par une action spéciale de la vésicule, celle-ci lui fournissant quelques élémens que sécréterait sa surface interne, ou si c'est seulement parce que, pendant ce temps de repos, l'absorption la dépouille de ses parties aqueuses. C'est probablement pendant son séjour dans la vésicule que se forment les calculs biliaires. Lorsque la chylification doit se faire, la vésicule se contracte, mais doucement, et non à la manière des muscles creux : aussi les anatomistes n'ont-ils signalé rien de musculeux dans sa texture. Dans les deux opinions on admet aussi deux espèces de biles : une qui vient immédiatement du foie, et qu'on appelle *hépatique*; et l'autre qui vient de la vésicule, et qu'on appelle *cystique*.

Nous ne traiterons pas ici du produit de la sécrétion biliaire, c'est-à-dire de la bile; ses propriétés physiques et sa nature chimique ont été indiquées à ce mot (*voyez* BILE) : nous nous bornerons à parler de sa quantité et de ses usages.

A en juger par le volume du foie, la grosseur de la veine-porte et de l'artère hépatique, celle du conduit hépatique, enfin la capacité de la vésicule biliaire, nul doute que la sécrétion de la bile ne soit assez abondante; mais il est impossible d'en évaluer, même approximativement, la quantité : non-seulement cela varie dans chaque individu, mais encore il doit y avoir des différences dépendant de la nature des alimens dont on use, et surtout des alternatives d'activité et de repos de la fonction dont cette sécrétion fait partie. Certainement il y a des alimens qui plus que d'autres excitent, lors de leur passage dans le duodénum, la sécrétion biliaire, comme il en est qui n'ont aucunement cette propriété. Pourquoi, en effet, cela ne serait-il pas de la sécrétion biliaire comme d'autres sécrétions, de celles du lait, de la salive, par exemple? En outre, il est certain que cette sécrétion est bien plus active aux époques de la chylification que dans les intervalles des digestions; il est très-probable qu'alors il y a la même différence que celle que l'on observe dans la sécrétion de la salive, selon qu'on mâche ou non des alimens. Des physiologistes, à cause de cela, ont pensé que le système vasculaire sanguin du foie était organisé de manière à fournir tour à tour une quantité plus grande ou plus petite de sang à ce viscère, selon que son action de sécrétion doit être plus ou moins active; ils ont dit que la rate était, ainsi que l'épiploon, un *diverticulum* de sang, non-seulement à l'égard de l'estomac, mais encore à l'égard du foie. Nous ne garantissons pas ce dernier fait, mais il est sûr que la sécrétion biliaire offre des alternatives d'activité et de langueur qui correspondent à celles de la digestion.

Quant aux usages de la bile, il est évident que cette humeur sert à la digestion, effectue la chylification des alimens, le partage du chyme en chyle et en fèces. Nous ne devons pas revenir ici sur ce qui a été dit à cet égard au mot *digestion;* mais quelques physiologistes pensent qu'en même temps que cette humeur remplit cet office local, elle dépouille le sang de quelques-uns de ses principes, et concourt ainsi à la crâse de ce fluide. Ils se fondent sur la grande influence qu'exerce sur l'économie l'appareil biliaire, influence que n'exerce au même degré aucun autre organe sécréteur, si ce n'est le testicule, et qui est telle, que la prédominance de cet appareil a paru suffisante pour constituer un tempérament. Ceux qui faisaient provenir la bile du sang de la veine-porte ont dit que cette sécrétion était un moyen qu'employait la nature pour débarrasser le sang veineux, même avant qu'il parvînt au poumon, du carbone et de l'hydrogène qui le surchargeait : ils ont établi que, pour cette raison, le foie est, dans les animaux, dans des rapports de volume avec le poumon, dont il serait ainsi un annexe, étant petit dans les oiseaux dont le poumon est plus volumineux, très-gros, au contraire, dans les poissons qui ont l'apareil respiratoire peu prononcé, et moyen dans les mammifères. Sans admettre l'idée que la sécrétion de la bile commence à purger le sang de carbone et d'hydrogène, idée qui est évidemment une suite de la mauvaise théorie des chimistes sur la respiration, nous remarquerons qu'on peut concevoir une influence de la sécrétion biliaire sur la crâse du sang, lors même que cette sécrétion serait alimentée par l'artère hépatique; et, en effet, la sécrétion urinaire, qui provient d'un sang artériel, n'exerce-t-elle pas, à l'égard du sang, une dépuration bien importante? On dira peut-être que le produit de cette sécrétion est rejeté au dehors; mais n'en est-il pas de même de la bile, pour une partie au moins? Ne s'attache-t-elle pas aux fèces, et n'est-elle pas excrétée avec eux? Toutefois nous devons convenir que ce ne sont que de simples conjectures, basées sur les raisons que nous avons déduites plus haut, et quelques autres encore : par exemple, la couleur de la peau est en rapport avec le degré d'activité de la sécrétion biliaire, et se modifie consécutivement à tous les changemens qui surviennent dans cette sécrétion. Quand la sécrétion biliaire est supprimée, on observe non-seulement quelques troubles locaux dans la digestion, mais encore des troubles généraux, etc.

Le foie est un des premiers organes formés; dans le fœtus, il a beaucoup de volume, il reçoit le premier le sang que le fœtus tire du placenta, et par conséquent de la mère; et, comme alors la sécrétion biliaire est nulle, ou peu abondante, ainsi que la digestion, toutes ces considérations portent à croire que cet organe remplit alors quelque office autre que celui dont nous nous sommes occupés jusqu'à présent. Il est sûr, en effet, qu'alors le foie est surtout développé dans son lobe gauche, dans la portion de son parenchyme qui ne reçoit pas la veine-porte qui est alors fort petite. Or quelle fonction remplit-il alors? Les uns ont dit qu'il servait à briser le choc que ferait sur les organes du fœtus le sang qui lui vient de la mère; mais cela repose sur une erreur: savoir, que la circulation du sang dans l'enfant serait directement continue à celle de la mère. D'autres, avec plus de raison, ont dit que le foie faisait subir au sang de la mère une élaboration qui le met en rapport avec les organes de l'enfant, mais sans spécifier en quoi consiste cette élaboration. Il est certain, en effet, que le foie commence à diminuer de volume quand le poumon grossit. Cependant il est sûr que cette élaboration n'est pas du même genre que celle qui est due à la respiration, et peut-être même que par elle le sang est désoxygéné, pour être plus approprié à la délicatesse du fœtus. *Voyez* OEUF HUMAIN.

Néanmoins, à cause de cet usage présumé du foie chez le fœtus, des physiologistes ont pensé que cet organe conservait un peu de cet office pendant le reste de la vie: ils se sont demandés si ce n'est pas pour qu'il élaborât le sang veineux, que la veine-porte se distribue à son tissu. Beaucoup de raisons militent contre cette conjecture: si, en effet, elle était fondée, pourquoi tout le sang veineux ne repasserait-il pas par le foie, comme il a passé par le poumon? pourquoi n'y aurait-il d'exception que pour celui qui revient des organes digestifs? On sait que la veine-porte n'est formée que des veines qui reviennent des organes digestifs et de la rate. Cette disposition semble annoncer que l'exception de la veine-porte a trait à la digestion. Du reste, ceci nous ramène aux conjectures faites sur les usages de la veine-porte ; on a étendu au foie ces conjectures ; et, tour à tour aussi, on a dit cet organe destiné à faire subir une élaboration première au chyle ou aux boissons, ou à être un *diverticulum* pour le sang, dans tous les cas où il y a trop de précipitation dans le cours de ce fluide, ou quelques arrêts dans la circulation. Il doit nous suffire de faire mention de ces hypothèses. (ADELON.)

FOIE (path.). Nous ne devons nous occuper dans cet article que des maladies du foie qui ne peuvent prendre place dans l'ordre alphabétique, les autres seront traitées à des articles spéciaux. Cependant, avant d'entrer en matière, nous présenterons quelques mots sur une classification qui les réunisse toutes, afin de faciliter l'étude de celui qui voudrait embrasser leur ensemble.

(*Classification.*) La plupart des nosologistes ont reconnu que parmi les maladies du foie, quelques-unes avaient des phénomènes plus tranchés, plus évidens que les autres, et que ces maladies, plus aiguës, appartenaient surtout aux annexes membraneuses du foie, ou bien à la portion de cet organe qui constitue les voies excrétoires biliaires. Les maladies, au contraire, dont le développement est lent et tous les symptômes plus obscurs, semblent attaquer spécialement les grains glanduleux chargés de la sécrétion biliaire ; de sorte qu'on peut ainsi admettre trois ordres dans les maladies qui nous occupent : 1° *maladies des enveloppes membaneuses du foie* ; 2° *maladies des voies excrétoires biliaires* ; 3° *maladies du parenchyme glandulaire.* On voit en quoi diffère cette division de celle proposée par Saunders, et suivie, depuis lui, par quelques nosographes. L'auteur anglais admet des maladies de fonctions, ce sont toutes celles que nous rapportons à notre deuxième ordre ; et des maladies de tissu, qui sont les mêmes que nous avons cru devoir séparer dans les deux autres groupes. On pourra objecter à cette division que les maladies des trois ordres admis se confondent pour l'ordinaire ; qu'ainsi, par exemple, il y a presque toujours altération de la sécrétion biliaire, soit pour la quantité, soit pour la qualité dans les lésions organiques profondes du foie ; ou bien qu'il est difficile de concevoir l'inflammation des annexes membraneuses de cet organe sans l'extension de la maladie au tissu glandulaire proprement dit. Sans doute cette remarque est exacte, mais cependant il est vrai aussi, 1° que l'inflammation des membranes superficielles du foie se voit séparément de celle de son tissu propre (plusieurs auteurs et entr'autres, Hoffmann, Selle

Sauvages, ont admis cette hépatite superficielle ou érysipélateuse); 2° que l'inflammation attaque encore isolément du foie les conduits cholédoque, hépatique et cystique, soit primitivement, soit d'une manière consécutive à la suite d'une péritonite partielle ou d'une inflammation intense du duodénum, etc.; 3° enfin, que les nombreuses altérations de tissu du foie sont long-temps bornées aux portions les plus centrales de cet organe, et qu'elles peuvent exister pendant plusieurs années sans donner lieu à aucun trouble dans la sécrétion biliaire.

La plupart des maladies du foie qui composent les trois classes que nous avons établies seront, comme nous l'avons dit, traitées séparément dans le cours de cet ouvrage : ainsi, pour celles de la première, qui se rattachent ordinairement à l'hépatite superficielle ou *péri-hépatite*, nous renvoyons à *hépatite*. L'ictère, la colique hépatique, l'hépatirrhée, les concrétions biliaires, etc., toutes maladies de la seconde classe, se trouveront décrites dans l'ordre alphabétique, sous les noms qui les désignent. Parmi les maladies du troisième ordre, l'inflammation profonde du foie, les ulcères et abcès de cet organe seront traités au mot *hépatite*. Il nous restera donc à parler ici des productions accidentelles développées dans le parenchyme hépatique, et de la transformation de ce parenchyme en tissus sans analogues. Enfin nous ferons précéder quelques mots sur les vices de situation, de couleur, de consistance et de volume du foie, modifications morbides qui de même appartiennent à cette troisième classe.

Vices de situation du foie. — Le foie peut être éloigné de sa situation naturelle par le développement de quelques-uns des organes voisins, ou par une pression habituelle sur l'abdomen, sur la partie inférieure de la poitrine, ou enfin par l'accumulation d'un liquide dans la cavité du péritoine. Le foie, devenu plus volumineux et plus pesant, peut aussi être entraîné dans la portion inférieure du ventre. C'est sans doute de cette manière qu'on a pu trouver, dans quelques cas rares, une portion de cet organe faisant partie d'une hernie ombilicale, ou même inguinale. *Voyez* HÉPATOCÈLE. Dans les observations que l'art possède sur la transposition des organes, on trouve relaté que le foie occupait l'hypocondre gauche, dans les mêmes rapports qu'il affecte ordinairement du côté opposé.

Vices dans la couleur et dans la consistance du foie. — Le type de la couleur du foie n'est pas plus invariablement arrêté que le type de sa consistance. Elle varie depuis le jaune pâle jusqu'au rouge briqueté très-foncé; d'autres fois, la teinte est verdâtre. Quelques auteurs disent même l'avoir rencontrée d'un noir intense: il est probable qu'ils eurent alors affaire à des foies remplis de productions mélanées. *Voy.* MÉLANOSE. La consistance du foie présente aussi des variétés infinies; et, comme l'on n'a pas de point de départ fixe, il serait difficile de déclarer laquelle de ces variétés coïncide plus particulièrement avec telle ou telle maladie générale. M. Portal qui, dans son ouvrage, a traité de l'état du foie, après la plupart des maladies, n'a rien précisé à ce sujet. On sait néanmoins, et le professeur Pinel en donne l'assurance, que le foie est fort mou, et que son parenchyme se déchire facilement chez les individus qui ont succombé à cet état de l'économie, nommé *adynamique.* Nous avons souvent vérifié cette observation. Il est aussi quelques indurations du foie, reconnues par les médecins qui se sont occupés d'anatomie pathologique. M. Guersent en a fréquemment rencontré une espèce, dans laquelle en même temps que le foie est plus dense et plus pesant, il est aussi plus rouge. M. Chomel a vu encore une induration du foie, avec changement en jaune de la couleur naturelle de cet organe.

De l'hypertrophie du foie. — Le volume du foie présente des variétés si nombreuses, sans que la santé générale en soit atteinte, qu'il est difficile de préciser quelles sont les dimensions normales de ce viscère. M. Portal remarque « que les grands mangeurs ont généralement le foie plus gros que les autres personnes; celles qui mènent une vie sédentaire, plus que celles qui sont dans une action continuelle de marche, ou qui se livrent à des travaux pénibles, et plus que celles qui vivent frugalement. » Le même auteur a trouvé le foie plus volumineux chez les sujets scrofuleux, chez ceux atteints du virus vénérien; mais particulièrement chez les scorbutiques. L'hypertrophie du foie, à la suite des fièvres intermittentes ou continues qui se sont prolongées fort long-temps, a été signalée par tous les médecins observateurs. Quelques-uns l'ont considérée comme le dépôt de la fièvre, ou bien comme une crise. Il nous semble plus naturel de penser que cette ampliation du système hépatique est préparée en quelque sorte par l'affection pyrétique. Le frisson qui commence l'accès fébrile, de même que celui qui serait causé par le froid atmosphérique, détermine une congestion sur le foie, et ce n'est que parce que ce phénomène s'est répété pendant un grand laps de temps, qu'il laisse, après la fièvre, une véritable hypertrophie de cette glande. Ce phénomène est favorisé d'ailleurs par la lenteur de la circulation hépatique, presque entièrement veineuse. Tous les accidens que peut occasioner la compression des organes voisins, un sentiment de pesanteur et les douleurs dans le flanc droit, les engourdissemens, l'enflure du même côté du corps, sont les *symptômes* de cette maladie, comme de la plupart des maladies du foie. A la vérité, les diverses altérations de tissu de cet organe peuvent souvent être la suite, ou peut-être des degrés plus graves de la même maladie que nous avons appelée *hypertrophie*. Le peu d'évidence des symptômes inflammatoires semble donner appui à cette opinion.

Tous les recueils d'observation fournissent des exemples nombreux d'hypertrophie du foie, sans qu'on puisse encore en tirer un parti avantageux pour la science. L'augmentation du volume du foie est évidemment plus commune que l'atrophie de ce même organe. Le livre de M. Portal, très-riche en faits de ce ce genre, donne pour proportion dans la fréquence de ces deux maladies quatre-vingt-quinze pour la première environ, et seulement cinq pour l'autre. L'hypertrophie du foie peut exister à des degrés extrêmement nombreux; mais l'intumescence de cet organe ne mérite guère ce nom que quand son poids excède au moins d'une livre le poids naturel et moyen qu'on peut fixer, pour un adulte, à trois ou quatre livres à peu près; ensuite on trouve des foies de huit, douze et quinze livres. M. Portal cite une observation de Thomas Bartholin, dans laquelle il est rapporté que le foie pesait quarante livres. On connaît quelques autres exemples d'hypertrophie hépatique aussi prodigieuse que celle-ci; mais n'oublions pas que la dénomination d'hypertrophie n'est applicable que tant que le tissu de l'organe est parfaitement sain, et que même sa pesanteur spécifique n'est point changée. Dans l'état actuel de la science, il est encore difficile d'assigner les causes de l'hypertrophie du foie; cependant plusieurs observations nous portent à croire qu'elle est souvent consécutive des maladies du duodénum. La difficulté du diagnostic de l'altération du foie qui nous occupe, entraîne nécessairement celle du traitement qui lui est applicable. Un exercice modéré à pied ou dans une voiture douce est un conseil utile autant que serait pernicieux celui de faire voyager le malade dans une voiture rude. Un grand nombre de maladies hépathiques ont dû sans doute leur *incurabilité* à cette pratique pernicieuse. Les sangsues à l'anus ont ici un avantage incontestable, surtout si elles sont appliquées au moment où l'afflux du sang est plus considérable sur le foie. Nous avons pu observer que cette sorte de turgescence se manifeste avec quelque régularité; son retour a lieu à peu près tous les mois. Des hémorrhoïdes, ou un flux intestinal peu abondant, amènent quelquefois la même amélioration que le moyen thérapeutique que nous venons d'indiquer. Nous nommerons encore les bains parmi les moyens généraux que l'on peut conseiller dans cette circonstance. Ils seront pris tièdes et d'une médiocre durée.

L'*atrophie du foie*, comme celle de tout autre organe, peut dépendre de deux causes différentes : 1° d'un obstacle à sa nutrition, apporté par une cause mécanique ; 2° de son défaut d'action, ou de la privation de l'influence nerveuse. Dans l'un et l'autre cas, la contexture organique reste la même ; il n'y a ni ramollissement, ni endurcissement, ni autres altérations de tissu; on a quelquefois commis l'erreur d'appeler du nom d'*atrophie du foie*, la diminution de volume de cet organe, due à une perte de substance, comme cela arrive après la fonte de tubercules, ou après une suppuration prolongée, etc. C'est en même temps s'éloigner de l'étymologie et de l'acception générale de ce mot. Le développement accidentel des organes voisins peut comprimer le foie dans toute son étendue, et nuire ainsi à sa nutrition et à son développement, tout comme le ferait une pression extérieure exercée sur un des points du même organe. L'usage des corsets, chez les femmes, en diminuant le diamètre de la poitrine, pousse vers ses extrémités, et particulièrement vers l'inférieure, les organes qu'elle contient. Chez elles, le foie dépasse souvent de plusieurs pouces les dernières côtes, et celles-ci impriment sur la face supérieure de cet organe un sillon plus ou moins profond. Cette compression, exercée long-temps, peut nuire au développement total du foie, et la disposition anatomique qu'elle produit ne doit jamais être oubliée dans l'exploration de l'abdomen. La dissection du corps des individus dont la profession exige l'emploi d'instrumens qu'on appuie sur la région épigastrique, donnerait peut-être quelques autres exemples d'atrophie partielle du foie. Le rapetissement du foie peut exister à des degrés très-différens. Stork vit la masse de cet organe réduite à la grosseur du poing au plus; Riolan à celle d'un rein. Comme nous l'avons déjà dit dans le paragraphe précédent, l'atrophie de foie est infiniment moins fréquente que son hypertrophie.

Les *productions cellulaires* ne sont pas très-rares dans le foie; presque toujours elles forment entièrement le kyste des hydatides, qui sont elles-mêmes assez communes dans cet organe. Ce tissu accidentel paraît se développer sans travail inflammatoire préliminaire. *Voyez* HYDATIDES et KYSTES.

Productions fibreuses dans le foie. — Le kyste des hydatides présente souvent aussi une organisation fibreuse. Dans la plupart des cas, cette organisation est confondue avec la cellulaire, ou plutôt de leur union il résulte un tissu nouveau qui tient de l'une et de l'autre. Cette même production mixte se rencontre fréquemment encore à l'extérieur du foie, où elle établit des adhérences contre nature entre les organes voisins et celui-ci. Enfin, dans quelques cas plus rares, on remarque aussi à l'intérieur du parenchyme hépatique des brides semi-tendineuses, semi-cellulaires, qui quelquefois semblent communiquer avec les membranes hépatiques extérieures, qui alors ont pris également le même caractère cellulo-fibreux. Cette production accidentelle a été regardée par la plupart des médecins comme l'indice d'une inflammation ancienne; c'est la plus commune des altérations organiques propres aux annexes du foie. On l'a observé sur la capsule de Glisson, dans les parois de la vésicule du fiel, et enfin dans les divers canaux qui tiennent à ce réservoir membraneux.

Productions cartilagineuses et osseuses du foie. — Elles sont assez rares. Le tissu cartilagineux peut se montrer dans les kystes hydatiques avec les tissus fibreux et cellulaire. Les canaux cystique, hépatique et cholédoque peuvent aussi offrir quelques grains cartilagineux. Les auteurs ne disent point en avoir observé dans les parois de la vésicule biliaire. Il est plus fréquent de trouver dans l'intérieur du foie des concrétions pierreuses que des points d'ossification; mais ces sortes de pétrification tiennent pour l'ordinaire à d'autres maladies du foie. On en trouve dans des masses squirrheuses, dans des masses mélanées, etc. Le foie des animaux herbivores, du bœuf, du mouton, en est cependant quelquefois parsemé, quoique d'ailleurs il reste parfaitement sain, même dans les points les plus rapprochés de ces concrétions.

Collections accidentelles dans le parenchyme du foie. — 1° *Collection sanguine.* Après un coup, une chute sur le flanc droit, il peut se former un amas de sang dans le parenchyme du foie. Ce sang s'est échappé de ses vaisseaux rompus, comme dans toute contusion, ou bien il y a eu déchirure du même parenchyme hépatique. Il est rare que dans ce dernier cas l'épanchement ne s'étende pas dans la cavité du péritoine. Une collection de sang dans le tissu du foie peut-elle avoir lieu par une simple exhalation? L'analogie porte à répondre affirmativement, quoiqu'on ne connaisse pas d'observations où le fait soit constaté indubitablement. Divers auteurs parlent de vomissemens, de déjections de sang dont le foie fut soupçonné être la source; nous-même, nous avons fait l'ouverture d'une femme qui mourut après avoir éprouvé diverses hémorrhagies anales attribuées à une exhalation de la membrane muqueuse de l'intestin; mais ce canal membraneux fut trouvé parfaitement sain dans toute son étendue, et sans la moindre trace de dilatation variqueuse à son extrémité anale. Il faut dire aussi que les canaux biliaires nous parurent dans l'état naturel; cependant le tissu du foie était si remarquablement spongieux, si imbibé de sang, qu'il pouvait avoir fourni une hémorrhagie sans changer sensiblement d'aspect. M. Portal admet ces sortes d'hémorrhagies du foie par le canal cholédoque. Le parenchyme hépatique se trouve souvent gorgé de sang dans plusieurs maladies, dans celles notamment des organes de la respiration ou du centre de la circulation. Ainsi cet état du foie est commun sur le cadavre des individus morts d'une pneumonie intense, d'un anévrisme du cœur ou des gros vaisseaux, et enfin chez les asphyxiés. Il est facile d'expliquer cet engorgement sanguin du foie par la seule difficulté de la circulation pulmonaire. Le sang reflue alors dans les veines caves, et de proche en proche la stase se fait sentir jusqu'au foie; mais cet engorgement du foie doit être bien considérable avant que le liquide s'épanche dans le parenchyme hépatique.

2° *Collections purulentes dans le foie.* Tout ce qui a rapport aux abcès du foie, suite de l'inflammation aiguë ou chronique, sera traité au mot *hépatite;* nous ne devons parler ici que des abcès du foie qui suivent, dans quelques cas, les plaies de tête. La manière dont se développent ces abcès, c'est-à-dire leur liaison avec la maladie préexistante, a été un long sujet de discussion. Bertrandi et quelques autres médecins, supposant qu'il existe, après les plaies de tête, un surcroît d'activité dans la circulation cérébrale, et par suite une colonne de sang plus considérable dans la veine cave supérieure, ont pensé que cette colonne pouvait refouler le sang qui arrive au cœur par la veine-cave inférieure, et de là l'engorgement du foie et ses abcès consécutifs. Pouteau, David, etc., ont proposé une théorie tout opposée ; au lieu d'une plus grande affluence du sang vers la tête, il y a, disent-ils au contraire, refoulement de ce liquide dans l'artère aorte ascendante, et de là dans les vaisseaux hépatiques. Des explications si peu fondées ont amené l'incertitude qui règne encore sur ce point de la science. Desault, Bichat, etc., se sont bornés à dire qu'il existe un consensus inexplicable entre le foie et le cerveau. Plus tard M. le professeur Richerand a émis l'opinion que dans ces cas il y a lésion concomitante du foie et du cerveau; mais cette manière de voir a trouvé aussi ses détracteurs. M. Larrey, après l'avoir combattue avec assez d'avantage, avance, peut-être d'une manière trop absolue, qu'il faut rapporter à la liaison générale des membranes fibreuses les phénomènes dont il est question; que l'irritation sympathique que le foie reçoit de l'inflammation des membranes fibreuses du crâne, est la cause des abcès hépatiques, et que cette irradiation morbide sur le foie pourrait aussi bien venir de la lésion de tout autre point du système fibreux, quoiqu'elle ait particulièrement lieu dans les blessures des organes qui se trouvent dans la même moitié perpendiculaire du corps que le foie. Sans vouloir nier cette singulière concomitance des plaies de tête avec les abcès hépatiques, nous ferons observer que les exemples en sont plus rares que ne pourrait le faire croire le grand nombre de discussions auxquelles elle a donné lieu; ensuite, que cette concomitance tient souvent à une double action de la cause, c'est-à-dire qu'il y a eu en même temps contusion de la tête et contusion de l'hypocondre droit. Ce que l'expérience apprend de positif à ce sujet, c'est que souvent les abcès du foie à la suite des plaies de tête sont précédés par une mauvaise digestion, par des excès d'alimens. On sait combien quelques fluxions inflammatoires sont susceptibles de changer ce siége, et ce changement peut être déterminé par le seul trouble de fonctions d'un organe d'ailleurs parfaitement sain. Dans plusieurs observations sur le sujet qui nous occupe, on trouve relaté avant les premiers symptômes de la maladie du foie, un écart de régime, une indigestion, etc.

Les symptômes et les moyens thérapeutiques de ces abcès du foie sont les mêmes que ceux des collections purulentes de cet organe qui suivent l'hépatite, et nous renvoyons à ce mot.

3° *Collections aqueuses* ou *séreuses dans le foie.* — L'hydropisie enkystée hépatique est une maladie fort rare et très-difficile à distinguer de l'hydropisie hydatique du même organe qui est bien plus commune. C'est cètte dernière maladie qu'il faudrait s'attacher à décrire particulièrement. Le volume du kyste séreux, avec ou sans animalcule, est d'un volume très-variable; quelquefois il égale à peine celui d'un œuf de poule; d'autres fois il surpasse celui de la tête d'un fœtus à terme. L'origine, le développement, même au plus haut degré, de cette maladie du foie, restent pour l'ordinaire inconnus jusqu'à la mort. Les vers vésiculaires le plus fréquemment trouvés dans le foie sont l'acéphalocyste et le cysticerque linéaire. *Voyez* ces mots.

Collections biliaires dans le tissu du foie. — On n'a point, à ce que nous sachions, rencontré dans le foie de collections biliaires hors des vaisseaux qui composent l'appareil sécrétoire; mais il est assèz commun de trouver des dilatations plus ou moins considérables dans les divisions des canaux biliaires. Ces dilatations sont plus ordinairement voisines de la surface du foie, et alors elles sont plus volumineuses. Elles reconnaissent le plus fréquemment pour cause un calcul qui oblitère les conduits excréteurs. Si cet obstacle se trouve dans le canal hépatique, la vésicule ne reçoit plus de bile, et alors on la voit fort petite et revenue sur elle-même. Au contraire, dans les détails d'une autopsie qui nous ont été communiqués par M. Amussat, nous avons remarqué les particularités suivantes : le canal cholédoque était obstrué par un calcul biliaire très-volumineux, et cet obstacle à l'écoulement de la bile avait amené la dilatation de la vésicule et de toutes les branches du conduit hépatique. Le foie ayant été divisé par une incision profonde, laissa échapper ou plutôt ruisseler une quantité considérable de bile. Mais ce qui nous a surtout intéressés, c'est la contexture de la vésicule biliaire et de la portion des canaux placée au-dessus de l'obstacle; elle nous a paru évidemment musculaire. M. Amussat conserve cètte pièce.

Transformation du parenchyme hépatique en tissus sans analogues dans l'économie. — L'*adipocire* se montre dans le foie assez communément sous forme de masses globuleuses, qui quelquefois augmentent considérablement le volume de l'organe et le rendent inégal et bosselé. Suivant que cette désorganisation est plus ou moins étendue, la sécrétion de la bile est diminuée ou entièrement supprimée; communément alors ce liquide a été trouvé peu abondant et décoloré; d'autres fois, la vésicule était entièrement vide. Toute l'étendue du foie, ou seulement une de ses portions peut offrir cette transformation, mais il est de remarque constante que la maladie s'isole, pour ainsi dire, dans le dernier cas, de sorte que le parenchyme hépatique le plus rapproché reste parfaitement sain.

Peut-on considérer l'*état gras du foie* comme un premier degré de l'adipocire? La plupart des médecins répondent affirmativement à cette proposition; cependant on peut remarquer combien est rare un foie vraiment adipocireux, et combien sont communs les foies passés à l'état gras. L'adipocire de nos organes vivans est très-analogue pour l'aspect, au moins, à la décomposition cadavéreuse, ou plutôt à la nouvelle combinaison des principes qui formaient nos organes, appelée *gras des cadavres;* il nous semble qu'on ne peut guère en rapprocher l'état graisseux du foie; nous disons toujours pour l'aspect, quoique quelques chimistes réunissent sous le nom d'adipocire ces deux produits animaux et quelques autres encore, le blanc de baleine, par exemple.

Quoi qu'il en soit, on dit que le foie est gras quand il présente une teinte d'un blanc fauve à l'extérieur comme à l'intérieur; quand la section graisse l'instrument qui l'opère; quand il graisse le papier sur lequel on l'applique; quand on en sépare par l'ébullition une sorte d'huile animale plus ou moins abondante, qui brûle seule et même fait brûler les portions de foie qui en sont chargées. Le foie gras a une pesanteur spécifique moindre que dans l'état sain. Cet état se lie à plusieurs autres maladies sans qu'on puisse encore expliquer cette coïncidence. On a trouvé le foie à l'état gras plus fréquemment chez les individus morts d'une maladie lente, de la phthisie, de quelques affections cancéreuses, et enfin de quelques affections dermoïdes fort graves. Chez trois individus qui ont succombé par suite des progrès terribles de la dartre phlycténoïde, M. le docteur Biett a trouvé le foie beaucoup plus volumineux et passé au gras.

Des cyrrhoses dans le foie. — La science, encore peu avancée dans l'histoire de ces productions accidentelles, doit tout ce qu'elle possède aux travaux de M. le professeur Laennec. Le foie étant l'organe qui paraît le plus fréquemment atteint de cette production morbide, et d'ailleurs un article spécial ne pouvant plus trouver place dans ce livre, nous croyons devoir en traiter un peu longuement. Ce travail ne sera, nous devons en prévenir, que l'analyse ou la copie d'un manuscrit que M. Laennec a bien voulu nous confier. « Les cyrrhoses existent dans l'état de crudité et dans celui de ramollissement. Dans le premier de ces états elles présentent un tissu d'une couleur fauve plus ou moins foncée, qui quelquefois tire un peu sur le verdâtre ; on ne peut s'en faire une meilleure idée qu'en la comparant à celle qu'offrent les capsules surrénales chez l'adulte. Ce tissu, quoique fort consistant, a une sorte de flaccidité que je ne puis mieux comparer qu'à celle de certains fongus, ou d'un cuir mou. Le tissu des cyrrhoses est d'ailleurs compact, assez humide et très-délié. On n'y distingue aucune trace de fibres, quoiqu'il présente en certains cas des divisions en forme de squames. »

« Les cyrrhoses prennent en se ramollissant une couleur plus brunâtre. Lorsque le ramollissement est bien formé, la masse morbifique se trouve changée en un putrilage d'un brun verdâtre, inodore, et un peu gluant. »

M. Laennec admet trois sortes de cyrrhoses : 1° cyrrhoses en masses; 2° en plaques; 3° en kystes. « Lorsqu'il existe, dit-il, des cyrrhoses dans le foie, elles forment ordinairement de petites masses dont le volume ne surpasse jamais celui d'un noyau de cerise, et quelquefois égale à peine celui d'un gros grain de millet. Ces masses sont toujours extrêmement nombreuses, et tout le tissu du foie en est parsemé. Leur petitesse fait que, lorsqu'on incise un foie dans lequel il en existe un grand nombre, son tissu paraît au premier coup d'œil homogène et d'une couleur jaune fauve, assez semblable à celle qu'on nomme communément cuir de botte. Mais, si l'on examine plus attentivement le tissu hépatique, on s'aperçoit facilement qu'il est rempli d'une innombrable quantité de corpuscules assez semblables, pour l'aspect, à ces lobules de graisse durcie et rousseâtre que l'on trouve communément dans le tissu cellulaire sous-cutané de la cuisse et de la jambe des sujets ataqués d'anasarque. Ces petites masses sont quelquefois unies très-intimement au tissu du foie ; mais assez souvent elles en sont séparées par une couche mince de tissu cellulaire qui leur forme une enveloppe tenue, et alors ils se détachent assez facilement. »

« Les effets locaux de ce genre de matière morbifique sont

peut-être les plus singuliers que présentent les recherches d'anatomie pathologique faites jusqu'à ce jour. »

« La surface extérieure du foie devient flétrie, rugueuse et ratatinée à peu près de la même manière qu'une pomme flétrie. D'autres matières morbifiques développées dans le foie peuvent amener quelques modifications de l'organe analogues aux précédentes ; mais ce qui est ici particulier, c'est la diminution de volume, d'autant plus extraordinaire, qu'il y a formation d'un corps nouveau quelquefois très-abondant. En général le tissu du foie reste d'ailleurs dans l'état naturel, à peu près ; quelquefois seulement il est plus pâle. La bile n'est pas altérée d'une manière bien sensible par l'existence des cyrrhoses dans le foie, elles s'accompagnent rarement de l'ictère. Les cyrrhoses dans le foie ne produisent pas ordinairement de douleurs locales. »

« Le plus constant des effets généraux de cette maladie est l'ascite, à laquelle se joint souvent aussi l'œdème des extrémités inférieures. Les cyrrhoses produisent l'amaigrissement , mais toujours d'une manière peu marquée ; il n'y a pas de fièvre. »

3° *Tubercules du foie.* — Après les poumons et les glandes du mésentère, le foie est l'organe le plus fréquemment atteint de l'affection tuberculeuse, et cette maladie cependant n'est pas ici très-commune. On a cru pouvoir admettre deux ordres de tubercules hépatiques, suivant qu'ils attaquent , 1° les annexes membraneuses ; 2° le tissu propre du foie ; mais on ne peut rapprocher des tubercules proprement dits les granulations miliaires que l'on trouve si communément à la surface des membranes séreuses après une inflammation chronique ; et les tubercules des membranes hépatiques ne sont autre chose que cela. La maladie tuberculeuse du foie consiste en des masses inégales, bosselées, d'un blanc jaunâtre ou verdâtre, d'un volume variable, depuis celui d'une noisette jusqu'à celui du poing, et quelquefois plus. Leur consistance varie avec les progrès de la maladie ; quelquefois ils sont durs et crians sous le scalpel ; d'autres fois amollis et d'une consistance analogue à celle du fromage ou même à celle de la crême. Le nombre des tubercules dans le foie est aussi infiniment variable : il n'en existe, dans quelques cas, que deux ou trois, huit à dix, et ces derniers nombres sont les plus ordinaires ; d'autres fois leur multiplicité est prodigieuse ; ils sont rassemblés en grappes ou chapelets, et quelquefois si serrés, qu'ils s'aplatissent et se moulent les uns sur les autres.

Les tubercules du foie au premier degré, à l'état cru, donnent lieu aux mêmes symptômes généraux que l'hépatite chronique; ils occasionent aussi l'intumescence de l'organe, et ce n'est que lorsqu'ils sont placés sur son bord antérieur, et que ce bord dépasse assez les fausses côtes pour que le toucher soit facile, qu'on parvient à les distinguer de la simple hyperthrophie hépatique; mais alors ils peuvent aussi être confondus avec les masses squirrheuses qui ont le même siége : ce diagnostic est encore fort incertain. Sur le cadavre même; plus d'un motif pourrait les faire considérer ces altérations comme analogues. Parvenus à la période du ramollissement, les tubercules donnent lieu à des symptômes généraux plus ou moins graves : fièvre continue, amaigrissement général, prostration entière des forces, et enfin tous les symptômes d'une suppuration interne. C'est de cette manière qu'on peut considérer les tubercules comme constituant la phthisie hépatique, et, à vrai dire c'est aussi la seule lésion organique du foie, qui entraîne, quelquefois, une consomption très-marquée. *Voyez* TUBERCULES.

Tissu squirrheux dans le foie. — Le squirrhe ou le cancer du foie a été souvent confondu avec plusieurs autres maladies de cet organe, sous le nom vague d'*engorgement* ou d'*obstruction*. Le tissu squirrheux est ici le même que dans tout autre organe de l'économie. On sait que c'est une propriété des tissus accidentels, que d'être absolument identiques, quelques lieux qu'ils affectent. Le cancer du foie est souvent consécutif à celui de l'estomac. *Voyez* le mot CANCER, où nous avons tracé l'histoire de cette dégénérescence du parenchyme hépatique.

Matière cérébriforme dans le foie. — Elle y est beaucoup plus rare que la précédente, et ne peut guère être reconnue qu'après la mort. Quelques auteurs des siècles précédens paraissent avoir confondu cette production morbide avec les masses stéatomateuses du foie. La matière cérébriforme appartenant encore à la maladie cancéreuse, nous renvoyons de nouveau au mot CANCER.

Mélanose dans le foie. — L'histoire de cette production accidentelle, récemment éclairée par un Mémoire de M. Breschet, doit aussi une partie de ses progrès à M. le professeur Laennec. Nous trouvons dans le manuscrit que nous avons déjà cité, l'observation d'une maladie fort intéressante sous le rapport de l'altération du foie par la mélanose. « Cet organe, excessivement volumineux, s'étendait à tous les points de la cavité abdominale; sa surface offrait une couleur d'un violet brun et ardoisé; elle était hérissée de tubérosités peu saillantes, dont la couleur était noirâtre, et dont la grosseur variait depuis celle d'une petite pomme jusqu'à celle d'un grain de millet. Ces tubérosités étaient revêtues par les membranes du foie, et enfoncées dans son tissu, de manière que la surface de ce viscère était lisse dans toute son étendue. Plusieurs incisions ayant été faites, on vit que cette augmentation de volume dépendait uniquement d'une quantité innombrable de tumeurs semblables à celles qui paraissaient à la surface. La couleur de toutes ces tumeurs était noire, et leur substance était partout de la même nature; mais elles offraient des différences pour leur consistance, leur forme et leurs rapports avec le tissu du foie. »

Les symptômes locaux particuliers à la mélanose du foie se confondent avec ceux des autres maladies du même organe; ainsi dans l'observation de M. Laennec, ils se réduisent à l'augmentation de volume du viscère, à un sentiment de pesanteur et à quelques douleurs dans l'hypocondre droit. Ces dernières encore ne se sont manifestées qu'aux derniers instans du malade. Une remarque qu'on doit à M. Laennec, et qui s'applique aux divers corps étrangers développés dans le foie, c'est qu'ils produisent des effets d'autant plus graves qu'ils forment des masses moins nombreuses et plus volumineuses. Un poids donné d'une production accidentelle en un seul noyau fera naître des symptômes plus sensibles qu'une quantité double dispersée çà et là dans toute l'étendue du foie.

Les symptômes généraux de la mélanose développée dans le foie sont les mêmes que ceux dus à cette production occupant un autre point de l'organisme; l'amaigrissement et la perte des forces sont les plus constans de ces phénomènes. L'auteur que nous venons de citer a observé qu'ils n'étaient liés à aucun mouvement fébrile; on voit que ce signe négatif est signalé dans la plupart des transformations de tissus du parenchyme hépatique. (G. FERRUS.)

FOIE; ancien nom de quelques sulfures métalliques : ainsi on disait *foie de soufre*, voyez POTASSE (sulfure de); *foie d'antimoine*, voyez ANTIMOINE.

FOLIE, synonyme d'*aliénation mentale*, de *maladies mentales*, quelquefois de *démence* ou de *manie*, *alienatio mentis*, *morbi mentales.* Nous nous servirons de l'une ou de l'autre des deux premières expressions (*folie* et *aliénation mentale*), pour désigner une maladie apyrétique du cerveau, ordinairement de longue durée, presque toujours avec lésion incomplète des facultés intellectuelles et affectives, sans trouble notable dans les sensations et les mouvemens volontaires, et sans désordres graves, ou même sans désordres marqués dans les fonctions nutritives et génératrices : à quoi nous pourrions ajouter, si nous voulions chercher à donner une idée de la nature du trouble des facultés intellectuelles et morales, 1° que le malade a des idées, des passions, des déterminations, différentes des idées, des passions et des déterminations qui lui étaient familières, différentes de celles du commun des hommes raisonnables; 2° qu'il conserve en général la conscience de sa propre existence, celle des objets avec lesquels il se trouve en rapport, et se rappelle en guérissant toutes les impressions qu'il a reçues, tous les motifs de ses actions, etc.; 3° qu'il méconnaît son état de délire, se croit en bonne santé, ou bien que s'il ne le méconnaît pas, sa volonté est impuissante pour le maîtriser. Plusieurs auteurs font de l'*idiotie* de naissance un genre de l'aliénation mentale; mais il y a une telle différence entre ces deux états morbides, du moins dans la plupart des cas, que nous ne croyons pas devoir les comprendre sous la même dénomination, ni les décrire sous un même titre. (*Voyez* IDIOTIE.)

§ I. Parmi les *causes prédisposantes* de l'aliénation mentale, les suivantes sont les plus importantes : 1° l'âge de trente à quarante ans, puis celui de vingt à trente, de quarante à cinquante; elle atteint un peu plus tôt les femmes et les gens riches, que les hommes et les pauvres. Sur quatre mille quatre cent neuf malades admis dans divers établissemens de France et d'Angleterre, trois cent cinquante-six étaient âgés de dix à vingt ans, cent six de vingt à trente, quatorze cent seize de trente à quarante, huit cent soixante-un de quarante à cinquante, quatre cent soixante-un de cinquante à soixante, cent soixante-quatorze de soixante à soixante-dix, et trente-cinq seulement avaient plus de soixante-dix ans. On cite peu d'exemples de folie chez des individus au-dessous de quinze ans; M. Esquirol en rapporte seulement trois de ce genre. Passé soixante ans, on n'observe plus guère que cette espèce de dégradation intellectuelle qu'on nomme *démence sénile*, qui survient lentement avec les progrès de l'âge, principalement chez les sujets dont le cerveau a été trop fatigué, ou à la suite de certaines affections apoplectiformes de cet organe. 2° Le sexe feminin : de 1801 à 1821, on a admis quatre mille cinq cent cinquante-deux aliénés à Bicêtre, et sept mille deux cent vingt-trois aliénées à la Salpêtrière, en tout onze mille sept cent soixante-quinze; à la fin de 1820 il y avait mille quatre cent deux femmes aliénées à la Salpêtrière, et seulement sept cent quarante hommes aliénés à Bicêtre. (Desportes, *Rapport sur le service des aliénés*, Paris, 1823.) Dans l'espace de quarante-six ans on a reçu à Bedlam ou Betléem de Londres, huit mille huit cent soixante-quatorze aliénés, dont quatre mille huit cent trente-deux femmes, et quatre mille quarante-deux hommes. (Haslam.) M. Esquirol a trouvé, dans divers hospices de France, sept cents femmes aliénées, et environ cinq cents hommes. Dans quelques contrées et dans plusieurs établissemens, le nombre des malades du sexe masculin est cependant un peu plus considérable que le nombre des malades de l'autre sexe. Si les femmes sont plus sujettes à la folie, cela nous semble tenir à la constitution nerveuse dont elles sont douées plus généralement que les hommes, à l'état de susceptibilité souvent extrême qui accompagne l'époque menstruelle, la grossesse, les couches et la lactation; à leur position sociale, qui les expose si souvent à des chagrins, à des contrariétés de tout genre, etc. 3° Une disposition héréditaire : cette cause est tellement fréquente, et en même temps tellement puissante, qu'elle n'a échappé à aucun observateur éclairé : on l'a rencontrée plus fréquemment chez les riches que chez les pauvres; sur trois cent vingt et une aliénées admises à la Salpêtrière, cent cinq, ou à peu près un tiers, avaient eu des parens aliénés; et sur deux cent soixante-quatre malades des classes riches, cent cinquante, ou plus de la moitié, étaient dans le même cas. (Esquirol.) Cette différence en faveur des classes pauvres ou peu fortunées a sa source principale dans le préjugé qui porte les familles riches, et surtout les familles titrées, à s'allier très-souvent entre elles, à des degrés de parenté plus ou moins rapprochés, quelquefois entre individus dont plusieurs parens ont été aliénés. Mais ce qu'il y a de plus particulier dans l'influence de cette prédisposition, c'est que la maladie se développe quelquefois chez les enfans, précisément au même âge et sous la même forme que chez le père ou la mère. Cox assure que rien n'est plus commun que de voir tomber dans l'aliénation les enfans d'un père ivrogne. Les frayeurs éprouvées pendant la grossesse disposent aussi les enfans à l'aliénation mentale, ainsi qu'à plusieurs autres affections cérébrales. 4° Ce que l'on appelle tempérament nerveux et mélancolique, susceptibilité et mobilité nerveuse; un caractère naturellement violent et emporté, une immagination ardente et désordonnée, une activité trop grande des facultés intellectuelles, des passions vives, des penchans prononcés. 5° Les résultat d'une éducation vicieuse. Tantôt on fatigue de trop bonne heure l'esprit des enfans par des études disproportionnées à leur âge : tantôt, par un excès de tendresse, on satisfait tous leurs désirs, et on laisse leur esprit se meubler de connaissances superficielles; on caresse, on excite, on exalte leur amour-propre, et ces *enfans gâtés* sont, à dix-huit ou vingt ans, capricieux, hautains, exigeans, impertinens, ignorans et insupportables; ils entrent dans un monde où ils ne trouvent plus personne qui se plie à leurs volontés; repoussés de tous côtés, souvent ils se jettent dans la débauche, et finissent par se tuer ou par perdre la raison : tantôt c'est un caractère sérieux et morose développé par une surveillance trop sévère, par des mauvais traitemens, ou par des préférences injustement accordées : enfin, un esprit malentendu d'indépendance, de liberté ou de religion, n'est pas moins propre à fausser l'intelligence des jeunes têtes. 6° Sur mille sept cent vingt-six femmes aliénées, neuf cent quatre-vingts sont célibataires, deux cent quatre-vingt-onze sont veuves, trois cent quatre-vingt-dix-sept seulement sont mariées; sur sept cent soixante-quatre hommes aliénés, quatre cent quatre-vingt-douze sont célibataires, cinquante-neuf sont veufs, et deux cent un sont mariés. (Desportes, *Rap. cit.*) Doit-on conclure de ce fait, que le célibat favorise le développement de l'aliénation mentale? 7° Les professions qui nécessitent que l'attention soit fortement et continuellement occupée d'un même objet, qui exigent une activité toujours soutenue de l'esprit, qui excitent sans cesse les désirs et les tourmens de l'ambition, la soif du pouvoir, des richesses, des honneurs, des distinctions de toute espèce, qui agitent à chaque instant l'esprit par l'espérance du succès et la crainte des revers, qui l'entretiennent et l'occupent de projets extravagans, d'idées spéculatives, etc. : ces professions produisent beaucoup de fous; plusieurs rois ou reines étaient aliénés à la fois il y a quelques années; les villes de commerce et de manufactures donnent beaucoup de fous; on en compte beaucoup parmi les militaires, les administrateurs ou employés, les gens de lettres, artistes, étudians, et tous ceux qui font des excès d'étude; parmi les artisans dont les moyens de subsistance sont médiocres et mal assurés, qui n'ont souvent que l'alternative de se déshonorer pour vivre, ou de supporter toutes les horreurs de la misère; telle est la position de la plupart des ouvriers à Paris. Ajoutez à ces genres de vie l'abus des jouissances de toute sorte, qui finit par dégoûter de vivre, et causer un ennui insupportable; les excès vénériens, la masturbation, l'abus des liqueurs alcoholiques, le passage d'une vie active à l'oisiveté, l'habitude de lire de mauvais livres, de fréquenter des sociétés dangereuses, l'inoccupation et le désœuvrement. 8° des accès antérieurs de folie : dès qu'un individu a éprouvé *plusieurs* accès de folie, il est très-probable qu'il y sera sujet dans la suite, et même qu'il finira par mourir aliéné. 9° certaines maladies du cerveau : on sait que les affections apoplectiformes des vieillards affaiblissent l'intelligence, causent la démence sénile; l'épilepsie est une cause puissante de folie. 10° On reçoit dans les asiles d'aliénés un plus grand nombre de malades pendant le semestre d'été que pendant le semestre d'hiver. 11° Il paraît que la fréquence de l'aliénation mentale, dans les différens pays, est beaucoup moins en rapport avec l'influence du climat qu'avec la nature des institutions politiques et religieuses, le développement de l'industrie et des arts; en un mot, avec l'état de la civilisation des peuples. 12° On rencontre chez les fous les mêmes formes de tête que chez les gens sensés. 13° On remarque, chez quelques espèces d'animaux des classes supérieures, certains désordres cérébraux qui ont plus ou moins d'analogie avec l'aliénation mentale.

On observe que, depuis un quart de siècle, le nombre des aliénés s'est progressivement accru dans une porportion considérable. Ainsi, on comptait au 1er janvier 1801, dans les hospices de Paris, mille soixante-dix malades; au 31 décembre 1805, douze cent vingt-cinq; à la fin de 1810, quinze cent quatre-vingt-six; en décembre 1815, dix-huit cents; à la même époque en 1820, deux mille cent quarante-cinq; en 1822, deux mille quatre cent quatre-vingt-treize, dont deux mille cent soixante et onze *appartenant au département de la Seine seul*; et si cet accroissement continue, il est probable qu'à la fin de 1825, Bicêtre et la Salpêtrière contiendront deux mille neuf cents malades. (Desportes, *Rap. cit.*) La même progression a lieu dans les classes riches. M. Esquirol croit cependant que cette augmentation du nombre des aliénés est plus apparente que réelle, et cherche à appuyer son opinion à cet égard, des raisons suivantes : autrefois on s'occupait peu des fous ; on les croyait incurables, et on ne les traitait pas. Les riches étaient enfermés chez eux ou dans des couvens, et les pauvres restaient libres, tant qu'ils ne troublaient pas l'ordre public : les vieillards en démence surtout étaient soignés par leurs familles. Depuis l'impulsion donnée par M. Pinel, on a réclamé les secours de la médecine pour les aliénés : des maisons de santé particulières se sont établies, les hospices se sont améliorés et agrandis. A Paris, le savoir et la réputation des médecins, la bonne tenue des asiles, le nombre des guérisons obtenues, ont puissamment contribué à surmonter la répugnance que l'on avait à placer les aliénés dans les maisons destinées à les recevoir. Les familles pauvres se sont débarrassées des vieillards en démence en les plaçant dans les hospices : de là un fonds d'incurables qui ne diminue que par les décès. Avant 1790, sur quatre cent onze aliénés admis, il n'y en avait que vingt-neuf qui fussent âgés de plus de cinquante ans ; sur deux mille quatre cent cinquante et un admis de 1816 à 1821, huit cent quatre-vingts, ou le tiers, avaient dépassé cet âge. Suivant ce célèbre médecin, les causes et le caractère de l'aliénation, plutôt que le nombre des aliénés, ont éprouvé d'importantes variations : la chevalerie a enfanté des manies érotiques ; la superstition et les discordes religieuses, la sorcellerie, des mélancolies religieuses, la démonomanie ; les commotions politiques, les idées de liberté, d'autres espèces de folie ; et tel qui, à une époque, est devenu aliéné par telle cause, et a offert telle idée prédominante, aurait eu à une autre époque la tête dérangée par une autre cause, et aurait présenté une autre forme de délire.

Ces observations sont justes ; mais l'opinion qui en est déduite nous paraît cependant exagérée. Le nombre des aliénés a dû s'accroître dans plusieurs pays, en raison du développement et de l'activité des facultés humaines, qui ont gagné, depuis un demi-siècle environ, les degrés moyens et inférieurs de la société, en raison des intérêts divers et puissans qui ont occupé les hommes de tous les rangs, des événemens et des découvertes de toute sorte, qui ont fixé l'attention publique, des chocs des passions véhémentes, qui ont ébranlé profondément certains états. Aussi la folie est-elle particulièrement commune dans les pays libres, chez les peuples agités par les factions et les partis, soumis à des commotions politiques violentes qui bouleversent tous les élémensde la société, à des révolutions qui compromettent tousles intérêts, chez ceux qui sont divisés par une foule de sectes religieuses dont l'esprit de prosélytisme et le fanatisme croissent en raison de leur nombre; dans les contrées ravagées par des guerres multipliées; chez les nations éclairées, industrieuses, commerçantes; en un mot, cette maladie naît et se multiplie avec les circonstances qui excitent vivement l'attention, activent l'esprit, et mettent en jeu toutes les passions de l'homme. Elle est par conséquent beaucoup plus rare dans les pays soumis à la fois au despotisme politique et à l'unité de croyance religieuse avec obéissance passive, chez les peuples ignorans et peu actifs, dans les états où les commotions politiques ne compromettent que les intérêts d'un petit nombre de personnes. M. Desgenettes n'a trouvé dans l'hôpital du Caire (ville de trois cent mille âmes) que quatorze aliénés. Il y en avait, en 1815, près de sept mille à Londres et dans les environs, et l'on n'en compte guère moins de quatre mille à Paris ou auprès. L'Angleterre, les Pays-Bas, la France; une partie de l'Allemagne, l'Italie, sont les pays où il y a le plus de fous. La Russie, la Chine, la Turquie, les pays sauvages, produisent peu d'aliénés; les grandes villes en fournissent beaucoup plus que les petites villes et les campagnes.

Les *causes excitantes* de l'aliénation mentale ont été divisées en *physiques* et *morales*; *mécaniques* et *vitales*, *dynamiques* ou *fonctionnelles*; *pathologiques* et *physiologiques* ou *hygiéniques*; *idiopathiques* et *sympathiques*. Nous nous contenterons de passer en revue les principales de ces causes, sans nous arrêter à ces divisions, toutes plus ou moins arbitraires et médiocrement utiles. En parcourant l'énumération ou les tableaux de ces causes, publiés par les auteurs, on voit, au reste, que les résultats obtenus sont plus ou moins différens, et quelquefois en apparence contradictoires. De cent treize aliénés sur lesquels M. Pinel a pu prendre des informations exactes relativement à la cause de leur maladie, trente-quatre avaient été réduits à cet état par des chagrins domestiques, vingt-quatre par des obstacles mis à un mariage fortement désiré, trente par des événemens de la révolution, vingt-cinq par un zèle fanatique ou des terreurs de l'autre vie ; c'est-à-dire que ces cent treize individus avaient tous éprouvé de violentes affections morales. C'est sans doute ce qui fait dire à M. Pinel, que les passions humaines, devenues véhémentes ou aigries par des contrariétés vives, que les affections morales très-vives sont les causes les plus fréquentes de l'aliénation mentale, ou la source la plus ordinaire de cette maladie. Ailleurs M. Pinel porte à $\frac{60}{100}$ environ les causes morales dans la manie, à $\frac{88}{100}$ celles de la mélancolie, à $\frac{56}{120}$ celles de la démence : le reste se compose des causes dites physiques. Enfin, dans un autre tableau de sept cent quatre-vingt-trois aliénés, maniaques ou mélancoliques, les causes morales sont au nombre de quatre cent soixante-quatre, et les causes physiques au nombre de deux cent dix-neuf. Dans un relevé publié par feu Hébréard, médecin de Bicêtre, on trouve cinq cent quarante-quatre causes morales contre quatre cent soixante-cinq causes physiques. Enfin, d'après les relevés publiés par M. Esquirol, le nombre des causes physiques aurait été de sept cent trente, et celui des causes morales de quatre cent quatre-vingt-dix. Cette énorme différence et cette contradiction entre les premiers résultats de l'observation de M. Pinel, et ceux énoncés par M. Esquirol, s'expliquent par quelques circonstances qu'il est bon d'indiquer. D'une part, il est bien évident que M. Pinel n'a point compris, parmi ses cent treize malades, ni les aliénés épileptiques, ni les démences séniles qui sont le résultat des progrès de l'âge ou des affections apoplectiformes, puisqu'il s'agit d'individus atteints par de violentes passions, par l'infortune, le chagrin, l'amour contrarié, etc. Or, dans le relevé d'Hébréard, l'épilepsie est notée pour quarante-huit, les fièvres cérébrales et l'apoplexie pour cent cinquante-sept; et dans celui de M. Esquirol, les progrès de l'âge et l'apoplexie s'y trouvent pour cent trente-quatre. D'autre part, ce dernier médecin range, parmi les causes excitantes physiques, plusieurs circonstances qui nous paraissent être, au moins dans la grande majorité des cas, les unes des prédispositions qui ne déterminent la folie qu'autant qu'il s'y joint une cause plus puissante : telles sont l'hérédité, les suites de couches, le temps critique; les autres, souvent des effets de la maladie déjà depuis long-temps développée lorsqu'on l'observe, ou des accidens d'un premier trouble, ou des causes complexes, des désordres concomitans : tels sont les troubles menstruels et certains désordres du même genre, la syphilis, l'abus du mercure, les vers intestinaux. Or ces causes forment, dans le tableau, un total de cinq cent neuf, savoir : hérédité, deux cent cinquante-cinq ; désordres menstruels, soixante-quatorze ; temps critique, trente-huit ; suites de couches, soixante-treize ; syphilis, neuf ; vers intestinaux, vingt-huit ; mercure, trente-deux. Cinq cent neuf soustraits de sept cent trente, resteraient seulement alors deux cent vingt et une causes dites physiques, savoir : épilepsie, treize ; apoplexie et encéphalite, quatre-vingt-quinze ; coups sur la tête, dix-huit ; insolation, seize ; progrès de l'âge, soixante-quatre ; convulsions de la mère pendant la gestation, quinze. Encore devons-nous faire observer que les progrès de l'âge ne sont souvent qu'une cause prédisposante, et que les femmes qui ont eu des convulsions pendant leur grossesse ne donnent pas le jour à des enfans nécessairement sujets à l'aliénation mentale.

Il est vrai de dire aussi qu'il n'est pas toujours facile de découvrir les causes de la folie. Pour obtenir des renseignemens positifs sur l'origine et la filiation des phénomènes de la maladie, souvent il faut interroger, à différentes reprises, les parens, les amis, les connaissances du malade, le malade lui-même, et ne se tenir pour bien informé qu'après avoir épuisé toutes les questions, et aperçu de la vraisemblance dans les récits.

Réduits, ainsi que nous le sommes, à des données approximatives sur les causes de l'aliénation mentale, exposons du moins ce que nous ont fourni à ce sujet l'analyse des *faits particuliers* publiés par les auteurs, et les résultats de nos propres observations. 1° Quelquefois la prédisposition, lorsqu'elle est forte, suffit pour déterminer le développement de l'aliénation mentale, ou au moins elle produit ce résultat à l'aide, à l'occasion de la plus légère cause : telles sont l'influence héréditaire répandue dans presque tous les membres d'une famille et qui remonte à plusieurs générations, la succession de plusieurs accès chez le même individu, les progrès de l'âge chez les vieillards qui ont abusé de leurs facultés à une époque antérieure, les résultats d'une mauvaise éducation. 2° Les coups, les chutes sur la tête, les plaies du cerveau, causent souvent des inflammations graves de cet organe, mais très-rarement la folie.

3° Les sensations simples, le froid excessif, une chaleur brûlante, etc., sont à peu près dans le même cas sous ce dernier rapport, du moins dans les pays tempérés. Quelques cultivateurs deviennent pourtant aliénés durant la saison des chaleurs; mais ici peut-être faut-il tenir compte de l'insolation et de la fatigue causée par le travail. Un médecin allemand qui avait observé beaucoup d'aliénés parmi les militaires français, lors de la déroute de Moscou, en 1812, attribua à l'excès du froid la maladie de nos compatriotes, sans s'arrêter à l'état mental, à la frayeur, aux passions tristes que fait nécessairement naître une situation aussi pénible. Les excès des plaisirs vénériens et de l'onanisme affaiblissent l'esprit, et jettent quelquefois dans la démence, surtout si l'organisme n'a point acquis toutes ses forces, ou s'il commence à les perdre. 4° Les causes les plus puissantes et les plus fréquentes de l'aliénation mentale sont les perturbations morales, tels que les veilles, les excès d'étude, une imagination exaltée, pervertie par des lectures, des spectacles, des conversations, des sociétés; par le désir de l'union des sexes vivement désiré et non satisfait; l'amour-propre blessé, l'orgueil humilié, la colère, la frayeur, l'excès de zèle et les scrupules religieux, les inquiétudes et les terreurs des consciences timorées, excitées par des prédications effrayantes; l'amour contrarié, les revers de fortune, le passage subit de l'aisance à la misère, des grandeurs et du pouvoir à l'abaissement; la jalousie, les contrariétés et les chagrins domestiques, la honte, les remords, la pudeur outragée; l'ennui qui accompagne le désœuvrement, qui suit l'épuisement des jouissances de toute sorte, etc. : l'on pourrait presque dire que ce sont là les *causes naturelles* de l'aliénation mentale, la démence primitive exceptée, tant elles sont communes. M. Falret rapporte vingt observations de mélancolie-suicide, qu'il a recueillies, et en cite onze autres qu'il a analysées avec soin; dans toutes, une exceptée, la maladie a pour cause une affection morale. 5° Les désordres menstruels sont souvent l'effet de l'aliénation mentale; souvent aussi cette maladie est le résultat d'une vive affection morale survenue au moment de l'époque menstruelle, et qui a supprimé l'écoulement : c'est sous ce double point de vue que j'ai toujours aperçu les désordres de la menstruation. Mais, au reste, que cet accident soit un symptôme ou une cause, il n'est pas moins nécessaire, dans l'un et l'autre cas, de chercher à rétablir la fonction utérine troublée. Les suppressions des autres écoulemens, tels que les lochies, le lait, le flux hémorrhoïdal, un ulcère, etc.; des exanthèmes, tels que dartre, gale, etc., se présentent dans de semblables circonstances, et nous paraissent être plus souvent des effets que des causes; mais de même aussi, nous n'en conseillons pas moins de les prendre en considération dans le traitement de la maladie. La grossesse est rarement une cause excitante de la folie; M. Esquirol cite cependant l'exemple d'une dame qui, dans deux grossesses, devint aliénée le premier jour de la conception; l'accès ne dura chaque fois que quinze jours. Les suites de couches disposent singulièrement les femmes à l'aliénation; mais la maladie n'éclate ordinairement que par suite d'une seconde cause, d'une influence morale ou autre. Sur sept cent quarante femmes, soixante-douze perdirent la raison à la suite des couches. (Esquirol.) Aussi, faut-il ne négliger aucune précaution pour éloigner toute espèce de circonstance fâcheuse des femmes en couches qui ont déjà perdu la tête une ou plusiers fois, ou qui sont fortement disposées à cette maladie par une influence héréditaire. Hébréard porte à vingt-sept (sur près de mille) le nombre des individus qu'il dit être devenus aliénés par l'action d'émanations malfaisantes, métalliques ou méphitiques. M. Fodéré ne pense pas que l'abus des liqueurs alcoholiques produise aussi souvent l'aliénation mentale que le croient la plupart des médecins. Il fait observer qu'on en buvait autrefois au moins autant en Angleterre qu'à présent, et que cependant le nombre des aliénés s'est accru d'une manière prodigieuse depuis quelque temps; qu'on est infiniment moins ivrogne en France de nos jours qu'autrefois, quoique les fous s'y mutiplient continuellement; que cette cause est si peu puissante, que, sur deux cent soixante-quatre cas, M. Pinel en cite seulement vingt-six par abus du vin, et M. Esquirol trois sur cent quatre-vingt-dix-neuf. Nous croyons, comme M. Fodéré, qu'on a beaucoup exagéré l'influence des liqueurs fortes sur la production de l'aliénation mentale. On s'est probablement contenté trop souvent de noter l'habitude de l'ivresse chez des malades, et l'on a négligé de rechercher s'ils n'auraient pas été soumis à d'autres causes. L'ivrognerie, d'ailleurs, produit ordinairement un genre de folie particulier; tantôt elle conduit lentement à l'abrutissement, à la démence, à la stupidité; et tantôt elle occasione des accès de manie passagers, qui durent une ou plusieurs semaines tout au plus; très-rarement cette cause détermine un état de manie ou de mélancolie ordinaire. Il paraît que l'usage excessif de l'opium offre de semblables résultats. 6° L'épilepsie est une cause puissante d'aliénation mentale; presque toutes les attaques de cette maladie sont suivies d'un court accès de manie, de démence ou de fureur; presque tous les malades finissent, avec le temps, par tomber dans un état permanent de manie, et surtout de démence. (*Voyez* ÉPILEPSIE.) Mais cette espèce d'aliénation a quelque chose de particulier, de plus grave; la raison est toujours très-compromise, les maniaques ont moins de connaissance, la démence approche davantage de l'imbécillité de naissance, et la fureur est plus aveugle. Les phlegmasies aiguës du cerveau, en s'améliorant sous le rapport de leur gravité, finissent quelquefois par un accès de manie bien franche, ou, si l'on veut, l'aliénation a débuté par un état phlegmasique grave du cerveau ou de ses enveloppes. D'autres fois ces mêmes phlegmasies laissent, après leur guérison, un affaiblissement partiel ou général de l'intelligence, un état de démence bien caractérisé. Ce même mode d'altération des facultés intellectuelles est fréquent, surtout chez les vieillards, à la suite des attaques d'apoplexie, dans les encéphalites chroniques. Je n'ai pas vu un seul exemple d'aliénation mentale guérie par l'expulsion de vers intestinaux. M. Esquirol nous a cité un fait de ce genre très-remarquable. Il s'agit d'un jeune homme qui, deux fois, fut presque subitement guéri d'un accès de manie par l'évacuation d'une énorme quantité de ces animaux. J'ai vu des aliénés atteints en même temps d'une affection vermineuse n'éprouver aucun soulagement mental de la guérison de celle-ci. On a aussi, je crois, exagéré l'influence de la syphilis et de l'abus du mercure; comment se fait-il, en effet, que l'hôpital des Vénériens fournisse si peu de fous à Bicêtre et à la Salpêtrière? On voit bien des individus affectés de syphilis devenir aliénés, mais c'est lorsque ces individus se trouvent dans les circonstances que nous avons signalées comme propres à faire naître la folie. Cependant, dans des cas douteux, et après l'emploi des moyens ordinaires, il pourrait être utile d'essayer l'usage des antisyphilitiques.

L'action de ces diverses causes n'est point uniforme. Les individus prédisposés à l'aliénation mentale par une influence héréditaire, par les résultats d'une éducation vicieuse, par des accès antérieurs, etc., ont souvent présenté long-temps avant l'invasion de la maladie, ou même toute leur vie, quelque chose de particulier dans leur manière d'être, qui n'aurait point trompé un œil exercé. Ils se sont fait remarquer par des travers dans l'esprit, un manque d'aptitude à l'étude des sciences exactes, un goût désordonné pour les arts d'agrément et les productions de l'imagination, des idées originales, une conduite singulière, une activité passagère dans l'intelligence et des traits d'esprit qui contrastaient avec un état habituel de nullité et de monotonie, par une légèreté dans les pensées, une faiblesse dans les jugemens, un défaut de liaison dans les raisonnemens; les uns sont présomptueux, veulent tout entreprendre, et ne peuvent s'appliquer à rien; d'autres sont exagérés et mobiles à l'extrême dans leurs opinions et leurs sentimens; beaucoup sont susceptibles, irritables, colères et emportés; quelques-uns sont dominés par un orgueil et un amour-propre sans borne; il en est qui sont sujets à des inquiétudes vagues, à des terreurs paniques. Parmi les causes excitantes, les unes agissent avec assez de violence pour déterminer presque immédiatement l'invasion du délire : telles sont plus particulièrement une frayeur vive, un accès de colère violent, un chagrin profond et inattendu, des excès d'étude et des veilles insolites, un outrage à la pudeur, l'amour-propre blessé, l'orgueil humilié, les revers subits de fortune, le désespoir. Les autres sont moins puissantes et agissent plus lentement : telles sont surtout les contrariétés et les chagrins domestiques, causes très-fréquentes chez les femmes mariées; la superstition et les scrupules religieux, les inquiétudes de la misère dans les classes inférieures, les excès vénériens, l'épilepsie, plusieurs autres affections cérébrales, etc. Dans un cas, l'aliénation éclate quelquefois à l'instant même, plus souvent après plusieurs heures, une nuit, un ou plusieurs jours d'un état d'angoisse et d'agitation; dans l'autre, la raison s'altère insensiblement, et le délire ne devient apparent qu'après des mois et des années d'existence, ainsi que nous le verrons plus loin.

§ II. Nous avons à étudier chez les aliénés l'état des fonctions cérébrales, et celui des fonctions nutritives et génératrices.

Désordres des fonctions cérébrales. — Les divisions de l'aliénation mentale, en genres, espèces et variétés, admises par les auteurs, sont à peu près exclusivement fondées sur les apparences des désordres de l'intelligence; c'est pourquoi nous passerons de suite en revue les principales de ces divisions. La plus ancienne est celle qui distingue cette maladie en *manie*, ou délire général avec disposition à la fureur; et *mélancolie*, ou délire exclusif avec propension à la tristesse. Cullen adopte cette distinction; mais il a soin de faire la remarque, dans un endroit, que ces deux genres ne comprennent pas toutes les espèces de folie, et dans un autre, qu'il n'est pas toujours possible d'assigner exactement les limites qui séparent la folie générale, ou manie, et la folie partielle, ou mélancolie. Sauvages a composé la huitième classe de sa *Nosologie*, des affections qu'il a réunies sous le nom de *folie*, mais en donnant à cette expression un sens très-général, puisqu'il s'en sert pour désigner toutes les aberrations des facultés des sens et de l'intelligence; l'aliénation mentale proprement dite est divisée par cet auteur en *démence*, *manie*, *mélancolie* et *démonomanie*. Dufour, qui écrivait à peu près à la même époque, admet seulement les trois premiers genres. Daquin décrit des *fous furieux*, des *tranquilles*, des *extravagans*, des *insensés*, des *imbéciles*, et des *fous en démence*. M. Pinel a appelé *manie* le délire général avec agitation, irascibilité, penchant à la fureur; *mélancolie*, le délire exclusif, avec abattement, morosité, penchant au désespoir; *démence*, une débilité particulière des opérations de l'entendement et des actes de la volonté; *idiotisme*, une sorte de stupidité plus ou moins prononcée, un cercle très-borné d'idées et une nullité de caractère. M. Esquirol a fait subir quelques changemens à la classification précédente. Ce médecin a remplacé le mot de mélancolie par celui de *monomanie* (*μόνος* seul); ce dernier terme est préférable, 1° parce que tous les délires exclusifs sont loin d'exister toujours avec un penchant à la crainte ou à la tristesse, comme l'indique le sens communément attaché à l'expression de mélancolie; 2° parce que cette affection n'est point produite par la cause qui, autrefois, lui a fait imposer son nom, la bile noire ou atrabile. M. Pinel avait confondu dans l'idiotisme, l'oblitération congénitale de l'intelligence avec l'abolition qui survient accidentellement; M. Esquirol distingue les idiots qui n'ont jamais rien su, des individus tombés dans la démence complète: cette distinction est fondée. J. Frank décrit la folie sous le nom de *manie*; il en admet dix espèces principales; savoir, 1° la *manie hypocondriaque*; 2° *mania chimæra*; 3° la *manie gaie*; 4° la *manie mélancolique*, ou *triste*; 5° la *manie phantastique* ou *religieuse*; 6° la *manie érotique*; 7° la *manie avec fureur ;* 8° la *démence*, ou *fatuisme ;* 9° l'*idiotisme ;* 10° *mania chaos.* M. Spurzheim croit que l'on pourrait admettre quatre *formes* de folie pour distinguer les quatre *états* différens de l'*activité* du cerveau : l'*idiotisme*, la *démence*, l'*aliénation* des manifestations dérangées dans leur *qualité* et combinées avec l'incapacité de distinguer les dérangemens ; enfin, l'*irrésistibilité*, quand la volonté a perdu son influence sur les actions. Le docteur Gall, dans ses beaux travaux sur les fonctions du cerveau, a eu plus particulièrement en vue, en rapportant des observations d'aliénation mentale, de rattacher les délires partiels à chacune des facultés morales et intellectuelles que ce savant considère comme primitives ou fondamentales. Nous avons adopté la division admise par M. Esquirol, en ajoutant toutefois un cinquième genre, que nous avons formé de la *démence aiguë* décrite par ce médecin. Voilà seulement pour ce qui concerne les divisions principales ou génériques ; les espèces et les variétés sont sans nombre. Le praticien ne doit sans doute pas attacher plus d'importance qu'elles n'en méritent, à des classifications fondées uniquement sur la manifestation d'un seul ordre de symptômes, et qui n'embrassent même pas tous les faits ; cependant nous emploierons les termes de *monomanie*, *manie* et *démence*, pour exprimer les *délires partiels*, les *délires plus ou moins généraux*, l'*affaiblissement* et l'*abolition accidentelle de l'intelligence* (on se rappelle que nous ne traitons point ici de l'*idiotie de naissance*). Mais nous devons dire que, depuis le délire le plus limité jusqu'au délire le plus général, et depuis le premier degré de débilité intellectuelle jusqu'à la démence la plus complète, les désordres de la pensée forment une suite non interrompue de formes du délire ; que, conséquemment, il n'existe aucune limite rigoureuse entre la monomanie, la manie et la démence, si ce n'est dans les exemples qui caractérisent chacun de ces états, et que, dans beaucoup de cas, on aurait de la peine à classer dans l'un plutôt que dans l'autre des exemples intermédiaires, des exemples où le délire change de forme pour ainsi dire à chaque instant.

Nous distinguerons les caractères de l'aliénation mentale en *généraux* et en *spéciaux :* les uns peuvent se rencontrer chez tous les aliénés, et les autres sont particuliers aux genres, espèces et variétés.

Caractères généraux. 1° En général les *fonctions des organes des sens* s'exécutent assez régulièrement chez les aliénés, et les légers dérangemens qu'elles peuvent offrir paraissent provenir de l'état de trouble dans lequel se trouve le centre de perception, l'œil, l'ouïe, le nez, la bouche, la peau et les autres appareils de sensation n'offrant aucune apparence d'altération. Quelquefois les sens de l'ouïe et de la vue sont très-impressionables, les malades supportent difficilement la lumière vive et le bruit: ce phénomène s'observe surtout pendant l'invasion et au déclin de l'aliénation. J'ai vu une malade qui prétendait n'avoir jamais faim ni soif, manger sans appétit et sans goût, et qui digérait pourtant fort bien. Des aliénés restent exposés au froid sans paraître en souffrir; mais ces malades sont en petit nombre, presque tous les autres aliénés sont aussi sensibles que qui que ce soit aux excès de la température. Quelques aliénés aussi ne paraissent point ressentir les impressions de la douleur, ou au moins ne s'en occupent point comme ils l'auraient fait en bonne santé. 2° La *perception* des objets devient la source de plusieurs sortes d'erreurs chez un assez grand nombre de malades; chez d'autres cette faculté est intacte. Tantôt des objets frappent le malade plus particulièrement sous certains rapports, et produisent des idées, des jugemens, des raisonnemens faux ou ridicules; il aperçoit un individu qui a quelques traits de ressemblance avec un autre, par sa taille, son maintien, ses vêtemens, le son de sa voix, l'expression de sa figure, et, sur-le-champ, le premier est pris pour le dernier; c'est ainsi que, dans une maison de fous, les malades croient reconnaître dans leurs commensaux, dans les surveillans, etc., des parens, des amis, des connaissances, etc.; un homme qui a une figure féminine est pris pour une femme déguisée; des cris entendus sont ceux d'un époux, d'un enfant chéri; une saveur désagréable décèle l'existence du poison; des douleurs ou des accidens sont le résultat des manœuvres d'ennemis, de diables; et ainsi pour les autres perceptions. D'autrefois ce sont des perceptions sans objet, des sensations produites sans excitation extérieure, ce sont des *hallucinations*. (*Voyez* ce mot.) Les malades entendent des bruits singuliers, des voix qui leur parlent, qui les suivent partout, les obsèdent presque continuellement, qui leur ordonnent de penser ou d'agir de telle manière ou suivant telle autre; d'autres aliénés voient auprès d'eux, dans l'air, des hommes, des fantômes, des *esprits*, qu'ils regardent, qu'ils écoutent, qu'ils injurient, par qui ils sont poursuivis, commandés, initiés à certaines choses, etc. Les autres sensations fournissent beaucoup moins souvent des hallucinations que la vue et l'ouïe. Cependant on voit quelquefois des malades accuser la perception d'odeurs fétides, de saveurs détestables, qui s'imaginent marcher sur un sol mouvant, etc. 3° Les désordres des *idées* et des *combinaisons intellectuelles* sont extrêmement variés; conceptions extravagantes, idées bizarres, rapprochemens d'idées singulières, opinions ridicules, jugemens faux par les principes dont ils émanent; propos décousus, succession rapide et plus ou moins incohérente d'idées, de jugemens, de raisonnemens; singulier mélange de conceptions raisonnables, d'opinions fondées, de raisonnemens suivis, de jugemens sensés, de talens conservés, avec les résultats de la plus complète déraison. Des aliénés refusent de manger, parce qu'ils croient qu'on glisse du poison dans leurs alimens, ou que leurs organes sont en mauvais état, ou par d'autres motifs; d'autres craignent de respirer, d'uriner, d'aller à la garde-robe, etc. Dans les délires les plus bornés, l'esprit conserve rarement toute sa liberté hors du délire : il est même digne de remarque que beaucoup de ces malades sont assez mauvais observateurs et conservent assez peu de pénétration pour ne pas s'apercevoir qu'ils vivent au milieu de fous. La plupart aussi sont d'une imprévoyance extrême.

4° Presque tous les aliénés conservent le *souvenir* des choses passées et vous en entretiennent si vous les mettez sur la voie; ils ont conscience de toutes les choses qui fixent leur attention. Beaucoup conservent la *mémoire* des choses présentes, et, après leur guérison, ils étonnent souvent par les remarques qu'ils ont faites dans les instans mêmes où ils étaient le plus furieux ou le plus près de la nullité intellectuelle; ils n'oublient ni les mauvais ni les bons procédés dont ils sont l'objet; après leur guérison ils comparent quelquefois le souvenir qu'ils ont de leur état de délire à celui que l'on conserve d'un rêve. 5° Les *sentimens d'affection* qu'avaient les aliénés pour leurs proches, leurs enfans, leurs amis, sont chez presque tous remplacés par un oubli profond ou par une indifférence complète, ou même par la haine : ces malades sont d'une défiance outrée et injuste avec les uns, et d'une confiance exagérée avec les autres. Chaque *penchant*, chaque *passion*, peut dominer l'entendement; la joie, la tristesse, la crainte et la frayeur, la colère et l'emportement, la ruse et la méchanceté, l'orgueil et la vanité, le penchant au suicide et à l'homicide, les désirs vénériens, etc., peuvent se manifester avec force, avec violence, avec persévérance. 6° Presque tous les aliénés ont une *volonté*, et leurs actions sont parfaitement motivées; les actes les plus bizarres, les plus extravagans, sont fondés sur quelque raison particulière. Après leur guérison, les aliénés donnent les explications de leur conduite dans toutes les circonstances. Certains aliénés ont assez de force pour cacher leur état pendant quelque temps, soit qu'ils aient conscience du désordre de leur état mental, soit qu'ils sachent seulement que leur manière de voir passe pour déraisonnable. 7° Presque tous les aliénés sont dans la plus ferme persuasion que tout ce qu'ils sentent et tout ce qu'ils pensent est vrai, juste, raisonnable; en un mot, ils se croient en parfaite santé; ils traitent même souvent de fous ceux qui ne sentent et ne pensent pas comme eux; rien ne peut ébranler leur conviction; ni les raisonnemens, ni les preuves les plus positives ne les font changer d'idée, d'opinion, etc. Lorsqu'ils sont enfermés ils crient à l'injustice et réclament impérieusement leur liberté, accusent tour à tour une personne ou une autre, le pouvoir des hommes ou des esprits, l'envie, la jalousie, la vengeance, d'avoir causé tous leurs maux, et de les poursuivre par des moyens cachés jusque dans leurs plus secrètes pensées, jusque dans les lieux les mieux fermés. Quelques malades sentent pourtant très-bien le désordre de leurs idées et de leurs affections, et sont profondément affligés de n'avoir point assez de force de volonté pour le réprimer. 8° Les mouvemens volontaires ne sont presque jamais convulsifs, si ce n'est dans les attaques d'hystérie ou d'épilepsie dont peuvent être atteints les aliénés; ils sont quelquefois plus énergiques, plus forts, surtout dans les instans d'excitation, de colère ou de fureur. Alors les malades se promènent, courent, grimpent, sautent, frappent, cassent et brisent, s'ils restent libres. La physionomie est souvent très-expressive, et indique assez bien la nature du désordre mental. La joie, le contentement, la crainte, la tristesse, le désespoir, la colère, l'agitation, la fureur, toutes ces passions ont leurs signes sur la physionomie chez les aliénés comme chez les individus raisonnables; ils sont seulement beaucoup plus prononcés chez les premiers, parce que les passions qui font le caractère du délire, agissant continuellement et avec force, doivent laisser des traces plus profondes. L'expression de la physionomie est quelquefois tellement changée par l'agitation et la fureur, ou par un état prononcé de crainte et de tristesse, qu'on a de la peine à reconnaître le malade lorsqu'il est guéri. La nullité de l'intelligence et des passions dans la démence complète donne à la physionomie l'expression de l'indifférence et de l'imbécillité. Les mouvemens de la respiration sont naturels; à force de crier et de chanter, des aliénés finissent par s'altérer la voix, laquelle devient enrouée, rauque, voilée, et quelquefois presque insonore. L'affaiblissement des fonctions musculaires et la paralysie générale sont des phénomènes qui s'observent souvent dans la démence ancienne.

9° La plupart des aliénés sont sujets, les uns souvent ou presque continuellement, les autres rarement ou en quelque sorte accidentellement, à des espèces de paroxysmes caractérisés par de l'activité dans les idées, de l'agitation, des mouvemens de colère, d'indignation et d'emportement, par la *fureur* la plus violente, la plus irrésistible et la plus aveugle. Tantôt cet état d'excitation se réduit à une suite de discours, d'apostrophes, d'imprécations, etc., qu'il est absolument impossible d'interrompre; le malade parle et s'agite, sans qu'on puisse se faire entendre de lui; on dirait une machine montée qui ne peut s'arrêter qu'avec la cause qui la fait mouvoir. Quelquefois ce sont de simples mouvemens d'impatience, de colère sans sujet, avec cris, agitation; ceci se remarque plus souvent dans la démence. D'autres fois, enfin, la fureur s'accompagne d'exaltation et d'incohérence dans les idées, de vocifération, de violence, d'envie de briser, de casser, de battre ou de tuer, avec face animée, yeux brillans, turgescence des vaisseaux de la tête, chaleur à cette partie, sécheresse de la bouche. Le paroxysme passé, le malade est abattu, quelquefois pâle et tremblant. Ces divers états d'excitation sont souvent occasionés par des hallucinations, des idées erronées, des opinions fausses, des méprises, etc.

10° On observe communément du côté de la tête quelques autres symptômes. La *céphalalgie* précède souvent l'explosion du délire; elle cesse en général à cette époque, et reparaît, dans beaucoup de cas, avec la convalescence. Les femmes y sont plus sujettes que les hommes. L'*insomnie* complète, un sommeil rare, incomplet, agité, sont des phénomènes très-fréquens chez les aliénés, surtout pendant l'invasion et la période d'excitation, et souvent même long-temps après que la folie a passé à l'état chronique. On voit des malades rester des mois et des années sans jouir des douceurs du repos et du sommeil; et, chose remarquable! l'insomnie n'a point toujours chez eux les mêmes inconvéniens pour la santé que chez les individus dont la raison est intacte. Des aliénés, même dans la période d'excitation, dorment cependant assez bien : le sommeil est ordinairement profond et prolongé dans la démence. Lorsque l'excitation cérébrale est aiguë et intense, la *chaleur*, la *coloration* et la *circulation de la tête* sont en général plus fortes et plus actives vers cette partie; c'est surtout au début de la maladie et dans les paroxysmes de fureur, qu'on observe l'augmentation de chaleur à la tête, de coloration des yeux, de la face, du front, la turgescence des vaisseaux capillaires et les pulsations vibrantes des carotides et des temporales.

Caractères particuliers. — Tantôt le délire se compose particulièrement d'une idée exclusive, autour de laquelle viennent, pour ainsi dire, se grouper toutes les pensées désordonnées; ou bien, dans un délire plus général, apparaît une série d'idées dominantes sur un même objet, une passion fortement prononcée, qui fixent le plus souvent l'attention du malade et de ceux qui l'observent: c'est la *monomanie.* Tantôt le malade extravague également sur tout, sans avoir rien de fixe dans la tête, sans qu'il y ait de suite dans ses idées, dans ses pensées, dans ses déterminations, etc; il y a d'ailleurs une activité incroyable dans les opérations délirantes de l'esprit : c'est la *manie.* Tantôt enfin, à une indifférence ou une nullité morale variable se joint l'inactivité, l'affaiblissement ou l'abolition entière de l'intelligence : c'est la *démence.*

1° *Monomanie.* — Le délire est quelquefois tellement borné, et l'intelligence est tellement libre sous presque tous les rapports, que le malade peut paraître sain d'esprit tant qu'il ne dirige pas son attention vers l'objet sur lequel il déraisonne. Ce fait est surtout remarquable lorsque le malade, sachant que ses idées, qu'il croit vraies, passent pour ridicules et peuvent lui nuire dans l'esprit des personnes qui l'observent, conserve assez d'empire sur lui pour les dissimuler. Mais en général, dans les délires exclusifs, le trouble de l'intelligence est rarement limité, comme on pourrait le penser d'après quelques descriptions ; la plupart de ces malades sont le plus souvent préoccupés, peu capables de se livrer à leurs occupations, de lire long-temps avec attention sans se fatiguer ; ils oublient les objets qui leur étaient le plus chers, ou s'ils y pensent, c'est pour les accuser sans cesse d'injustice sur les prétextes les plus frivoles et sur des suppositions invraisemblables. Ils sont de temps en temps en proie à des paroxysmes d'agitation et d'un délire plus général. Dans l'espèce de monomanie caractérisée par une passion dominante ou une série d'idées fixes sur un même objet, mais avec désordre général sous tout autre rapport, le malade est presque tout aussi déraisonnable que dans la manie. La seule différence que présentent ces deux états, c'est que dans l'un le malade s'occupe plus ordinairement de sa marote, et dans l'autre l'aliéné extravague indifféremment sur toute chose. Les idées exclusives ou dominantes des monomaniaques sont le plus souvent, ainsi que l'a remarqué M. Esquirol, relatives aux passions et aux affections, et beaucoup moins aux perceptions, aux talens, et aux autres opérations intellectuelles. La série des idées exclusives ou la passion dominante paraissent liées, 1° au caractère particulier, aux dispositions prononcées de l'individu en santé: c'est ainsi que l'ambitieux qui devient fou, souvent se croit roi, pape, dieu même; que la superstition, un excès de zèle religieux, conduisent à la monomanie religieuse; que l'amour des richesses met en possession de châteaux, de millions, de milliards; que des travaux intellectuels dans un sens déterminé donnent naissance à un délire analogue, etc. L'aliénation paraît être, chez les uns, une sorte d'exagération morbide du caractère et des facultés de l'individu. 2° A la cause qui provoque la folie : la frayeur produit quelquefois un état continuel de crainte et d'effroi, avec un délire relatif aux circonstances de cette cause; les victimes de la mauvaise foi et de la trahison voient partout des ennemis, des embuches, des précipices; les chagrins prolongés jettent souvent dans le délire avec penchant invincible à la tristesse et au désespoir, etc. On voit cependant des cas où les idées et les passions dominantes sont opposées à la manière d'être ordinaire de l'individu; où la prodigalité fait place à l'avarice, l'irréligion à un excès de dévotion, la candeur et la modestie à l'audace et à l'effronterie, la douceur et l'humanité à un esprit méchant et féroce, l'amour à la haine, etc. Enfin, souvent on ne peut nullement saisir le rapport du délire monomaniaque, soit avec le caractère et les habitudes du malade avant qu'il devînt fou, soit avec la cause qui l'a plongé dans cet état; mais on connaît rarement tous les penchans, et encore moins toutes les pensées de l'homme.

Les principales espèces ou variétés de la monomanie sont les suivantes : 1° *L'ambition* et *l'orgueil* font des *dieux*, des *rois*, des *empereurs*, des *papes*, des *prophètes*. Ces individus portent la tête haute, ont un air de fierté et de grandeur dans leur maintien, leur démarche, dans leurs rapports avec les autres malades ; ils sont peu communicatifs, parlent souvent de leur dignité et de leur puissance, prennent ordinairement le ton du commandement, jamais celui de la soumission, et sont toujours surpris ou indignés qu'on ose contester la légitimité de leurs prétentions, résister à leurs volontés, mépriser leurs ordres, et surtout les soumettre à la règle commune. 2° La *vanité* et *l'amour-propre*, plutôt que l'orgueil et l'ambition, font des *reines* et des *princesses*. Ces malades paraissent être en effet plus avides de parure, de distinctions, que de puissance. Elles se donnent cependant la plupart des airs que prennent les fous ambitieux et orgueilleux. 3° Plusieurs femmes se plaignent avec l'accent du désespoir, d'être privées de *l'attachement* qu'elles avaient auparavant pour leur mari, leurs enfans, leur famille, leurs amis ; elles sentent d'autant plus vivement toute l'horreur de cette insensibilité morale, qu'elles ont en très-grande partie conservé leur raison, et qu'elles ont une parfaite connaissance de leur état. 4° Des *désirs vénériens excessifs et violens* forment quelquefois le caractère principal de l'aliénation : des chants amoureux, des discours obscènes, des propos dégoûtans, des gestes provocateurs, l'excitation des organes génitaux, une physionomie expressive, signalent, par instans plus ou moins rapprochés, cette espèce de monomanie. 5° Un sentiment plus délicat, *l'amour*, caractérise une autre espèce d'aliénation partielle, *l'érotomanie*. Tantôt c'est un objet tendrement aimé dont la possession n'a pu être obtenue, et qui fixe encore toutes les pensées du malade après l'explosion du délire ; tantôt c'est un besoin d'aimer vivement senti et non encore fixé, qui occupe vaguement l'imagination de l'aliéné ; l'amour uni à la religion produit quelquefois chez l'aliéné l'amour de Dieu, du Christ, de la Vierge, des anges, d'un saint ou d'une sainte ; enfin, on dit que des individus ont perdu la tête après avoir conçu une passion pour des objets inanimés. Dans tous ces cas, l'objet affectionné occupe sans cesse l'aliéné, qui le voit, l'entend, le touche, lui parle, s'unit à lui, qui l'embellit de tous les charmes que peut enfanter une imagination en délire. L'érotomanie s'observe le plus souvent chez des femmes. 6° Les malades affectés de *monomanie religieuse* sont tourmentés par des scrupules sur leur conduite passée, poursuivis et effrayés par la crainte des peines de l'enfer; quelques-uns se croient au pouvoir du diable (*démonomanie*); il en est qui se livrent à des exercices de piété le jour et la nuit, à chaque instant et en tout lieu; d'autres ont des visions, des inspirations divines, prophétisent et commandent au nom de Dieu, qui leur a donné la mission de convertir les hommes. 7° La monomanie dans laquelle dominent les affections morales tristes et pénibles, telles que l'ennui, le chagrin, l'inquiétude, la crainte, la frayeur, porte plus particulièrement le nom de *mélancolie* (*lypemanie* de M. Esquirol). Une foule d'idées, vraies ou imaginaires, font naître ces passions : ainsi des malades se croient ruinés, abandonnés de leurs proches, trahis par leurs amis ; d'autres s'imaginent être entourés d'agens de la police, d'ennemis, d'assassins, soumis à des influences diaboliques, électriques, magnétiques, chimiques, délétères; quelques-uns, qui ont conscience de leur état mental, se figurent qu'ils ne doivent jamais guérir, et se désespèrent, n'étant plus d'aucune utilité, de rester à charge à leurs familles. D'autres fois les circonstances morales qui ont produit la folie frappent encore l'esprit du malade : celui-ci se souvient qu'il a été effectivement ruiné, abandonné, trahi; cet autre, qu'il a succombé sous les coups de puissans ennemis, etc. On a nommé *panophobie* l'état habituel de crainte et de frayeur, et *misanthropie* l'aversion profonde qu'ont pour leurs semblables certains aliénés. Ces malades sont en général sombres, concentrés, solitaires, soupçonneux : leur maintien, leur démarche, l'expression de leur physionomie, conservent l'empreinte de la douleur, de la crainte ou de la frayeur. 8° Chez quelques malades, le délire est caractérisé par une avarice extrême ou un goût désordonné pour la dépense, par l'idée de la possession de richesses immenses, de millions, de mines d'or, de châteaux, etc. 9° Les *hallucinations* sont quelquefois dominantes chez des monomaniaques : ces malades s'occupent continuellement de voix qui les poursuivent et les tourmentent sans cesse, d'objets qu'ils voient, d'êtres malfaisans qui les font souffrir, etc. 10° Dans quelques cas, le délire roule particulièrement sur l'état des organes du malade. Les uns s'imaginent avoir dans une partie du corps, sous la peau, dans le gosier, le ventre, le thorax, des diables, des ennemis, des animaux, du poison, quelquefois parce qu'ils ressentent réellement dans ces parties de la douleur ou quelque phénomène insolite;

d'autres croient que leur sang est altéré, scorbutique; que leur corps est sans âme ou sans principe de vie; que la syphilis les ronge et les conduira au tombeau; que leur tête est changée ou tournée; qu'ils sont défigurés, transformés en un individu de sexe différent, en loup, en chien, en oiseau (*zoanthropie, lycanthropie*); qu'ils sont déformés et bossus; que leurs jambes ne sont plus capables de les supporter, etc. 11° L'exaltation maladive de *certains talens* a caractérisé plusieurs monomanies: des malades ont rêvé et tenté la découverte du mouvement perpétuel; d'autres ont continuellement fait des vers, ou des calculs, ou de la musique, ou des dissertations métaphysiques, etc.

2° *Manie*. — Délire général, ou au moins sans série d'idées dominantes, sans passion fortement prononcée et permanente. Nous en distinguerons trois variétés, qui peut-être ne sont que des degrés du même état. 1° On voit des aliénés dont l'esprit est continuellement tendu, exalté, précisément comme chez les personnes qui ont pris une dose un peu plus considérable que de coutume, de café, de vin de Champagne ou de toute autre liqueur enivrante: ces malades babillent beaucoup, s'expriment sur toutes choses souvent avec volubilité, mais en même temps avec beaucoup de justesse et de précision; cette suractivité même de l'intelligence les empêche de rester tranquilles et de continuer leurs occupations: ils sont d'ailleurs indiscrets, inconséquens, étourdis, indifférens; et comme on ne peut long-temps les laisser livrés à eux-mêmes et satisfaire toutes leurs fantaisies, à la moindre résistance ils se fâchent, le délire augmente, et on les place dans une maison de fous. C'est alors qu'ils se croient persécutés, et qu'ils prennent en haine ceux qui ont eu le pouvoir de les faire enfermer. 2° Des malades sont habituellement tranquilles, et présentent ce mélange de raison et de délire qu'on nomme *folie raisonnante*: leur esprit, livré à lui-même, peut tomber dans la déraison la plus complète, dans des divagations sans fin, dans des erreurs de fait et de raisonnement; et si, au contraire, leur attention est fixée par des objets qui les intéressent, par une conversation, une lecture, la composition d'une lettre, etc., ces malades retrouvent souvent et leur raison et leur capacité intellectuelle. 3° Enfin, le degré le plus intense de la manie est celui dans lequel les idées sont rapides, confuses, incohérentes, exprimées avec agitation, avec des cris, des chants, des menaces, des mouvemens désordonnés et tumultueux, dans lequel les objets extérieurs frappent à peine les sens, le sentiment de la conscience est plus obscur, la connaissance moins étendue, le souvenir à peu près inactif, la mémoire des choses présentes sans force, les passions et les affections passagères ou même comme assoupies. Il est souvent impossible de fixer l'attention de ces malades; et, lorsqu'on y parvient, rarement obtient-on des réponses justes aux questions qu'on leur adresse : quelquefois cependant ils font des raisonnemens et tiennent des discours très-suivis, toutefois avec des idées primitivement fausses. Ils sont quelquefois méchans, furieux, frappant, brisant et cassant tout; ils sont souvent de la plus dégoûtante malpropreté. Une fois guéris, ils se souviennent presque tous, au moins confusément, de tout ce qu'ils ont vu, entendu, pensé, voulu et fait.

3°. *Démence.* — La démence est primitive ou secondaire : dans ce dernier cas, elle succède à la manie ou à la monomanie; elle est la terminaison naturelle de ces dernières lorsqu'elles ne guérissent point, et que les malades vivent assez long-temps pour que cette terminaison ait lieu. La démence est souvent primitive, lorsqu'elle est la suite des progrès de l'âge, avec ou sans affections dites organiques du cerveau, chez les épileptiques, les ivrognes, les masturbateurs; chez les individus qui viennent d'éprouver des phlegmasies ou autres maladies encéphaliques graves. La démence a pour principaux caractères l'affaiblissement ou la perte de la mémoire des impressions du moment, tandis que le souvenir des choses passées subsiste souvent avec énergie; un défaut de liaison et d'association entre les idées, les jugemens, les déterminations; une indifférence morale très-grande, ou même complète, sur le présent et sur l'avenir. Ces malades sont généralement tranquilles; ils s'occupent peu, parlent souvent seuls, prononcent des mots sans suite, rient ou pleurent sans sujet : à un degré très-avancé, ils sont dans une stupidité complète, n'ayant plus que quelques sensations isolées. Cependant, avant d'arriver à cet état de dégradation intellectuelle, ils ont des momens passagers d'excitation pendant lesquels ils se fâchent, s'emportent, déchirent et brisent, et peuvent lier des idées, des raisonnemens, et quelquefois écrire des lettres qui ne sont pas entièrement dépourvues de sens. Souvent même l'affaiblissement intellectuel est déjà extrême, que les malades reconnaissent les personnes qu'ils ont vues, jouent encore très-bien au billard, aux dames, aux échecs, et satisfont tous leurs besoins; des femmes travaillent parfaitement aux ouvrages qui leur sont familiers; des talens, celui de la musique, du dessin, par exemple, subsistent à un degré très-élevé, au milieu de l'anéantissement des autres facultés. Les aliénés en démence dorment en général beaucoup; leur physionomie perd son expression, et leurs mouvemens finissent à la longue par s'affaiblir et se paralyser; ils sont, vers la fin, d'une très-grande malpropreté. La démence est quelquefois tellement légère qu'on a peine à la reconnaître : mais, dans ces cas, si l'on fait écrire les malades, on s'aperçoit souvent qu'ils oublient des mots, des lettres, que leur style n'est plus ce qu'il était auparavant, etc.

Quelques aliénés sont dans un état aigu et continuel de *stupeur;* ils paraissent être sans besoins, sans idées, sans désirs; leurs yeux sont ouverts sans regarder; ils n'écoutent pas, et ne parlent point; leur peau paraît peu sensible; ils resteraient la nuit comme le jour en plein air, si on ne les conduisait à leur appartement, à table, auprès du feu, dans leur lit. Lorsqu'ils sont guéris, les uns disent qu'ils étaient presque privés de la faculté de sentir, de penser, de vouloir, qu'ils n'avaient plus qu'une existence *machinale;* d'autres avaient les idées dans un tel état de confusion, qu'ils ne pouvaient s'arrêter à aucune; quelques-uns accusent une défaillance d'esprit, etc. Quelquefois cet état de démence aiguë n'est qu'apparent : les malades vivent concentrés en eux-mêmes et sans proférer un seul mot, par différens motifs; l'un s'imagine que, s'il parle, il est mort, un autre a reçu l'ordre de se taire, etc.

Le *suicide* et l'*homicide* sont deux actes qui entrent souvent, surtout le premier, dans les idées délirantes des aliénés, et que ces malades cherchent à exécuter et exécutent quelquefois.

Le suicide est souvent, comme chacun sait, le funeste résultat du délire des passions; il est alors du domaine de la morale, et nous n'en voulons point parler dans cet article : il ne s'agit ici que du suicide qui est un des symptômes de l'aliénation mentale. Des aliénés se tuent par erreur et sans avoir le dessein de se donner la mort; d'autres, et ce sont les plus nombreux, cherchent à se détruire avec conscience et avec volonté. Les premiers sont des maniaques qui, prenant une fenêtre pour une porte, se précipitent dans la rue, ou qui, se croyant invulnérables, immortels, prétendent le prouver par des épreuves où ils trouvent des blessures graves et même la mort; ou bien ce sont des aliénés qui s'imaginent être dans la nécessité de se priver de nourriture. Le *désir* du suicide ou le suicide *volontaire* est extrêmement rare dans la manie, et surtout dans la démence; je n'en connais aucun exemple bien observé. M. Falret parle bien d'un individu en démence qui s'est étranglé; mais ce médecin ajoute que vraisemblablement la volonté n'était pour rien dans l'action de cet infortuné. Si quelques maniaques agités manifestent le désir de se tuer, ce n'est jamais avec constance, opiniâtreté, réflexion mûrie, examen approfondi des causes qui les décident; ils sont effrayés par des hallucinations, ils veulent échapper par la mort à des ennemis ou des diables qui les poursuivent, aller se joindre à Dieu qui les appelle : une fois l'hallucination passée, ils ne songent plus à se détruire. Le penchant au suicide réfléchi, le suicide voulu est donc, on peut dire, exclusif à la monomanie. Nous pensons, avec M. Esquirol, que le penchant au suicide n'est presque jamais primitif; qu'il n'est qu'un phénomène consécutif à un grand nombre de causes mentales diverses, et ne peut caractériser une espèce ou même une variété de l'aliénation; en un mot, que presque tous les aliénés suicides ne veulent pas se tuer pour le plaisir de mourir, mais bien pour se soustraire à des souffrances le plus souvent imaginaires. Le médecin que je viens de citer dit avoir vu plusieurs centaines de ces malades, sans en trouver aucun qui n'eût des motifs déterminés de chagrins réels ou supposés. Un malade ne déraisonnait pas, paraissait très-gai, et demandait souvent un pistolet pour se tuer, sans autre prétexte que celui de l'ennui de vivre; ce malade avoua, mais seulement au bout de deux ans, qu'il avait des hallucinations de la vue et de l'ouïe, et qu'il croyait être poursuivi par des agens de la police. J'ai observé avec attention beaucoup de monomaniaques suicides, et toujours j'ai vu ces malades en proie à des tourmens qu'ils voulaient faire cesser avec la vie. Dans le *spleen* même des Anglais, les malades n'invoquent la mort que parce que l'abus prématuré de jouissances de toute sorte les a jetés dans une apathie intellectuelle et une nullité de désirs qui leur rendent la vie insupportable; et on les voit le plus souvent ne commettre le meurtre d'eux-mêmes que lorsqu'ils ont épuisé toutes les ressources de la médecine et acquis la conviction qu'ils sont incurables : le suicide n'est donc pour eux que le dernier remède à des maux qui ne peuvent être guéris par aucun moyen. Parmi les motifs qui excitent les aliénés au suicide, voici les plus ordinaires : des malades veulent se tuer, parce que Dieu ou des voix le leur ordonnent; d'autres, parce qu'ils se croient déshonorés, odieux, accusés de crimes, ou poursuivis par des espions, des voleurs, des diables, par la crainte de l'enfer, ou trahis par ceux-là mêmes sur lesquels ils pouvaient le plus compter; quelques-uns, pour éviter de commettre une mauvaise action, un crime, qu'ils se croient condamnés à commettre, et qui doit les conduire à l'échafaud et flétrir leur famille; beaucoup, surtout parmi les femmes, parce qu'ils sont privés de leurs sentimens, de l'attachement qu'ils avaient pour leurs proches, de toute espèce d'activité intellectuelle, et que jamais ils ne pourront, disent-ils, recouvrer l'usage de leurs facultés; plusieurs, pour se soustraire à des douleurs intolérables qu'ils éprouvent dans la tête ou ailleurs, pendant les paroxysmes. Ces malades emploient pour se tuer les moyens ordinaires, et usent souvent d'une adresse incroyable, soit pour se les procurer, soit pour écarter la surveillance : ils feignent d'avoir renoncé à leurs funestes projets, cherchent à éloigner leurs gardiens sous quelque prétexte, indiquent adroitement des promenades vers des lieux favorables à leurs desseins; ils cachent leurs moyens d'exécution, et au moment où l'on s'y attend le moins, si l'on a eu trop de confiance en eux, ils font ou renouvellent des tentatives de suicide. Ceux qui n'ont pas le courage de se tuer préfèrent ordinairement se laisser mourir de faim; quelques-uns se mettent dans la tête de commettre un homicide, pour qu'on leur donne la mort, et quelquefois pour avoir le temps, avant de mourir, d'obtenir de Dieu le pardon de toutes leurs fautes. Ces malades détestent leurs surveillans, et sont surtout furieux contre ceux qui sont venus assez à temps les secourir dans une tentative prête à réussir.

Tout ce que nous venons de dire des causes qui déterminent le penchant au suicide chez les aliénés est rigoureusement applicable aux causes du penchant à l'homicide chez ces malades. C'est, en effet, presque toujours par suite d'idées erronées, et non par besoin ou pour le plaisir de tuer, que les aliénés sont entraînés à commettre des meurtres. Un imbécille prie un autre imbécille de lui couper la tête, celui-ci cède sans hésiter; des aliénés furieux tombent, dans leurs accès, sur tout ce qu'ils rencontrent, et s'ils tuent quelqu'un, c'est sans en avoir eu bien positivement l'intention, ou au moins sans en avoir formé le dessein long-temps d'avance; quelques-uns s'imaginent reconnaître, dans les personnes qui les entourent, des ennemis, des espions, des génies malfaisans, des geôliers dont ils croient avoir à se venger; Dieu, une voix, commandent à d'autres de tuer tel ou tel individu. M. Pinel cite le fait d'un aliéné qui, dans différens paroxysmes, tua deux de ses enfans et deux malades, pour les purifier par un *baptême de sang*; et qui fit plusieurs tentatives de ce genre, toujours par le même motif. Des aliénés ont égorgé leurs enfans dans l'idée de les soustraire à la méchanceté des hommes, dont eux-mêmes se croyaient victimes, à la corruption de la société, à la misère dont ils les voyaient menacés, ou dans le dessein de les envoyer droit en paradis, avant qu'ils n'aient eu le temps de perdre leur innocence; des motifs imaginaires de jalousie ont eu de semblables résultats. Des aliénés qui ont le désir de mourir, mais qui n'ont pas le courage de se tuer, ou qui craignent d'offenser Dieu en commettant un acte de suicide, ou, enfin, qui veulent avoir le temps de se préparer à la mort, commettent un homicide pour attirer sur eux toute la sévérité des lois. La plupart de ces malheureux sont aussi rusés que les suicides pour trouver les moyens d'arriver à leur but. M. Pinel cite cependant l'exemple très-remarquable d'un individu qui avait des accès de fureur avec penchant irrésistible et automatique à l'homicide, et qui ne présentait d'ailleurs aucun autre signe de déraison; il avertissait à l'approche de ses accès, pour qu'on le mît en sûreté, et se sentait pénétré de douleur et de remords, durant l'accès, de se voir poussé à commettre des atrocités contre les personnes dont il avait le plus à se louer. Ce combat entre la raison et une cruauté sanguinaire le réduisait au désespoir, et excitait en lui le désir de se défaire de sa pénible existence. M. Pinel rapporte plusieurs autres exemples d'aliénés qui étaient dominés par une sorte d'instinct de fureur, sans lésion de l'entendement, et comme si les facultés affectives seules avaient été lésées : il a cru devoir désigner cette espèce de folie sous le nom de *manie sans délire*. Ces exemples doivent être rares : soit que la lésion des idées précède l'exaltation du penchant, ou que la perversion morale excite le délire, dans ces cas les malades sont presque toujours guidés par des idées fausses dans leurs accès de fureur. On cite plusieurs faits qui paraîtraient prouver aussi que quelques autres penchans ont dominé irrésistiblement la volonté, et détruit ainsi la liberté morale, sans aliénation des facultés de l'esprit.

M. Gall rapporte plusieurs exemples curieux d'aliénation dans un seul côté du cerveau, perçue par le côté resté sain. Un tel état n'est assurément pas plus extraordinaire que les affections locales de cet organe, telles que cancers, hémorrhagies, suppurations, etc. Ne voit-on pas d'ailleurs des aliénés qui n'éprouvent des hallucinations que d'un seul côté?

Les descriptions que l'on a faites de la folie sont souvent exagérées. Aussi se fait-on ordinairement une étrange idée de l'existence des aliénés; on s'imagine les voir sans connaissance, continuellement agités, violens, furieux, ou dans un état de mélancolie sombre et taciturne, toujours inspirés par de mauvais desseins, frappant et brisant tout; on n'entre qu'avec une crainte mêlée de curiosité dans une maison de fous, craignant d'être assailli à chaque instant par des coups, des mauvais propos ou des injures; on se figure ces asiles remplis de bruit, de tumulte, de confusion, de scènes fâcheuses, gouvernés uniquement par la contrainte et les châtimens. Telles sont aussi les opinions qui ont si tristement influé sur le sort des aliénés pendant tant de siècles, qui ont fait d'asiles du malheur des maisons de réclusion et de correction, et de surveillans des geôliers durs et inhumains, qui ont forgé les chaînes dont on a flétri si long-temps les membres de ces infortunés, et qui font que, de nos jours encore, dans presque tous les pays et dans beaucoup d'établissemens, on s'occupe bien moins d'améliorer la situation des aliénés que celle des prisonniers. On est donc agréablement surpris, en parcourant les divers quartiers habités par ces malades, de rencontrer des individus qui ont, pour la plupart, conservé l'usage des sens et des mouvemens volontaires, et en grande partie, quelquefois *presque* en totalité, l'exercice régulier de l'intelligence; dont le sentiment de la conscience ou du *moi* conserve beaucoup de force et d'étendue, qui voient et regardent, entendent et écoutent, goûtent et savourent, sentent et flairent, etc.; qui, ayant faim et soif, boivent et mangent avec plaisir; qui font toute espèce de mouvement volontaire, qui ont des idées, des passions, des déterminations volontaires; qui sont accessibles à la joie, à la honte, à la colère, à la frayeur, à l'amour, etc., sensibles au froid et à la chaleur, aux bons comme aux mauvais procédés; qui observent souvent avec leurs commensaux tous les égards, toute la politesse, toutes les convenances de la société: la manie la plus intense présente des intervalles plus ou moins lucides; dans la mélancolie la plus profonde, le malade peut quelquefois oublier l'idée qui le poursuit; et la démence, même avancée, peut laisser chaque sens intact, quelques souvenirs, des idées, des sentimens. L'intelligence des fous paraît comme *faussée* ou pervertie sous *certains rapports;* mais elle n'est presque jamais *entièrement abolie,* souvent même elle a acquis une activité remarquable. La connaissance de ces dispositions mentales chez les aliénés est d'une haute importance dans la direction du traitement moral.

Des ordres des fonctions nutritives et génératrices.— On dit vulgairement, en parlant des aliénés, que ces malades ont *le moral affecté,* mais que leur *physique est en bon état;* qu'ils ont *la tête dérangée, le cerveau malade,* et *les fonctions du corps dans un état satisfaisant;* ce qui signifie, dans le langage du monde, que les aliénés, tout en déraisonnant, mangent et digèrent, respirent, et se servent de leurs membres, etc. Ces assertions, résultats d'observations superficielles, mais indépendantes de toute opinion préconçue, sont généralement justes; il est en effet très-vrai que dans la grande majorité des cas, les désordres des fonctions nutritives et génératrices sont *passagers et peu intenses,* ou *accidentels,* ou même *nuls,* ainsi que nous le verrons dans le paragraphe suivant.

§ III.—Tantôt, avons-nous dit, l'action des causes est forte et prompte; tantôt elle est plus modérée et plus lente. Dans le premier cas, la folie éclate au bout de quelques heures ou de plusieurs jours, à la suite d'un état d'anxiété, de malaise, avec céphalalgie, insomnie, agitation ou abattement, menace de congestion cérébrale : bientôt le malade babille, crie, chante, se plaint, s'agite, a l'air égaré; on le prend très-souvent alors pour un individu pris d'ivresse, et l'on n'est détrompé que par l'examen des circonstances antérieures, et la durée de la maladie. Dans l'autre cas, la pensée ne s'altère que graduellement et souvent avec lenteur : le malade sent ordinairement un trouble dans ses facultés intellectuelles, il est obsédé par des idées nouvelles et bizarres, par des penchans insolites; il se sent changer dans ses affections; mais en même temps il conserve la conscience de cet état, s'en afflige et s'efforce de le cacher; il continue ses occupations autant qu'il est en lui; enfin il fait comme les personnes qui, étant dans un premier degré d'ivresse, font tous leurs efforts pour paraître raisonnables. Cependant la santé continue de s'altérer, le malade dort moins ou perd le sommeil tout-à-fait, l'appétit diminue ou devient nul, quelquefois la digestion est difficile, et il survient de la constipation; l'embonpoint diminue, les traits s'affaissent, l'écoulement menstruel devient irrégulier, chaque mois il est plus faible, et souvent il est tout-à-fait suspendu. On remarque en même temps qu'il se manifeste quelque chose d'insolite et même d'extraordinaire dans les goûts du malade, dans ses habitudes, ses affections, son caractère, son aptitude pour le travail, etc.; il était gai, communicatif, il est triste, morose, et fuit la société; il était économe, rangé, il est devenu prodigue et fastueux; depuis long-temps il se privait des plaisirs de l'amour, il est pris de désirs insatiables, et recherche les approches de l'autre sexe, ou se livre avec fureur à une pratique honteuse; il était modéré dans ses opinions politiques ou religieuses, il est d'une exagération extrême dans un sens ou dans l'autre; il était confiant, il est défiant et jaloux; la femme voit avec indifférence son mari et ses enfans; le négociant néglige ses affaires; des pleurs et des rires se succèdent sans motif apparent; l'extérieur de la candeur et de la modestie ont fait place à un air d'assurance et de hardiesse qui étonne surtout chez les femmes. Mais tous ces phénomènes sont moins saillans chez les malades qu'ils pourraient le paraître ici, et à moins que l'individu n'ait déjà été aliéné, personne ne se doute de la nature du mal qui le tourmente; toutes les questions qui lui sont faites ne conduisent à aucun résultat, si ce n'est de le fatiguer et de lui faire de la peine, car l'ignorance où l'on est fait qu'on se livre à des insinuations offensantes, ou qu'on porte des accusations sans fondement. Souvent même l'appétit s'est conservé ou promptement rétabli, ainsi que la digestion, la nutrition, etc.; c'est alors surtout que la conduite du malade donne lieu à une foule d'interprétations de la part des parens et du public.

Cette période d'une sorte d'*incubation* de l'aliénation mentale, pendant laquelle l'état du malade est le plus souvent méconnu ou mal apprécié, peut durer fort long-temps. M. Pinel raconte qu'un homme qui croyait sa femme folle depuis six mois seulement, époque de l'invasion d'un délire furieux, convint, après des questions multipliées, que la maladie de sa femme durait depuis plus de *quinze ans*. Le même auteur dit ailleurs que dans plusieurs cas l'état maniaque ou mélancolique datait de quatre, de six, dix et même quinze ou vingt années. On remonte souvent ainsi, mais non toujours sans difficulté, à quelques mois et à plusieurs années; et l'on finit par découvrir que des circonstances prises pour des causes par les parens, ne sont fréquemment que des résultats de la maladie méconnue. En effet, souvent à cette époque de la maladie, une légère contrariété, un faible accès de colère, et autres causes insignifiantes pour un individu bien portant, provoquent sur-le-champ la perte complète de la raison, et en imposent sur la vraie cause et sur la durée antérieure de la maladie. Ce fait a été très-bien observé et indiqué par M. Esquirol.

L'explosion ou *l'invasion* apparente peut se présenter avec des circonstances diverses : 1° dans quelques cas assez rares de manie très-aiguë, le malade offre la plupart des signes de l'encéphalite même intense, avec ou sans irritation de quelque autre viscère : délire plus ou moins violent, sans connaissance; cris, agitation, prostration musculaire, air égaré; turgescence des vaisseaux de la tête; langue chargée, sèche, aride; soif très-grande; quelquefois signes locaux de phlegmasie gastro-intestinale. Après huit ou quinze jours de repos, de diète, et d'un traitement convenable, les phénomènes alarmans disparaissent, le malade recouvre l'usage de ses sens, de ses membres; sa langue se nettoie, l'appétit revient, etc; l'état cérébral qui cause la manie persiste seul. 2° Dans presque tous les cas où l'aliénation suit de près l'action de la cause, et où par conséquent l'organisme a éprouvé une secousse forte et subite, les malades éprouvent pendant plusieurs jours, une semaine ou deux, du dégoût pour les alimens; ils ont la langue sale, blanche ou jaunâtre, rarement rouge, un mauvais goût dans la bouche, l'haleine odorante, fétide; ils éprouvent quelquefois des envies de vomir et des vomissemens, des coliques; les règles, les lochies, les écoulemens hémorrhoïdaires, la sécrétion du lait, la suppuration des exutoires, diverses éruptions, se suppriment presque toujours à cette époque, s'ils ne l'ont été par l'effet de la cause. L'embonpoint diminue, le teint se fane, les traits s'altèrent, etc. 3°. Chez quelques mélancoliques, l'explosion du délire semble être précédée d'irritation ou de phthisie pulmonaire, laquelle cesse aussitôt après l'invasion du désordre de la tête, pour reparaître avec le retour à la raison : ces deux états alternent souvent un certain nombre de fois jusqu'à la guérison de l'individu ou jusqu'à sa mort. 4° Chez beaucoup de malades dont l'aliénation s'est développée lentement, le début du délire est à peine marqué par quelques uns des désordres précités : la démence primitive s'établit ainsi le plus souvent sans aucune espèce de réaction du côté des viscères thoraciques ou abdominaux.

Une fois la maladie ainsi déclarée, elle présente dans la succession de ses périodes et l'état des fonctions nutritives et génératrices plusieurs particularités remarquables. Les *désordres cérébraux* offrent ordinairement des exacerbations, des rémissions, et quelquefois des intervalles lucides qu'on peut considérer comme de véritables intermissions ; une espèce ou une variété de délire succède à une autre, et ces transformations se multiplient à l'infini : des malades sont tristes et apathiques un ou plusieurs jours, un ou plusieurs mois, et sont excités ou agités pendant un laps égal de temps ; quelquefois les intermissions sont de plusieurs mois, pendant lesquels le malade est capable de reprendre ses occupations accoutumées. L'état des fonctions cérébrales peut être modifié par diverses influences : les grandes chaleurs et les froids extrêmes agitent les aliénés ; les contrariétés et les chagrins produisent souvent des effets semblables, aggravent la maladie, et quelquefois la guérissent presque instantanément. L'époque menstruelle cause aussi de l'agitation, augmente le penchant au suicide, etc., quelquefois même sans que l'écoulement des règles ait lieu. Une influence très-puissante est celle des maladies accidentelles. Toutes les fois que ces dernières sont aiguës et assez intenses pour causer chez d'autres individus ce qu'on nomme *délire aigu*, ce phénomène remplace chez les aliénés le délire de la folie ; mais aussitôt la maladie accidentelle guérie, le délire aigu disparaît, et l'aliénation mentale revient telle qu'elle était auparavant. Lorsque la maladie accidentelle n'est point aussi grave, elle devient souvent la cause d'idées erronées, ainsi que nous l'avons dit précédemment. M. Esquirol a vu l'ablation d'un sein cancereux et l'inflammation consécutive amener la guérison de la folie : nous avons vu un cas semblable. On cite quelques exemples d'aliénés qui auraient recouvré la raison à la suite d'une commotion du cerveau. A mesure que les phlegmasies chroniques des organes thoraciques ou abdominaux, qui souvent conduisent le malade au tombeau, font des progrès, l'agitation diminue, la fureur cesse, et il n'est pas rare de voir le malade recouvrer la raison peu de temps avant de mourir. On a cru long-temps que la lune exerçait une influence marquée sur les aliénés : de là le nom de *lunatiques* qu'on donne encore quelquefois à ces malades, ainsi qu'aux personnes qui ont de temps à autre des irrégularités dans le caractère, ou des travers dans l'esprit. Daquin assure, dans sa *Philosophie de la Folie*, que, d'après ses observations, il est très-certain et très-prouvé que la lune exerce une influence constante et réelle sur la folie. Il ajoute que les *nouvelles lunes* et les *derniers quartiers* influent le plus fréquemment et le plus puissamment, tandis que les *premiers quartiers* et les *pleines lunes* ont une action beaucoup moins marquée. Il dit aussi que les fous furieux sont beaucoup plus soumis à l'influence des points lunaires que les fous imbéciles et les extravagans sans fureur. M. Dubuisson adopte cette opinion, et cite plusieurs faits pour l'appuyer. Cox, au contraire, atteste qu'après avoir bien examiné cette question et bien observé les alternatives de violence et de calme auxquelles les insensés sont sujets, il n'a jamais pu y apercevoir le moindre rapport avec les phases de la lune; en sorte qu'il regarde l'opinion opposée comme étant absolument sans fondement. M. Esquirol dit n'avoir pu vérifier si l'influence lunaire sur les aliénés est réelle, quoiqu'il avoue que ces malades sont plus agités au plein de la lune; mais ce médecin paraît croire que cette agitation est produite par la clarté qui pénètre souvent alors dans leurs habitations. D'autres praticiens n'ont pu constater l'influence lunaire; et, dans les hospices de Paris, cette influence n'est pas même soupçonnée. (Esquirol.)

Les *désordres des autres organes* sont variables, peu intenses ou nuls, hors les cas où une maladie accidentelle complique l'aliénation mentale. La plupart des aliénés, dans les premiers jours de la maladie, présentent les incommodités suivantes : ils ont de l'inappétence, un mauvais goût dans la bouche, l'haleine fétide, la langue blanchâtre, chargée; quelques-uns se plaignent de gastralgie, de chaleur incommode dans les entrailles; ils sont généralement constipés; les battemens du cœur sont souvent forts et fréquens; les mouvens de la respiration ne sont presque jamais troublés, même dans les accès de la plus violente fureur : quelques malades se plaignent de ressentir, comme les hypocondriaques, de légers étouffemens et des serremens de gosier. La peau perd de sa fraîcheur; elle est sèche, quelquefois foncée, brunâtre et cuivreuse. L'écoulement menstruel est ordinairement supprimé à cette époque; mais, dans certains cas, il se soutient régulier : les autres fonctions utérines, la gestation et l'accouchement, ne sont nullement lésées. La nutrition perd de son énergie, les malades maigrissent, les traits sont affaissés, tirés. Mais lorsqu'il y a peu d'excitation au début de la folie, il arrive souvent que les fonctions nutritives et génératrices ne sont aucunement troublées. Quoi qu'il en soit, au bout de plusieurs jours ou de quelques semaines de diète et de l'usage de boissons rafraîchissantes, on voit ordinairement la langue se nettoyer, la soif diminuer, l'appétit revenir, la plupart des malades manger beaucoup et digérer très-bien; les uns reprennent un peu d'embonpoint; d'autres, au contraire, restent extrêmement maigres, quoiqu'ils prennent et digèrent beaucoup de nourriture. Souvent, au bout de quelques mois, l'écoulement des règles reparaît avec plus ou moins de régularité, sans que, pour cela, le désordre cérébral cesse ou s'amende. La température du corps paraît augmentée chez quelques-uns, et diminuée chez d'autres; les premiers sont toujours brûlans; ils se couvrent à peine, et s'exposent au froid, sans que la température de leur corps diminue; les autres sont toujours glacés, et ne se réchauffent que très-difficilement. Nous reviendrons sur les maladies accidentelles.

La *durée* de la folie est très-variable; elle diffère suivant que cette maladie se termine par guérison ou par un état chronique incurable.

Les accès de folie qui résultent d'un excès de boissons enivrantes se terminent le plus souvent après plusieurs jours, une ou deux semaines au plus. M. Pinel cite vingt-sept guérisons qui ont eu lieu au deuxième mois, vingt-quatre au troisième. M. Esquirol a fait un tableau des guérisons de la manie, dans lequel on voit que, sur deux cent soixante-neuf malades, vingt-sept ont guéri le premier mois, trente-deux le deuxième, dix-huit le troisième, trente le quatrième, vingt-quatre le cinquième, vingt le sixième, vingt le septième, dix-neuf le huitième, douze le neuvième, treize le dixième, vingt-trois après une année, dix-huit après deux ans. Dans un autre tableau publié par le même auteur, sur douze cent vingt-trois femmes guéries, six cent quatre ont recouvré la raison dans la première année, cinq cent deux dans la seconde, quatre-vingt-six dans la troisième, quarante et une dans les sept années suivantes. M. Esquirol cite aussi l'exemple d'une femme guérie au bout de dix ans, les cas de deux autres femmes folles depuis la jeunesse, qui ne se rétablirent qu'au temps critique, et celui d'une malade aliénée depuis la première menstruation, qui revint à la raison seulement à quarante deux ans. M. Pinel rapporte l'exemple d'une dame continuellement en délire et furieuse pendant vingt-sept années, qui guérit très-bien après ce long cours de la maladie. On voit cependant que c'est dans la première, puis dans la seconde année qu'on obtient les $\frac{11}{12}$ environ des guérisons. M. Pinel a fixé la durée moyenne de la folie qui se termine par guérison, à cinq mois pour la manie, et six mois pour la mélancolie. M. Esquirol la porte, d'après son dernier tableau, à un peu moins d'une année; mais, si l'on consulte le premier, l'on trouve que des deux cent soixante-neuf malades, cent trente et un ont guéri dans les cinq premiers mois, et cent trente-huit plus tard; ce qui se rapprocherait assez du calcul de M. Pinel. La durée moyenne du séjour des malades sortis guéris, en 1822, a été à Bicêtre, où sont les hommes, de cent trente jours; et à la Salpêtrière, où sont les femmes, de cent quarante-cinq jours: autrefois, à l'Hôtel-Dieu, le terme moyen de la durée du traitement des aliénés curables n'était que de cinquante et un jours. (Desportes.) Il serait bon de savoir si les guérisons obtenues dans ce dernier hôpital étaient bien solides, et si la plupart des malades renvoyés comme guéris n'éprouvaient pas fréquemment des rechutes.

Le retour à la santé, de même que la perte de la raison, s'opère quelquefois brusquement, et plus souvent avec lenteur et graduellement. Les guérisons subites ont été observées à la suite de commotions morales, d'une joie vive ou de contrariétés un peu fortes. M. Esquirol parle d'une jeune fille qui tout à coup s'écria qu'elle était guérie : ses menstrues avaient coulé spontanément, et sa raison s'était rétablie aussitôt. Quelquefois ce passage si prompt du délire à la raison n'est précédé d'aucune influence à laquelle on puisse le rapporter. Le plus souvent la guérison suit une marche progressive; il survient des rémissions, des intervalles lucides, comme des éclairs de raison, et des rechutes plus ou moins multipliées; bientôt le malade fait davantage attention aux objets extérieurs; il songe à ses parens, il parle de ses occupations; reportant sa pensée sur ce qui lui est arrivé, il convient qu'il a eu la tête affectée; il se sent mal à l'aise; sa tête est douloureuse, ses membres sont fatigués; il lui reste quelques idées déraisonnables, son esprit est faible; la physionomie reprend son ancienne expression, le sommeil revient, les règles se rétablissent, si elles ne l'étaient déjà; enfin, lorsque le malade a repris le goût et l'habitude de ses occupations ordinaires, est revenu à ses affections, a retrouvé son caractère, a cessé d'avoir d'injustes préventions, et a reconnu que ses idées, pendant son délire, n'étaient que des erreurs, il a recouvré l'usage entier de sa raison. La convalescence peut durer plusieurs semaines, un ou deux mois. Si le malade ne reconnaît pas qu'il a eu la tête perdue, s'il conserve d'injustes préventions contre sa famille, contre ceux qui lui ont prodigué des soins, s'il n'assure pas qu'il est content de lui-même, si son sommeil n'est pas tranquille et suffisamment prolongé, la guérison n'est ni complète ni certaine. Des aliénés ne recouvrent qu'en partie l'usage de leurs facultés intellectuelles, et ne peuvent être rendus au commerce de la société; d'autres, tout en jouissant d'une raison passable, conservent quelque chose d'insolite dans le caractère et l'intelligence qui les fait paraître singuliers dans le monde; enfin, beaucoup sont très-disposés à perdre de nouveau l'esprit, sans cause ou à l'aide de la plus légère influence. Les fous sont plus sujets aux rechutes que la plupart des autres malades, pour plusieurs raisons : 1° il est impossible de mettre à volonté le cerveau en repos, les facultés de cet organe agissant continuellement pendant la veille ; 2° les causes de la folie subsistent souvent encore lorsque le malade revient à la connaissance, et exercent alors une influence très-active sur un cerveau qui n'est point encore rétabli; 3° on n'use point d'assez de ménagement envers les aliénés dans la société, on ne leur passe rien, on les traite souvent de fous. Les rechutes sont, suivant la remarque de M. Esquirol, moins fréquentes chez les riches que chez les pauvres; c'est que les premiers, une fois guéris, peuvent mieux se livrer à des distractions, éviter l'influence des causes, et trouvent plus de soins et d'égards au sein de leurs familles. Sur neuf cent trente-quatre guérisons qui ont été obtenues à Bedlam, de 1772 à 1787, il y a eu cinq cent vingt-trois rechutes, c'est-à-dire plus de la moitié ; cette proportion me paraît tellement considérable, que je suis tenté de l'attribuer à une erreur de chiffres. M. Pinel a compté soixante et onze rechutes sur quatre cent quarante-quatre guérisons ; ce qui fait un peu moins de $\frac{1}{6}$. Mais ce médecin ajoute que, de ces soixante et onze malades, vingt avaient éprouvé déjà un ou plusieurs accès, seize étaient sortis prématurément, dix avaient été traités et guéris de nouveau sans retour, quatorze s'étaient trouvés en proie à des chagrins profonds, six s'étaient livrés à des excès de boisson, huit avaient été tourmentés par des scrupules religieux extrêmes, et les six autres par la jalousie ou un amour contrarié. M. Esquirol publie un relevé de deux mille huit cent quatre guérisons, qui n'ont fourni que deux cent quatre-vingt-douze rechutes, ou environ un peu plus de $\frac{1}{10}$. Enfin, M. Desportes fait connaître qu'en 1821 il y a eu à Bicêtre, sur trois cent onze admis, cinquante-deux rechutes, environ $\frac{17}{100}$ ou $\frac{1}{6}$; et à la Salpêtrière, sur quatre cent cinquante-quatre réceptions, soixante-six rechutes, environ $\frac{15}{100}$ ou $\frac{1}{7}$. Mais dans le nombre des rechutes indiquées par ce dernier relevé, sont probablement compris les malades sortis sans être tout-à-fait guéris, certains ivrognes ou ivrognesses qui viennent habituellement passer plusieurs semaines à Bicêtre ou à la Salpêtrière après avoir été trouvés ivres dans les rues, quelques cas de folie intermittente, quelques autres de folie simulée, et enfin des individus atteints d'une nouvelle maladie après plusieurs années d'une guérison parfaite : ceci explique la différence des résultats énoncés par M. Desportes et par M. Esquirol.

La doctrine des crises a été appliquée à la folie comme aux autres maladies. Dans quelques cas, on remarque que la guérison de cette maladie semble avoir lieu en même temps qu'il survient une éruption de furoncles ou de boutons à la peau, une diarrhée, une suppuration ou une inflammation extérieure, une salivation abondante, aussitôt que les règles se rétablissent, etc. Sans nous arrêter à examiner quel rapport il peut y avoir entre ces phénomènes et ce qu'on nomme communément un mouvement critique, nous devons dire que, dans presque tous les cas de guérison de la folie, le passage du délire à la raison a lieu insensiblement et sans changement brusque et considérable dans l'organisme : nous pensons donc avec M. Ramon, médecin attaché à la maison d'aliénés de Charenton « que les mouvemens critiques n'ont point lieu dans la folie, ou, du moins, qu'ils ne s'y manifestent point d'une manière sensible ; ce qui, en résultat, est la même chose. » (*Bibl. med.*, t. LXXV, pag. 62.)

L'influence exercée sur la durée de la vie par l'affection cérébrale qui constitue la folie, n'est pas toujours facile à déterminer, le régime que suivent les malades et les lieux qu'ils habitent pouvant causer des maladies accidentelles qui abrégent elles-mêmes la durée de l'existence. Les médecins et les administrateurs de divers établissemens d'aliénés ont publié des tables de mortalité qu'il ne faut consulter qu'avec quelque précaution, pour n'être pas induit en erreur par rapport au nombre des décès considéré proportionnellement à la totalité des malades. Ainsi, dans les maisons où l'on ne reçoit que des aliénés curables, d'où on les renvoie, au bout d'un certain temps, comme incurables ou non guéris, la mortalité doit être nécessairement beaucoup moins considérable que dans celles où l'on admet toute sorte d'aliénés, et où on les conserve jusqu'à la fin de leurs jours. (Esquirol.) Ainsi, dans les hospices insalubres, les malades doivent vivre moins long-temps que dans ceux où toutes les règles de l'hygiène sont rigoureusement observées, que dans les maisons particulières destinées aux gens riches. On conçoit également que les épidémies, les contagions, la disette (Pinel), la température froide et humide, doivent influer sur la santé et sur la mortalité des aliénés. A la Salpêtrière, M. Esquirol observe que la mortalité des aliénées est plus forte dans les deux premières années du séjour des malades. Sur neuf cent-quatre-vingt-dix mortes, trois cent quatre-vingt-deux étaient entrées dans l'année, deux cent vingt-sept dans l'année précédente, et les cent quatre-vingt et une autres étaient dans la maison depuis trois ans et au delà. Sur cent aliénées de ce même hospice, vingt-cinq sont mortes la première année, vingt la seconde, dix-huit la troisième, quatorze la quatrième, quatorze de la cinquième à la dixième, sept de la dixième à la quinzième, deux après la vingtième. Les aliénés peuvent vivre très-long-temps. Suivant M. Desportes, parmi les aliénés de Bicêtre qui se trouvaient dans la division au 1er janvier 1822, un y était depuis cinquante-six ans, trois depuis plus de quarante ans, vingt et un depuis plus de trente ans, cinquante depuis plus de vingt ans, cent cinquante-sept depuis plus de dix ans, cent quatre-vingt-six depuis plus de cinq ans, cent soixante-six depuis deux à cinq ans, et cent quatre-vingt depuis un an. A la Salpêtrière, l'époque de l'entrée des malades datait, chez sept, de soixante à soixante-sept ans; chez onze, de cinquante à soixante; dix-sept, de quarante à cinquante; quarante-trois, de trente à quarante; cent cinquante-trois, de vingt à trente; trois cent cinquante-huit, de dix à vingt; quatre cent quarante-cinq, de cinq à dix; quatre cent soixante trois, de deux à cinq; deux cent vingt-neuf, de quelques jours à une année. M. Desportes conclut que le terme moyen de la durée du séjour des malades est de sept ans quatre mois vingt et un jours à Bicêtre, et de neuf ans cinq mois et onze jours à la Salpêtrière. Il paraît, d'après ce calcul, que les femmes aliénées vivent plus long-temps que les hommes. Dans les asiles où l'on ne garde que des aliénés en traitement, il meurt à peine un malade sur dix, quinze, vingt ou même vingt-cinq; dans ceux, au contraire, où les incurables sont reçus pour y terminer leurs jours, la mortalité est beaucoup plus considérable, presque tous ceux qui ne guérissent point finissant tôt ou tard par y succomber. C'est ainsi que, sur douze mille cinq cent quatre-vingt-douze malades admis tant à Bicêtre qu'à la Salpêtrière et à l'Hôtel-Dieu, de 1801 à 1821, quatre mille neuf cent soixante-huit sont morts dans ces hospices (*Rapp. cit.*); tandis que, sur sept mille quatre cent quinze aliénés admis dans divers établissemens d'Angleterre, d'où les malades sont, en général, renvoyés au bout d'un certain temps, comme incurables ou non guéris, il n'est mort que six cent soixante-seize individus. M. Esquirol porte la mortalité parmi les maniaques à un sur vingt-cinq par an, parmi les monomaniaques, à un sur seize, et parmi les aliénés en démence, à un sur trois. Cette dernière proportion me paraît trop forte, surtout considérée d'une manière générale.

On a pu être étonné du grand nombre d'aliénés qui meurent dans les hospices de Paris, la première année de leur admission; mais l'examen superficiel auquel sont soumis ces malades pour y être reçus, fait qu'on y envoie beaucoup de délirans affectés de phlegmasies graves des organes encéphaliques, thoraciques ou abdominaux, qui cessent de vivre peu de temps après leur entrée. Il ne faut pas cependant croire que l'affection cérébrale chez les aliénés soit absolument sans danger et sans influence sur la mortalité de ces malades. Dans quelques cas de manie très-aiguë, dont on ne parvient point à arrêter le cours, les malades, agités jour et nuit, maigrissent progressivement, tombent dans le marasme, et périssent dans l'espace de plusieurs mois; quelques-uns meurent en quelques heures de congestions cérébrales, avec ou sans convulsions. Je ne parle pas des aliénés qui se laissent mourir de faim ou qui se tuent par suite d'idées fausses ou de craintes chimériques; ce ne sont là que des effets accidentels de la folie. Lorsque la manie et la monomanie sont passées à un état chronique incurable, si le malade ne succombe point trop tôt à une affection accidentelle, l'excitation et l'agitation cessent peu à peu, les facultés intellectuelles s'affaiblissent, et les aliénés tombent ainsi dans la démence : cet état est, en effet, le dernier terme de toutes les aliénations mentales. (Esquirol.) La démence s'établit plus ou moins promptement; tantôt brusquement, plus souvent par une progression lente et graduelle. Des aliénés sont en démence dès le début de la maladie, d'autres après plusieurs mois, après quelques années; il en est qui restent maniaques ou monomanes un grand nombre d'années avant de passer à la démence. L'affaiblissement des facultés mentales finit par être accompagné, chez la plupart des aliénés, d'un état de paralysie musculaire plus ou moins général. Les premiers muscles qui manifestent cet accident sont ceux de la langue : les malades ont la parole embarrassée, d'abord si légèrement qu'il faut être très-exercé pour y faire attention; ils parlent déjà avec beaucoup de difficulté, qu'ils se servent encore avec assez de liberté de tous les autres muscles. Cependant tous leurs mouvemens s'affaiblissent; ils marchent avec peine et en chancelant, ils se tiennent courbés en avant; enfin, avec le temps, leurs jambes ne peuvent plus les porter, les bras se meuvent avec peine, la langue n'articule plus de mots, et les malades restent continuellement assis ou couchés. Mais, en général, les mouvemens des yeux, des paupières, des muscles qui exécutent la mastication, la déglutition et la respiration, conservent leur action. Les sphincters de la vessie et du rectum finissent par ne plus retenir l'urine dans la vessie, ni les matières fécales dans le rectum. Souvent un côté du corps est plus paralysé et plus faible que l'autre; mais on n'observe presque point d'hémiplégies isolées. On voit de ces paralytiques boire, manger, dormir, acquérir de l'embonpoint et de la fraîcheur, ne conservant plus de la vie de relation que quelques sensations rares et isolées. Tôt ou tard cependant le travail morbide du cerveau fait des progrès : le malade éprouve quelquefois des congestions apoplectiformes à plusieurs reprises et à des intervalles variables, et finit enfin par succomber; ou bien l'affection chronique de l'encéphale conduit lentement et progressivement au marasme et à la mort. La folie se termine donc *naturellement* d'une manière funeste, 1° par l'effet d'une irritation très-aiguë du cerveau, avec ou sans phénomènes de congestion brusque vers cet organe; 2° par l'effet d'une irritation chronique, avec ou sans phénomènes apoplectiformes.

Mais tous les aliénés ne meurent pas des suites de l'affection du cerveau; les autres organes peuvent aussi être atteints de maladies mortelles, qui empêchent même la folie d'arriver à sa terminaison naturelle. Les phlegmasies aiguës des organes thoraciques ou abdominaux sont, en général, assez rares; en revanche, les phlegmasies chroniques des plèvres, des poumons et de la muqueuse gastro-intestinale sont très-fréquentes, surtout dans les hospices, où les malades, souvent mal vêtus et à peine chauffés, sont soumis presque continuellement à l'influence pernicieuse du froid humide pendant l'hiver; le scorbut, qui ne s'observe presque jamais chez les gens riches, est de même très-commun dans les quartiers bas, humides et mal aérés des asiles d'aliénés consacrés aux pauvres. On observe aussi quelques diarrhées abondantes et de longue durée, qui paraissent provenir d'un excès d'exhalation intestinale, plutôt que d'une entérite, puisqu'à l'ouverture du corps on trouve la muqueuse pâle, sans ulcération, sans altération manifeste. Le phénomène contraire, la constipation, accident très-fréquent chez les aliénés paralytiques, résulte presque toujours de l'atonie du gros intestin; à l'autopsie on trouve cet organe distendu et rempli de matières fécales réduites en boules d'une consistance remarquable, avec ou sans traces de phlegmasie. Si l'on n'a pas soin d'en débarrasser le rectum, elles le distendent de manière à remplir toute l'excavation du bassin. Outre les influences générales communes aux aliénés aussi bien qu'aux personnes qui vivent avec eux, beaucoup de ces malades ressentent les funestes effets de la masturbation, à laquelle ils se livrent avec fureur, ceux non moins funestes du chagrin que leur cause la perte de leur liberté, l'isolement dans lequel ils vivent, certaines idées fausses qui les affligent, etc. : quelques-uns parviennent à se laisser mourir d'inanition.

Le diagnostic des maladies accidentelles, chez les aliénés, présente souvent de grandes difficultés. D'une part, certains de ces malades se plaignent continuellement de maux qu'ils n'ont point, trompés comme ils le sont par des sensations fausses; de l'autre, des aliénés sont atteints des affections les plus graves, et n'en disent pas un mot, soit parce que ces affections sont latentes et ne les font pas souffrir, soit parce que le trouble de l'intelligence ne permet pas aux sensations d'arriver jusqu'au centre de perception. Sous ce dernier rapport, la médecine des aliénés est beaucoup plus obscure que celle des enfans en bas âge, puisque ces derniers ressentent leurs souffrances, et les expriment par leurs vagissemens. Lorsqu'on voit un aliéné qui était agité, furieux, devenir morose, taciturne, perdre en même temps l'appétit, chercher le repos, avoir un air abattu et souffrant, il faut l'examiner de près, car il est menacé d'une maladie aiguë. Le développement des accidens apprend bientôt le siége et la nature du mal, et par conséquent, quelle espèce de moyens on doit lui opposer. Mais les affections chroniques sont tellement lentes dans leur marche, et cachées dans leurs symptômes, qu'elles arrivent souvent à un degré très-avancé sans qu'on se doute de leur existence, à moins qu'on n'ait exploré les organes alors même qu'on ne soupçonnait pas qu'ils pussent être malades. On trouve des poumons farcis de tubercules, creusés de cavernes, d'abcès, atrophiés, etc., sur des cadavres d'individus qui n'avaient ni toussé ni craché, ni éprouvé de douleur ou de dyspnée pendant la vie; ils s'étaient peu à peu affaiblis, alités; et, après un état de marasme toujours croissant, ils avaient succombé. La désorganisation des poumons n'avait été reconnue qu'à l'aide de la percussion et de l'auscultation. Il ne faut donc pas attendre que les aliénés se plaignent, pour songer à veiller à la conservation de leur existence.

§ IV. Peu de maladies ont excité davantage que l'aliénation mentale la curiosité et le zèle des médecins et des philosophes, pour en découvrir les causes dans le cerveau. En cherchant les causes de la folie, on prétendait trouver celles de la raison. Cependant les recherches multipliées dans tous les temps n'ont appris que bien peu de chose de satisfaisant sur les apparences morbides du cerveau des aliénés. Les résultats publiés par Willis, Morgagni, Greding, Meckel, Haslam, M. Esquirol, etc., sont souvent contradictoires, et sont toujours insuffisans pour établir les rapports du delire avec les altérations organiques : c'est à tel point, que la croyance générale des médecins à cet égard est qu'on ne trouve presque jamais rien dans les organes encéphaliques chez les fous. Cette opinion n'est pourtant pas fondée; mais, comme la plupart des auteurs disent, après avoir fait l'exposé des traces d'altération qu'ils ont observées dans la tête, que ces lésions ne peuvent expliquer la folie, on confond la conséquence du raisonnement avec le résultat de l'observation, et l'on répète que l'on ne trouve rien dans les cerveaux d'aliénés. Consultons les faits. Quoique Morgagni n'ait disséqué que fort peu de cerveaux d'aliénés (sept ou huit; *voyez* sa 8e *lettre*), cet excellent observateur note cependant plusieurs altérations morbides de cet organe. Il dit avoir trouvé presque toujours la substance des hémisphères cérébraux assez ferme, et celle du cervelet beaucoup plus molle; il n'attache pas cependant une grande importance à cette augmentation de consistance de la substance cérébrale, attendu que ce même caractère s'est rencontré sur des individus qui n'avaient point été aliénés, et que des aliénés ne l'ont pas présenté. Dans un cas, Morgagni a trouvé la substance blanche des hémisphères cérébraux ferme et brunâtre, et ses vaisseaux sanguins, ainsi que les plexus choroïdes, très-engorgés; dans un autre, il note la dureté des hémisphères, le ramollissement de la voûte à trois piliers, l'engorgement des vaisseaux du cerveau, et l'adhérence de la pie-mère à la surface de cet organe, à celle du cervelet et de la moelle allongée; dans un troisième, il signale l'injection des méninges et des plexus, la fermeté du cerveau, la mollesse du cervelet. Il fait quelquefois mention de collections séreuses existant dans les réseaux de la pie-mère ou dans les ventricules, il parle de lésions de la prétendue glande pinéale, etc. Parmi les altérations encéphaliques indiquées par Greding, on distingue particulièrement les suivantes : crâne épais, partiellement ou généralement, cent soixante-sept fois sur deux cent seize sujets maniaques, soixante-dix-huit sur cent cadavres de furieux, vingt-deux sur trente têtes d'imbéciles, sans compter les cas où les os étaient denses sans être épais; plexus choroïdes contenant des vésicules hydatiformes, quatre-vingt-seize fois sur des furieux, et vingt-quatre sur des mélancoliques; cerveau exhalant une odeur fétide, quoique *sain*, quatre fois sur vingt-neuf cas de fureur; cerveau ramolli (*pultaceum*), cinquante et une fois sur cent cas, surtout de manie compliquée d'épilepsie; couches optiques atrophiées, sur deux individus en démence. Cet auteur parle encore de diverses autres dispositions morbides de l'encéphale ou de ses membranes, telles que : dure-mère très-adhérente au crâne, pie-mère épaissie et bleuâtre, ventricules dilatés ou rétrécis, desséchés ou remplis de sérosité, corps quadrijumeaux affaissés et mous, concrétions osseuses ou pierreuses dans le cervelet, etc. Haslam assure que l'aliénation mentale, sous quelque forme qu'elle se présente, est *toujours* accompagnée d'altérations dans les organes encéphaliques, et pense que c'est dans ces altérations qu'il faut chercher la cause primitive du trouble de l'intelligence. Haslam a publié, avec détails, trente observations de folie avec l'ouverture du corps; il signale les lésions suivantes : péricrâne peu adhérent au crâne, neuf fois; disposition contraire, quatorze fois; os du crâne plus épais qu'à l'ordinaires trois fois, moins épais trois fois, diploïques une fois, très-injectés de sang une fois; dure-mère très-adhérente aux os, deux fois, peu adhérente deux fois; substance cérébrale ferme, neuf fois, molle quatre fois, naturelle dix-sept fois; collection séreuse entre les méninges, seize fois, dans les ventricules latéraux dix-huit fois. Cet auteur dit avoir vu souvent les tégumens de la tête très-relâchés à la suite des accès de fureur.

M. Esquirol trace ainsi les dispositions des organes encéphaliques observées sur un grand nombre de cadavres : crânes minces diploïques, sept, éburnés cinq, injectés trois; crânes épais diploïques, douze, éburnés dix, injectés vingt-neuf; crânes irréguliers relativement aux divers diamètres et à la cavité des deux moitiés de la boîte osseuse, vingt-neuf; méninges épaissies, onze, injectées dix-neuf; artères basilaires ossifiées, cinq; cerveau dense, quinze; cerveau mou, vingt-neuf; cervelet dense, douze; cervelet mou, dix-sept; substance grise abondante, cinq; substance grise décolorée, quinze; substance blanche injectée, dix-neuf; adhérences de la membrane qui revêt les ventricules, cinquante-quatre; collections séreuses fréquentes entre la pie-mère et l'arachnoïde, ainsi que dans les ventricules; plexus choroïdes offrant presque toujours des kystes séreux. Diverses autres altérations, telles que des tumeurs, des kystes, des ramollissemens partiels, des ossifications de l'arachnoïde, etc., sont encore indiquées. Nous ajouterons que M. Esquirol ayant fait une collection nombreuse de crânes et de bustes d'aliénés, pourra publier un jour des renseignemens précieux sur les rapports de la forme de la tête avec les différens désordres de la pensée, et éclairer ainsi plusieurs points de la doctrine physiologique des fonctions du cerveau, enseignée par le docteur Gall. Nous avons cité ailleurs (article ENCÉPHALITE) deux cas de folie aiguë observés par

M. Esquirol, qui présentèrent à l'autopsie cadavérique les traces d'une phlegmasie intense du cerveau. Le docteur Gall prétend que, dans la folie chronique, le cerveau s'amaigrit, les circonvolutions deviennent plus étroites, tout l'encéphale se rapetisse; que la lame interne des os du crâne suit l'affaissement du cerveau, et que ces os deviennent plus épais et en même temps plus denses, plus compactes, semblables à la matière de l'ivoire; M. Gall prétend surtout que les os du crâne sont denses, pesans, éburnés, épais, dans la mélancolie suicide chronique. M. Spurzheim assure que dans les folies avec une très-grande activité des facultés, chez les enfans précoces qui perdent les manifestations des facultés intellectuelles après les fièvres dites cérébrales, dans les démences qui ont succédé à la manie ou à la mélancolie, chez les aliénés qui sont morts d'apoplexie, il a *toujours* remarqué des altérations organiques dans la substance cérébrale, dans les vaisseaux encéphaliques, dans les méninges ou dans le crâne.

Nous avons exposé ainsi les particularités que nous avons remarquées dans les têtes d'aliénés : quelques crânes comme contournés, une moitié étant plus en avant, et l'autre plus en arrière; quelques autres développés inégalement, plus bombés d'un côté, ordinairement à droite; plusieurs ayant le diamètre latéral de même étendue que l'antéro-postérieur, et la voûte très-élevée; les cavités de la base offrant des inégalités, celles d'un côté étant plus grandes que celles de l'autre; un vingtième environ de crânes épais, partiellement ou généralement, quelquefois seulement au coronal : certains avaient près de cinq lignes d'épaisseur; plus souvent les os ont été trouvés très-durs, très-blancs, sans diploé, ressemblant quelquefois à de l'ivoire; on en voit, au contraire, qui sont presque entièrement diploïques et d'une extrême légèreté. Dure-mère rarement altérée, quelquefois très-adhérente au crâne, dans plusieurs cas paraissant épaissie, dans trois autres offrant des ossifications dans son grand repli; arachnoïde laissant voir çà et là, dans certains cas, des plaques rouges ou grisâtres et inégales, des couches couenneuses. J'ajouterai que le plus souvent cette membrane est lisse et transparente, que quelquefois elle est épaissie, opaque et résistante, sans être dépolie à sa surface libre. Pie-mère injectée, ses vaisseaux rouges et durs; la même membrane épaissie, infiltrée de sérosité, ce qui forme une couche d'une ligne ou plus d'apparence gélatineuse; mais cette couche n'est formée que d'eau limpide qui s'écoule lorsqu'on pratique une incision. Volume du cerveau quelquefois moindre que ne paraît le comporter la cavité du crâne; quelques cerveaux sont très-fermes, se coupent avec difficulté; la substance blanche est comme glutineuse, élastique, et se laisse distendre avant de se rompre; plus souvent le cerveau est mou, et quelquefois alors la substance grise est blafarde, jaunâtre, et l'autre substance est d'un blanc sale; en sorte qu'elles semblent se confondre par la couleur, et un peu par la consistance : les circonvolutions sont quelquefois plus petites, écartées par de la sérosité et par la pie-mère épaissie; cavités intérieures du cerveau paraissant, sur des sujets, très-grandes, et très-petites sur d'autres, souvent remplies d'une sérosité ordinairement claire et limpide; plexus choroïdes en général vides de sang, décolorés, souvent remplis de vésicules hydatiformes; ramollissemens partiels du cerveau; érosions, ulcérations de la surface des ventricules; tumeurs carcinomateuses; cervelet ordinairement plus mou que le cerveau, quelquefois ramolli partiellement, et réduit en putrilage. Mésocéphale, moelle allongée et moelle épinière très-rarement altérés. Nous avons eu l'occasion d'observer, avec M. Mitivié, plusieurs cas de folie aiguë terminée par la mort au bout de plusieurs mois, dans lesquels nous vîmes une injection sanguine considérable, avec augmentation de consistance manifeste du tissu cérébral, et plusieurs autres de folie chronique avec paralysie générale et accès épileptiformes ou apoplectiformes, dans lesquels la surface des circonvolutions était ramollie et adhérente à la pie-mère. MM. Delaye, Foville et Pinel-Granchamp, internes de la Salpêtrière, disent avoir observé des altérations manifestes de la *substance grise extérieure* du cerveau, dans tous les cas où il y avait eu désordre intellectuel continué jusqu'à la mort. Ainsi, chez la plupart des aliénés, ils ont rencontré tantôt des marbrures d'un rouge plus ou moins vif dans la substance grise superficielle, tantôt une augmentation de consistance, ou bien une mollesse remarquable de la même partie, souvent des adhérences partielles de la méningine à la surface du cerveau, particulièrement en avant; d'autres fois de semblables adhérences si intimes dans toute l'étendue de la substance corticale, qu'en enlevant la membrane, on enlevait une épaisseur remarquable de la substance grise extérieure. La coloration rouge intense de la substance corticale correspondait aux symptômes aigus d'aliénation : dans la démence, au contraire, il n'existe le plus souvent que des marbrures légères disséminées; et, dans leurs intervalles, la substance grise est très-pâle, plus molle ou plus dense que dans l'état naturel; souvent aussi elle semble diminuée d'épaisseur; dans quelques cas, on ne voit plus distinctement les limites des deux substances du cerveau. (Ces faits sont consignés dans l'ouvrage de M. Rostan sur le ramollissement du cerveau, 2e édition.) M. Bayle a rapporté six exemples de démence avec paralysie générale, dans lesquels la pie-mère était adhérente à la surface ramollie du cerveau, dont elle enlevait des portions lorsqu'on l'en détachait.

En résumé, les altérations céphaliques les plus remarquables, observées jusqu'ici chez les aliénés, sont les suivantes : 1° os du crâne quelquefois épais, quelquefois sans diploé, denses et éburnés, quelquefois spongieux et légers; inégalités dans la forme de la cavité crânienne; 2° injection, épaississement, infiltration séreuse de la pie-mère, écartement et amincissement des circonvolutions cérébrales; 3° surface du cerveau ramollie et adhérente à la pie-mère, de manière que celle-ci en entraîne des parcelles lorsqu'on l'enlève; injection de la substance cérébrale, couleur rouge de la grise, marbrures violacées de la blanche, augmentation de consistance de l'une et de l'autre; décoloration et mollesse générale du cerveau, substance grise jaunâtre, substance blanche d'un blanc sale; collection séreuse dans les ventricules, particulièrement dans les latéraux; ramollissemens partiels. Les autres altérations sont beaucoup moins communes; la protubérance annulaire et les quatre gros troncs nerveux qui en partent, la moelle allongée et la moelle épinière, sont très-rarement lésés d'une manière appréciable.

Les autres organes sont fréquemment le siége d'altérations diverses, relatives aux maladies dont ils étaient affectés avant la mort. Les plèvres et les poumons, ainsi que la muqueuse gastro-intestinale, sont souvent affectés de phlegmasies chroniques; les plèvres offrent des adhérences, des éruptions, des fausses membranes, contiennent des liquides séro-purulens ou sanieux; les poumons présentent des tubercules, des masses indurées, des abcès, des cavernes, des atrophies, des transformations graisseuses; la muqueuse gastro-intestinale est injectée, épaissie, ulcérée, dans une portion plus ou moins considérable, soit seulement dans l'estomac, ou dans l'intestin grêle, ou dans le gros intestin. Le cœur est rarement affecté. Les replis du péritoine sont souvent relâchés d'une manière très-remarquable, et le paquet intestinal se précipite au bas de la cavité abdominale. Je crois que cette disposition est la cause de l'obliquité du colon, notée par M. Esquirol comme très-fréquente chez les mélancoliques. Le foie varie beaucoup sous le rapport de la couleur, du volume et de la consistance, dans une foule de cas où l'on ne peut pas dire s'il est, ou non, malade. On trouve rarement dans cet organe des tubercules, des abcès; la désorganisation graisseuse est peut-être plus fréquente; une fois on a trouvé un énorme kyste rempli d'hydatides. Il n'est pas rare de rencontrer des calculs dans la vésicule biliaire. L'utérus et ses annexes ne sont pas souvent le siége de lésions remarquables; les ovaires donnent quelquefois naissance à des kystes séreux, et l'utérus à des tumeurs fibreuses et osseuses plus ou moins considérables. Les reins sont à peu près toujours sains.

§ V. 1° Les sensations proprement dites sont, en général, naturelles chez les aliénés; et lorsque quelques-unes sont lésées, c'est ordinairement partiellement, et on dirait dans leurs rapports avec les facultés supérieures de l'entendement : la plupart des aliénés, les idiots eux-mêmes, voient, entendent, goûtent, ont froid, ont faim, etc., à peu près comme les personnes saines d'esprit. Lorsqu'il existe des sensations fausses, ce qui paraît prouver que l'erreur ne prend pas sa source dans les organes des sens, c'est que ces organes sont sains, et exercent d'ailleurs très-bien leur fonction propre. On ne peut donc pas rapporter toutes les actions de relation à une faculté unique, la *sensibilité*, comme l'ont prétendu certains auteurs. Il y a donc, d'après le fait précité, au moins deux facultés de relation : celle qui préside aux sensations simples, et celle qui préside aux opérations intellectuelles et morales. 2° Bien plus, le trouble de ces dernières opérations n'est presque toujours que *partiel*. Dans les cas mêmes où le délire est le plus général, le *sentiment de la conscience* existe; il perçoit souvent le désordre des autres sentimens, des autres facultés; le malade sent alors qu'il a l'esprit aliéné : après la guérison, la plupart des impressions qui ont été réfléchies, en quelque sorte, par la conscience, sont rappelées par le souvenir. Dans ces mêmes cas, le désordre de l'intelligence est, en général, plus marqué dans un sens, et le malade est encore raisonnable sous beaucoup de rapports. Les sensations simples sont souvent appréciées; le malade reconnaît ses alimens, son lit, les allées du jardin, les pièces d'un jeu, etc. Mais ce sont surtout les monomanes qui nous présentent des désordres partiels bien tranchés dans l'entendement : ici, vous voyez des malades qui déraisonnent sur une idée, sur une ou plusieurs séries d'idées, et qui, sous tous les autres rapports, conservent une mémoire excellente et le jugement le plus sain, qui montrent, à côté d'une faculté pervertie ou éteinte, un talent éminent et parfaitement conservé. D'un autre côté, vous rencontrez des aliénés dans un état de démence très-avancé, dont l'intelligence, affaiblie sous presque tous les rapports, ne manifeste plus que des combinaisons sans suite, et qui cependant, outre les sensations simples et le sentiment de la conscience, conservent la mémoire des choses passées, au point de les rappeler avec précision, et d'en faire le sujet de conversations suivies. Il n'est pas rare non plus d'observer des aliénés en démence presque complète, qui font de la musique, qui jouent très-bien des jeux difficiles, etc. Ces faits, et beaucoup d'autres, prouvent incontestablement que la pensée se compose de plusieurs facultés primitives et distinctes. 3° M. Pinel a voulu appliquer la division des facultés intellectuelles et affectives, admise par la plupart des métaphysiciens, en citant des exemples de lésions isolées ou prédominantes de la perception, de la mémoire et du principe de l'association des idées, du jugement, de l'imagination, des passions et du caractère moral. M. Esquirol pense que dans la manie il y a désordre primitif des *facultés intellectuelles*, entraînant le délire des passions et des déterminations, tandis que dans la monomanie il y a délire des *facultés affectives*, entraînant le trouble et le désordre de l'intelligence. Ce médecin cherche ailleurs à ramener toutes les altérations de l'entendement à une lésion de l'attention. M. Gall a très-bien montré, en analysant les faits cités par M. Pinel, que les conclusions tirées de ces faits ne sont pas exactes. La perception, le jugement, l'imagination, le caractère, les passions, etc., aussi bien que l'attention, peuvent être lésés ensemble ou séparément sous différens rapports, et ne présenter aucun trouble sous plusieurs autres; ce qui prouve, suivant M. Gall, que l'attention, le jugement, l'imagination, etc., au lieu d'être des facultés primitives, ne sont que des attributs généraux ou des modes d'action de ces dernières. Quoique l'opinion émise par M. Esquirol, relativement au caractère de la manie et à celui de la monomanie, soit généralement vraie, elle ne l'est cependant pas d'une manière absolue. On voit, en effet, des délires exclusifs bornés aux facultés intellectuelles, et des délires généraux commencer par le désordre des passions. En faisant l'histoire des vingt-sept facultés qu'il admet comme primitives, M. Gall cite des exemples de l'état d'aliénation de chacune d'entre elles. On observe des monomanies principalement caractérisées par des *désirs vénériens excessifs*, par *l'absence du sentiment de l'attachement*, par *la vanité ou l'orgueil*, par un *penchant à la querelle*, *à la rixe*, *à déchirer ou à détruire*, par *l'opiniâtreté*, par *le fanatisme religieux*, etc. Les *mémoires*, les *talens* et les *diverses autres facultés* admises par M. Gall ne sont pas moins susceptibles de présenter des désordres exclusifs ou prédominans. M. Spurzheim pense que la fureur habituelle dépend d'une activité maladive de ce qu'il appelle les penchans à détruire et à combattre, et la tristesse mélancolique de ce qu'il désigne sous le nom de sentiment de la circonspection: cette opinion est aussi, je crois, celle de M. Gall. 4° La pluralité et la spécification des facultés conduisent nécessairement à la spécification et au siége des parties cérébrales qui sont affectées à leur manifestation. Quelques faits nous ont paru se trouver d'accord avec l'opinion de M. Gall sur le siége de plusieurs organes cérébraux. 5° Un caractère très-remarquable de la folie, c'est l'existence du délire sans trouble dans les mouvemens volontaires chez le plus grand nombre des malades : l'agitation et le besoin de se mouvoir, l'augmentation de l'énergie musculaire, ne constituent pas des troubles bien marqués, et ne s'observent d'ailleurs que chez le plus petit nombre. Lorsque la paralysie générale survient, ce n'est ordinairement que vers la fin de la maladie, plusieurs années après son développement. C'est ce qui nous avait fait dire que, dans cette maladie, « le cerveau, d'abord affecté presque exclusivement comme *agent intellectuel*, finit par être attaqué comme *agent nerveux;* d'où les paralysies, etc.» (*Traité de la Folie*, page 213.) et ailleurs, que « tant que la maladie se borne aux *fonctions intellectuelles* ou *à la portion de cet organe chargée de ces fonctions*, elle n'existe que dans la tête. » (*Id.*, page 437.) Ce fait n'a pas moins frappé MM. Delaye et Foville, qui, guidés par ce principe de physiologie, que des fonctions différentes doivent avoir des instrumens distincts, ont cherché à déterminer le siége du principe des *mouvemens volontaires* dans l'encéphale, et celui des *fonctions intellectuelles* : ces médecins se croient fondés à placer le dernier dans la substance grise superficielle; ils considèrent donc la folie comme une affection de celle-ci.

On a émis une foule d'opinions sur la cause immédiate ou prochaine de l'aliénation mentale; on a eu recours, selon les temps, pour expliquer la production de cette maladie, à une influence surnaturelle, à la puissance de Dieu, du diable, des génies, des esprits, des astres; à l'action de la bile, de l'atrabile ou de la pituite sur le cerveau; à l'effervescence des esprits animaux ou à leur mouvement irrégulier, à la présence dans l'organe de la pensée de matières subtiles, de vapeurs sorties de l'abdomen, etc. Cullen attribue le délire en général à l'inégalité d'excitement du cerveau, la manie à l'augmentation d'excitement, la mélancolie à l'inégalité d'excitement, avec augmentation de consistance dans la portion affectée. Suivant M. Pinel, l'aliénation mentale a, en général, un caractère purement nerveux; elle n'est le produit d'aucun vice organique de la substance du cerveau; tout, au contraire, annonce chez les aliénés une forte excitation nerveuse, un nouveau développement d'énergie vitale. Cox dit que les lésions trouvées dans le cerveau des fous paraissent dépendre d'un afflux extraordinaire du sang dans cet organe. M. Fodéré a imaginé de faire dépendre la folie de l'altération d'un principe de vie résidant principalement dans le sang. M. Esquirol pense que la lésion des forces vitales du cerveau est la cause de beaucoup de folies; cet auteur manifeste la même opinion que M. Pinel sur l'influence des lésions organiques du cerveau dans la production de cette maladie. MM. Gall et Spurzheim considèrent la folie comme étant très-souvent le résultat d'une inflammation, d'abord aiguë, puis chronique de l'encéphale; M. Gall dit en outre que la démence sénile tient souvent à l'atrophie du cerveau, dont les circonvolutions s'amincissent et s'écartent : ce médecin assure ailleurs que ce sont les fonctions vitales du cerveau qui souffrent le plus dans la manie. D'après M. Broussais, la folie provient d'un état d'irritation de cet organe. J. Frank croit que cette maladie ne forme point un genre tout-à-fait distinct des autres affections du cerveau; qu'elle est souvent, en effet, le résultat de l'encéphalite, de l'apoplexie; qu'elle se montre avec l'épilepsie, la paralysie, etc.; qu'elle éprouve des transformations diverses; enfin, que, comme ces affections, la folie peut se présenter avec les *diathèses inflammatoire*, *gastrique*, *arthritique*, *rachitique et scrofuleuse*, *carcinomateuse*, *nerveuse*. MM. Délaye et Foville rattachent l'aliénation mentale à la phlegmasie de la substance grise superficielle de l'encéphale. On admet aussi un état particulier du cerveau produit par des causes sympathiques, un état qu'on ne fait qu'indiquer vaguement, et qui serait encore moins apparent qu'une lésion vitale. Tous les auteurs sans exception, que nous sachions, ont considéré l'affection de l'organe de la pensée, chez les fous, comme étant le plus souvent le résultat d'une action sympathique, ordinairement de quelque viscère du bas-ventre. Ainsi, dans les hypothèses des anciens, nous voyons jouer le rôle principal à l'influence de la bile ou de l'atrabile, de vapeurs sombres se portant de l'abdomen au cerveau. Parmi les modernes, Dufour s'est particulièrement attaché à prouver que la folie dépend presque toujours d'une affection des plexus nerveux du bas-ventre, sans la participation du cerveau, du moins primitivement; cet auteur dit positivement que « communément le siége du mal est dans le ventre; que quelquefois il se trouve dans le cerveau, ce qui rend peut-être la maladie incurable; que l'altération du cerveau ou les dilatations de ses vaisseaux ne doivent être, en quelque façon, que les derniers effets du mal, ou une espèce de terminaison. » M. Pinel dit « qu'il semble, en général, que le *siége primitif* (la cause) de l'aliénation mentale est dans la région de l'estomac et des intestins, et que c'est de ce centre que se propage, comme par une espèce d'irradiation, le trouble de l'entendement. » M. Prost a surtout vu la cause de la folie dans l'affection de la muqueuse gastro-intestinale, et dans la présence des vers dans le canal digestif. Suivant M. Esquirol, les folies ont souvent leur siége (leur cause) dans les divers foyers de la sensibilité, placés dans les diverses régions du corps, et non toujours dans le cerveau. M. Gall est persuadé que « la cause de beaucoup de maladies mentales, susceptibles d'être guéries, se trouve dans le bas-ventre; que la cause du suicide réside très-souvent dans cette cavité. » (Tom. II, pag. 284, et tom. III, pag. 52 de son ouvrage *in*-4°.) Nous avons émis une opinion qui diffère de celles de ces auteurs, nous avons cherché à prouver que la folie a son siége primitif dans le cerveau, qu'elle est une affection idiopathique de cet organe.

Nous laissons de côté les questions relatives à l'influence des esprits ou de l'atrabile; on ne s'en occupe plus aujourd'hui. L'admission de lésions vitales ou nerveuses ne signifie rien, sinon qu'on ignore la nature réelle du mal, la modification cérébrale qui le produit. D'un autre côté, nous pensons, avec la plupart des observateurs, que les lésions dites organiques, les désorganisations qu'on trouve dans les cerveaux des fous, ne sont pas la cause immédiate de la folie, mais seulement un des effets d'une cause moins apparente. La cause immédiate de cette maladie doit être trés-légère, si l'on en juge par les résultats ordinaires des ouvertures de corps, joints à ceux de l'observation des symptômes; les *désorganisations* du cerveau sont rares, surtout avant le passage de la maladie à l'état de démence avec paralysie, et les fontions intellectuelles de l'aliéné sont le plus souvent peu profondément altérées. Haslam assure, comme nous venons de le voir, que la folie, sous quelque forme qu'elle se présente, est *toujours* accompagnée de quelques altérations dans l'organisation du cerveau ou de ses différentes parties, et que c'est dans ces altérations qu'il faut chercher la cause du désordre de l'esprit. Nous croyons que les recherches anatomiques faites sur les cerveaux des fous produiront des résultats de plus en plus satisfaisans, et que si l'on tient compte d'une foule de changemens dans la coloration, la consistance, les rapports des différentes parties de cet organe, on dira rarement qu'on n'y a rien trouvé. M. Esquirol a dit avec raison que la mortalité des fous dépend de plusieurs circonstances locales, et qu'il est bien important de distinguer le produit des maladies auxquelles succombent les aliénés, d'avec ce qui appartient à l'aberration mentale. Des aliénés vivent plusieurs années, se portant bien du côté des fonctions nutritives; ils sont soumis à des influences diverses qui les atteignent comme elles atteindraient d'autres individus; à l'ouverture du corps, on trouve peu de chose dans le cerveau, et de profondes altérations ailleurs : en doit-on conclure que ces dernières sont la cause de la folie ? Analysons quelques exemples semblables, consignés dans la thèse de M. Scipion Pinel, et recueillis il y plus de vingt ans sous les yeux de son illustre père. Observation 7e : femme âgée de cinquante-sept ans ; esprit faible et superstitieux toute la vie. A cinquante et un an, commencement de démence; à cinquante-trois, chagrin vif, délire mélancolique ; à cinquante-quatre ans, toux habituelle, expectoration purulente ; mort au bout de quatre ans et demi. Doit-on attribuer la folie de cette femme aux lésions du poumon et de l'utérus que présenta son cadavre, comme le fait M. Pinel ? Obs. 8e : femme âgée de quarante-sept ans ; premier accès de manie à *dix-neuf ans*, un second à trente-quatre ans, et un troisième à quarante et un ans. Est-ce bien à la lésion des poumons, de la rate et des ovaires, trouvée à l'ouverture du corps, qu'était due la folie de cette femme ? ou plutôt cette lésion, qui ne datait certainement pas de l'invasion du premier accès, n'était-elle que le résultat d'influences locales ? D'ailleurs, le cerveau et ses membranes étaient injectés, les os du crâne épais et injectés aussi. Les huit ou dix autres faits rapportés par l'auteur, comme des exemples de folie sympathique, ne nous paraissent pas plus concluans : nulle part il ne tient compte de la nature de la cause excitante, de la succession des désordres, de la durée de la vie du malade, des circonstances accessoires dans lesquelles on le place, etc.

La cause immédiate de l'aliénation mentale n'est vraisemblablement pas toujours la même. J. Frank voit dans les résultats de l'autopsie cadavérique de l'encéphale des preuves manifestes de l'existence d'un état inflammatoire ; tels sont l'épaississement des méninges, les fausses membranes, l'injection sanguine des vaisseaux cérébraux, la dureté, l'ulcération, la gangrène (le ramollissement) du cerveau, les collections séreuses des ventricules ; ajoutez à cela, dit-il, que la plupart des causes excitantes de la folie, telles que la colère, les excès d'étude, les veilles, l'ivresse, l'insolation, les coups sur la tête, etc., sont des causes ordinaires des maladies inflammatoires, et surtout de la phlegmasie de l'encéphale ; comparez à ces lésions et à ces causes les symptômes de plusieurs espèces de folie, particulièrement celles où dominent l'orgueil, la religion, l'amour ou la fureur, tels que la rougeur des yeux, la chaleur générale, la force du pouls, l'irritabilité des sens, etc., et vous ne craindrez pas d'appeler ces folies *inflammatoires*. Nous croyons cette opinion fondée dans beaucoup de cas ; ou du moins nous pensons que si, dans le principe, il n'existe pas une phlegmasie véritable, il faut bien admettre que c'est un état d'irritation qui n'en diffère que par l'intensité, qui revêt plusieurs des caractères de l'inflammation, et qui finit le plus souvent, avec le temps, par en développer presque tous les effets. Cependant on ne saurait disconvenir que le peu de danger et la longue durée de la folie, même très-aiguë d'abord, ne soient deux caractères qui ne se retrouvent pas dans les phlegmasies des viscères importans. Mais ne peut-on pas admettre d'autres causes? par exemple, l'inégalité de force, d'énergie, d'action entre les divers organes cérébraux ; l'atrophie de l'encéphale, par suite des progrès de l'âge ou d'une irritation antérieure; la guérison de cet organe atteint d'aliénation, celles de ses facultés qui étaient affectées restant oblitérées; l'adhérence de la pie-mère à la surface du cerveau, la compression exercée sur cet organe par l'épaississement de la pie mère ou des autres membranes, et par les collections séreuses? Quelques faits porteraient à croire que l'affaiblissement de la stimulation sanguine pourrait être aussi la cause du délire. Un fait observé par M. Desmoulins, et qui tendrait à prouver que la démence sénile pourrait quelquefois dépendre d'une sorte d'atrophie du cerveau, c'est que, passé l'âge de soixante ans environ, cet organe commence à diminuer de volume. Nous reviendrons sur ce sujet en traitant des indications curatives.

La première chose dont sont surtout frappées les personnes qui voient des aliénés, c'est le bon état des fonctions nutritives, chez presque tous ces malades, comparé au désordre de leur intelligence. M. Esquirol, partisan des folies sympathiques, avoue cependant que, dans la monomanie, la vie organique est en bon état; que, dans la démence, les fonctions de la vie organique conservent leur intégrité; que, quand la manie tend vers la démence, cette fâcheuse terminaison s'annonce par le rétablissement des fonctions organiques et par l'obésité. Cette apparence d'un état satisfaisant de santé des organes de la nutrition, qui peut persister des années, la nature et le mode d'action des causes les plus ordinaires de la folie, le développement insensible des troubles de la raison, qui ne sont bien souvent qu'une sorte d'exagération du caractère de l'individu, la succession des désordres, la durée de la maladie, sa terminaison naturelle par la démence et la paralysie, état presque toujours accompagné d'une suractivité dans les fonctions nutritives, les heureux effets du traitement moral, la source des affections accidentelles des organes thoraciques et abdominaux, et même les résultats des ouvertures de corps légitimement interprétés; toutes ces circonstances nous ont appris que l'affection du cerveau qui produit l'aliénation mentale, affecte primitivement et souvent exclusivement cet organe. M. Falret, qui a adopté cette même opinion sur le siége primitif de la folie, croit qu'elle doit exercer la plus heureuse influence sur le traitement des maladies mentales. M. Bayle, ancien interne de la maison d'aliénés de Charenton, admet que la folie est *le plus souvent* idiopathique, et *quelquefois* cependant symptomatique; et parmi les causes de celles-ci, M. Bayle range des arachnitis chroniques, que nous avons reconnues, dans un autre article, pour être des encéphalites; d'ailleurs, l'aliénation qui dépendrait d'une arachnitis aurait toujours son siége dans la tête. M. Voisin a paru se ranger à cette opinion, en cherchant à démontrer, par l'interprétation des faits, que les troubles menstruels sont l'effet et non la cause de la folie. Cette opposition aux anciennes opinions généralement reçues mérite au moins que les praticiens ne dédaignent pas de s'occuper de nouveau de la recherche de la vérité. Personne ne nie pour cela que le cerveau, même celui des aliénés, ne soit influencé par l'état des autres organes, par l'écoulement menstruel, par une maladie accidentelle, etc.; personne ne se refusera non plus à admettre l'existence de faits contraires à des opinions qui ne doivent être que l'expression même des faits. Bien plus, le médecin éclairé donnera toujours le conseil d'interroger tous les organes des malades, de faire attention à tous ceux dont les fonctions seraient dérangées, et de traiter, dans ce cas, l'effet aussi bien que la cause, pour ne pas commettre de méprise préjudiciable à la santé du malade.

§ VI. La folie peut être confondue, à son début, avec certaines affections du cerveau accompagnées de délire. Un état d'ivresse presque habituel, l'empoisonnement par quelques plantes narcotiques, l'encéphalite, les phlegmasies des divers organes, causent quelquefois un état de trouble de l'intelligence ou de délire qui se rapproche plus ou moins du délire de la folie; dans l'hypocondrie les désordres de l'intelligence ont souvent beaucoup d'analogie avec quelques-uns de ceux de l'aliénation mentale; Enfin, cette maladie peut être simulée, dissimulée, imputée ou méconnue. Dans la folie *simulée*, l'individu cherche à se faire passer pour fou, dans l'intention de se soustraire à une peine qu'il a encourue, à des obligations qu'il a contractées, ce qui est plus rare; ou bien il réclame des indemnités pour des mauvais traitemens qu'il a reçus, il cherche à se faire exempter du service militaire, ou à être admis dans un asile d'aliénés. On *dissimule* l'aliénation mentale lorsqu'on a intérêt à cacher qu'un individu est ou a été fou, soit pour obtenir ou faire valider des engagemens, des conventions, des contrats, des dispositions testamentaires, soit pour lui conserver l'autorité ou le pouvoir dont il est revêtu, etc.; tantôt c'est l'aliéné lui-même qui cache avec soin ses idées, ses desseins, pour jouir de sa liberté, ou pour être surveillé d'une manière moins importune, et parvenir au but qu'il se propose, comme de se détruire, de se venger, etc. La folie est *imputée*, lorsqu'on veut faire passer un individu pour être ou pour avoir été fou, afin de le soustraire à la sévérité des lois, de faire casser des engagemens, des conventions, des contrats, des dispositions testamentaires, etc., dont il serait l'auteur; de le priver du pouvoir, de l'autorité, d'une fonction quelconque, de ses droits comme propriétaire, comme père, comme époux, comme citoyen, soit en obtenant son interdiction, ou en lui faisant donner un conseil, ou simplement en le tenant dans une maison d'aliénés. Dans la folie *méconnue*, l'aliénation n'est pas assez intense pour être reconnue ou même soupçonnée, parce que le malade ignore son état, ou parce qu'il lui reste assez de force pour le cacher. Sous tous ces rapports, il peut être également important de découvrir la vérité.

Des informations sur les habitudes antérieures de l'individu et une surveillance de quelques jours feront facilement reconnaître si le trouble de l'intelligence est l'effet de l'ivresse. La connaissance de l'ingestion de substances narcotiques lèvera également tous les doutes. Outre que le délire des maladies aiguës a des caractères propres (*voyez* DÉLIRE.), ces mêmes maladies sont, en général, accompagnées d'autres symptômes graves qui en décèlent la nature. La prostration musculaire, ou des convulsions, des alternatives de coma et de délire, l'état fébrile du pouls, l'altération profonde des traits, l'accélération des mouvemens respiratoires, etc. : ces désordres s'observent ordinairement chez les délirans, et presque jamais ou même jamais réunis chez les aliénés. Mais, dans le doute, il vaut mieux prononcer le mot *délire* que celui d'*aliénation mentale*; d'autant mieux qu'il suffira de quelques jours pour éclairer suffisamment le diagnostic, et qu'il n'y a aucun inconvénient à attendre. La folie sera distinguée de l'hypocondrie à l'article consacré à cette dernière maladie.

Dans les cas ordinaires il n'est personne qui ne reconnaisse promptement un homme dont la raison est dérangée : l'état de l'esprit, des passions, de la physionomie et des gestes du malade; la persuasion où il est ordinairement que ses facultés sont plus saines que jamais, et l'aveu qu'il fait de l'état de trouble dans lequel il se trouve lorsqu'il a conscience de sa maladie; toutes ces circonstances, dont il a été suffisamment question précédemment, décèlent assez vite l'existence de l'aliénation mentale. Mais il est des cas sur lesquels il n'est pas facile de prononcer : 1° des individus réputés raisonnables se rapprochent des aliénés sous certains rapports; 2° des aliénés conservent assez de bon sens pour paraître raisonnables.

Dans la première catégorie viennent naturellement se ranger, 1° les individus qui ont l'esprit borné ou faible, dont les connaissances sont peu étendues ou imparfaites, et qui, pour ces raisons, peuvent avoir le jugement le plus faux, les idées les plus bizarres, les opinions les plus ridicules; 2° les imbéciles qui n'ont de jugement et de raison que bien juste pour se conduire dans les actes ordinaires et faciles de la vie, mais qui n'ont point assez de discernement pour apprécier les motifs de toutes leurs actions; 3° les individus qui passent dans le monde pour être des esprits superficiels, brouillons, distraits; pour être doués d'une imagination vive, mobile, déréglée, impossible à tenir en repos; pour avoir des idées bizarres, singulières, des manières de voir particulières et extraordinaires, des manies, des lubies, des travers dans l'esprit; pour être amis du merveilleux, etc.; 4° les individus dominés, égarés par des penchans impérieux, d'un caractère emporté, difficile, surtout si leurs passions ne peuvent être dirigées ni par les lumières de la raison, ni par les préceptes d'une bonne éducation; les personnes dominées par une sorte d'instinct de fureur, sans lésion de l'entendement, dont M. Pinel a cité des exemples sous le nom de *manie sans délire*; 5° les aliénés guéris qui conservent cependant quelque chose de leur maladie, et restent susceptibles, irritables, inattentifs, etc.; 6° les individus surpris à chaque instant par des terreurs paniques, agités par des inquiétudes sans sujet, tourmentés par un état de perplexité et d'indécision continuel, etc.; 7° enfin les envies de quelques femmes enceintes, les désirs de certaines femmes nerveuses; les changemens dans le caractère, suscités par la menstruation, par l'état morbide du cerveau chez les hystériques et les hypocondriaques, etc. Dans la seconde catégorie nous comprendrons, 1° les individus chez lesquels la folie se développe d'une manière lente et imperceptible, et qui sont sous l'influence de cette maladie, souvent long-temps avant qu'on ne s'en doute; 2° certains monomaniaques, dont le délire exclusif est très-borné, et qui quelquefois conservent la raison nécessaire pour sentir le ridicule de leur idée et ne la pas manifester; 3° un degré léger de manie, dans lequel les malades ont l'esprit tendu, exalté, et babillent beaucoup sans trop déraisonner; 4° le premier degré de la démence primitive et de l'affaiblissement sénile de l'intelligence; 5° l'espèce de monomanie, assez commune chez les femmes, qui consiste presque exclusivement dans la perversion de leurs sentimens comme mère, comme épouse, etc.; 6° la folie dissimulée par le malade, comme on l'observe surtout chez les mélancoliques-suicides qui veulent tromper la surveillance, et chez les aliénés qui ont assez de raison pour reconnaître les experts par lesquels ils sont examinés; 7° la folie de courte durée qui est la suite quelquefois de l'ivresse et souvent des attaques d'épilepsie; 8° les intervalles lucides des accès de l'aliénation mentale intermittente.

Relativement aux passions, les magistrats demandent quelquefois aux gens de l'art, si un homme possédé d'une passion dominante et exclusive peut tomber dans une espèce de monomanie au point d'être privé de ses facultés intellectuelles et d'être hors d'état de réfléchir? Si une passion extraordinaire n'est pas par elle-même un signe de monomanie? Si une passion dominante et exclusive peut exciter chez un individu un dérangement d'idées qui aurait tous les caractères de la démence? Ces questions ont évidemment pour but de déterminer, 1° *si une passion violente peut être considérée comme étant un accès de monomanie*; 2° *si une passion dominante et exclusive peut exciter momentanément, c'est-à-dire durant son existence seulement, un état d'aliénation mentale.* La première question doit être résolue négativement, du moins dans l'immense majorité des cas : ce n'est point une aliénation, dans le sens attaché à ce mot, que la colère, la frayeur, l'amour, la jalousie, etc. ; l'esprit peut sans doute être subjugué, la volonté privée de toute liberté par l'effet d'une passion : mais un pareil état n'est pas une aliénation mentale. Un orgueilleux n'est pas fou parce qu'il se croit supérieur à ceux de son rang ou de sa classe ; un ambitieux n'est pas aliéné parce qu'il est dévoré de la soif des honneurs, des richesses et du pouvoir ; mais l'un et l'autre ont perdu la raison lorsqu'ils manifestent avec persuasion des idées et des désirs qui ne sont plus en rapport avec leur condition ; lorsque l'un se croit dieu, roi ; et l'autre, possesseur des richesses de toute la terre, ou d'une puissance sans borne. Quant à la seconde question, nous avons cru devoir la restreindre au fait d'une aliénation *momentanée*, et non d'une aliénation *persistante* : sous ce dernier point de vue, elle n'offrirait aucune difficulté, puisque les passions sont, de toutes les causes de la folie, les plus nombreuses et les plus puissantes. L'observation n'a point encore signalé de folie *temporaire* ou *momentanée* qui soit née et qui ait cessé avec une passion dominante ; il y a bien de grands troubles dans l'esprit lorsqu'il est agité par la colère, tourmenté par un amour malheureux, anéanti par la frayeur, égaré par le désespoir, perverti par le désir impérieux de la vengeance, etc. ; mais on n'a jamais songé à voir dans ces troubles les symptômes de la folie ; ils disparaissent avec leur cause. Quelques personnes, entre autres M. Gall, croient cependant que l'excès des douleurs de l'accouchement, joint à diverses affections morales vives et pénibles, peuvent déterminer un état d'angoisse et une sorte d'égarement momentané de la raison chez certaines femmes ; ce qui doit excuser, jusqu'à un certain point, l'attentat commis par elles sur l'enfant sorti de leur propre sein. Les magistrats peuvent encore demander aux médecins si le suicide est toujours un acte de folie. Cette question rentre évidemment dans les précédentes ; en effet, déclarer que les passions ne sont point des états de véritable aliénation mentale, c'est dire implicitement que le suicide, provoqué par elles, n'est point le résultat de cette maladie. L'homme qui se tue pour échapper à une mort ignominieuse et certaine, pour se débarrasser de maladies douloureuses, d'infirmités dégoûtantes qu'il croit incurables, pour prévenir un genre de mort qui emporterait la confiscation de ses biens et en priverait sa famille, etc.; un tel homme ne saurait être comparé à un aliéné qui fonde ses déterminations sur des erreurs manifestes. Il est néanmoins plus que probable qu'il y a parmi les individus qui deviennent homicides d'eux-mêmes beaucoup plus d'aliénés qu'on ne pense communément.

Ainsi, 1° les signes de la folie peuvent être équivoques, peu apparens, fugitifs; 2° certains états intellectuels et moraux de l'homme réputé raisonnable ne sont pas éloignés de l'aliénation, si même quelques-uns ne sont déjà des effets de cette maladie. Ne pourrait-il pas arriver que des aliénés fussent pris pour des êtres de raison, et *vice versâ*? Voyons quels moyens peuvent conduire à la découverte de la vérité dans les cas douteux. 1° On prendra des renseignemens sur l'état antérieur de l'individu; on s'informera, par exemple, s'il existe ou s'il a existé des aliénés parmi ses proches parens, s'il a déjà eu un ou plusieurs accès de folie, s'il a été soumis à une des causes fréquentes de cette maladie, et si depuis on n'a pas observé des changemens dans son caractère, ses goûts, ses habitudes, ses affections, ses opinions; dans sa conduite envers ses parens, ses amis, etc. : ces circonstances pourront faire naître des présomptions en faveur de l'existence de la maladie. 2° On étudiera attentivement l'état actuel de l'individu à l'aide de différens moyens, qui sont : *a* un ou plusieurs interrogatoires : ce moyen n'est pas toujours très-sûr; l'aliéné qui sait qu'on l'observe pour statuer sur son état, peut prendre une infinité de précautions, répondre juste à toutes les questions, surtout s'il n'a pas une idée dominante ou une passion exclusive : on a vu des aliénés dans un état de démence très-avancé, dont il a été impossible de démontrer l'aliénation par ce seul examen; *b* des témoignages, surtout de la part des personnes qui connaissent l'individu, qui l'ont suivi pendant long-temps, qui ont pu voir renouveler ses extravagances; *c* des conversations réitérées : lorsque le médecin conserve du doute, il peut demander que la personne présumée aliénée soit placée dans une maison ou dans un hospice d'aliénés, pour y être mieux étudiée par les hommes de l'art et par des individus accoutumés à voir de ces malades; *d* des lettres ou des mémoires que l'on demandera au malade, sous prétexte de lui faire rendre justice, et surtout des pièces de cette nature qu'il aura écrites sans y être excité : l'homme en démence oublie des mots, des lettres, écrit des périodes et des phrases sans liaison; le monomaniaque parle de l'objet de son délire, etc.; *e* des menaces, un traitement fatigant et même douloureux : le criminel pourra résister à tout, mais un individu qui simulerait l'aliénation par fainéantise serait bientôt guéri; cependant, de même que la plupart des aliénés se refusent à toute espèce de traitement, en criant à l'injustice, de même il peut y avoir de prétendus aliénés qui s'y refusent; *f* en plaçant l'individu de manière à ce qu'on puisse l'observer sans qu'il s'en doute : le véritable fou ne s'inquiète pas s'il est observé ou non, pour manifester son délire; il n'en est pas de même de celui qui simule la maladie. *g* Lorsqu'une personne est traitée comme aliénée, et qu'elle prétend ne pas être folle, on lui demande quels motifs on pourrait avoir de la persécuter, et alors soit qu'elle divague sur-le-champ en invoquant des motifs invraisemblables ou ridicules, soit qu'elle parle un langage raisonnable, on recueillera dès cet instant de précieux renseignemens : si un aliéné, croyant être roi, se plaint de ce qu'on l'enferme pour le dépouiller de sa couronne, le doute sera éclairci; si, au contraire, un individu se plaint avec calme, et à différentes reprises, de ses proches, s'il indique les motifs intéressés pour lesquels ils prétendent le faire passer pour fou, ce langage raisonnable, du moins en apparence, doit laisser dans le doute, et provoquer de plus amples informations. 3° On tient compte de l'état de la santé postérieurement aux actes suspectés de déraison : si l'aliénation finit par se manifester ostensiblement, on peut présumer qu'elle existait déjà à une époque antérieure de quelques mois, ou même plus, et alors on prend des renseignemens sur l'état du malade à cette époque. 4° Enfin, on s'éclaire des circonstances qui ont accompagné le délit ou le crime : l'aliéné commet un crime sans intérêt positif, et ne s'en cache point après l'avoir commis.

Ces différentes observations suffisent ordinairement pour lever tous les doutes : cependant il est des cas où il est difficile et quelquefois même impossible de prononcer. S'il s'agit d'un individu accusé d'un crime ou d'un délit, en l'acquittant, on peut toutefois le faire enfermer pour l'exclure de la société qu'il a troublée; si c'est un individu dont on provoque la séquestration ou l'interdiction, on peut rejeter provisoirement ces mesures extrêmes, et s'en tenir, au besoin, à la nomination d'un conseil judiciaire.

Pour terminer ici ce que nous avons à dire sur les questions médico-légales relatives aux aliénés, nous ajouterons un mot sur un point de la législation qui les concerne. La législation française, comme celle de tous les pays, ne parle nullement de la séquestration des aliénés avant leur interdiction. Ainsi, d'une part, les arrestations arbitraires et les séquestrations de personnes sont punies des peines les plus sévères (Code pénal, art. 341 à 344); de l'autre, la réclusion d'un aliéné ne peut être légalement autorisée que par le jugement d'interdiction : on ne peut donc, sans encourir les peines prononcées contre les arrestations arbitraires et les séquestrations de personnes, faire enfermer les aliénés dans les maisons destinées à les recevoir qu'après les avoir fait interdire. On a bien senti les vices de ces dispositions législatives, puisque partout l'autorité administrative permet la séquestration des aliénés dont la maladie est seulement constatée par des certificats de médecins, dûment légalisés. L'intérêt des malades, celui des familles, la sûreté publique, exigent souvent, ainsi que l'a prouvé M. Esquirol, que la séquestration des aliénés soit permise dès le début de la folie, et aussi promptement que possible, par conséquent bien avant qu'on ait pu remplir toutes les formalités voulues pour prononcer l'interdiction : celle-ci a d'ailleurs le grave inconvénient de rendre public un accident que les familles ont intérêt à cacher. Les questions qui se rattachent à ce point médico-légal sont de la plus haute importance; elles touchent à ce que l'homme possède de plus précieux, la liberté et l'honneur : il s'agit, en effet, de donner aux familles la faculté de faire enfermer avec la permission d'une autorité administrative tutélaire, ceux de leurs membres qui ont perdu la raison; mais en même temps il faut faire en sorte qu'on ne puisse abuser de cette faculté, et faire enfermer, sous prétexte qu'ils sont fous, des individus qui jouissent de leur raison. M. Esquirol a très-bien indiqué la plupart des difficultés que présente la séquestration des aliénés; il a insisté avec raison sur la nécessité de laisser aux familles beaucoup de pouvoir sur ceux de leurs membres qui sont fous. Ne pourrait-on pas concilier à la fois le respect pour la liberté individuelle et l'intérêt bien entendu des parties intéressées dans ces circonstances, en admettant une espèce d'interdiction provisoire, qui pourrait être prononcée sur la demande du conseil de famille, par le juge de paix assisté de deux médecins, dont l'un nommé par lui, et l'autre par la famille? Cette interdiction serait prononcée en quelques jours; elle autoriserait l'admission de l'aliéné dans une maison de force, et lui nommerait un conseil judiciaire; elle devrait être renouvelée trois ou quatre fois dans les deux ou trois premières années : alors seulement on pourrait instruire pour une interdiction difinitive. De cette manière on ne perdrait pas un temps précieux, on éviterait une trop grande publicité et beaucoup de frais; en renouvelant l'interdiction provisoire, on réparerait l'erreur qu'on aurait pu commettre; et on empêcherait qu'on ne retînt dans des maisons de fous des individus guéris : enfin, ces malades ne pouvant s'engager sans l'assistance du conseil judiciaire, ne deviendraient jamais les victimes de la mauvaise foi ou de la friponnerie.

§ VII. — La folie est une maladie extrêmement fâcheuse; elle dégrade et anéantit la raison humaine, fait de l'homme un être souvent moins parfait en apparence qu'une brute, et le réduit quelquefois à une sorte de masse végétante. Jusqu'ici rebelle dans un plus grand nombre de cas à tout moyen de traitement, elle est toujours d'une guérison difficile, souvent incomplète ou peu stable; la disposition à cette fâcheuse maladie se transmet fréquemment par voie d'hérédité dans les familles. Le médecin, appelé à prononcer sur l'état des aliénés et l'issue présumée de la folie, soit par les tribunaux, par les parens, ou enfin pour guider sa conduite dans le traitement, tire les motifs de son jugement de la considération des causes de la maladie, de son mode d'invasion, de ses symptômes, de sa marche, de sa durée, de ses complications. 1° L'hérédité, l'âge avancé, l'habitude de la masturbation ou de l'ivrognerie, les excès vénériens, surtout chez les vieillards, un caractère naturellement vain et orgueilleux, les résultats d'une mauvaise éducation, un esprit faible ou une intelligence développée et très-active, des sentimens exaltés, une sensibilité morale très-vive, sont autant de circonstances qui rendent les chances du succès moins favorables. Suivant la remarque de M. Esquirol, les enfans seront moins exposés à la folie, s'ils sont nés avant que leurs parens soient devenus aliénés, et si la maladie n'a atteint que le père ou que la mère. L'âge le plus favorable pour la guérison est de vingt à trente ans; passé cinquante ans, les guérisons sont rares. (Esquirol.) Les causes morales qui agissent promptement (la colère, la frayeur, le désespoir, etc.) sont une circonstance favorable de guérison; celles qui agissent lentement (les chagrins domestiques, les scrupules religieux, etc.)

laissent moins de chances de succès. (Esquirol.) Les folies à la suite de couches guérissent en général beaucoup mieux que les autres, vraisemblablement parce qu'elles dépendent de causes qui ont agi brusquement, et non d'une manière long-temps soutenue. Les rechutes et les récidives sont toujours plus difficiles à guérir que le premier accès, et les chances de succès sont d'autant plus faibles que les accès ont été plus multipliés. 2° La folie dont l'invasion est subite guérit plus facilement que celle qui se développe avec lenteur. 3° D'après M. Pinel et M. Tuke, directeur de la Retraite près d'York, on guérit plus de mélancoliques que de maniaques; M. Haslam et M. Esquirol pensent, au contraire, que la manie guérit plus souvent que la mélancolie. Cette contradiction peut tenir au vice de la classification des genres de la maladie : il est positif que la *monomanie* guérit moins souvent et moins facilement que la *manie;* on sait combien sont rebelles les délires exclusifs, avec orgueil, superstition, vanité; combien les rois, les reines, les dieux, les fous fanatiques et les superstitieux sont difficiles à ramener à la raison, surtout lorsque l'aliénation semble être le dernier terme de penchans naturellement exaltés, le résultat d'une sorte de suractivité locale du cerveau survenue progressivement. En général moins la raison est lésée, et plus les chances du succès sont douteuses, plus les malades sont difficiles à conduire. Les praticiens qui ne sont pas habitués à soigner des aliénés pensent, avec le vulgaire, précisément le contraire; ils croient qu'un malade qui n'a qu'un petit nombre d'idées erronées sera facile à persuader; qu'un autre qui n'a encore qu'un léger degré de démence, un affaiblissement de la mémoire, ne peut manquer de recouvrer promptement l'exercice entier de ses facultés; et qu'un troisième dont l'entendement est complétement bouleversé, qui est dans un état presque continu d'agitation, de fureur, d'insomnie, etc., a beaucoup plus de chemin à faire pour retrouver l'usage libre de sa raison. Eh bien! le premier est inaccessible à toute espèce de preuves, de raisonnemens; le second tombera progressivement dans un état de démence complet; et le troisième, moins raisonneur et moins occupé de sa position, sera plus aisément ramené à la santé. La démence, primitive ou secondaire, est pour l'ordinaire incurable; mais dans quelques cas il n'est pas facile de la distinguer des autres epèces de folie. L'affaiblissement ou la perte de la mémoire sans désordre très-grave dans l'intelligence, est toujours un signe fâcheux qui doit faire craindre la démence. Lorsque les fonctions deviennent très-actives, que l'embonpoint augmente rapidement, que le sommeil se rétablit sans amélioration dans l'état de l'intelligence, on doit peu compter sur la guérison. (Esquirol.) 4° Le plus grand nombre des guérisons s'obtient au printemps et à l'automne. (Esquirol.) 5° Dans la folie intermittente on voit souvent les accès suivre une même marche, avoir une même durée, commencer et finir à des époques déterminées. Les accès finissent tôt ou tard par se rapprocher, et la maladie devient continue et incurable. On a vu, chez une même personne, un grand nombre d'accès se manifester et guérir à des intervalles divers. 6° D'après ce que nous avons dit précédemment de la durée et des terminaisons de la folie, on voit que, tant qu'il n'y a pas de signes défavorables, on peut espérer d'obtenir la guérison, surtout pendant les deux premières années; mais qu'il ne faut pas désespérer du succès les années suivantes, parce qu'on a des exemples du rétablissement de la raison après trois, quatre et même dix ans d'un délire permanent; cependant on doit conserver peu d'espoir au bout de la deuxième année. 7° La folie compliquée d'épilepsie ne guérit point : la paralysie est une complication non moins fâcheuse. (Esquirol, Cox, Haslam.) Les attaques apoplectiformes répétées sont d'un très-fâcheux augure. 8° Enfin divers tableaux du nombre des guérisons obtenues comparé au nombre total des malades traités, ont donné des résultats assez satisfaisans. Dans les établissemens bien tenus on guérit au moins le quart et souvent plus du tiers des aliénés mis en traitement : on guérit plus de fous en France et en Angleterre, puis en Allemagne, que dans tous les autres pays. Ainsi, sur dix-neuf mille cinq cent seize malades soignés dans plusieurs hospices d'Angleterre, cinq mille neuf cent dix-huit ont été guéris; sur douze mille cinq cent quatre-vingt-douze aliénés reçus à Bicêtre et à la Salpêtrière, de 1801 à 1821, cinq mille soixante-quinze ont recouvré la raison (Desportes, *rap. cit.*); sur quatre cent soixante, traités à Charenton, quatre-vingt-sept se sont rétablis; sur trois cent trente-cinq admis dans l'établissement de M. Esquirol, cent soixante-treize ont été guéris. D'après un relevé publié par Haslam, soixante-dix-huit malades ont été guéris sur cent treize de l'âge de dix à vingt ans, deux cent vingt sur quatre cent quatre-vingt-huit de vingt à trente ans, cent quatre-vingt sur cinq cent vingt-sept de trente à quarante ans, quatre-vingt-sept sur trois cent soixante-deux de quarante à cinquante ans, vingt-cinq sur cent quarante-trois de cinquante à soixante ans, quatre sur trente et un de soixante à soixante-dix ans. La proportion des guérisons, relative à chaque sexe, est en faveur des femmes dans la plupart des relevés, mais non dans tous. Sur quatre-vingts folies à la suite de couches, traitées à Bedlam, cinquante ont été guéries. Mais pour juger de la valeur réelle de ces sortes de relevés, il faut pouvoir tenir compte des conditions auxquelles les malades sont admis dans les établissemens, et apprécier la bonne foi des auteurs qui publient ces relevés. Ainsi, dans quelques établissemens on n'admet les aliénés que lorsqu'ils sont jugés curables, tandis que dans d'autres on les reçoit quels que soient leur âge, la durée de leur maladie, les complications, etc.; ainsi doit-on distinguer les guérisons solides et permanentes, ou seulement interrompues par une cause accidentelle, de ces disparitions d'accès régulièrement périodiques dans leur invasion et leur terminaison, de ces retours à la raison chez les ivrognes, après quelques semaines de diète et de repos, et ne doit-on pas toujours prendre les *sorties* des malades pour autant de succès complets.

Le médecin n'est pas seulement appelé à prononcer sur l'existence de l'aliénation mentale, il est encore invité par les parens et souvent requis par les tribunaux de donner son avis sur l'état moral des aliénés, et l'issue présumée de la folie. Il ne doit pas être moins circonspect dans un cas que dans l'autre : à moins d'indications bien positives, il ne portera point un jugement trop affirmatif.

§ VIII. Les aliénés qui ne présentent point de signes positifs d'incurabilité, dont la maladie offre quelques chances de guérison, seront soumis le plus promptement possible à un traitement convenable. On ne saurait commencer trop tôt l'emploi des moyens appropriés, et il n'est pas douteux que la folie ne guérit plus facilement et plus souvent, si les secours de la médecine pouvaient être administrés dès le début des premiers accidens de la maladie. Pour ramener à son état normal le cerveau atteint d'aliénation mentale, le médecin met en usage deux sortes de moyens : les uns consistent à modifier l'organe par l'exercice même de ses fonctions, et sont dits *intellectuels et moraux*, on pourrait ajouter *sensoriaux et musculaires*; l'ensemble de ces moyens constitue ce qu'on nomme le *traitement moral* ou *psychique :* les autres sont tirés des ressources de la thérapeutique, et sont appelés *médicaux, pharmaceutiques,* etc., ou collectivement *traitement physique* ou *médical.* On pourrait se dispenser de faire cette division; car les moyens moraux, la direction de l'exercice des fonctions cérébrales, sont du domaine de l'hygiène; et sous ce rapport comme sous tous les autres, la folie ne fait pas exception aux règles de la pathologie et de la thérapeutique ordinaire. En général il faut considérer les aliénés comme conservant la *connaissance,* le *sentiment de la conscience,* le *souvenir,* et comme étant plus ou moins accessibles *aux impressions qui mettent ordinairement en jeu les passions;* en un mot, la pensée de la plupart des aliénés est, comme nous l'avons dit, *faussée* et non pas *abolie.* En général il faut aussi considérer les actes répréhensibles que peuvent commettre ces malades, comme le résultat d'une volonté dirigée par des motifs qui ne sauraient plus être éclairés des lumières de la raison, quoique pourtant les aliénés se persuadent toujours être sains d'esprit et raisonnables dans leurs actions. Ces faits doivent être bien connus de tous ceux qui sont appelés à donner leurs soins à ces malades, et sans cesse présens à leur esprit, depuis le médecin jusqu'au dernier serviteur. C'est pour les avoir trop souvent méconnus que les aliénés ont été si long-temps délaissés, incarcérés, maltraités, et en quelque sorte rejetés de la classe des êtres sensibles.

Tous les médecins qui soignent habituellement des aliénés, n'hésitent point à conseiller l'*isolement* de ces malades, dans presque tous les cas, comme la première condition et l'un des premiers moyens de leur traitement. Les aliénés doivent être séparés des objets qui ont excité l'aliénation ou qui l'entretiennent et l'aggravent, des parens ou des serviteurs qu'ils détestent, qu'ils prétendent commander, et auxquels ils ne veulent point obéir, des curieux qui viennent les irriter par des raisonnemens inutiles ou par des moqueries déplacées; ils doivent être séquestrés de la société et placés dans une habitation spéciale, soit par mesure de sûreté publique, soit pour l'intérêt même de leur propre conservation. Les familles ont toujours de la répugnance à mettre ce moyen à exécution; une mère, une épouse, un époux, croient difficilement que ce qu'ils possèdent de plus cher au monde puisse être mieux entre les mains d'étrangers que sous l'influence de ceux qui leur prodiguent les soins les plus affectueux; on craint d'ailleurs que, dans les établissemens d'aliénés, la vue des malades n'affecte trop vivement celui qu'on y met, et n'aggrave sa maladie; que la contrainte, la dureté et toute sorte de mauvais traitemens ne soient employés pour conduire les malades; que ceux-ci, une fois guéris, ne conservent une fâcheuse impression de leur séjour, et du ressentiment contre leurs proches. Ces dernières considérations portent les familles très-riches à établir leurs malades dans des maisons particulières destinées à recevoir un seul aliéné qu'on entoure de serviteurs et de surveillans qu'il ne connaît pas. Outre que ces isolemens particuliers exigent de grands frais, ils remplissent rarement le but qu'on se propose; ou bien quelque parent veut rester auprès du malade, ou bien celui-ci s'aperçoit bientôt que tout ce qui l'entoure est destiné à le servir; dans l'un et l'autre cas l'isolement est incomplet; enfin on manque souvent de plusieurs choses qui ne se trouvent que dans les établissemens spéciaux. Cependant cet l'isolement est le seul qu'on puisse faire adopter à certaines familles, et il faut faire en sorte d'en tirer tout le parti possible. Dans les établissemens spéciaux l'isolement est complet, les malades savent bientôt qu'ils sont sous l'autorité et même à la discrétion du directeur; ils sont surveillés et contenus sans peine, soignés par des serviteurs entendus; ils trouvent des moyens d'occupation et de distraction très-puissans dans leurs réunions, même entre malades : la plupart des aliénés ne s'aperçoivent point qu'ils se trouvent au milieu de fous, et ne peuvent se trouver mal d'y être. Lors du retour de la raison ils sont tranférés dans des quartiers destinés aux convalescens, et sont par-là soustraits au spectacle qui pourrait leur procurer de fâcheuses impressions : tant que les aliénés sont malades, ils en veulent à ceux qui les ont privés de leur liberté et placés au milieu des fous; mais dès que la raison a reparu entière, le ressentiment se change en reconnaissance : sous ce rapport les familles ne risquent donc réellement rien. Nous ne dissimulerons cependant pas que l'isolement et le séjour au milieu des fous n'aient quelquefois aggravé la maladie encore peu avancée de quelques individus; en compensation nous dirons que ces mêmes moyens ont guéri plusieurs malades presque subitement. D'ailleurs il est à peu près impossible de conserver et de soigner les aliénés maniaques ou monomaniaques au sein des familles, et tous les inconvéniens de l'isolement disparaissent devant la nécessité d'en faire usage; du moins les exceptions sont rares.

Nous ne pouvons point tracer ici en détail toutes les dispositions nécessaires à un asile d'aliénés pour qu'il remplisse parfaitement son but : nous nous bornerons à les indiquer d'une manière générale. 1° M. Pinel a particulièrement insisté sur la nécessité de classer les aliénés, de séparer ceux qui peuvent se nuire, de réunir ceux qui peuvent contribuer réciproquement à leur guérison. Un asile d'aliénés doit donc se composer de plusieurs quartiers plus ou moins isolés les uns des autres : ainsi il faut un quartier pour chaque sexe, une division pour les aliénés agités, une seconde pour les aliénés tranquilles, une troisième pour les convalescens, une quatrième pour les aliénés affectés de maladies accidentelles; il ne serait pas inutile d'avoir une division pour les aliénés malpropres et les démences, et une autre pour quelques malades furieux, bruyans, et pour quelques aliénés d'un caractère indomptable qu'on y enverrait pour les punir. Il est surtout important d'isoler les sexes, les convalescens, et les malades qui ont eu de mauvaises mœurs ou qui tiennent des propos obcènes et commettent des actes illicites. Chaque division doit avoir une cour plantée d'arbres, et, autant que possible, un jardin pour servir de promenoirs aux malades. 2° M. Esquirol, qui s'est principalement occupé des dispositions que doivent offrir ces sortes d'établissemens, pour loger convenablement les malades, faciliter la surveillance et le service, prévenir les accidens, etc., voudrait que toutes les habitations fussent construites au rez-de-chaussée; que les loges destinées aux aliénés agités fussent spacieuses, percées d'une porte et d'une fenêtre en face l'une de l'autre et s'ouvrant en dehors; qu'elles fussent dallées et non pavées, garnies d'un lit solidement fixé au mur; que toutes les habitations communiquassent avec des galeries couvertes et des corridors au moyen desquels les malades pussent se promener par le mauvais temps, et les surveillans où les gens de service parcourir aisément toutes les parties de l'établissement; que tous les logemens fussent chauffés par des conduits de chaleur; que des fontaines pussent fournir de l'eau en abondance pour laver les cellules malpropres; que les latrines se trouvassent isolées, de manière à ne point incommoder les malades; qu'on eût différentes pièces pour servir d'atelier général, de réfectoires et de chauffoirs communs, de salles de bains, de douches, etc. Dans le projet de

M. Esquirol il n'y a de dortoirs que pour les convalescens, les mélancoliques, les démences et les infirmes. En général, les cellules à un seul lit sont préférables dans presque tous les cas; le jour, les malades peuvent en sortir et se trouver réunis; la nuit, ils n'ont pas besoin les uns des autres. 3° Des êtres privés de raison, et qui se croient raisonnables, qui désirent et qui demandent sans cesse des choses qu'on ne peut leur accorder, et qui avec cela sont sensibles aux bons soins comme aux mauvais traitemens, de pareils êtres doivent être très-difficiles à conduire, à gouverner, à soigner. Tant que les aliénés ne sont pas guéris, ils voient dans le directeur et les surveillans de l'établissement des complices de l'autorité qui les a privés de leur liberté, et dans leurs serviteurs, des geôliers inhumains. Après leur guérison même, ils ne sont pas tous très-reconnaissans. Le directeur, les surveillans et les serviteurs seront donc sans cesse l'objet de la prévention des malades, de leurs soupçons, de leur haine; ils en recevront souvent des injures, et quelquefois des coups. D'un autre côté, l'on ne connaît bien les dispositions mentales des aliénés, si on n'a long-temps soigné et étudié ces malade : sou bien on attribue à la méchanceté ce qui n'est que l'effet de la maladie, ou bien on considère les aliénées comme des êtres en quelque sorte privés de toute sensibilité, et, dans l'un comme dans l'autre cas, on est porté à les traiter avec dureté. Il est presque impossible de faire entendre aux serviteurs que les aliénés jouissent de la plupart de leurs facultés, si ce n'est à ceux qui ont été eux-mêmes atteints de folie. A la Salpêtrière et à Bicêtre on se sert avec beaucoup d'avantage des malades guéris pour soigner les autres. Le médecin d'un asile d'aliénés doit particulièrement s'attacher à instruire les individus qui exercent de l'influence sur les malades. 4° Il est absolument nécessaire qu'un règlement sagement combiné serve de règle commune dans les établissemens d'aliénés, et que le médecin y soit investi d'un pouvoir supérieur en tout ce qui concerne le service particulier des malades.

Une surveillance active et continuelle, exercée sur les malades et sur les servieurs, est très-nécessaire dans un asile d'aliénés. Les malades qui ont du penchant au suicide ne doivent pas être un seul instant perdus de vue, quoi qu'ils disent et quoi qu'ils fassent pour obtenir le contraire : il est souvent nécessaire de les contenir avec la camisole. Les aliénés adonnés à la masturbation sont dans le même cas; il est souvent difficile et quelquefois impossible de s'opposer, chez les femmes, à cette pratique pernicieuse; quelques-unes, en effet, trouvent le moyen de se procurer des jouissances par des positions et des mouvemens qu'on ne peut empêcher. Les aliénés agités ou furieux seront laissés libres ou maintenus par la camisole, les entraves aux jambes, tenus assis dans un fauteuil particulier, enfermés dans leur chambre, suivant les circonstances. L'usage des chaînes est abandonné presque généralement, et c'est principalement aux nobles efforts de notre vénérable Pinel qu'est due cette amélioration dans le sort des aliénés. Lors de l'abolition des chaînes à Bicêtre, M. Pinel observa que la diminution du nombre des aliénés furieux et des accidens qu'ils occasionaient journellement fut extrêmement remarquable. Les seuls moyens de répression dont on doive faire usage sont la camisole, la réclusion dans une cellule, le passage d'une division dans une autre, la douche, quelques privations, mais jamais aucune espèce d'injure ni de mauvais traitement. Un aliéné furieux ou méchant, qui prend tout à coup un air menaçant, ou même qui commet des actes répréhensibles, sera sur-le-champ entouré de beaucoup de serviteurs, approché et saisi en même temps de tous côtés, surtout par ceux qui sont derrière lui. Dans quelques cas, on se sert avec avantage d'une serviette, avec laquelle on enveloppe subitement la tête du malade, ce qui le déroute complétement ; dans d'autres, tandis que des personnes placées devant le malade cherchent à l'occuper, on s'avance par derrière, et on le saisit facilement.

On peut rapporter à trois principes toutes les modifications qu'on doit chercher à faire naître dans l'exercice de l'intelligence chez les aliénés : 1° *ne jamais exciter les idées ou les passions de ces malades dans le sens de leur délire*; 2° *ne point combattre directement les idées et les opinions déraisonnables de ces malades, par le raisonnement, la discussion, l'opposition, la contradiction, la plaisanterie ou la raillerie*; 3° *mais fixer leur attention sur des objets étrangers au délire, communiquer à leur esprit des idées et des affections nouvelles par des impressions diverses*. D'après le premier principe, on éloigne le malade des causes qui ont excité sa folie, et même des objets qui pourraient rappeler ces causes ou agir dans le même sens. Les aliénés atteints de mélancolie religieuse seront privés de leurs livres de dévotion ; on ne leur permettra point les excercices du culte ; les aliénés tourmentés par des désirs vénériens rendraient ces désirs plus impérieux en les satisfaisant, s'ils ne détruisaient leur santé. On ne flattera point les chimères des rois, des princes, des dieux, des reines, etc. ; on ne mettra point ensemble les malades qui ont la même espèce de délire, parce qu'ils s'entretiendraient sans cesse de leur marotte, et se feraient ainsi beaucoup de mal. Ici comme dans les autres maladies, on doit laisser en repos une partie surexcitée. D'après le second, on ne cherche point à raisonner avec les aliénés, pour les ramener au bon sens, car leurs erreurs sont aussi nécessaires que les désordres de toute fonction dont l'organe est malade. Les preuves les plus évidentes ne peuvent rien sur l'esprit d'un aliéné ; vous avez eu des moyens secrets pour le tromper ; la discussion, l'opposition, la contradiction irritent ces malades, fortifient leur délire en excitant l'organe affecté, leur inspirent de la défiance ou de la haine ; ce principe est d'ailleurs une conséquence du précédent. D'après le troisième, on fait en sorte d'occuper l'esprit et de le distraire par divers moyens, tels que l'exercice, le travail, le jeu, des réunions de malades présidées par des personnes raisonnables, la musique, des lectures, des conversations, des visites d'amis, etc. ; on oppose une passion à la passsion dominante ; quelquefois on excite un trouble violent par une forte commotion morale, par une frayeur vive, l'annonce imprévue d'une mauvaise nouvelle, etc. Mais ces divers moyens ne sont applicables ni à tous les cas, ni à toutes les périodes de la maladie. Il est, en général, très-difficile de détourner pour quelque temps l'attention des malades de l'objet de leur délire ; il est surtout très-difficile d'obtenir d'eux qu'ils s'occupent à jouer ou à travailler ; souvent même le désordre de leur esprit est tel, qu'il les retient presque continuellement sous l'influence du délire ; ils vivent avec leurs illusions, arrêtant à peine leur attention sur les objets qui les entourent. La cessation de l'isolement ne peut avoir lieu que lorsque la convalescence est bien établie ; et même alors il faut toujours prendre beaucoup de précautions pour annoncer les premières entrevues, préparer l'esprit du malade et celui des parens, fixer l'objet et la durée de la conversation, pour rendre aux personnes pieuses la liberté de se livrer aux exercices de la religion. Si quelques commotions morales vives et brusques ont guéri des folies, elles ont peut-être plus souvent aggravé l'état des malades.

On cite quelques faits qui font exception à plusieurs des règles précitées. On parle d'aliénés dont on a d'abord flatté les illusions pour les détruire à l'aide de preuves évidentes. Un malade croit avoir des serpens dans le ventre; on lui administre un purgatif ou un vomitif, ayant le soin de glisser adroitement un de ces animaux au milieu des matières rendues, et l'idée déraisonnable disparaît. Une jeune aliénée croit avoir une petite bête dans la tête; M. Esquirol caresse cette idée, propose ensuite une opération; on incise la peau du crâne, on montre à la malade un insecte, et de cette époque le délire cesse. Un individu, tombé fou à la suite des événemens de 1813, se croit poursuivi par le chef du gouvernement d'alors : on lui apprend le changement opéré en 1814, mais il n'y veut pas croire; on le trompe, on fait des journaux tout exprès pour lui; M. Esquirol le conduit au milieu des troupes étrangères, il est convaincu et presque aussitôt guéri. Les exemples de ce genre sont extrêmement rares : le plus ordinairement les stratagèmes que l'on met en usage ne produisent aucun résultat; ou bien la même erreur persiste, le malade supposant que l'on possède les moyens de faire tout ce que l'on veut; ou bien l'erreur détruite est remplacée par une autre. Il faut, en général, se défier des prodiges que l'on raconte à ce sujet. Il est probable que le rapprochement des sexes produirait de bons effets chez quelques individus; mais ce moyen est presque toujours impraticable.

Une partie du traitement moral extrêmement importante a pour objet de prévenir les rechutes, soit pendant la convalescence, soit après la guérison, et lorsque les malades rentrent dans la société. En revenant à eux-mêmes, les aliénés retracent aussitôt à leur pensée tout ce que peut avoir de fâcheux leur position, les événemens malheureux qui les ont privés de la raison, les inquiétudes et quelquefois les chagrins réels qu'ils ont causés à leurs familles, la perte de leur état, de leur fortune, les préjugés du monde à l'égard de ceux qui ont perdu la tête, etc. Les uns restent susceptibles, irritables, mobiles, peu aptes au travail; et cependant ils retrouvent des parens prévenus, irrités, ils sont contraints de reprendre des occupations fatigantes; d'autres sont presque nécessairement soumis aux mêmes influences qui ont été la cause de leur maladie. Comment remédier aux effets de la prédisposition héréditaire, d'une éducation vicieuse, faire cesser l'habitude de l'ivrognerie, etc.? En général, les aliénés des classes éclairées trouvent plus de consolations et de ménagemens dans leurs familles que les aliénés des classes peu éclairées et industrieuses. Lorsque les malades ont de la fortune, on peut conseiller un voyage pour achever la guérison; on aura soin de ne pas les envoyer dans les pays chauds pendant les grandes chaleurs de l'été. Il faut se défier long-temps des dispositions des aliénés qui ont eu du penchant au suicide, et exercer sur eux une surveillance active sans qu'ils puissent s'en douter.

Le régime, l'habillement, les soins de propreté, les exercices musculaires, l'action du froid et de la chaleur, le coucher, présentent, chez les aliénés, quelques particularités importantes à connaître. On ne refusera point d'alimens solides ou liquides à ceux qui en désirent; la diète est rarement utile, et presque toujours impraticable. La colère et la fureur qui suivraient un refus d'alimens feraient plus de mal que la privation ne ferait de bien. A la Salpêtrière, les vivres sont distribués quatre fois par jour; la nuit même les femmes de veille ont le soin de porter du pain avec elles dans les tournées qu'elles font, pour en donner aux malades qui en demandent. Un liquide plus ou moins aqueux doit également être toujours à la disposition des aliénés. Le régime alimentaire sera varié suivant les constitutions et les idiosyncrasies des malades. L'été, on tâchera de leur faire donner en abondance des fruits rafraîchissans. En général, ils digèrent fort bien toute espèce d'alimens. Quelques malades refusent de manger; les uns, parce qu'ils n'ont réellement point d'appétit, parce qu'ils éprouvent une indisposition, une maladie accidentelle; les autres, par des motifs imaginaires, par l'effet d'idées déraisonnables. Parmi ceux qui n'ont point d'appétit, il en est qui ont pourtant l'estomac excellent, et qui digèrent tout ce qu'ils mangent; leur conduit alimentaire est en bon état : ces malades, ainsi que ceux qui refusent de manger sans y être autorisés par des motifs réels, seront nourris malgré eux. Si des privations, des punitions même, ne peuvent vaincre leur obstination, on leur fera prendre des lavemens de bouillon; à l'aide d'une sonde œsophagienne introduite par le nez, on injectera dans l'estomac du bouillon, du lait sucré, quelquefois un peu de vin. Si la fortune du malade le permet, on le placera dans des bains nutritifs. Des malades cèdent à la douleur que cause l'introduction de la sonde ; d'autres, voyant qu'on peut les faire vivre malgré eux, n'opposent plus une résistance inutile ; quelques-uns sont cependant assez obstinés et assez patiens pour supporter pendant des mois les différentes manœuvres qu'on est obligé de mettre en usage pour les nourrir. Les aliénés agités et furieux, quelques mélancoliques, ne sont pas faciles à tenir habillés ; ils sont disposés à quitter leur chaussure et marcher pieds nus, à déchirer leurs vêtemens, à jeter leur coiffure, etc. L'hiver, surtout, il est bien nécessaire de préserver ces malades de l'action du froid et de l'humidité, et de ne rien négliger pour les tenir vêtus. On doit attacher dans leur lit les malades qui resteraient toute la nuit couchés nus sur le carreau, et les paralytiques, qui, sans cela, pourraient se jeter à terre ; à moins qu'on ne se serve pour ces derniers de bois de lits profonds, dans lesquels ils sont retenus sans contrainte, ce qui paraît préférable dans quelques cas. Il faut avoir bien soin de couvrir les aliénés dans leur lit pendant les grands froids, si l'on veut prévenir les congélations et les gangrènes des pieds. Il faut laisser aux aliénés toute la liberté de mouvement compatible avec leur sûreté et avec celle des personnes qui les approchent. Mais la surveillance qu'exige l'état de ces malades permet difficilement qu'on les laisse libres dans des enclos trop vastes. Tantôt il suffit d'arrêter les mouvemens des bras au moyen de la camisole ; quelquefois on est obligé en même temps de gêner ceux des pieds, à l'aide d'entraves, pour empêcher les malades de courir trop vite, de grimper sur des arbres, de sauter par-dessus les murs, ou de donner des coups de pieds. Enfin, on est souvent forcé d'attacher des malades au bois de leur lit, sur un fauteuil, à un arbre, ou de les renfermer dans leur chambre, pour les empêcher de faire du mal à quelqu'un. L'exercice est en général utile aux malades. En été, on doit empêcher les aliénés de s'exposer à l'ardeur du soleil ; dans le milieu du jour, on les laisse dans leurs habitations, s'ils n'ont des promenoirs frais et ombragés : en hiver, on fait alterner la promenade avec le séjour dans les chauffoirs. Quelques malades veulent constamment se tenir dehors, aller et venir par les temps les plus froids : on ne s'y opposera pas tant que leurs membres ne se refroidissent pas. Dans le cas où des malades seraient restés trop long-temps exposés au froid, et auraient les membres glacés, on prendra pour les réchauffer toutes les précautions indiquées dans les congélations. Les soins de propreté consistent particulièrement, 1° à laver tous les matins, à grande eau, les cours et les cellules des aliénés malpropres, et quelquefois les infirmeries et certains dortoirs; 2° à renouveler les pièces de lits salies par les excrémens des malades; 3° à peigner chaque jour la chevelure des aliénés qui ne peuvent le faire (il serait bon de tenir toujours leurs cheveux courts); 4° à baigner ou au moins à éponger les parties du corps couvertes d'ordures.

La partie de la thérapeutique qui a pour objet l'administration des remèdes proprement dits, ou le *traitement* appelé *médical*, ne repose point toujours sur des principes bien fixes; trop souvent les indications à remplir sont difficiles à saisir, peu ou point déterminées; la nature même de la maladie est loin d'être toujours facile à apprécier. Des idées populaires, des procédés purement empiriques, certains faits isolés, ont formé, jusqu'à ces derniers temps, la base du traitement des aliénés (Pinel); aucune affection n'a exercé davantage l'imagination inventive des médecins; moins ils connaissaient la folie, et plus ils s'attachaient à lui opposer des moyens extraordinaires et violens, tels que douches, bains froids, bains de surprise, submersions, saignées abondantes et répétées, superpurgations, etc. Daquin, M. Pinel, M. Esquirol, en France, se sont particulièrement élevés, dans leurs écrits et leur pratique, contre l'usage de ces moyens empiriques et barbares. Depuis l'impulsion donnée par ces médecins, on ne saigne plus autant les aliénés; rarement on a recours aux bains froids; les bains de surprise, la submersion, les coups, ont été proscrits; les purgatifs, les douches sont employés avec ménagement; en un mot, on a remplacé ces méthodes perturbatrices par une sage expectation, surtout dans les cas où il ne se présente aucune indication pour agir. Mais peut-être un excès en a-t-il quelquefois produit un autre; peut-être a-t-on trop souvent abandonné l'organisme à ses propres forces, et compté sur une marche naturelle de la maladie qui a pu conduire à une terminaison funeste. Des accès de manie ou de mélancolie aiguë, qui auraient dû céder promptement à un traitement actif, n'ont-ils point dégénéré en un état de démence incurable? Toutefois il faut avouer que, dans l'état actuel de la science, le médecin rencontre souvent des cas d'aliénation sans indication thérapeutique bien précise; ce qui l'oblige, soit à ne rien faire, soit à employer en tâtonnant quelques moyens conseillés par les auteurs comme des sortes de spécifiques.

Les évacuations sanguines avaient été généralement opposées à la manie avec fureur, et souvent on a fait des saignées jusqu'à défaillance; on a réitéré cette opération un grand nombre de fois en plusieurs jours ou en quelques semaines. Cullen limite l'usage de ce moyen aux cas récens de manie, et à ceux où il existe un état de pléthore cérébrale. Il pense que la saignée est moins utile dans la mélancolie. Daquin s'est positivement élevé contre l'abus que l'on faisait des évacuations sanguines; il veut qu'on n'y ait recours que dans le commencement de la maladie, chez les sujets jeunes, sanguins, forts, furieux ou méchans, et assure qu'elles sont nuisibles lorsque la maladie est invétérée; il vante surtout la saignée du pied faite par une large ouverture. Il dit que l'excès des évacuations sanguines peut jeter les malades dans un affaissement dont on ne peut les relever, causer une stupeur et une hébétude fâcheuses. M. Pinel a presque exclu la saignée du traitement de la folie, et appuie son opinion, à cet égard, de plusieurs exemples où ce moyen a été nuisible ou au moins superflu; il prétend que la saignée *ad deliquium* est un des moyens les plus téméraires qu'on puisse se permettre, et pense que les cas de l'usage judicieux de la saignée sont extrêmement rares. Il signale la débilité, la stupeur, l'idiotisme, comme pouvant être la suite des pertes de sang. Deux exemples cités par M. Pinel font cependant craindre que ce médecin n'ait quelquefois mis de l'exagération dans sa manière de voir. Dans l'un, il s'agit d'une malade de dix-huit ans, forte, présentant des signes de congestion vers la tête, qui fut prise d'une syncope, dont le pouls descendit de quatre-vingts pulsations à soixante, quoiqu'elle eût perdu tout au plus *quatre onces* de sang : la veine fut aussitôt fermée. Dans le second cas, il est question d'une fille de trente-six ans, dont les règles avaient été supprimées par une frayeur, qui était dans un état de manie, avec cris continuels, face très-rouge, yeux brillans, conjonctive injectée. Une *saignée modérée* du pied est pratiquée, et bientôt après la malade tombe dans un état d'idiotisme dont elle ne guérit qu'au bout de deux ans. La syncope éprouvée par la première malade n'est elle point produite, dans une foule de cas, par la crainte seule de l'opération ? Est-il bien certain que, chez la seconde aliénée, l'évacuation sanguine ait aggravé la maladie ? Aux motifs allégués par M. Pinel contre l'usage de la saignée, M. Esquirol ajoute qu'il a vu la folie augmenter après des règles abondantes, après une, deux et même trois saignées; qu'il a vu l'état de tristesse passer à la manie, à la fureur, aussitôt après la saignée. Cet auteur ne veut pas cependant proscrire l'emploi de ce moyen; la saignée est indispensable, suivant M. Esquirol, aux sujets pléthoriques, et lorsqu'il y a quelque évacuation sanguine habituelle supprimée, aux aliénés menacés de congestions cérébrales brusques. La saignée est, d'après Haslam, le remède qui réussit le mieux lorsqu'on a affaire à des malades forts, pléthoriques, et en même temps lorsque l'aliénation est récente : ce remède est inutile dans les folies anciennes, dans celles qui existent avec faiblesse ou stupeur. J. Frank émet à peu près la même opinion; il rapporte le cas d'une jeune fille maniaque, guérie presque instantanément par une saignée de plus de quatre livres. On a proposé de tirer du sang en ouvrant une veine au bras, au cou, au pied, en divisant l'artère temporale, en appliquant des sangsues sur le trajet des veines jugulaires, aux tempes, derrière les oreilles, aux pieds, à l'anus, à la vulve, etc.; en faisant mettre des ventouses scarifiées sur la tête, à la nuque, derrière les épaules, etc. On a fait abus de la saignée; les accidens signalés par Daquin, M. Pinel et M. Esquirol, un affaissement extrême ou un état d'agitation et de fureur, ne sont pas rares après les émissions sanguines; on ne voit pas sans surprise des malades pâles, défaits et furieux en même temps, après avoir été saignés plusieurs fois de suite avec abondance. Nous croyons cependant que les émissions sanguines ont été proscrites avec trop de sévérité; ce moyen peut être très-utile; mais, pour en éviter les inconvéniens, il ne faut point oublier les considérations suivantes : 1° dans presque tous les cas de surexcitation et de congestion cérébrale, la déplétion sanguine doit être combinée avec des applications réfrigérantes sur la tête, et l'action d'agens révulsifs, si l'on veut obtenir des effets prompts et durables; 2° les saignées locales sont souvent préférables aux saignées générales, soit parce qu'elles ont une action plus directe, soit parce qu'elles ne causent point de pertes sanguines inutiles ou superflues; 3° ces mêmes saignées locales, faites avec ménagement, peuvent être réitérées un grand nombre de fois sans inconvénient, même chez des individus en apparence très-faibles.

L'eau a été administrée sous forme de bains tièdes et froids, de demi-bains, de pédiluves, de douches, d'affusions, de boissons et de clystères. Les bains froids ou à peine tièdes sont conseillés aux aliénés forts et chez lesquels il se fait un développement considérable de chaleur. On fait d'abord placer le malade dans un bain tiède, et l'on vide ensuite la baignoire d'un côté, tandis qu'on la remplit de l'autre avec de l'eau froide. Les bains de surprise ou d'immersion sont sévèrement proscrits. Les bains tièdes sont d'un usage très-général, et recommandés par presque tous les auteurs. Les demi-bains tièdes sont employés, soit comme révulsifs, soit pour provoquer l'écoulement hémorrhoïdal ou utérin, soit pour calmer une trop vive excitation fixée sur les organes génitaux. Dans ce dernier cas, on les rend quelquefois calmans en y ajoutant une décoction de plantes vireuses. Les bains de pieds font partie des moyens revulsifs et des moyens provocateurs de l'écoulement menstruel. La douche consiste dans la chute de l'eau en colonne, en masse ou en pluie, sur la tête du malade. L'usage de la première espèce de douche est d'un usage général et presque banal dans le traitement de la folie. On en a fait un très-grand abus, soit en se servant d'une colonne d'eau trop large et trop élevée, soit en prolongeant l'action de ce moyen trop long-temps, par exemple, un quart d'heure, une demi-heure, ou plus. M. Pinel veut qu'on réduise la colonne du liquide à un filet ou à quelques gouttes d'eau pour arroser et refroidir la tête. M. Esquirol dit que la douche doit être donnée à jeun, avec discernement, et seulement pendant quelques instans; ce médecin ne l'administre d'ailleurs qu'à un petit nombre de malades. L'action de la douche refroidit subitement et considérablement la tête; elle excite ordinairement chez les malades des sentimens de crainte, de frayeur, de colère, quelquefois d'indignation et de fureur. Trop forte et trop prolongée, elle a causé des accidens graves. Comme moyen de réfrigération, la douche pourrait être utile, si son action pouvait durer plus long-temps, et si un développement de chaleur considérable ne remplaçait pas en quelques minutes les effets du froid. Sous ce rapport, les applications froides prolongées sur la tête sont beaucoup plus avantageuses. Comme moyen moral, la douche peut être de quelque utilité, soit pour réprimer et punir, soit pour obliger des malades à s'occuper, soit enfin pour exciter chez quelques-uns une commotion morale. Les affusions et applications froides sont préférables à la douche pour produire l'action réfrigérante de celle-ci. Des malades éprouvent un tel besoin de se rafraîchir la tête, qu'ils exposent eux-mêmes cette partie sous les robinets des fontaines plusieurs fois chaque jour. Les affusions sont utiles dans quelques cas (Esquirol). Les applications de linges ou d'éponges imprégnés d'eau froide, de la glace pilée renfermée dans une vessie, sont d'excellens moyens réfrigérans : on en fait surtout usage lorsque les malades sont dans le bain tiède, lorsqu'on vient de faire une saignée locale à la tête ou au cou; on a le soin d'en graduer l'action, et de la suspendre même par intervalle. L'eau fait la base de la boisson ordinaire des aliénés. Dans les hospices on voit des malades qui sont dévorés de soif en boire une grande quantité le jour et la nuit. Le Roy d'Anvers a conseillé contre le suicide l'usage de l'eau pure prise abondamment. Les lavemens simples ou composés doivent être d'un grand secours dans une maladie si fréquemment accompagnée de constipation.

Les purgatifs sont conseillés dans le plus grand nombre des cas par tous les médecins; l'ellébore n'est pas plus employé aujourd'hui que les autres drastiques. Cox place les vomitifs au premier rang; Haslam n'en fait aucun cas ; Daquin les regarde comme nuisibles ; J. Frank les prescrit aux malades peu irritables, chez lesquels il n'existe pas de pléthore cérébrale : ce dernier donne l'émétique comme nauséeux, mêlé à quelques alimens; Cox en fait prendre jusqu'à douze grains par jour, à dose fractionnée. Les vomitifs et les purgatifs exercent, en général, leur action chez les aliénés à la même dose que chez les autres malades; les individus qui ont besoin d'une dose plus forte sont en petit nombre. L'opium est un très-grand remède, suivant Cullen; c'est un moyen héroïque, selon Daquin; Cox assure, au contraire, que l'opium ne produit aucun effet permanent chez les fous; M. Esquirol assure aussi que les narcotiques sont plus nuisibles qu'utiles, surtout s'il y a pléthore sanguine, congestion vers la tête. Le camphre est vanté par Daquin et Locher, et déprécié par Cullen, Haslam et Cox;

Locher en prescrit une demi-drachme unie à deux drachmes de sucre et de gomme arabique, une demi-once de vinaigre radical, six onces de fleurs de sureau et une once de sirop de pavots; il fait prendre de cette mixture jusqu'à causer un léger mouvement fébrile. Haslam a donné le camphre dans dix cas pendant deux mois de suite; huit malades sont restés incurables, un dut sa guérison au camphre, et l'autre ne se rétablit que plusieurs mois après en avoir fait usage. J. Frank conseille le musc dans les suppressions d'exanthèmes, de transpirations, chez les jeunes gens et les femmes douées d'une vive sensibilité. Après les vomitifs, Cox place la digitale comme étant le meilleur remède contre la folie; suivant lui, on ne doit regarder comme incurable aucun cas dans lequel on n'a pas fait usage de la digitale, particulièrement si le pouls est fort et fréquent; il en augmente progressivement la dose, jusqu'à faire prendre trois gros chaque jour de teinture très-chargée. Il parle d'un malade dont le pouls descendait, par l'emploi de ce remède, de quatre-vingt-dix pulsations à quarante; à quatre-vingt-dix, le malade était dans un état de fureur continuel; à soixante-dix, il avait sa raison entière; à cinquante, il était mélancolique; à quarante, il était demi-mort : il a été guéri en prenant, pendant quelques semaines, une dose de digitale suffisante pour tenir le pouls à soixante-dix pulsations. J. Frank propose ce médicament contre la prédisposition à la folie, dans les cas où cette maladie provient d'une cause scrofuleuse et inflammatoire, où il y a imminence d'afflux sanguin à la tête; il prescrit une forte infusion des feuilles de la plante. Un médecin allemand, M. Sander, nous a communiqué l'observation d'un jeune homme, aliéné depuis environ deux mois, qui fut guéri après quelques jours de l'administration de la digitale à haute dose, en infusion, et après avoir éprouvé des accidens gastriques et cérébraux très-graves. Ce n'est pas en France qu'on ferait de pareils essais; on craindrait, avec raison, de déterminer une gastro-encéphalite intense et même funeste. Le quinquina a été donné comme antipériodique dans les cas de folie intermittente. Cox recommande les toniques lorsqu'il y a de l'apathie et de l'engourdissement, et assure que les ferrugineux accélèrent la convalescence. L'application de sinapismes aux extrémités inférieures, de vésicatoires sur diverses parties du corps, d'un séton à la nuque, d'une pommade stibiée et irritante sur la tête, de cautères à la nuque, sur les épaules ou aux bras, a été conseillée dans diverses circonstances, tantôt pour produire un effet dérivatif, tantôt pour rappeler ou remplacer des écoulemens supprimés, tantôt enfin pour imprimer un nouveau mode d'action au centre sensitif. Cox dit avoir inoculé la gale une fois avec succès. On a appliqué des moxas derrière le col ou sur la tête. M. Valentin a publié des observations de manie aiguë guérie par ce moyen. Nous avons vu le moxa réussir sur deux jeunes filles traitées par M. Esquirol; elles étaient dans un état de stupeur depuis près d'un an; en moins de quinze jours, elles entrèrent en convalescence. Après leur guérison, elles dirent qu'elles avaient senti, au moment de l'opération, comme un torrent de feu se répandre dans tout leur corps, et que dès lors leur intelligence avait commencé à reprendre son activité. Le feu avait été dirigé sur la partie supérieure de la nuque. Nous avons aussi vu une encéphalite mortelle résulter de l'application d'un bouton de fer rouge sur la tête. J. Frank n'a pas craint de proposer la castration, si l'on reconnaissait que la folie provînt des testicules, de pollutions, et si elle avait été rebelle à tous les autres remèdes.

Une sorte de pirouettement exercé au moyen d'une machine rotatoire inventée par Darwin, a surtout été préconisé par Cox, qui en a le premier observé les effets par une expérience multipliée; ce moyen a depuis été employé par Hufeland et Horn à Berlin, Odier à Genève, Martin à Lyon, Hallaran en Angleterre. La machine est construite en forme de jeu de bague; tantôt l'aliéné est placé assis sur une espèce de fauteuil adossé à la tige centrale, et d'autres fois on le dispose horizontalement, les pieds à la circonférence : Cox préfère ordinairement la position verticale. Le malade ainsi placé, on met la machine en mouvement, on la fait tourner plus ou moins vite et plus ou moins long-temps, selon les circonstances. D'après l'observation de Cox, le pirouettement produit, sur des personnes saines, de la pâleur, un état de faiblesse subit, des vertiges, des nausées, des vomissemens, quelquefois une abondante excrétion d'urine; il détermine à peu près les mêmes phénomènes chez les aliénés; il provoque souvent chez eux un sommeil doux et paisible, et des malades se sont trouvés guéris en se réveillant. Le même médecin assure que la faiblesse n'est jamais à craindre. Il compare les effets du pirouettement à ceux du *mal de mer*, et pense qu'ils résultent d'une influence particulière sur le système nerveux. Lorsque le mouvement est doux, il diminue la sensibilité exaltée, et l'excite, au contraire, lorsqu'il est rapide. Le pirouettement est, toujours suivant Cox, un des moyens les plus efficaces, de quelque nature que soit la maladie; il produit des effets étonnans : c'est au moins un moyen propre à inspirer la crainte, à rendre docile, etc. Ce médecin y soumet les malades avant ou après le repas, et fait d'abord prendre à quelques-uns deux grains d'émétique pour aider le vomissement. Cox rapporte huit cas, dans lesquels le pirouettement a été mis en usage. *Premier cas :* Après la première épreuve, sommeil de neuf heures; guérison. *Deuxième cas :* Stupeur, obstination; traitement infructueux; pirouettement, accidens précités, sommeil de trois heures, nulle amélioration; seconde épreuve, sommeil de six heures, mieux; guérison à la longue. *Troisième cas :* Le malade devient seulement plus docile. *Quatrième cas :* L'état de cet aliéné s'améliore sensiblement. *Cinquième cas :* Le pirouettement, inutile d'abord, finit par procurer du sommeil, amener du mieux, et opérer la guérison. *Sixième cas :* Monomanie religieuse, refus de manger; peu à peu le malade mange, devient docile et guérit. *Septième cas :* L'aliéné est rendu plus calme et plus docile. *Huitième cas :* Le pirouettement finit, à la longue, par produire de bons résultats. Ce moyen a été essayé à l'hôpital des aliénés à Lyon, par le docteur Martin : il paraît que ce médecin n'a point eu à s'en louer. Il reproche au pirouettement de causer des accidens effroyables, tels que syncopes; vomi-purgations, faiblesse extrême (Esquirol.). Ce moyen est d'ailleurs peu connu en France. Il nous semble que la position horizontale avec la tête vers le centre doit être dangereuse, et favoriser les congestions cérébrales. Je ne sais si l'on a essayé de placer la tête à la circonférence.

Quelques indications curatives peuvent être déduites d'une manière plus précise des causes de la maladie, de sa nature, de sa marche, de ses complications, etc. 1° Le plus souvent, avons-nous dit, la folie se développe lentement; ses causes agissent à plusieurs reprises, ou graduellement, pour la produire. Il n'est pas douteux que dans un grand nombre de cas, si le médecin était appelé à temps et ne méconnaissait point la source et la nature du mal, il obtiendrait un plein succès, soit en soustrayant le malade à l'action de la cause, soit en faisant disparaître les premiers accidens. L'insomnie, les maux de tête, certains changemens dans le caractère, l'amaigrissement, doivent toujours faire craindre pour l'avenir quelque maladie grave du cerveau. A cette époque, la cessation de l'action des causes, la distraction, des bains tièdes, des dérivatifs dirigés vers le canal intestinal ou la peau, quelquefois une ou plusieurs évacuations sanguines, pourraient suffire pour prévenir de plus fâcheux accidens. 2° Les écoulemens et les exanthèmes supprimés doivent toujours être rappelés ou au moins suppléés. Les affections des organes éloignés du cerveau, quel que soit leur rapport avec la folie, seront également prises en considération. La suppression du flux menstruel et la constipation sont deux accidens qu'on a souvent à combattre, et qu'il est bien nécessaire de ne point négliger. 3° Rush dit avec raison qu'il faut avoir égard à la nature de l'aliénation, et non à ses formes, pour la traiter méthodiquement. D'un autre côté, Cox dit que la fureur, la violence, la rage, peuvent caractériser également l'état sthénique et l'état asthénique, et que le pouls ne fournit aucun indice à cet égard. Cet auteur aussi a raison : il faut chercher d'autres caractères extérieurs de l'état morbide du cerveau. Mais cette partie du diagnostic de la folie est encore très-obscure, et a besoin d'être éclairée par de nombreuses recherches. Un état de pléthore générale et bien caractérisée se présente chez plusieurs aliénés, soit au début, soit dans le cours de la maladie; les sujets jeunes, naturellement sanguins, les femmes vers l'âge critique, les aliénés en démence qui prennent une nourriture abondante, y sont surtout sujets. Cet état a pour signes la plénitude et la force du pouls, un sentiment de pesanteur générale, le gonflement des veines superficielles, de l'oppression, la diminution de l'action musculaire, quelquefois même un léger degré de paralysie qui fait que le malade parle difficilement, ouvre les yeux avec peine, la turgescence de la face, l'oppression de la pensée, et une propension à la somnolence au lieu d'agitation et de fureur. Les moyens qu'on oppose à la pléthore sont connus; si l'on ne se hâtait de tirer du sang, des malades pourraient être frappés d'un coup de sang et succomber. Un état opposé, une sorte d'*anémie*, se présente chez quelques malades qui ont été saignés trop abondamment; peut-être aussi cet accident existe-t-il chez quelques malheureux qui deviennent aliénés, après être tombés dans la misère la plus profonde, et chez les malades dont l'invasion de la folie a été précédée de longs jeûnes, de privations de toute sorte, ou qui s'obstinent à ne pas prendre d'alimens depuis que le délire à éclaté. Un régime tonique sans être trop excitant, l'air de la campagne, un peu d'exercice, relèveront peu à peu les forces, et ramèneront quelquefois la raison. On sait que dans beaucoup de cas où il existe un état aigu d'irritation dans le cerveau, le pouls reste néanmoins naturel; mais alors les pulsations des carotides, des temporales, sont ordinairement fortes et vibrantes; la circulation capillaire de la face, des yeux, du crâne, est plus active, ces parties sont plus rouges et plus chaudes; elles sont quelquefois douloureuses, les yeux sont brillans et saillans; ces mêmes caractères se rencontrent dans beaucoup de cas de folie, surtout au début. Le traitement doit particulièrement se composer alors d'évacuations sanguines, de bains tièdes, d'applications froides sur la tête, de pédiluves sinapisés, de boissons laxatives si le canal intestinal est en bon état. Mais si ces moyens, employés d'abord avec une certaine vigueur chez les sujets qui peuvent les supporter, ne produisent point d'amélioration, il faut user avec ménagement des saignées et des applications froides. On observe beaucoup d'aliénés dont les fonctions nutritives et génératrices sont parfaitement régulières, chez lesquels la circulation et la chaleur de la tête sont dans l'état naturel, qui n'éprouvent aucune espèce de souffrance; ils déraisonnent, et c'est là tout le mal apparent. Quelle est chez ces malades la nature de l'affection cérébrale, et quelle indication a-t-on à remplir? Le médecin qui redoute les erreurs de l'empirisme attend presque tout, dans ces cas, du temps et de l'emploi des moyens moraux. (GEORGET.)

FOLLICULE, s. m., *folliculus*, dimin. de *follis*, sac; petit organe creux en forme de sac ou d'ampoule, ouvert sur la peau ou la membrane muqueuse, par un orifice plus étroit que son fond; sécrétant et versant à la surface de ces membranes une matière qui varie dans les diverses parties du corps; paraissant formé par la peau renversée sur elle-même. Les follicules sont *isolés* ou *agglomérés*, *simples* ou *composés*, *cutanés* ou *muqueux*. On les appelle encore *cryptes*; on leur a même donné le nom de *glandes*. *Voy.* ce mot et PEAU, MUQUEUSE (membrane). (A. B.)

FOMENTATION, s. f., *fotus*, *fomentum*, *fomentatio*, de *fovere*, réchauffer. On donne ce nom à toutes les applications chaudes faites à la surface du corps, excepté à celles qui sont liquides et sous forme de bouillie ou de cataplasme. *Voyez* ce mot.

On distingue les fomentations sous le rapport de la forme sous laquelle on les applique, et sous le rapport de leurs propriétés. Quant à leur forme, elles sont sèches ou humides. On emploie comme fomentations sèches les linges et toutes les étoffes échauffées à un certain degré, les sachets de sable, de cendres, de farine chaude, les briques chauffées, les boules, les bouteilles pleines d'eau bouillante, les plaques et les cylindres de fonte ou de tout autre métal, rougis au feu et renfermés dans des boîtes garnies de tôle. On se sert, pour l'usage des fomentations humides, de linge, de flanelle ou de toute autre étoffe, et d'éponges qu'on imbibe avec des décoctions ou des liquides chauds de différente nature. On renferme aussi les liquides dans des vessies; on applique sur la peau des plantes cuites, à nu, ou renfermées dans des linges.

Les propriétés des fomentations sont assez variées : celles qui sont sèches doivent la plus grande partie de leurs effets à l'action du calorique, et sont plus ou moins excitantes, suivant qu'il est accumulé en plus ou moins grande quantité; cependant la nature du corps à l'aide duquel on le transmet influe beaucoup aussi sur l'action de ce moyen thérapeutique. Un corps métallique chaud transmet la chaleur dont il est pénétré, sans déterminer par lui-même aucune action particulière sur la peau. Mais si le corps chaud qu'on applique est susceptible d'exciter l'évaporation cutanée, et d'absorber la transpiration insensible, ou de la laisser passer, comme le sable chaud, par exemple, alors il en résulte un accroissement marqué dans la transpiration de la partie fomentée, et les sachets chauds agissent comme des étuves sèches disposées localement. Lorsqu'au contraire le corps avec lequel on fomente absorbe l'humeur de la transpiration, et ne la laisse passer qu'incomplétement, comme la flanelle, il s'imbibe peu à peu d'une humidité chaude, et produit des effets analogues à ceux des étuves et des fomentations humides.

Les fomentations humides jouissent de propriétés très-analogues à celles des cataplasmes, et doivent être préférées à ceux-ci lorsque les parties sont très-douloureuses et ne peuvent supporter le poids des bouillies. Les fomentations humides, comme les cataplasmes chauds, humectent la peau, ouvrent les pores, et la rendent plus perméable à l'action des liquides. Leurs propriétés particulières varient ensuite suivant celles des liquides avec lesquels on fomente la partie douloureuse. On peut ainsi distinguer des fomentations relâchantes, astringentes, toniques, excitantes, narcotiques, qui seront employées dans les différentes circonstances où les médications émollientes, toniques, excitantes, etc., seront indiquées. *Voyez*, à cet égard, l'article CATAPLASME, pour éviter des répétitions inutiles. (GUERSENT.)

FONCTION, s. f., *functio*, de *fungi*, *fungor*, faire, acquitter. Cette expression, qui, dans le langage ordinaire, signifie l'action à laquelle on se livre pour atteindre un but quelconque, l'action ou le devoir attaché à une charge, est employée en physiologie dans un sens analogue, et désigne l'action d'un organe ou d'un appareil d'organes ayant un but commun. C'est ainsi que, dans le premier cas, l'on parle de la fonction d'un nerf, d'un muscle, de l'estomac, du cerveau, etc., et que, dans le second, on dit que la digestion, la circulation, la respiration, etc., sont les fonctions de l'économie animale. Nous n'indiquerons pas ici le nombre divers des fonctions admises par les physiologistes, ni l'ordre systématique suivant lequel elles ont été rangées; nous ne discuterons pas non plus quels sont, dans l'état actuel de la science, les groupes de phénomènes qu'il faut reconnaître comme constituant une fonction; les développemens dans lesquels nous entrerions seraient nécessairement reproduits au mot *organisme*, et aux articles consacrés à chacune des fonctions. *Voyez* ORGANISME, INNERVATION, NUTRITION, CALORIFICATION, DIGESTION, ABSORPTION, CIRCULATION, RESPIRATION, SÉCRÉTION, GÉNÉRATION, LOCOMOTION, VOIX, SENSATION, FACULTÉS INTELLECTUELLES et MORALES. (R. D)

FONDANT, adj., *attenuans*. On a donné ce nom, très-usité jadis dans le système des humoristes, et conservé dans le langage vulgaire, aux médicamens que l'on suppose doués de la propriété de dissoudre les obstructions ou engorgemens chroniques formés par une prétendue coagulation de la lymphe. On considérait les fondans comme les plus énergiques des médicamens atténuans. On y rapportait les sous-carbonates de soude et de potasse, les sous-carbonate et hydrochlorate d'ammoniaque, les préparations antimoniales, mercurielles, les foies de soufre, les eaux minérales alcalines, les racines et bois sudorifiques, les gommes-résines, les savons médicinaux. La dénomination de fondant reposant sur une hypothèse gratuite, et n'indiquant qu'un effet secondaire très-variable de certains médicamens, doit être bannie du vocabulaire de la thérapeutique et de la matière médicale. *Voyez* d'ailleurs les mots ATTÉNUANT et APÉRITIF.

On a donné le nom spécial de *fondant de Rotrou* à une préparation antimoniale proposée par Rotrou, et considérée comme jouissant d'une propriété fondante. Cette préparation, inusitée maintenant, est l'antimoine diaphorétique non lavé, ou un composé d'antimoniate et de sulfate de potasse. *Voyez* ANTIMOINE. (R. D.)

FONDEMENT, s. m., synonyme d'ANUS.

FONGOSITÉ, s. f., *fungositas, caro luxurians;* excroissance vasculeuse, d'apparence charnue, qui s'élève souvent sur la surface des *plaies* ou des *ulcères*. (*Voyez* ces mots.) On emploie aussi quelquefois cette dénomination pour désigner les tumeurs qu'on a décrites sous le nom de *fongus*.

FONGUEUX, adj., *fungosus*; qui présente les caractères des fongosités ou des fongus; plaie fongueuse, état fongueux de la dure-mère, de la membrane muqueuse de la vessie, etc.

FONGUS, s. m., *fungus*. On a donné ce nom à des tumeurs de différentes espèces, ressemblant plus ou moins exactement par leur forme à un champignon, et développées sur la surface extérieure ou dans l'épaisseur de la dure-mère, du périoste, de la peau, dans le sinus maxillaire, sur les membranes muqueuses et fibro-muqueuses. On a aussi nommé fongus un boursouflement particulier de la substance cérébrale que l'on observe quelquefois dans les plaies de tête, avec perte de substance au crâne et à la dure-mère. On a encore imposé la même dénomination aux végétations plus ou moins volumineuses des ulcères cancéreux, et aux tumeurs que J.-L. Petit désigne sous le nom de *tumeurs variqueuses*, et qui paraissent être formées par le développement accidentel des vaisseaux capillaires artériels et veineux. Cette expression est donc très-vague, à moins qu'on n'y joigne une épithète qui désigne d'une manière positive la nature de la maladie; et ce n'est que pour ne pas trop nous éloigner de l'usage reçu que nous la conserverons. Dans cet article, nous ne traiterons que des fongus de la dure-mère, du sinus maxillaire, de la vessie et de ceux des extrémités des os longs : la description des autres a été faite, ou le sera aux mots *cancer, carcinôme, épulis, hœmatode, ostéosarcome, polype, sarcome.*

FONGUS DE LA DURE-MÈRE. Louis a inséré, dans le ve volume des Mémoires de l'Académie de Chirurgie, un reueil précieux d'observations sur cette maladie ; mais, malgré le grand nombre de faits qu'il a réunis, il reste encore beaucoup de lacunes à remplir dans son histoire, sous le rapport de sa nature, de ses causes et de son traitement. Tous les fongus de la dure-mère ne paraissent pas appartenir au même genre de maladie : les uns sont des tumeurs fibreuses simples ; ils paraissent être les plus fréquens, et peuvent exister pendant long-temps sans produire d'accidens. D'autres, d'une consistance plus molle, d'une couleur rougeâtre, contiennent une grande quantité de vaisseaux sanguins ; quelques-uns sont mous et ressemblent à la substance cérébrale. On en a vu qui paraissaient être formés par de la matière tuberculeuse ; j'en ai trouvé, en disséquant, un de cette espèce, qui proéminait dans la fosse temporale d'un enfant de huit ans : cet enfant portait plusieurs tumeurs de la même nature au cou et derrière le sternum. Quelques pathologistes prétendent que ces divers fongus sont tous, dans leur origine, des tumeurs fibreuses. Quant à nous, nous sommes disposés à penser que, dès le commencement de leur formation, ils appartiennent à des genres d'affections différens.

Les fongus de la dure-mère ont été observés sur des enfans très-jeunes, sur des adolescens, des adultes et des vieillards. Tantôt ils sont uniques ; d'autres fois ils sont multiples, quoiqu'il n'y en ait qu'un qui fasse saillie à l'extérieur. Ils naissent le plus souvent vers la voûte du crâne ; plus rarement ils se forment vers la base de cette cavité. On en a vu de logés dans l'épaisseur des replis de la méninge, et d'autres se faire jour par le fond de l'orbite, et déplacer l'œil. Quelques-unes de ces tumeurs sont exactement circonscrites et comme enkystées ; de sorte qu'on pourrait les enlever sans entamer l'arachnoïde. Lorsque les fongus sont volumineux et ovoïdes, ils dépriment profondément le cerveau, en se logeant en partie dans son épaisseur, en même temps qu'ils usent les os du crâne ; dans d'autres cas, ils sont aplatis, larges, irréguliers, et envoient des prolongemens dans différentes directions.

Les causes des fongus méningiens ne sont pas encore exactement connues. N'est-il pas probable qu'une partie de ceux que l'on rencontre chez les enfans sont dus au vice scrofuleux ? Le virus vénérien peut les occasioner à toutes les époques de la vie. Dans beaucoup de cas, ils se forment à la suite de contusion immédiate ou de commotion de la tête par contre-coup; et enfin il arrive assez fréquemment que la cause du mal reste complétement ignorée.

Tant que les fongus de la dure-mère n'ont pas encore aminci, soulevé, érodé les os du crâne, on n'a aucun signe certain de leur existence; quelquefois même il est impossible de les soupçonner, parce qu'ils n'occasionent pas d'accidens. Les symptômes qui pourraient faire craindre leur formation, et qui sont communs à un assez grand nombre de maladies, sont des douleurs de tête fixes, gravatives ou lancinantes continues ou intermittentes, l'assoupissement, des vertiges, la diminution ou la perte de l'ouïe ou de la vue d'un côté, ou des deux côtés en même temps, le strabisme, l'hémiplégie, la paraplégie, des mouvemens convulsifs, l'épilepsie, l'affaiblissement des facultés intellectuelles.

Le mode d'apparition à l'extérieur et les progrès successifs de la maladie n'ont pas lieu de la même manière chez tous les malades. Louis rapporte qu'un homme qui était tombé rudement sur les fesses éprouva, pendant quatre mois, une sorte d'étonnement dans la tête. Après un calme de quatre autres mois, les os du crâne, vers son sommet, devinrent crépitans sans élévation ni dépression. Le lendemain du jour où l'on s'était aperçu de cette crépitation, on reconnut une tumeur d'un pouce environ de diamètre, peu élevée, ayant un mouvement pulsatif. Dans l'espace de huit mois, elle acquit le volume du poing, et, au bout de ce temps, le malade mourut. — Une femme de dix-huit ans, ayant fait une chute violente dans l'escalier d'une cave, et perdu connaissance, éprouva, pendant vingt-neuf ans, de grands maux de tête vers la partie moyenne et postérieure du pariétal droit, endroit où l'on avait remarqué une contusion extérieure. Au bout de ce temps, elle reçut une contusion plus forte sur la même région, et ce ne fut qu'un an après qu'il parut subitement dans l'endroit blessé une tumeur de la grosseur d'un petit œuf de poule. Peu d'instans après son apparition, les accidens les plus graves survinrent: vomissement de matières bilieuses, hoquet continuel, pouls petit, concentré, refroidissement des extrémités. Ces accidens cessèrent le lendemain de leur apparition, lorsqu'on eut fait coucher la malade sur le côté opposé de la tumeur, dont on n'avait pas encore reconnu le caractère. Dans cette position, la tumeur disparut, et l'on sentit à sa place, à travers les tégumens, l'ouverture circulaire du pariétal qui lui livrait passage. Cette femme vécut encore neuf ans, quoique le fongus ait ressorti plusieurs fois en occasionant les mêmes accidens. Elle se faisait saigner tous les trois mois, et portait un bonnet piqué épais, garni d'une plaque d'étain vis-à-vis l'ouverture de l'os. — Un homme ayant eu plusieurs chancres vénériens traités incomplétement, s'aperçut quelque temps après d'une tumeur plate et indolente sur la suture sagittale. Cette tumeur, dans l'espace de quatre ans, fit des progrès tels, qu'elle remplissait le bonnet de nuit du malade. Elle avait alors plus de douze pouces de circonférence, et cependant ne donnait lieu à aucun accident. On appliqua imprudemment un caustique sur elle; quelques jours après, il y eut des mouvemens convulsifs, et la mort eut lieu le huitième jour. Ce fut alors seulement qu'on reconnut que la maladie était un fongus de la dure-mère; les pariétaux étaient détruits dans les deux tiers de leur étendue. Chez quelques individus, les fongus de la dure-mère restent pendant plusieurs années stationnaires; et, à l'occasion d'une contusion ou de toute autre cause propre à les irriter, ils prennent tout à coup un accroissement rapide.

Nous avons vu, dans les faits rappelés précédemment, et tirés des Mémoires de Louis, que des fongus de la dure-mère cessent de produire des accidens après avoir été refoulés dans la cavité du crâne; que d'autres fongus n'en occasionent aucun, quoiqu'ils fassent à l'extérieur une saillie très-considérable: on en rencontre d'autres qui sont le siége de douleurs très-aiguës, déchirantes, que l'on fait cesser en comprimant légèrement la tumeur; mais, si l'on cherche à la réduire complétement, les malades perdent connaissance, les membres se paralysent, le pouls devient extrêmement faible, presque insensible. Lorsque les fongus sont étroitement étranglés par le contour de l'ouverture qui leur livre passage, la pression exercée sur eux augmente la douleur, et ne fait cesser aucun des symptômes auxquels ils donnent lieu.

La plupart des fongus de la dure-mère ont un mouvement de pulsation qui leur est communiqué par le cerveau; mais ce mouvement, qu'il ne faut pas confondre avec celui d'expansion des tumeurs anévrismales, est quelquefois très-obscur. Il n'est pas relaté dans plusieurs des observations des Mémoires de Louis; et, sur une femme que j'ai eu occasion d'observer à l'Hôtel-Dieu, il était si faible, qu'il fallait un examen bien attentif pour reconnaître son existence. La situation de la tumeur, la largeur de sa base, la disposition de la perforation du crâne, l'épaisseur et la résistance variables des tégumens, sont les causes des différences que peut offrir ce symptôme.

Les altérations que les fongus font éprouver aux os du crâne sont assez constantes : ces os sont érodés intérieurement dans une étendue proportionnée à la largeur de la partie interne de la tumeur; la table externe de l'os éprouve constamment, et de dedans en dehors, une érosion moindre que la table interne. L'ouverture du crâne est ovale ou circulaire, et formée par un bourrelet irrégulier plus ou moins épais, ou garnie d'un grand nombre d'aspérités aiguës plus ou moins longues, qui irritent le fongus, et pénètrent même quelquefois profondément dans son épaisseur; c'est alors que les malades éprouvent des douleurs très-vives. Ce mode d'altération des os du crâne n'est point une carie : il est semblable à celui que les anévrismes font éprouver aux os sur lesquels ils sont appuyés. On ne trouve aucun vestige de la portion d'os détruite, ses molécules ont été absorbées. Il est à remarquer que, lorsqu'une partie du fongus a reposé pendant quelque temps sur la surface externe du crâne, les os qui se sont trouvés en contact avec lui deviennent rugueux et inégaux.

Le diagnostic des fongus de la dure-mère ne nous paraît pas devoir être aussi constamment facile qu'on l'a prétendu, lors même qu'ils font saillie à l'extérieur. Plusieurs circonstances peuvent contribuer à le rendre difficile. La consistance de ces tumeurs est variable : on en a vu d'aussi molles que des abcès, et d'autres ont la dureté du squirrhe. Tous les fongus n'ont pas des pulsations distinctes : parmi ces tumeurs, les unes sont réductibles en partie ou en totalité; d'autres ne le sont nullement. Si les fongus ne rentrent pas lorsqu'on les comprime, il n'est pas toujours possible de sentir le contour de l'ouverture qui leur a donné passage; et alors la pression exercée sur eux peut n'occasioner ni douleur déchirante, ni aucun des accidens qui résultent de la compression du cerveau. Il faut donc se faire rendre un compte bien exact de tous les phénomènes qui ont accompagné la maladie depuis son invasion, et examiner la tumeur avec la plus grande attention, et à plusieurs reprises dans les cas douteux, pour ne pas tomber dans des méprises dangereuses. Les tumeurs que l'on pourrait confondre avec les fongus de la dure-mère sont les loupes hémisphéroïdes à base large et dure, connues sous le nom de *talpa*, les hernies du cerveau, les hernies du cervelet, les anévrismes des artères temporales et occipitales. Nous ferons remarquer que plusieurs malades ont été victimes d'erreurs commises dans le diagnostic de ces fongus, pris, même par des chirurgiens habiles, et entre autres par Heister, pour des tumeurs enkystées.

Le pronostic de cette maladie est très-fâcheux : on n'a encore aucun exemple de sa guérison. Toutes les fois que l'on a pratiqué une ponction, une incision dans ces fongus, qu'on les a entamés avec le caustique, ou qu'on en a fait la ligature ou la résection partielle avec le bistouri, les malades ont succombé au bout de quelques jours, soit à des accidens apoplectiques, soit à l'inflammation des méninges ou du cerveau, soit à une hémorrhagie. Louis a confondu les végétations vasculaires qui naissent de la dure-mère, mise à nu par des blessures ou par la carie des os du crâne, avec les fongus proprement dits, et les guérisons qu'il cite, d'après Pierre de Marchettis, Fabrice de Hilden, Sand, etc., ne se rapportent qu'à ces végétations que l'on parvient à réprimer, à faire flétrir, en les pansant avec des décoctions et des poudres de plantes aromatiques.

Les suites fâcheuses qu'ont eues toutes les opérations tentées jusqu'à présent pour guérir les fongus de la dure-mère nous déterminent à conseiller de ne point toucher à ces tumeurs lorsqu'elles sont presque indolentes, et qu'elles n'occasionent aucun accident grave, et à se borner à prescrire dans ce cas, pour retarder les progrès de la maladie, les saignées fréquentes, un régime très-sobre, les applications sédatives astringentes, et une légère compression. Mais si le fongus, piqué, déchiré par les aspérités du contour de l'ouverture osseuse, fait éprouver des douleurs aiguës et fréquentes, s'il prive le malade de sommeil, s'il donne lieu à des accès fréquens de convulsions ou d'épilepsie, ou bien enfin s'il produit tous les accidens qui résultent de la compression du cerveau, il est rationnel, comme la plupart des auteurs modernes le conseillent, d'inciser la peau et le péricrâne, d'appliquer plusieurs couronnes de trépan autour du fongus, pour mettre sa base complétement à découvert, et de l'exciser en totalité avec la portion de la dure-mère à laquelle il adhère. On a aussi conseillé de s'en tenir à la première partie de cette opération, consistant dans l'emploi du trépan ou d'une scie curviligne et en forme de rondache, pour agrandir l'ouverture osseuse, et pour enlever les pointes engagées dans la tumeur. Cette opération, qui ne serait que palliative, n'est pas d'ailleurs exempte de danger. Toute espèce d'opération est contre-indiquée quand le fongus s'étend jusqu'à la base du crâne, lorsqu'il présente un volume très-considerable, lorsqu'il en existe plusieurs sur le même individu. On doit alors s'en tenir à l'usage des topiques et des médicamens internes propres à calmer la douleur.

FONGUS DU SINUS MAXILLAIRE. On en rencontre rarement chez les enfans; ils se développent plus souvent vers l'âge de la puberté et dans l'âge adulte. Ils n'ont pas tous la même organisation : les uns sont indolens, banchâtres, très-durs et pourvus de très-peu de vaisseaux; d'autres, également assez durs, sont d'une couleur rouge foncée, saignent facilement, et sont habituellement douloureux. Les causes qui donnent lieu au développement de ces tumeurs sont la récidive fréquente des fluxions dentaires ou du coryza, les contusions violentes des joues, les blessures des sinus maxillaires, des vices internes, et notamment le scrofuleux.

Tant que ces fongus sont encore peu considérables, ils n'occasionent qu'une douleur sourde et profonde, dont la cause reste douteuse. Lorsqu'ils ont acquis plus de grosseur, ils déjettent en tout sens les parois du sinus maxillaire; la joue se gonfle et devient très-saillante; l'arcade alvéolaire et la voûte palatine sont déprimées et les dents ébranlées; l'œil est chassé peu à peu hors de l'orbite; le cours des larmes est interrompu; la paroi externe de la fosse nasale est poussée vers la cloison; des ouvertures se font au sinus, et laissent échapper des portions de la tumeur dans l'intérieur de la bouche, dans la narine, ou à travers des fistules ouvertes sur la joue; une sanie fétide, sanguinolente, suinte de la tumeur, du sang s'en échappe quelquefois avec abondance. Si on abandonne la maladie à elle-même, elle fait chaque jour de nouveaux progrès; se propage dans toutes les directions; la tumeur devient énorme, hideuse, la respiration et la déglutition deviennent difficiles, les glandes s'engorgent, quelquefois un vaste et dégoûtant ulcère s'établit, et le malade finit par succomber, après avoir langui et souffert misérablement pendant plusieurs mois, et quelquefois pendant plusieurs années.

La chirurgie la plus active peut seule guérir cette cruelle maladie ; on perdrait un temps précieux, en essayant d'arrêter ses progrès par les dépuratifs et par les exutoires. Le traitement consiste à pratiquer, comme le faisait Desault, avec le perforatif, le couteau courbe en forme de serpette, la gouge et le maillet, une très-large ouverture à la paroi externe et à la paroi inférieure du sinus maxillaire, en enlevant une portion du bord alvéolaire ; à exciser la plus grande partie de la tumeur avec de forts ciseaux courbes sur le plat, ou avec des couteaux à lame courte, épaisse, mousse, courbes sur le plat et à deux tranchans ; à l'arracher avec de fortes pinces érignes doubles, et enfin à porter successivement plusieurs cautères rougis à blanc sur tous les points où le fongus prenait insertion. Cette forte cautérisation est absolument nécessaire pour arrêter l'hémorrhagie, qui est ordinairement très-violente pendant cette opération, et pour achever de détruire complétement la racine du fongus. Une précaution qui peut devenir fort utile, et que j'ai vu employer par M. Dupuytren, pour prévenir l'écoulement du sang dans la gorge lorsque le fongus se prolonge dans la fosse nasale, consiste à tamponner la narine postérieure avant l'opération. Après avoir extirpé et cautérisé le fongus, on remplit la cavité du sinus maxillaire avec des bourdonnets de charpie liés, et saupoudrés de colophane et de gomme arabique, et l'on attend, pour retirer ceux qui ont été appliqués le plus profondément, qu'ils soient détachés par la suppuration. Les saignées du bras ou du pied, des pédiluves, des boisons rafraîchissantes, une diète rigoureuse, sont ordinairement nécessaires à la suite de cette opération, pour prévenir et calmer l'inflammation. On peut espérer que le malade guérira promptement, lorsque la suppuration est louable, que des chairs grenues, vermeilles, naissent de l'intérieur du sinus ; mais on doit, au contraire, craindre une prompte récidive lorsque le pus est sanguinolent, fétide ; que des chairs molasses, facilement saignantes, pullulent sur la surface interne de cette cavité. Il ne faut pas hésiter, dans cette fâcheuse circonstance, à porter de nouveau le fer rouge sur les parties malades. Desault a répété trois fois son application sur le même individu : ce malade dut son salut autant à son extrême courage qu'à l'habileté de cet illustre chirurgien. A la suite de cette opération, l'ouverture que l'on a faite au sinus maxillaire se rétrécit peu à peu ; quelquefois elle se ferme complétement. Les parois du sinus se rapprochent, l'œil rentre dans l'orbite, et la difformité se dissipe entièrement, ou disparaît en grande partie. Le volume énorme de la tumeur qui ne permettrait pas de l'extirper en totalité, la faiblesse extrême du malade, et enfin les symptômes d'une cachexie générale, sont considérés par tous les praticiens sages comme des contre-indications à l'opération que nous venons de décrire.

FONGUS DE LA VESSIE. Cette maladie est encore plus fâcheuse que la précédente, parce que les signes en sont plus obscurs, et surtout parce que la chirurgie ne peut que rarement lui opposer des moyens efficaces. Les femmes y sont moins sujettes que les hommes. Ces fongus sont, chez quelques sujets, une maladie essentielle et sans complication; chez d'autres individus, leur formation est une suite de la présence de graviers ou d'une pierre rugueuse dans la vessie. Ils naissent quelquefois de la surface extérieure de la membrane muqueuse, mais plus souvent ils se forment dans le tissu cellulaire sous-muqueux, et, à mesure qu'ils se développent, ils soulèvent la membrane muqueuse. Leur volume varie depuis la grosseur d'un pois jusqu'à celle du poing. Ils sont uniques ou multiples, tantôt pédiculés, tantôt à base large. Les uns sont mous, blanchâtres, lisses; d'autres sont durs, rouges, inégaux; d'autres enfin sont mous, rouges, et laissent très-facilement échapper le sang qui les pénètre en abondance. On a trouvé des fongus sur tous les points de la surface interne de la vessie; mais ils se forment le plus souvent vers son bas-fond, sur la surface du trigone, vers le col; quelquefois ils sont continus avec la luette vésicale, et même avec la crète urétrale; quelques-uns naissent de la prostate.

Les causes des fongus vésicaux sont presque toujours inconnues, si ce n'est quand ils sont occasionés par la présence d'une pierre. Les symptômes auxquels ils donnent lieu sont très-variables, et en partie communs au catarrhe, au cancer, au calcul de la vessie, à l'engorgement de la prostate; aussi leur diagnostic est-il très-difficile. Notons en outre qu'on trouve des fongus dans la vessie de sujets qui n'en ont éprouvé aucune incommodité pendant leur vie. Cependant, dans le plus grand nombre des cas, ils produisent dans la vessie une douleur plus ou moins vive, qui se propage sympatiquement dans la fosse naviculaire, de la pesanteur vers l'anus, du ténesme, des épreintes, de la difficulté à uriner, et même de la rétention complète d'urine, soit lorsqu'ils s'appliquent momentanément comme une soupape sur le col de la vessie, soit lorsqu'ils se prolongent dans le col de cet organe, ou qu'ils en remplissent presque complétement la cavité. Il arrive assez fréquemment que les fongus entretiennent dans la membrane muqueuse vésicale une sécrétion muqueuse puriforme; quelques-uns laissent écouler du sang rouge ou noir, suivant la nature des vaisseaux dont ils sont principalement formés. L'hématurie devient plus considérable à la suite de la marche et des secousses produites par l'équitation, les voyages en voiture; après l'usage du vin pur, des liqueurs alcooliques, des alimens échauffans; les fluxions hémorrhoïdaires augmentent aussi l'intensité des symptômes. Il n'est pas très-rare de voir des malades rendre, en urinant, des portions de ces tumeurs : elles sont presque toujours molles, rougeâtres et s'écrasent facilement sous le doigt. La répétition fréquente des hémorrhagies, la continuité des douleurs, épuisent les malades, amènent la fièvre lente, le marasme, l'infiltration du tissu cellulaire. C'est à la suite de ces accidens que les malades succombent; d'autres cependant meurent de l'inflammation de la vessie et des parties environnantes, ou d'une rétention complète d'urine.

Ces symptômes sont, comme nous l'avons dit, communs à plusieurs maladies de la vessie; mais le cathétérisme et l'exploration de la vessie par le rectum fournissent quelquefois des signes plus certains. Quand les fongus sont volumineux et placés vers le col de la vessie, ils opposent chez certains sujets un obstacle presque insurmontable à l'introduction de la sonde, qui ne peut pénétrer qu'en les refoulant, ou en les traversant, ou bien encore en la glissant sur un de leurs côtés. Fabrice de Hilden, Chopart et Desault, ont recommandé avec raison de se servir d'une sonde volumineuse et très-longue, toutes les fois qu'on soupçonne l'existence d'un fongus, parce qu'il faut quelquefois l'enfoncer très-profondément pour obtenir de l'urine, et qu'il est important de ne pas entamer la tumeur. Cependant Lafaye, en sondant Astruc, affecté d'une rétention d'urine occasionée par un fongus volumineux, fut obligé, pour donner issue à ce fluide, de se servir d'une sonde ouverte à ses deux extrémités, et dans laquelle il introduisit un dard pour frayer une voie à l'algalie à travers la tumeur. Ce procédé est très-dangereux; il vaudrait mieux, dans un cas analogue, employer une sonde de platine grêle, mousse et à parois épaisses, inflexibles. Nous devons d'ailleurs faire remarquer que plusieurs malades sont morts d'hématurie ou d'inflammation à la suite de la perforation des fongus par la sonde. Les fongus volumineux du trigone ou du bas-fond de la vessie, empêchent de promener librement la sonde dans la cavité de cet organe; mais quand ils sont peu volumineux ou aplatis, ils échappent ordinairement à toutes les recherches. Le cathétérisme exécuté sur les sujets affectés de cette maladie donne souvent lieu à un écoulement de sang abondant, qui sort pur ou mêlé à l'urine; mais on observe le même phénomène lorsque les vaisseaux de la membrane muqueuse vésicale sont dilatés et variqueux dans toute son étendue. L'exploration de la vessie par le rectum ne peut faire reconnaître que les fongus durs et très volumineux; pendant qu'on y procède, il faut faire déprimer la vessie au dessus du pubis. L'existence simultanée de calcul et de fongus dans la vessie n'est pas très-rare, mais il est bien difficile, et même souvent impossible, de reconnaître avec certitude cette association fâcheuse avant l'opération, à moins que le fongus ne soit très-gros, ou que le malade n'en ait rendu des débris.

Les fongus de la vessie, surtout ceux qui sont douloureux et qui versent du sang souvent et en abondance, sont une maladie très-fâcheuse, ordinairement incurable et mortelle. L'incertitude de leurs signes, l'impossibilité de s'assurer exactement avec la sonde ou avec le doigt, de leur nature, de leur volume, de leur nombre, de la largeur de leur implantation, empêcheront toujours les praticiens sages d'ouvrir la vessie pour en faire ensuite l'extirpation. On est donc forcé de s'en tenir à un traitement palliatif. On conseille la saignée du bras, plus ou moins souvent répétée, lorsque les malades sont encore jeunes, robustes et d'un tempérament sanguin; les boissons acidulées, les émulsions, les infusions mucilagineuses froides, les demi-lavemens froids, un régime adoucissant. On combat la douleur par les injections narcotiques dans le rectum, les cataplasmes anodins, des bains tièdes, le repos. On oppose à l'hématurie les injections froides dans l'intestin et dans la vessie elle-même, les pilules d'alun et d'extrait de ratanhia; les boissons aiguisées avec les acides minéraux, et surtout avec le sulfurique; les applications sédatives ou répercussives froides sur l'hypogastre et le périnée. Si des caillots s'amassent dans la vessie, on les retire avec une seringue adaptée à une sonde d'un fort calibre; et s'il survient une rétention d'urine, on introduit l'algalie deux à trois fois par jour pour lui donner issue. Le séjour prolongé de cet instrument dans la vessie pourrait donner lieu à l'inflammation et à l'ulcération de la tumeur.

Lorsqu'après avoir ouvert la vessie, dans l'opération de la taille, on découvre un fongus, soit avec le doigt, soit avec les tenettes, il importe de reconnaître le plus exactement possible son volume, sa consistance, et surtout l'étendue de ses adhérences; ce qu'on ne peut pas toujours faire aussi bien qu'on le désirerait, à cause de l'épaisseur du périnée. Après avoir procédé à cette recherche, on se conduit différemment, suivant les circonstances : si la pierre est isolée du fongus, il faut d'abord l'extraire, et si le fongus paraît mobile, pédiculé, on peut, comme Desault l'a fait avec succès en pareil cas, le saisir avec des tenettes et l'arracher en tordant son pédicule; si, au contraire, le fongus est implanté par une base large, il vaut mieux ne pas y toucher. Ce sage conseil est donné par Deschamp, Chopart, Desault.

Lorsque la pierre est adhérente au fongus, on extrait en même temps les deux corps étrangers; mais il survient souvent, à la suite de cette opération, des hémorrhagies violentes, ou une inflammation mortelle, et les malades succombent au bout de quelques jours. Guérin de Paris, Houstet, Morand, en rapportent des exemples. Ce sont ces faits, et d'autres analogues, qui ont déterminé Chopart et Desault à établir en précepte que, si avant d'opérer on reconnaissait cette complication, il vaudrait mieux s'en tenir au traitement palliatif, surtout chez les vieillards.

Fongus des extrémités des os longs. — Cette maladie rare n'est pas décrite spécialement dans les auteurs français; on l'a peut-être considérée comme une espèce ou une variété du spina-ventosa; mais on n'a pas indiqué avec exactitude le mode d'altération de l'os. Je n'ai eu qu'une seule fois occasion de l'observer; je ne peux donc en donner l'histoire générale; mais l'observation que j'ai recueillie pourra servir, soit à ceux qui entreprendront cette histoire, soit aux jeunes praticiens. La tumeur existait à l'extrémité supérieure du tibia gauche; la malade, âgée de trente-neuf ans, d'un embonpoint médiocre, bien réglée, mais sujette dans son enfance à des engorgemens atoniques des glandes du cou, attribuait l'origine de son mal à plusieurs contusions successives et négligées du genou. Cette tumeur commençait un peu au-dessous de l'insertion du ligament de la rotule au tibia ; elle s'élargissait successivement depuis sa partie inférieure jusqu'au niveau de l'articulation fémoro-tibiale ; elle avait acquis, dans l'espace de trois ans, quatre pouces de diamètre de devant en arrière, et la même étendue de dedans en dehors, vers sa partie supérieure; sa surface présentait quelques bosselures larges peu saillantes, dans lesquelles on sentait de la fluctuation. La peau qui la recouvrait conservait sa couleur, sa température et son épaisseur naturellese; elle était d'ailleurs peu douloureuse au toucher, moins dure qu'un squirrhe, élastique, sans pulsation : vers sa partie interne on sentait sous la peau quelques plaques osseuses irrégulières. La jambe, habituellement demi-fléchie, était mobile sur le fémur, et même plus moblile transversalement que dans l'état naturel. Les condyles du fémur, la rotule, l'extrémité supérieure du péroné, paraissaient sains; mais le péroné était très-écarté supérieurement de l'axe naturel du tibia. La jambe, dans sa partie inférieure, avait perdu de son volume; la cuisse n'était pas sensiblement atrophiée; les vaisseaux sous-cutanés de la jambe, de la cuisse et du genou n'offraient aucune dilatation remarquable.

L'amputation de la cuisse ayant été conseillée par plusieurs praticiens, je la pratiquai; et on remarqua, aussitôt après la section des muscles, que le sang s'écoula en abondance par la surface inférieure de cette section; que la tumeur perdit une partie de son volume, et devint plus molle. En disséquant cette tumeur, on trouva dans leur état naturel la peau qui la recouvrait, le tissu cellulaire sous-cutané, les veines superficielles, l'artère poplitée et ses branches de terminaison, la veine poplitée, les nerfs du jarret et ceux de la jambe, la rotule, les condyles du fémur, les fibro-cartilages semi-lunaires, et les cartilages du tibia. Les ligamens de la rotule, les muscles et les aponévroses de la partie supérieure de la jambe étaient également sains, et ils entouraient de toutes parts la tumeur à laquelle ils adhéraient assez intimement par le moyen du périoste, qui n'avait éprouvé aucune altération. Cette tumeur présentait, sur le côté interne de sa surface deux kystes fibro-séreux, qui contenaient environ chacun une cuillerée de sérosité rougeâtre, et quelques lames osseuses minces, irrégulières. Le tissu de la tumeur ressemblait dans toute son épaisseur, par sa consistance, la facilité avec laquelle on pouvait le déchirer, sa texture aréolaire, spongieuse, au parenchyme de la rate, à ces différences près qu'il était d'une couleur rouge tirant sur le fauve, et que ses aréoles avaient pour la plupart plus d'une ligne de diamètre. Toutes ces aréoles étaient remplies de sang fluide ou coagulé, mais de couleur noire. C'était sur cette substance que reposaient les cartilages articulaires du tibia ; toute la substance osseuse de l'extrémité supérieure de cet os n'existait plus, à l'exception de ces lames minces, irrégulières, isolées, dont j'ai parlé précédemment. Vers la partie la plus inférieure de la tumeur, on retrouvait encore une lame très-mince de tissu compact, évasée en entonnoir, continue avec le corps du tibia. La substance de la tumeur paraissait se terminer brusquement dans le fond de cet entonnoir, dans une cavité rugueuse de quelques lignes de profondeur, placé à la partie interne du canal médullaire. Ce canal présentait, dans l'étendue d'un pouce, environ, et à son extrémité supérieure, une sorte d'incrustation osseuse, inégale, rougeâtre, occupant tout son contour, d'une demi-ligne d'épaisseur ; plus bas il était sain ainsi que la moelle.

L'affection dont je viens de rapporter l'histoire nous paraît avoir eu son siége primitif dans le tissu spongieux de l'extrémité supérieure de l'os, et avoir été étangère à la moelle ; elle offrait tous les caractères d'une maladie locale. On n'aurait pu la confondre qu'avec quelque espèce de spina-ventosa. J'ignore si, combattue dès son origine par le repos absolu, les saignées locales souvent répétées, les répercussifs, la compression, un régime sévère, qui, d'après sa nature, étaient les seuls moyens indiqués, on serait parvenu à arrêter ses progrès. *Voyez* SPINA-VENTOSA. (MARJOLIN.)

FONTANELLE, s. f., *fontana, fontanella, fons pulsans vel pulsatilis*. On nomme ainsi les espaces membraneux qui existent, chez le fœtus et l'enfant nouveau-né, aux régions du crâne où se rencontrent les angles des os après leur complète ossification. Ce nom vient, soit de ce que ces régions paraissent plus humides que les autres parties de la tête de l'enfant, soit plutôt parce que l'absence de parois osseuses permet d'y sentir les mouvemens d'élévation et d'abaissement du cerveau, et que le toucher y fait percevoir une sensation particulière de mollesse, de fluctuation. *Voyez* CRANE et FOETUS.

FONTICULE, s. m., *fonticulus*, *fontanella*. On nomme ainsi les ulcères artificiels établis dans un but thérapeutique, et entretenus par la présence d'un pois; c'est ce qu'on désigne plus communément sous le nom de *cautère*. Quelques auteurs ont compris le *séton* sous cette dénomination, et ont fait deux espèces de fonticules, le fonticule à pois ou cautère, et le fonticule à séton ou séton proprement dit. *Voyez* ces deux mots et EXUTOIRE.

FORCE, s. f., *vis*, *δύναμις*, faculté d'agir ou de produire un effet. Telle est, en effet, l'*acception générale* du mot *force*, regardé comme synonyme de *puissance*, *principe d'action*, *faculté*, *vertu* et *propriété active*. La force, quelle qu'elle soit, physique, chimique et vitale, morale même, est donc une cause de premier ordre, à laquelle on rapporte certaines classes de phénomènes soumis à l'observation ou déduits de l'expérience. Suivant *une autre acception*, la *force* s'entend simplement de la somme de mouvement ou d'action dont un objet déterminé se montre capable, comme lorsqu'on apprécie l'action d'un muscle, la force d'un animal, celle d'un ressort, d'une vague, d'un courant, etc. Nous ne nous occuperons ici de la *force*, ou plutôt des *forces* (*vires*), que sous le premier point de vue, le second appartenant à la *dynamique*, et devant être spécialement examiné, pour les applications de cette science à l'économie, aux mots *Muscle* et *Locomotion*.

L'idée de forces est l'une des plus abstraites de l'esprit humain. Les physiciens, embrassant les phénomènes de l'univers, frappés de leur immensité, de leurs différences et de leurs analogies, du besoin de les classer et de les dénommer, afin de les mieux connaître et d'en bien déterminer les rapports, les conditions et les lois, ont été portés à les concevoir comme attachés à un petit nombre de causes premières, insaisissables dans leur essence, distinctes des corps, en tant que hors d'eux, et différentes d'ailleurs les unes des autres, ainsi que le sont les actions mêmes auxquelles elles président. Or, ce sont précisément là *les forces*. Leur admission rapproche et centralise les faits, en facilite la comparaison; sans elles, ceux-ci restant isolés et désunis ne forment pas de corps de science, et ne se lient à aucune doctrine générale. Tel est l'avantage que les sciences physiques ont reçu de la théorie des forces. La gravitation universelle, l'attraction cosmique, l'affinité, la cohésion, l'élasticité, l'impulsion, les forces électrique et magnétique, etc., etc., sont devenues le très-petit nombre de causes auxquelles il a été permis de rapporter tous les phénomènes des corps. La nature de ces causes, la réalité même de leur existence, n'occupent plus depuis long-temps, comme on sait, les vrais physiciens. Elles sont uniquement pour eux le dernier terme auquel les a conduits l'observation analytique et rigoureuse des phénomènes. Au delà il n'existe plus rien. La pesanteur et l'affinité, par exemple, ne seraient pas, ainsi qu'on les a conçues, que les lois déduites de l'observation des phénomènes qu'on a crû pouvoir y rattacher n'en seraient pas moins également réelles et incontestables.

L'on pensa long-temps que tous les corps, sans exception, obéissaient à ces mêmes forces, et l'on crut dès lors, en particulier, devoir y ramener les phénomènes de l'économie vivante. De là les théories chimiques, physiques et mécaniques, qui ont successivement régné en physiologie, et auxquelles même encore aujourd'hui des savans très-recommandables, mais plus ou moins étrangers à la médecine, prétendent pouvoir rattacher les actions organiques.

Il est hors de doute que, comme *corps* ou composés de parties matérielles, les êtres organisés qui se décèlent par leurs *qualités sensibles* ou manières d'être qui tombent sous les sens, qui ont en partage les diverses *propriétés générales* des corps, comme l'étendue, la divisibilité, la porosité, sans lesquelles on ne peut les concevoir, sont d'ailleurs encore les sujets nécessaires des *forces générales* ou des propriétés actives de la matière. C'est donc une erreur commise par les détracteurs absolus des sciences étrangères à la vie, de prétendre qu'il n'y a dans les phénomènes de l'organisation rien de physique, rien de chimique, rien de mécanique; et, si c'était ici le lieu d'approfondir cette question, nous ferions, en parcourant la plupart des fonctions de l'économie, aisément ressortir une série assez importante de phénomènes qui dérivent spécialement de la pesanteur, de l'attraction moléculaire, de la cohésion, de l'impulsion, etc.; mais c'est là tout ce que l'on peut accorder; et il est impossible à quiconque se livre, sans préjugés ou sans idées préconçues, dans les sciences physiques, à l'observation attentive et suivie des phénomènes de la vie, de méconnaître en eux des différences tellement caractéristiques de tous les faits physiques connus avec lesquels on les compare, qu'on puisse ne pas s'élever, à leur égard, à l'idée de *forces propres*, pénétrant tout ce qui a vie, et déterminant essentiellement la série de fonctions qui les constituent et les maintiennent tels qu'ils sont au milieu de tout ce qui les environne. Que si, à la rigueur, les physiciens et les chimistes concevaient l'espoir de pouvoir montrer un jour que les mouvemens et les combinaisons de la vie ne sont que de simples modifications appréciables des forces générales, ce que nous sommes bien éloignés de regarder comme probable, il nous paraît du moins de toute impossibilité qu'ils aient jamais la prétention de rattacher à rien de ce qu'ils connaissent hors de l'organisme, la classe entière des *impressions*, avec ou sans conscience, la *sympathie*, la *force morale*; enfin, d'où découlent la série des phénomènes intellectuels et affectifs.

Mais ce que les *forces vitales* ont de distinctif ressort plus particulièrement encore de l'examen comparatif que l'on établit entre elles et les forces physiques. C'est ainsi, 1° que, bornées à une classe particulière de corps qu'elles *animent* pendant un temps limité, elles n'ont dès lors ni le caractère universel ni le caractère immuable des forces physiques, qui, saisissant la matière en tout temps, la sollicitent éternellement à l'action; 2° que les forces vitales variant sans cesse, capables d'augmentation et de diminution, douées de la propriété très-singulière de se proportionner aux efforts à produire, comme aux résistances à surmonter, se montrent par là même incalculables. Elles échappent, en effet, par cette dernière qualité, que le savant Hallé nommait leur *énergie*, aux deux élémens connus de toute force, la masse et la vitesse. 3° Les forces vitales *s'altèrent*, produisent un ordre spécial de phénomènes nommés *morbides*; rien de comparable dans les forces physiques : les phénomènes qui s'y rattachent sont toujours les mêmes; la maladie, en un mot, est un état qui de tout point leur est étranger. 4° Les excitans des forces vitales produisent souvent des effets sans aucune proportion de quantité avec leurs causes; témoin une horrible convulsion générale, la syncope, produites par une simple odeur désagréable, les grands désordres de toute l'économie, qui suivent l'introduction de la plus petite parcelle d'un virus, etc. Dans les faits physiques, au contraire, les résultats obtenus se trouvent dans la mesure rigoureuse des quantités employées. Une masse de sel, par exemple, exige toujours une proportion fixe d'acide pour saturer la base avec laquelle celui-ci se combine. 5° Les forces vitales et les forces physiques sont, par rapport à l'économie, dans une sorte d'opposition continuelle. Dans la santé, les premières, actives et sans cesse agissantes, préviennent, détruisent et masquent plus ou moins complétement les forces générales; dans un grand nombre de maladies, la lutte s'établit, les phénomènes physiques et chimiques se laissent apercevoir : à la mort, enfin, les forces organiques ont à jamais cessé, et les forces physiques reprennent immédiatement un empire absolu. Le cadavre n'est plus qu'un corps ordinaire que la pesanteur domine, et que les affinités chimiques décomposent avec plus ou moins de rapidité.

Mais l'existence de forces propres, produisant essentiellement dans les corps vivans les phénomènes divers qui les constituent ce qu'ils sont, étant constatée, il convient maintenant de déterminer le caractère de ces forces, d'en fixer le nombre, et d'offrir ainsi comme la vue générale ou le tableau de leur ensemble.

Or si, procédant à la manière des physiciens qui, dans l'admission des forces, sont remontés, de divers groupes de phénomènes distincts, à l'idée du petit nombre de causes qui paraissent y donner lieu, nous contemplons les corps vivans depuis leur origine jusqu'à leur fin, nous sommes frappés de l'existence simultanée de *mouvemens variés*, d'*impressions* diverses, d'*altérations* continuelles, qui forment en eux trois ordres d'actions concomitantes, mais néanmoins bien distinctes les unes des autres, et qu'il convient dès lors d'envisager isolément, et de rapporter à autant de forces spéciales.

C'est ainsi, 1° qu'à la *motilité* ou *force motrice* se rattache l'ensemble des mouvemens vitaux, principalement caractérisés par leur spontanéité, inhérens à chaque partie organisée, présidant à chaque fonction, et échappant d'ailleurs à toutes les explications physiques, chimiques, mécaniques, qu'on en a données, ainsi qu'aux raisons tirées de la texture des organes.

Mais, de ces divers mouvemens, les uns sont produits par la contraction des tissus, les autres par leur expansion : de là la division naturelle de la motilité, en deux genres, la *contractilité* et l'*expansibilité*, modifications capitales de la force motrice, qui nous ont déjà occupé, et auxquelles nous nous contenterons de renvoyer. Nous noterons toutefois, à l'égard de la première, que les différences secondaires des mouvemens qui en résultent ont motivé sa division en *contractilité cérébrale*, en *contractilité organique sensible*, et en *tonicité* ou *contractilité fibrillaire*.

2° Non-seulement les corps vivans se meuvent par leur *motilité* ou force motrice propre, mais ils éprouvent encore des *impressions*, perçues ou non perçues, souvent unies aux mouvemens, mais qui s'en montrent isolées et tout au moins distinctes. Or, ces impressions, qui sont un des attributs le plus éminemment caractéristique de l'organisme, et qui supposent toujours quelque condition impressionnante, externe ou interne, résultent de l'*impressionnabilité*, force qui désigne simplement l'aptitude à éprouver des impressions, et sur laquelle nous reviendrons en son lieu. Cependant, parmi les phénomènes divers et nombreux d'impressions, les uns sont perçus ou suivis de la conscience, les autres ne le sont pas. Aux premiers appartiennent les diverses *sensations*, tous les actes de la *sensibilité* nommée *cérébrale*; aux seconds, les *impressions* proprement dites, ou les simples *excitations organiques*, qui, pour demeurer inaperçues, ou se passer sans modifier *le moi*, n'en sont pas moins réelles. L'impressionnabilité perçue, la force sensitive, inhérente *au moi*, fait, parmi les corps vivans, le caractère particulier des animaux : nous en traiterons au mot *Sensibilité*. L'impressionnabilité non perçue, faussement regardée comme une sorte de sensibilité locale, ou qui ne s'étendrait pas au delà des organes impressionnés, est une force commune à l'organisme. Elle diffère, du tout au tout, de la sensibilité, car rien n'indique que les organes qu'elle met en action, ou que nous regardons comme ébranlés par elle, *sentent* pour se mouvoir. Du reste, cette impressionnabilité non perçue, et qui se reproduira en son lieu, fixera particulièrement alors notre attention, touchant les raisons opposées qui ont paru la rapprocher et l'éloigner de la sensibilité proprement dite.

3° Mais les forces sensitives et motrices de l'économie, qui résident exclusivement dans les solides vivans, ne suffisent pas pour donner une raison suffisante et complète de tous les phénomènes de la vie : il existe encore une force *altérante*, de *combinaison* ou d'*affinité vitale*, comme nous l'avons appelée (*voyez* AFFINITÉ VITALE.); force plus particulière aux humeurs, et qui détermine leurs transformations successives, depuis l'aliment venu du dehors jusqu'aux fluides assimilés et nutritifs. Cette force, qui seule permet de concevoir la génération des corps vivans, et la série de changemens de nature et d'état que subissent incessamment les fluides et les solides qui les composent, a pour caractère essentiel de déterminer et de maintenir des composés et des agrégats que les affinités chimiques ne pourraient ni produire ni conserver. On dirait, touchant ce maintien au milieu de mille causes destructives, que cet ordre de combinaison spéciale, enchaînant entre eux tous les élémens de l'organisme vivant, et les saturant, en quelque sorte, respectivement, déterminerait par cela seul leur *indifférence absolue* pour toute combinaison étrangère à la vie. Ce serait dès lors ainsi, et non par une prétendue force de *résistance vitale*, comme l'avait prétendu Dumas, que l'économie résisterait non-seulement à la putréfaction, à l'équilibre de la température, mais encore aux effets dissolvans de l'eau, hygrométriques et dilatans de l'humidité ambiante.

Telles sont les trois forces de l'économie auxquelles il est permis de rapporter, comme à leurs sources immédiates et premières, tous les faits, toutes les actions par le concours desquels la vie se propage et s'entretient. A ces forces se rattachent toutes les fonctions; d'elles dépend la vie, ou plutôt elles sont la vie elles-même. Celle-ci, en effet, qui nous est inconnue dans son essence, et qui dès lors nous échappe, n'est au fond, comme nous le verrons en son lieu, que cette manière d'être particulière dans laquelle les corps qui en jouissent obéissent à ces forces spéciales, qui les soustraient, pendant un temps limité, à l'empire des forces universelles. Tout autre caractère de la vie nous paraît erroné.

Quoi qu'il puisse être de cette remarque, les forces que nous venons de reconnaître, diversement modifiées dans chaque être, suivant la diversité d'organisation à laquelle il appartient, se montrent cependant toujours essentiellement les mêmes. Partout, en effet, en parcourant l'échelle des corps vivans, depuis le lichen ou la mousse jusqu'à l'homme, on rencontre des *mouvemens*, des *impressions* et des *combinaisons*, qui dérivent de chacune d'elles en particulier, et qui sont constamment dès lors rapprochés par leur nature, quoique plus ou moins distincts par les nuances qui les séparent. La motilité, l'impressionnabilité et l'affinité vitale, animant à la fois l'ensemble de l'organisation et chacune de ses parties, se retrouvent collectivement partout, et semblent ainsi réunies par les connexions les plus étroites. Les phénomènes qui s'y rapportent, confondus dans les organes, et comme inséparables entr'eux, ne peuvent, en effet, s'isoler et se distinguer que par un effort de la pensée.

Toutes ces forces excitées ou mises en jeu dans les organes par les stimulans divers appliqués à ceux-ci, ou par la sympathie, se caractérisent encore par la simultanéité de leur mode d'action. C'est, en effet, ainsi qu'on les voit presque toujours concomitamment accrues ou exaltées, diminuées ou affaiblies, altérées ou perverties, abolies, enfin, ou détruites. On sait d'ailleurs encore que c'est ensemble qu'elles reviennent spontanément, ou à l'aide de médicamens, à leur état ordinaire, lorsque des causes morbides variées les ont éloignées de leur type normal.

Parmi les physiologistes, quelques-uns, frappés de ces étroites connexions et de ces rapports évidens et nombreux entre les différentes forces, se sont crus par-là même autorisés à ne les envisager que comme de simples dépendances d'une seule et même source d'action, dont elles ne seraient dès lors qu'autant de phénomènes ou de manifestations secondaires. Tel est Barthez en particulier, par rapport au *principe vital*, de sa création. Tel est encore parmi nous M. Chaussier, dans l'admission qu'il fait de la *force vitale*, puissance à laquelle il rattache, comme autant de propriétés caractéristiques d'un ordre inférieur, la sensibilité, la motilité et la caloricité. L'idée, du reste, d'une source unique des phénomènes vitaux est encore implicitement renfermée dans cette foule de puissances mystérieuses du même ordre, invoquées depuis l'origine de la médecine, et désignées tour à tour sous les noms de *theion*, d'*énormon* (Hipp.); d'*esprits naturels*, *vitaux*, *animaux* (Galien); d'*autocratie*, d'*âme sensitive*, (Stahl); d'*archée* (Van-Helmont); d'*impetum faciens* (Kaau Boerhaave); de *force* ou *centre épigastrique* (Buffon, Lacaze et Bordeu), etc., etc.

Sans prétendre positivement nier que les forces de la vie ne puissent dépendre, à la rigueur, d'un *principe vital* unique, inconnu dans sa nature, et diversement dénommé, nous refuserons toutefois d'admettre une telle cause universelle d'action, attendu, d'abord, que rien ne la démontre, que rien ne prouve sa liaison avec les trois propriétés actives des organes qui nous ont occupé, ni l'espèce de dépendance dans laquelle ces dernières peuvent s'en trouver; en second lieu, qu'elle redouble la difficulté inhérente à la théorie des forces vitales, en obligeant l'esprit à abstraire sur une première abstraction pour n'arriver qu'à une hypothèse de plus; troisièmement, enfin, qu'elle ne présente, dans le fait, aucune sorte d'utilité, car les forces spéciales qu'elle centralise suffisent seules elles-mêmes pour satisfaire à l'enchaînement méthodique et complet des phénomènes. Allant plus loin encore, nous ajouterons que ce principe stérile jette dans la science un mot vague et indéterminé, qui, par cela seul qu'il peut s'appliquer à tout, ne convient précisément à rien, et qui n'est propre dès lors qu'à entraîner de la confusion dans le langage, et de l'inexactitude dans les idées.

— L'admission des forces vitales, quoique restreinte pour chacune dans les bornes rigoureuses que prescrivent les faits, paraîtra peut-être encore à quelques esprits par trop positifs, et qui n'admettent que ce qu'ils voient, une sorte de superfluité; quelques écrits récens, d'ailleurs très-estimables sous une foule de rapports, sont entachés de ce *scepticisme* outré. Leurs auteurs y proclament sans raison, parce que leur langage est absolu, qu'il n'existe pas de *forces;* que les médecins et les physiologistes, en s'élevant au-dessus des phénomènes palpables déduits de la structure matérielle des organes, se sont égarés sans but et sans utilité dans le champ de la métaphysique, et que leurs abstractions réalisées et comme personnifiées ont eu l'inconvénient d'introduire dans le domaine de la science une foule de principes, d'esprits ou d'êtres de raison, qui n'ont aucune existence réelle. Mais ces reproches, fondés seulement à l'égard de ces causes vagues et universelles, de ces principes *surnaturels* conçus *a priori* par le plus petit nombre, et que depuis long-temps la bonne manière de philosopher suivie dans les sciences a fait abandonner, sont loin de nous paraître applicables aux *forces* prises dans leur véritable sens, et envisagées comme nous les avons conçues. La théorie des forces subsistera donc comme un fait de premier ordre, auquel se rapportent les actes secondaires et divers de l'économie vivante, jusqu'à ce que les *organiciens* exclusifs aient fait jaillir, de la simple distinction des organes entre eux, de leurs élémens matériels, celluleux, vasculaires et nerveux, de leur contexture, de leur composition intime, de leur union avec les humeurs diverses, etc., etc., quelques raisons satisfaisantes, ou même plausibles de ce qui les rend *impressionnables*, avec ou sans perception, de ce qui les rend *mobiles* par allongement, par raccourcissement, et, dans ce cas, d'une foule de manières (volontairement, automatiquement, instinctivement, spontanément, par diverses stimulations) et de ce qui peut, enfin, produire en eux toutes ces *combinaisons spéciales*, qui en déterminent la cohésion en même temps qu'elles en changent incessamment l'*état* et la *composition* intime. Au moment de la mort, tous les organes existent incontestablement; ils se retrouvent assez souvent pour l'anatomiste le plus exact sans lésions appréciables. Qu'ont-ils donc alors perdu pour être si différens d'eux-mêmes? Nous répondrons sans hésiter: Les propriétés actives ou les *forces* qui les ont animés.

Les trois forces spéciales que nous avons signalées suffisant à l'explication de toutes les fonctions de l'économie vivante, nous ne parlerons des autres forces admises par les auteurs, que pour indiquer qu'elles n'existent pas, ou qu'elles rentrent dans nos trois forces *sensitives*, *motrices* et *d'affinité vitale*. Telles sont, parmi les plus remarquables, la force de situation fixe de Barthez, la caloricité de M. Chaussier, la force digestive de Grimaud, assimilatrice de Dumas, de résistance vitale du même auteur; le *vis generans* de Vicq-d'Azyr, la *force de formation* de M. Blumembach. Il en est encore ainsi de l'*irritabilité* et de la *tonicité*, forces mixtes qui rentrent dans les faits de l'impressionnabilité non perçue, et de la contractilité organique, et sur lesquelles nous reviendrons d'ailleurs plus tard.

En bornant ici cette vue générale des forces vitales, nous ferons remarquer que nous n'avons pas compris cette autre force bien réelle, ou ce grand principe d'action auquel toutes les parties de l'économie doivent le *consensus* admirable, qui, dans chaque être, fait un tout de l'ensemble, parce que cette cause d'action, qu'on nomme en particulier *sympathie*, est ordinairement envisagée à part, et qu'il lui sera consacré un article important de ce Dictionnaire. Nous nous sommes également tu sur ce qui regarde la *force morale*, parce que l'on distingue avec raison, des simples forces organiques, le domaine de la *pensée*, et que l'article *faculté*, auquel nous renvoyons, offre l'histoire la plus complète de tous les phénomènes intellectuels et effectifs qui s'y rattachent. Nous garderons le même silence, enfin, sur la prétendue *force médicatrice* de la nature, dont l'admission est généralement rejetée, et pour laquelle nous renverrons d'ailleurs aux articles *animisme, autocratie* et *nature* de ce Dictionnaire. (RULLIER.)

FORCES, (séméiotique). L'évaluation des forces chez l'homme malade forme, sans contredit, un des points les plus importans de la médecine pratique. La plupart des systèmes de thérapeutique ont été basés sur la distinction des maladies en sthéniques et asthéniques, actives et passives; et dans un assez grand nombre de circonstances, en effet, toute la question se réduit à savoir s'il faut traiter une affection par les toniques ou les débilitans. Il est donc de la plus haute importance de déterminer les signes d'après lesquels on peut évaluer les forces, surtout dans les maladies aiguës, où tout retard peut être dangereux, et où l'erreur aurait des conséquences plus graves encore.

On doit reconnaître d'abord que cette évaluation des forces est, dans beaucoup de cas, très-difficile et très-incertaine : il suffirait, pour en être convaincu, de jeter un coup d'œil sur les divisions établies par Brown, et sur celles qui lui ont été substituées par les auteurs qui ont conservé la même division en partant d'un principe opposé. Les mêmes affections se trouvent alternativement rangées parmi celles où les forces sont en excès ou en défaut. La même obscurité existe au lit des malades, et il n'est pas sans exemple qu'un médecin conseille le quinquina au même malade auquel tel autre prescrirait une saignée. Toutefois il est juste de dire qu'un tel dissentiment est fort rare parmi les hommes versés dans l'observation des maladies, et accoutumés à réunir tout ce qui peut éclairer leur jugement avant de le porter.

Il est beaucoup de médecins qui jugent de l'état des forces uniquement d'après le pouls : est-il plein et résistant ? les forces, suivant eux, sont nécessairement en excès. Les partisans de la doctrine de l'irritation ont été plus loin encore : la fréquence du pouls qui, dans les maladies aiguës, augmente avec la faiblesse, et n'est jamais plus grande que dans l'agonie, est à leurs yeux un signe que les forces sont en excès, ou, ce qui revient au même, une indication pour employer le traitement antiphlogistique. D'autres ont adopté pour mesure l'énergie des mouvemens, ou la coloration de la face, ou l'embonpoint du corps; quelques-uns, la couleur pâle ou foncée de l'urine; plusieurs, l'état de la chaleur générale; d'autres enfin, l'énergie avec laquelle le cœur se contracte. Plusieurs de ces signes sans doute sont d'une grande importance dans l'évaluation des forces, aucun d'eux n'est à négliger; mais nul doute aussi que chacun d'eux ne soit insuffisant quand il est isolé des autres. S'il fallait des exemples pour le prouver, nous citerions la petitesse du pouls dans quelques inflammations accompagnées d'une douleur vive; le froid général au début des phlegmasies les plus aiguës, la violence des mouvemens convulsifs à la suite d'hémorrhagies abondantes. Mais il est inutile d'insister sur un point de doctrine sur lequel tous les esprits sages sont d'accord : c'est d'après le degré d'énergie de tous les organes que les forces doivent être estimées.

Les forces peuvent être altérées de diverses manières chez l'homme malade : elles sont augmentées, diminuées, suspendues, perverties ou opprimées. Elles peuvent aussi ne présenter aucun dérangement sensible, comme on l'observe dans la plupart des maladies bornées à un organe, et qui n'entraînent pas de trouble dans les autres.

L'augmentation des forces est caractérisée par la couleur rouge et vermeille de la peau, par la rougeur et l'intumescence de la face, par la régularité et l'assurance des mouvemens, par la grandeur de la respiration, la force du pouls, l'élévation de la chaleur, la fermeté des chairs, la diminution notable dans la quantité des matières excrétées, de l'urine et des matières fécales spécialement, et l'amendement qui survient dans les symptômes après les hémorragies spontanées. Les phénomènes qui marquent l'augmentation des forces peuvent offrir, sous le rapport de leur intensité, des nuances très-variées, soit chez divers sujets, soit chez le même, et dans le cours d'une seule affection : ils sont, en général, beaucoup plus fortement dessinés dans le début de la maladie et dans les paroxysmes, que dans les rémissions et vers le déclin.

La *diminution des forces* est marquée par la pâleur de la peau, l'abattement des traits, la langueur dans l'attitude et les mouvemens, les défaillances, la fréquence et la petitesse de la respiration, la faiblesse du pouls, la diminution de la chaleur, la sensibilité au froid, la mollesse des chairs, l'abondance et la ténuité des matières excrétées. Si des hémorrhagies ont lieu dans ces circonstances, elles rendent les autres signes plus manifestes encore. La diminution des forces se présente sous des formes variées : dans quelques maladies aiguës, elle peut devenir considérable en peu de jours ; elle se montre alors par l'affaissement de la physionomie, par la pâleur de la peau, la presque impossibilité des mouvemens, la diminution de la chaleur, les sueurs froides, les excrétions involontaires, quelquefois les défaillances et les syncopes. Ces signes sont ordinairement plus marqués dans la rémission ; ils sont, en quelque sorte, voilés dans les paroxysmes, par l'excitation passagère qui les constitue : on observe par conséquent ici le contraire de ce qui arrive dans les maladies où les forces sont en excès, et où le caractère sthénique de la maladie devient plus tranché dans les redoublemens. Il est cependant quelques affections dans lesquelles la faiblesse devient plus prononcée dans les paroxysmes même ; c'est ce qui a lieu dans quelques variétés des fièvres pernicieuses, dans la fièvre syncopale et algide, par exemple : la diminution des forces, à peine marquée dans l'intermission, est portée au plus haut degré possible dans l'accès. Dans les maladies chroniques, la faiblesse ne survient qu'avec beaucoup de lenteur : les principaux traits qui la caractérisent sont la maigreur de tout le corps et de la face en particulier, la difficulté croissante des mouvemens, la fatigue prématurée qui résulte de l'exercice du corps et même de l'occupation de l'esprit ; la petitesse du pouls, la sensibilité au froid extérieur, et quelquefois l'œdématie du tissu cellulaire, et l'exhalation passive de sang par diverses voies : elle n'est presque jamais portée au point d'empêcher les malades de se mouvoir dans leur lit, comme cela a lieu dans beaucoup de maladies aiguës.

L'interruption complète des phénomènes de la vie, dans la syncope, dans la congélation, dans l'asphyxie, suppose une sorte d'*abolition* passagère ou de *suspension des forces*.

La *perversion* des forces est marquée par un désordre plus ou moins manifeste dans l'ensemble ou la succession des phénomènes que l'on regarde comme propres à en donner la mesure : c'est tantôt l'existence simultanée de symptômes qui généralement ne se montrent pas ensemble, tantôt une succession rapide de phénomènes opposés les uns aux autres ; tantôt enfin un trouble sympathique dans les fonctions du cerveau, et particulièrement dans l'intelligence, les sensations, l'expression du visage, les gestes et les mouvemens. Du reste, la perversion des forces peut exister avec leur augmentation et leur diminution, comme elle peut n'être jointe ni à l'une ni à l'autre. De-là la difficulté extrême de saisir les indications dans ces cas épineux, et la dissidence des auteurs et des praticiens sur ce point important de la thérapeutique.

L'*oppression* des forces est cet état dans lequel il n'y a qu'une apparence de faiblesse avec laquelle il serait bien dangereux de le confondre; l'erreur est d'autant plus facile, que l'oppression des forces se montre sous des traits à peu près semblables à ceux qui caractérisent leur diminution, tels que l'abattement de la physionomie, la couleur pâle ou livide du visage, la difficulté des mouvemens, l'engourdissement des sens et des facultés intellectuelles, la petitesse, quelquefois même l'inégalité du pouls, le froid des extrémités, etc. Il faut alors, pour apprécier le véritable degré des forces, remonter aux circonstances qui ont précédé. La faiblesse réelle est presque toujours due à des causes manifestes; elle existe chez des sujets naturellement débiles, ou débilités par des fatigues excessives du corps ou de l'esprit, par des chagrins prolongés, par la privation d'alimens, ou par l'usage d'alimens peu nutritifs, par des veilles, par l'abus des jouissances. L'oppression des forces, au contraire, a lieu particulièrement chez des sujets bien constitués, dans la force de l'âge, adonnés à la bonne chère et à l'oisiveté : elle a lieu subitement, dès l'invasion, ou du moins dans la première période des maladies; tandis que la véritable faiblesse ne se montre, en général, que d'une manière progressive, et communément à une époque plus avancée des affections aiguës. Un autre moyen très-propre à éclairer sur l'état des forces est l'observation des changemens survenus dans l'intensité de la maladie, soit par l'effet des premiers remèdes, soit par quelques autres circonstances. Si les moyens débilitans, et particulièrement la saignée, ont produit du soulagement; si des hémorrhagies ou des évacuations alvines spontanées ont paru diminuer la faiblesse; nul doute qu'il n'y ait oppression des forces. Si, au contraire, les évacuations spontanées ou provoquées sont nuisibles; si le vin et les cordiaux ont modéré l'intensité du mal, la diminution des forces n'est pas seulement apparente, on doit la regarder comme réelle, et agir en conséquence. A tous ces signes il convient d'en joindre encore un autre auquel M. Laennec attache la plus grande importance; c'est le degré de force avec lequel le cœur se contracte. Suivant ce médecin, « toutes les fois que les contractions du ventricule, explorées par l'auscultation, ont de l'énergie, on peut saigner sans crainte; le pouls se relèvera; mais si les contractions du cœur sont faibles, le pouls eût-il encore de la force, il faut se défier de la saignée. » Nous pensons que, dans les cas obscurs, on ne devra pas négliger d'interroger ce phénomène, en observant toutefois que l'expérience n'en a pas encore assez bien fixé la valeur pour qu'il soit possible de déterminer le rang qu'il doit occuper parmi les autres signes propres à éclairer le médecin.

Telles sont les principales circonstances à l'aide desquelles on peut apprécier l'état des forces chez l'homme malade; elles ne sauraient suffire pour résoudre toutes les questions auxquelles peut donner lieu ce point de médecine pratique; mais elles peuvent fixer l'opinion des médecins dans la plupart des cas ordinaires, qui sont aussi ceux dont la connaissance est le plus utile. Nous devons faire remarquer, en terminant cet article, que l'appréciation des forces est quelquefois si difficile, que le médecin le plus expérimenté est contraint de suspendre son jugement, pour ne pas agir au hasard. (CHOMEL.)

FORCEPS, s. m.; mot emprunté du latin, et employé dans l'art des accouchemens, pour désigner une sorte de pince destinée à saisir la tête du fœtus, et à l'amener au dehors. Quoique quelques auteurs aient cru démêler dans Avicenne l'indication de deux sortes de forceps, et trouver dans la pince avec laquelle Rueff saisissait les os plats du crâne l'image de cet instrument, cependant c'est à Chamberleyn, qui pratiquait l'art des accouchemens à Londres vers le milieu du 17e siècle, que l'on en attribue généralement l'invention. Il paraît que, dans le même temps, un accoucheur de Brentford, Drinkwater, se servait d'un instrument de même nature pour terminer les accouchemens difficiles. Mais ces médecins ayant fait un secret des moyens qu'ils employaient, on n'a à cet égard que des conjectures qui, à la vérité, semblent très-fondées. En 1721, Palfin, professeur d'anatomie et de chirurgie à Gand, vint à Paris, et montra à l'Académie des Sciences un instrument destiné à saisir la tête, un forceps, qu'il appelait *mains*. Cet instrument fut le premier connu, et, sous ce rapport, Palfin mérite d'être regardé comme le véritable inventeur du forceps. Depuis cette époque, la plupart des accoucheurs, et même quelques chirurgiens à peine initiés dans la pratique des accouchemens, se sont occupés de perfectionner cet instrument. Levret et Smellie, en lui donnant une courbure analogue à celle de l'axe du bassin, en ont fait un instrument véritablement utile, et personne après eux n'est, à mon avis, parvenu à y faire des modifications importantes. Je ne puis m'étendre ici davantage sur l'histoire du forceps; je me contente d'indiquer à ceux qui seraient curieux de la connaître, trois auteurs qui en offrent la suite assez complète depuis l'origine jusqu'en 1803. Ces auteurs sont : Mulder (*Hist. litteraria et critica forcipum et vectium*); J. W. Schlegel, qui a traduit en allemand l'ouvrage de Mulder; et W. Frid. Bang (*Hist. forcipum obstet. recentissima*). Les personnes qui se croiraient appelées à inventer de nouveaux forceps feraient bien de consulter ces auteurs, et quelques brochures et journaux de médecine d'une date plus récente, qui contiennent la description des forceps inventés depuis la publication de ces ouvrages : il est difficile de croire que, dans plus de quatre-vingts forceps que l'on connaît, il ne s'en trouve pas quelqu'un qui montre déjà mises en pratique les idées qu'elles se seront faites.

Tout forceps est composé de deux branches. On distingue à chaque branche la cuillère, le manche et le point de jonction. La cuillère est courbée sur son plat pour s'accommoder à la forme arrondie de la tête du fœtus; elle est ordinairement fenêtrée pour embrasser plus exactement cette tête, et le plus souvent courbée sur son champ, afin de suivre la sinuosité du canal du bassin. Cette dernière courbure, due à Levret, et appelée par lui et par beaucoup de ses successeurs *courbure nouvelle*, est toute au-dessus d'un plan horizontal sur lequel l'instrument reposerait. Dans le forceps de Smellie et dans ceux qui ont été faits à son imitation, la cuillère, à partir du point de jonction, s'abaisse d'abord au-dessous de la ligne horizontale, puis se relève comme la cuillère du forceps de Levret. Il résulte de cette disposition que la partie inférieure de l'instrument offre une dépression qui reçoit le bord antérieur du périnée, et permet de porter plus en arrière les manches de l'instrument; ce qui peut être un avantage dans quelque cas.

La forme du manche des branches est assez indifférente pour le but qu'on se propose en se servant du forceps. Les modifications qu'on lui a fait subir sont plus relatives à la commodité de l'opérateur qu'à l'utilité réelle. La longueur seule influe sur le degré de compression que les cuillères exercent sur la tête, et mérite beaucoup d'attention. Le lieu de jonction des branches est ordinairement à l'union des cuillères avec les manches, de sorte que chacune d'elles forme un levier du premier genre. Coutouly et Thenance ont transporté la jonction à l'extrémité des manches, et ont ainsi transformé chaque branche en un levier du troisième genre. Cette modifition ne me paraît pas avantageuse. Les moyens d'union le plus en usage sont ou un pivot, comme dans la plupart des forceps français, ou une double encochure, comme dans le forceps de Smellie. Brünninghausen, Busch, et dernièrement M. Guillon, jeune médecin de Paris, ont adopté un moyen d'union qui tient du pivot et de l'encochure. Ce court exposé me paraît suffisant pour donner une idée des principales modifications qu'a subies le forceps. Quant à celles qui consistent dans le brisement des branches, j'y attache peu de prix, car il importe peu de porter un instrument dans un étui plus ou moins long, et l'habileté de l'opérateur suppléera facilement à ce que l'absence du manche donnerait de facilité pour placer la cuillère dans certains cas. Persuadé que la perfection d'un instrument est toujours relative à l'indication qu'il doit servir à remplir, je suis loin d'approuver la réunion de plusieurs instrumens en un seul.

Le forceps de Levret me semble être celui qui, par ses courbures et ses dimensions, s'adapte le mieux à la forme de la tête et à la direction de l'axe courbe du bassin, quelle que soit la conformation de cette cavité. Il est facile à manier pour saisir la tête au détroit inférieur et dans l'excavation, et il offre assez de longueur pour aller l'embrasser, même audessus du détroit supérieur. Peut-être conviendrait-il, comme l'ont proposé quelques accoucheurs, de supprimer le filet saillant qui borde intérieurement la cuillère, quoique je n'aie jamais vu résulter d'accidens graves de la présence de ce filet: peut-être aussi devrait-on changer la disposition des crochets qui terminent les manches. Je n'ai jamais rencontré de cas où j'aie trouvé ce forceps insuffisant, quand il était possible d'espérer terminer l'accouchement par le secours d'un forceps. Tel a été également le résultat de l'expérience de mon père pendant le cours d'une pratique longue, nombreuse et remarquable par ses succès. Baudelocque avait adopté ce forceps; seulement il en avait un peu augmenté la longueur. Madame Lachapelle, qui a été pendant vingt-cinq ans sage-femme en chef de la Maison d'Accouchement à Paris (Hospice de la Maternité), où il se fait annuellement plus de deux mille accouchemens, et qui était fréquemment appelée en ville, lui accordait la préférence sur tous les autres. Je pourrais à ces témoignages en joindre qui n'auraient pas moins d'autorité, et ne seraient pas moins décisifs, si je n'hésitais à faire parler des praticiens qui peut-être un jour enrichiront la science du fruit de leurs observations. C'est donc le forceps de Levret que je préfère; c'est lui que j'aurai en vue dans ce qui me reste à dire sur l'emploi de cet instrument; mais ces préceptes sont facilement applicables aux divers forceps qui sont en usage. Levret appelait *branche mâle* celle qui porte le pivot, et *branche femelle* celle sur laquelle est pratiquée l'ouverture qui reçoit ce pivot. Dans ces derniers temps, on a trouvé ces dénominations peu convenables, et l'on a proposé de nommer la branche à pivot *branche droite*, parce qu'elle représente la main droite, et l'autre *branche gauche*, parce qu'elle représente la main gauche. Je me servirai indifféremment de l'une ou de l'autre de ces expressions.

On est actuellement généralement d'accord que le forceps ne doit jamais être appliqué que sur la tête du fœtus; cette partie seule offre assez de solidité pour soutenir sans inconvéniens la pression qu'il doit exercer. Quelques accoucheurs l'ayant appliqué sur le bassin, et ayant réussi à extraire par ce moyen le fœtus qui présentait les fesses à l'orifice de l'utérus, ont voulu établir une règle générale sur des cas particuliers dus probablement au hasard et à une méprise : mais il est facile de voir que, si les fesses éprouvent une résistance assez considérable pour nécessiter l'emploi des instrumens, la pression que le forceps, pour avoir une prise assez ferme, devra exercer sur les os du bassin, les enfoncera, les fracturera. D'un autre côté, les bouts des cuillères qui se trouveront à la hauteur des dernières côtes seront très-rapprochés, parce que la partie comprise dans la plus grande largeur du sinus de l'instrument a peu de volume, et la poitrine sera extrêmement rétrécie; le foie sera infailliblement contus et déchiré; le forceps ordinaire serait donc dans ce cas un instrument nuisible. Mais, a-t-on dit, on pourrait faire un forceps composé de deux crochets mousses réunis qui porteraient sur les aines. Ce ne serait plus un forceps, ce serait un véritable crochet double. (*Voyez* CROCHET.) C'est donc sur la tête seule que le forceps doit être appliqué; et il doit en général la saisir selon son plus petit diamètre, c'est-à-dire que chaque cuillère doit porter sur les parties latérales, les bosses pariétales se trouvant logées dans l'ouverture des fenêtres à l'endroit du plus grand écartement des branches, et le diamètre occipito-mentonnier suivant à peu près une ligne tirée de l'extrémité des cuillères vers le pivot. Baudelocque n'admettait qu'une exception à cette règle générale posée par Smellie, c'est pour le cas où la tête est enclavée suivant son diamètre transversal. Il conseille alors de placer les branches parallèlement aux côtés du bassin, l'une d'elles portant sur la face, et l'autre sur l'occiput. La plupart des accoucheurs allemands veulent que dans tous les cas, quelle que soit la situation de la tête, on introduise et on place le forceps dans cette direction parallèle à la ligne médiane du corps. Ils citent à l'appui de cette doctrine une pratique qu'ils disent constamment heureuse. Je pense bien que, dans la plupart des cas, on peut réussir de cette manière; mais en même temps, je suis persuadé que, lorsque la tête est placée diagonalement, et qu'elle ne peut être amenée au dehors sans de grandes difficultés, cette manière d'agir est moins sûre que l'autre. En effet, la tête se trouve alors saisie de la partie latérale de l'occiput à la bosse frontale du côté opposé; les cuillères du forceps sont très-écartées, elles ne touchent la surface de la tête que dans une petite étendue, et portant sur des plans inclinés, elles peuvent glisser facilement. Ainsi, d'une part, la tête est moins solidement fixée entre les cuillères de l'instrument; et, d'autre part, la tête est nécessairement attirée, présentant de grands diamètres aux détroits du bassin; on doit par conséquent avoir besoin de plus de forces pour les lui faire traverser : au contraire, en appliquant le forceps sur les parties latérales de la tête, elle est saisie par les extrémités de son petit diamètre, la partie la plus saillante des bosses pariétales se cache dans l'ouverture des fenêtres, la cuillère, dont la courbure est calculée sur la convexité de cette partie, étant appliquée sur une large surface, est fixée plus fermement, et la pression que l'on est forcé d'exercer, se trouvant répartie sur un plus grand nombre de points, est moins forte sur chacun en particulier. Outre ces avantages, on peut encore corriger la situation de la tête, et la présenter à l'entrée des détroits dans la direction la plus favorable. Je sais qu'il n'est pas toujours possible d'opérer avec cette précision, que la conformation vicieuse du bassin est quelquefois un obstacle insurmontable à ce qu'on y réussisse; et que dans ces cas, quoique le forceps ne soit pas régulièrement placé, on parvient souvent à terminer l'accouchement; mais je sais aussi que souvent le forceps glisse et s'échappe de dessus la tête, ce qui n'est pas sans de grands inconvéniens quand il glisse horizontalement, car le bord de la cuillère, portant fortement contre les parties de la mère, les sillonne, les contond, et peut même les diviser.

Une autre règle générale est que la concavité des bords des cuillères doit toujours être tournée en avant ou y être ramenée dans la suite de l'opération, à mesure que la tête descend dans l'excavation. C'est de cette manière seulement que la courbure nouvelle de l'instrument se trouve adaptée à celle de l'axe du bassin. Cette règle ne souffre aucune exception; ce n'est pas que Deleurye, après Levret, n'ait recommandé dans quelques cas d'agir autrement, mais cela n'est jamais nécessaire, et si on essaie de le faire, on voit facilement que, dans les mouvemens qu'on doit imprimer à l'instrument, pour donner à la tête une direction convenable, la partie convexe et la plus évasée des cuillères, vient appuyer contre les branches de l'arcade des pubis, et que leur extrémité est fortement repoussée en arrière, où elle presse et sillonne la paroi du col de l'utérus et du vagin.

A l'article *dystocie*, j'ai déduit et examiné les cas dans lesquels l'emploi du forceps est indiqué exclusivement ou concurremment avec quelqu'autre procédé; il serait superflu de rappeler ici ces cas, et de les soumettre à un nouvel examen. Je ne crois pas que dans l'esprit des vrais praticiens il puisse rester quelque doute sur l'utilité de cet instrument, il a cependant d'assez nombreux adversaires, mais je ne crains pas d'avancer qu'ils avaient eu peu d'occasion d'observer des accouchemens difficiles, ou que leurs yeux étaient tellement fascinés par la prévention, qu'ils se refusaient à l'évidence que se privant d'un secours aussi efficace, ils ont été forcés d'avoir recours à des procédés moins puissans, et surtout moins innocens. Leurs plus spécieux argumens étaient fondés sur l'abus que quelques accoucheurs font de cet instrument, et sur les accidens dont son emploi est quelquefois suivi. Il est vrai que quelques accoucheurs, par ignorance, par défaut de confiance dans les ressources de la nature, par précipitation, ou pour frapper l'esprit du vulgaire, emploient le forceps dans beaucoup de cas où son usage n'est pas indiqué; il est vrai aussi que, manié par des mains inhabiles, il peut produire les désordres les plus graves dans les parties de la mère et du fœtus. Mais quel est l'instrument auquel on ne puisse adresser de semblables reproches? Les cas dans lesquels les bons praticiens jugent nécessaire l'emploi du forceps sont assez rares. Le relévé de la pratique des docteurs Merimman et Bland, au dispensaire de Westminster à Londres, du professeur Boër à l'École d'accouchement de Vienne, et de la Maison d'accouchement de Paris, montre qu'à peine se sert-on du forceps dans un accouchement sur deux cents. L'emploi en doit être encore moins fréquent dans la pratique civile : c'est au moins le résultat de mes observations et de mes entretiens avec les praticiens les plus répandus de Paris.

Pour bien apprécier la manière d'agir du forceps, il faut distinguer les cas dans lesquels il existe une disproportion plus ou moins grande entre la tête du fœtus et le canal du bassin, et ceux dans lesquels il n'existe pas de disproportion sensible. Dans ces derniers, le forceps sert uniquement à saisir la tête du fœtus et à la tirer au dehors; il n'y a pas d'autre résistance à vaincre que celle des parties externes de la génération. L'action que l'on exerce avec l'instrument est une simple traction. C'est ce qui a lieu quand on est obligé de terminer l'accouchement par cause d'inertie de matrice, d'hémorrhagie, de convulsions, etc. Quand il y a disproportion, elle peut être absolue ou relative, et dépendre seulement de la situation vicieuse de la tête, ou tenir à l'une et à l'autre de ces causes. La situation vicieuse de la tête exige rarement l'usage du forceps, ou, si on se sert d'une des branches de cet instrument, c'est pour s'en servir comme d'un *levier*. (*Voy.* DYSTOCIE, LEVIER.) Dans l'enclavement de la tête, suivant son diamètre occipito-frontal, il y a en même temps disproportion absolue, car, même dans cette position, une tête d'un volume et d'une solidité ordinaire, ne serait pas retenue dans un bassin d'une bonne conformation; et situation vicieuse, car si la tête était dans une position oblique, ou si l'occiput plongeait davantage, cette tête, toute volumineuse qu'elle est, ne rencontrerait pas encore d'obstacles insurmontables. La manière d'agir du forceps consiste alors à imprimer à la tête une direction plus favorable, et à exercer sur elle des tractions. Il me reste à examiner le cas où la tête est absolument trop volumineuse par rapport au canal qu'elle doit traverser. Peut-on espérer de faire cesser cette disproportion au moyen de l'instrument? Il faut d'abord remarquer que l'on a vu l'accouchement se terminer par les seuls efforts de la nature, quoique le diamètre antéro-postérieur du détroit supérieur n'eût que deux pouces et demi de longueur. Par l'effet de la pression graduée, successive et long-temps continuée, que les forces expultrices lui avaient fait subir, la tête du fœtus s'était ramollie, aplatie, allongée, moulée en quelque sorte à la filière qui lui avait livré passage. Quelques partisans outrés du forceps ont espéré obtenir quelque chose de semblable de la compression que cet instrument peut exercer sur la tête, ou au moins pouvoir réduire d'un pouce et plus le diamètre transversal de la tête. Ils citent des observations de Lhéritier, de Lanverjat, de Coutouly, de Warocquier et d'autres, qui ont employé avec un grand succès le forceps dans des cas où le diamètre sacro-pubien n'offrait que trois pouces de longueur. Baudelocque, pour déterminer avec précision le degré de réduction de la tête que l'on peut obtenir de l'usage du forceps sans compromettre la vie de l'enfant, a pris neuf têtes d'enfans à terme, morts à l'instant de leur naissance ou peu après; il les a ramenées, autant que possible, à leur degré de température et de mollesse naturelle. Après avoir mesuré exactement leurs différens diamètres, il les a soumises à la plus forte pression entre les cuillères de forceps d'une solidité éprouvée. Cette pression a été, dans quelques-unes de ces expériences, poussée au point de déterminer la fracture des os, le déchirement de la peau et des méninges, et l'issue d'une portion du cerveau. Il a de nouveau mesuré les diamètres de ces têtes pendant qu'elles étaient encore entre les serres du forceps. Voici les conclusions qu'il a cru pouvoir tirer de ces expériences : 1° la réduction qu'éprouve la tête de l'enfant entre les serres du forceps est différente à quelques égards, selon que les os du crâne présentent plus ou moins de solidité au terme de la naissance, et que les sutures, ainsi que les fontanelles, sont plus ou moins serrées; 2° cette réduction ne saurait être, en aucun cas, aussi grande que des accoucheurs l'ont annoncé; et elle ira difficilement et bien rarement au delà de quatre à cinq lignes, lorsque l'instrument agira sur les côtés de la tête; 3° on ne doit jamais évaluer son étendue d'après l'écartement des branches de l'instrument à l'extrémité opposée à celle des serres, et le degré de rapprochement qu'on leur fait éprouver avant d'extraire la tête, ni d'après les forces qu'on emploie pour les rapprocher ainsi; 4° enfin les diamètres qui croisent celui suivant lequel on comprime la tête, loin de s'augmenter dans les mêmes proportions que celui-ci diminue, ne s'augmentent pas même pour l'ordinaire d'un quart de ligne, et en deviennent quelquefois plus petits. J'admets certainement l'exactitude complète de ces conclusions, par rapport aux expériences qui leur ont servi de base; mais je ne les crois pas strictement applicables à la pratique. En effet, lorsqu'on applique le forceps sur la tête du fœtus, cette tête a déjà été poussée, comprimée, comme pétrie entre les os du bassin; elle est par cela même dans une disposition bien plus favorable pour subir une réduction, que les têtes avec lesquelles Baudelocque a fait ses expériences. Je ne pense pourtant pas que cette réduction puisse, sans de très-graves inconvéniens, être en aucun cas portée aussi loin qu'on l'a avancé. On a encore dit, en faveur du forceps, que le cercle osseux que décrit le bassin vicié, à travers lequel on s'efforce de faire passer la tête engagée entre les serres de l'instrument, doit agir sur ces mêmes serres, comme l'anneau qu'on fait avancer sur le corps de certaines tenailles pour en rapprocher les mâchoires et fixer davantage ce qu'elles embrassent, puisque le forceps, ainsi disposé, forme une espèce d'ellipse, dont le ventre est au-dessus de ce cercle osseux. Baudelocque, en rapportant cette assertion, convient de sa valeur; mais, dit-il, comme la pression que l'instrument exerce sur les parties de la femme interposées entre le dos des cuillers et les os du bassin, est égale à celle qu'en éprouve la tête même de l'enfant sur laquelle on agit, quelles suites fâcheuses n'en doit-on point attendre? Je crois que ce grand praticien, quoique partisan déclaré du forceps, s'est trop exagéré les dangers qui peuvent résulter de l'usage de cet instrument, et que cette double pression peut être portée fort loin sans de graves inconvéniens, pourvu qu'elle ne soit pas prolongée. (*Voyez* ENCLAVEMENT.) D'ailleurs, dans ces cas extrêmes, si le forceps est un moyen insuffisant, quelles ressources restera-t-il? le crochet, la symphyséotomie ou l'opération césarienne. Cette considération mérite bien que l'on hasarde l'emploi du forceps dans des cas douteux. D'ailleurs, s'il est possible d'estimer avec précision l'étendue des diamètres du bassin, est-il possible d'apprécier avec exactitude la grosseur, la souplesse et la réductibilité de la tête? Ainsi, traction, direction favorable imprimée à la tête du fœtus, réduction de son volume, tels sont les effets qu'on peut obtenir du forceps. A quoi il faut encore ajouter que son introduction, sa présence dans l'utérus, et les mouvemens qu'il fait exécuter à la tête, réveillent souvent l'action engourdie de l'organe, et déterminent des efforts expulsifs énergiques. J'ai même entendu un praticien des plus distingués citer cet effet comme un des principaux avantages du forceps.

Je viens de tracer les règles générales à suivre dans l'usage du forceps. Je dois maintenant exposer le manuel de l'application de cet instrument. La situation la plus convenable à donner à la femme, je dirais presque la seule convenable, est de la faire coucher sur le bord ou l'extrémité de son lit, de sorte que la vulve et le détroit inférieur soient totalement dégagés; la tête et les épaules seront médiocrement élevées par des oreillers, les cuisses médiocrement fléchies sur le bassin, et écartées de manière à laisser à l'opérateur toute facilité pour agir; les pieds porteront sur les genoux de deux aides assis l'un vis-à-vis de l'autre, qui les fixeront solidement avec les mains. Un troisième aide doit appuyer les mains sur les épaules de la femme pour l'empêcher de remonter sur son lit. Un quatrième présentera l'instrument à l'accoucheur, et sera prêt à l'aider. Quand la tête du fœtus est complétement descendue dans l'excavation, et que l'occiput ou le front se présente vers le pubis, on peut fort bien appliquer le forceps, la femme restant couchée sur le petit lit, comme dans l'accouchement naturel. Je l'ai fait plusieurs fois et avec facilité, sans autres aides que les femmes qui se trouvaient là. On a imaginé de relever les manches du forceps, de sorte que la totalité de l'instrument représente un arc de cercle, pour pouvoir s'en servir en laissant la femme dans sa situation ordinaire. Je puis assurer que cette modification est superflue pour le cas dont je viens de parler, et que quand la tête est moins favorablement placée, il est toujours bien préférable de donner à la femme la situation que j'ai d'abord indiquée, et de se servir d'un forceps dont les manches sont droits. Pour éviter l'impression

désagréable, et peut-être nuisible, que le froid du métal ferait sur les parties de la mère et du fœtus, il faut chauffer l'instrument, ce qui se fait facilement et promptement, en le trempant dans l'eau chaude. Dans la même vue, Smellie et quelques autres ont fait recouvrir le forceps avec de la peau. Cette peau, en s'humectant, se relâche et se gonfle; ce qui nuit au glissement de l'instrument lors de son introduction. D'ailleurs cette peau se salit, peut s'imprégner de quelques virus, et il serait nécessaire de la changer chaque fois que l'on se sert du forceps. L'instrument étant chauffé au degré convenable, on l'enduit d'un corps onctueux. Baudelocque recommande de montrer le forceps aux femmes, de leur en expliquer le mécanisme et l'innocuité, pour leur donner de l'assurance sur les suites d'une opération à laquelle elles se résignent en général avec répugnance. Je suis habituellement cette pratique, et je m'en trouve bien. Je crois cependant qu'il ne faudrait pas en agir ainsi avec toutes les femmes indistinctement.

Chaque branche doit être tenue comme une plume à écrire, la branche mâle avec la main gauche, et l'autre avec la main droite. Les doigts de la main qui est libre doivent être placés dans le vagin pour servir de guide au forceps. Quand la tête n'a pas encore dépassé le cercle de l'orifice de l'utérus, ces doigts doivent avancer jusque dans la cavité du col. Sans cette précaution, on serait exposé à porter l'extrémité de la cuillère entre le bord de l'orifice et la partie voisine du vagin; si on employait la force pour vaincre la résistance, on déchirerait le tissu de ces parties, et l'on pénétrerait dans la cavité du péritoine. C'est ce dont on ne connaît que trop d'exemples. Il est même arrivé que, croyant la tête descendue dans le vagin, tandis qu'elle était étroitement embrassée par le col de l'utérus non encore dilaté, on l'a saisie avec le forceps, et on a exercé sur elle des tractions suivies de dilacérations horribles. Quand la tête est arrivée dans l'excavation, et a franchi l'orifice de l'utérus, on ne peut porter les doigts assez profondément pour atteindre les bords de cet orifice; mais, comme alors il est retiré sur les épaules du fœtus, il se trouve à l'abri de toute lésion de la part du forceps. Cependant il est prudent d'apporter beaucoup d'attention à ce que l'extrémité de la cuillère, dans sa progression, ne s'éloigne pas de la surface de la tête. On ne doit se servir du forceps que lorsque l'orifice de l'utérus est complétement dilaté, ou au moins lorsque, ayant acquis un certain degré de dilatation, il est assez souple pour se laisser facilement dilater. Alors l'accoucheur, tenant la branche de forceps comme il vient d'être dit, profite de l'intervalle des douleurs, et présente l'extrémité de la cuillère à l'orifice du vagin, suivant la direction de l'axe du détroit inférieur; si la tête est dans l'excavation, et que l'occiput soit en devant, il continue d'introduire la branche dans cette direction, le manche restant fort élevé vers le pubis; mais si la tête est retenue au cercle du détroit supérieur, et à plus forte raison si elle est au-dessus de ce détroit, à mesure que la branche avance, il doit abaisser progressivement le manche vers le périnée, et relever l'extrémité de la cuillère, de manière à lui faire suivre la ligne courbe qui représente l'axe de l'excavation et du détroit supérieur. Pendant ce mouvement, le bord convexe de la cuillère doit appuyer et glisser sur le doigt annulaire de la main qui est dans le vagin. En même temps la face concave de la cuillère doit porter exactement sur la convexité de la tête et en suivre le contour. Si l'extrémité de la cuillère s'en écarte, elle ira porter contre la paroi du vagin et du col de l'utérus, et pourra blesser le bord de l'orifice; si, au contraire, elle s'en rapproche trop, elle pressera et froncera la peau de la tête du fœtus, dont les plis formeront un obstacle à sa progression. Le point de jonction des branches, qui doit toujours répondre à l'occiput, quand la tête se présente la première, et au menton, quand le corps est déjà hors de la vulve, restera élevé vers le pubis, ou sera déprimé vers le périnée, suivant que ces points de la tête seront tournés en avant ou en arrière. Si la tête est placée transversalement ou obliquement dans le bassin, outre le mouvement que j'ai dit qu'il faut imprimer aux branches du forceps en les introduisant, il faut en même temps leur en faire décrire un autre en spirale, qui les porte sur les parties latérales de la tête. On est assuré que la branche est bien appliquée, lorsque, après avoir éprouvé quelque difficulté, elle s'est ensuite placée sur la tête avec facitité, et comme d'elle-même, et qu'en la tirant doucement on sent qu'elle tient fermement. Dès qu'une branche est introduite, on place l'autre en agissant de la même manière, et en faisant bien attention à ce qu'elle se trouve convenablement disposée pour sa jonction avec l'autre; car il n'y aurait d'autre moyen de réparer une méprise commise à cet égard que de retirer une des branches et de la réintroduire. Toutes les fois que les branches du forceps doivent se trouver parallèles aux côtés du bassin, c'est la branche mâle ou droite que l'on doit introduire la première mais quand l'une d'elles doit être placée sous lès pubis, c'est celle-là qu'il faut introduire d'abord, parce que c'est celle qui présente le plus de difficultés.

Quand les deux branches sont introduites à la même hauteur, elles doivent être parallèles, et se joindre avec facilité. Le défaut de parallélisme entre les branches dépend souvent de ce qu'elles sont mal placées; et alors, si l'on emploie la force pour les ramener à un parallélisme exact et les unir, le plus ordinairement la tête se trouvera mal saisie, et le forceps glissera. Quelquefois aussi ce défaut de parallélisme est produit par la mauvaise conformation du bassin; et l'accoucheur, quelque habile qu'il soit, ne peut l'éviter. Il faut employer quelque force pour parvenir à joindre les branches du forceps : c'est alors que le pivot de Levret, à tête plate et olivaire, est éminemment utile, à cause du double plan incliné qu'il présente, lequel force les deux branches à se rapprocher. C'est ce que ne comprennent pas les couteliers, qui dénaturent ce pivot en croyant lui donner une meilleure forme.

Les deux branches unies, l'accoucheur essaie avec la main le degré de force auquel il convient de porter la pression que l'instrument doit exercer sur la tête. Cette pression doit être proportionnée au degré de résistance que l'on s'attend à rencontrer. Il faut ensuite fixer l'écartement des branches au point que l'on a déterminé. Pour cela, il suffit de faire avec un lac quelques tours sur les manches, près des crochets qui les terminent. L'instrument semble alors ne faire qu'un tout avec la tête du fœtus. L'accoucheur, après avoir couvert les manches du forceps avec un linge sec, les saisit en plaçant la main gauche vers le point de jonction, et la droite vers les crochets; puis il fait des tractions modérées, en portant légèrement l'instrument de droite à gauche, et ayant attention de faire exécuter à la tête les mouvemens qu'elle exécute dans l'accouchement naturel. Ainsi, tant que la tête n'a pas encore franchi le détroit supérieur, il porte les manches du forceps en arrière pour abaisser l'occiput, lorsque celui-ci est sous les pubis; puis, lorsque la tête est arrivée au détroit inférieur, il les ramène en devant pour relever l'occiput au devant de la symphyse pubienne. Si la tête est serrée entre les os du bassin, il faut qu'il essaie de lui rendre une certaine mobilité en la reportant un peu plus haut. Ensuite il dirige successivement les grands diamètres de la tête suivant ceux du bassin qui offrent le plus de longueur. Après avoir surmonté la résistance qui s'opposait à la terminaison de l'accouchement, lorsqu'aucun accident ne force de presser la sortie de l'enfant, et que la tête, ayant traversé en partie le détroit inférieur, n'est plus retenue que par les parties molles, quelques praticiens recommandent de retirer le forceps, et d'abandonner à la nature l'expulsion du fœtus. Ils veulent par là obvier aux déchirures des bords de la vulve, et surtout du périnée, qui sont souvent la suite de trop de précipitation. Je crois cette manière de faire très-bonne; mais je la regarde comme superflue chez les femmes qui ont déjà eu des enfans : il suffit alors de soutenir soi-même le périnée, ou de le faire soutenir par un aide, quand la tête est près de franchir la vulve.

J'ai tâché d'exposer le manuel de cette opération avec assez de clarté pour qu'il soit facile de faire l'application de ces régles générales aux différens cas particuliers. Je ne puis entrer ici dans des détails plus étendus; il doit me suffire de revenir sur quelques points particuliers les plus importans. On éprouve quelquefois beaucoup de difficulté à introduire les branches du forceps; le plus souvent cette difficulté dépend de ces rides que j'ai dit se former sur le cuir chevelu : pour la vaincre, il suffit de retirer un peu la cuillère, puis de la reporter en éloignant légèrement son extrémité de la surface de la tête, et en lui faisant exécuter de doux mouvemens de glissement. Dans d'autres cas, la difficulté vient de ce que le manche de la branche est porté trop en dehors : alors le milieu de la cuillère appuie contre le côté correspondant de l'arcade des pubis, et son extrémité porte trop fortement contre la tête. Dès qu'on s'en aperçoit, on doit changer la direction de la branche. Enfin, quelquefois c'est la mauvaise conformation du bassin qui s'oppose à l'introduction de la branche. Il faut alors tâcher de l'introduire par un point du bassin qui offre plus d'espace, et de la ramener ensuite vers l'endroit où elle doit être placée. Quand le corps de l'enfant est hors de la vulve, soit que l'accouchement se soit fait naturellement, la partie inférieure du tronc venant la première, soit que l'accoucheur ait opéré la version du fœtus, l'usage du forceps peut être indiqué pour extraire la tête descendue dans l'excavation ou arrêtée au détroit supérieur. (*Voyez* VERSION.) La présence du corps de l'enfant ajoute beaucoup à la difficulté que recontre l'introduction des branches de l'instrument. On diminue cette difficulté en portant fortement le tronc vers le côté où est placé l'occiput; mais elle reste toujours fort grande, et est presque insurmontable quand la tête est encore au détroit supérieur. Lors même que la tête se présente la première, si elle n'est pas encore engagée dans le détroit supérieur, si elle est libre au-dessus de ce cercle osseux, tous les bons praticiens sont d'accord que l'application du forceps est extrêmement difficile. Alors, en effet, ou la contraction de l'utérus n'est pas forte, et la tête, conservant de la mobilité, roule devant l'instrument, de sorte que l'on a beaucoup de peine à la saisir convenablement; ou la matrice, fortement contractée sur le corps, presse la tête avec violence contre le détroit, et s'oppose à l'introduction des branches dans l'endroit favorable. D'ailleurs, quand le bassin est mal conformé, la courbure de son axe est souvent fort augmentée; et, pour porter les cuillères à travers le cercle du détroit supérieur, il faudrait diriger les manches beaucoup plus en arrière que ne peut le permettre le bord antérieur du périnée. Heureusement ces cas sont rares. (*Voyez* DYSTOCIE.) Quand un accident, survenant à cette époque du travail, exige qu'on termine promptement l'accouchement, on préfère avoir recours à la version du fœtus. *Voyez* ce mot.

L'usage du forceps a encore été recommandé pour les cas où le fœtus présente à l'orifice de l'utérus la face ou les côtés de la tête. J'ai déjà dit quelques mots de ces cas à l'article DYSTOCIE; j'y reviendrai en parlant de la *version du fœtus* et du *levier*. Il me suffit de dire ici que, quand la face se présente, on peut appliquer les branches du forceps sur les parties latérales de la tête, et l'amener en lui faisant suivre la même direction que si l'accouchement se terminait par les seules forces de la nature; mais que, quand c'est la partie latérale de la tête qui occupe l'orifice de l'utérus, il faut préalablement ramener le sinciput vers le centre du bassin, et ensuite placer le forceps comme dans les cas ordinaires. (DESORMEAUX.)

FORMICANT, adj., *formicans*, de *formica*, fourmi. On désigne ainsi le pouls qui est faible, petit, fréquent, et qui produit une sensation que l'on compare à celle que détermine la progression d'une fourmi.

FORMICATION, s. f., *formicatio;* douleur comparée à celle que produiraient des fourmis qui s'agiteraient dans une partie du corps.

FORMULAIRE, s. m., *formularium;* recueil ou collection de formules ou de recettes médicamenteuses. Depuis Jacques Dubois (J. Sylvius), qui un des premiers a publié un de ces recueils, jusqu'aux divers formulaires qui ont été imprimés récemment, une foule d'ouvrages qui ne se ressemblent nullement, ni pour le fond ni pour la forme, ont été publiés sous ce nom. Les uns ne contiennent que des préceptes généraux sur l'art de formuler; d'autres une compilation plus ou moins étendue de formules connues; d'autres, enfin, réunissent à l'exposition des recettes ou formules des considérations sur les cas où il convient de les employer, et rentrent sous ce rapport dans la classe des ouvrages de matière médicale proprement dite. Quelques-uns renferment de longs détails sur la composition des préparations pharmaceutiques, et devraient être rangés parmi les pharmacopées. (*Voyez* ce mot.) La plupart de ces ouvrages sont classés d'après la nature des composés pharmaceutiques, et sont ensuite rangés par ordre alphabétique : mais l'ordre qui convient le mieux dans un formulaire, est celui qui repose d'abord sur les propriétés immédiates des agens médicamenteux, parce qu'il a l'avantage d'offrir à l'esprit l'ensemble des formes qu'on peut donner à un même genre de médication.

(GUERSENT.)

FORMIQUE (acide); nom de l'acide contenu dans la fourmi rouge : il est liquide, même au-dessous de zéro; son odeur et sa saveur sont aigres et piquantes; sa pesanteur spécifique est de 1,1168. Il est formé, d'après Berzélius, de 64,76 d'oxygène, de 32,40 de carbone et de 2,84 d'hydrogène. Il forme, avec le deutoxyde de cuivre, un sel qui cristallise en prismes hexaèdres d'un beau bleu verdâtre, fusibles dans leur eau de cristallisation, et décomposables par le feu en eau faiblement acide, en gaz acide carbonique, en gaz hydrogène carboné, et en cuivre métallique, sans aucune trace de charbon ni d'huile empyreumatique. L'acide formique peut fournir avec l'alcohol une sorte d'éther. (*Voyez* ce mot.) On obtient cet acide en distillant l'*infusion* aqueuse de fourmis rouges : on sature le produit acide par la baryte, et on décompose le formiate de baryte par l'acide phosphorique. Suivant M. Doebereiner, il se produirait de l'acide formique, en mêlant ensemble de l'acide tartarique ou de la crême de tartre, du peroxyde de manganèse et de l'eau, et en chauffant le mélange. On emploie l'acide formique à la préparation de l'éther formique, dont on fait quelquefois usage en boisson et sous forme de cataplasmes, dans les affections rhumatismales. (ORFILA.)

FORMULE, s. f. *formula;* prescription pharmaceutique plus ou moins composée, dans laquelle on désigne les substances qui doivent y entrer, les doses de ces substances, et, dans quelques cas même, la manière de préparer et d'administrer le médicament. Le médecin ne fait usage de cette prescription détaillée que pour certaines préparations magistrales qui ne sont pas consignées dans les ouvrages connus, ou pour celles qu'il juge convenable de modifier dans quelques-unes de leurs parties. Pour toutes les autres, il suffit de les indiquer par leurs noms et de prescrire les doses.

On distingue en général, dans la plupart des formules, la base, l'adjuvant, l'auxiliaire, le correctif, l'excipient et l'intermède; mais ces distinctions ne peuvent être admises dans toutes les formules. Dans quelques-unes même, on ne reconnaît qu'une ou plusieurs bases, et un excipient ou un adjuvant, comme dans plusieurs prescriptions de poudres composées. La base est la substance la plus active, l'agent principal de la médication que le médecin cherche à produire. Quelquefois il ajoute à cette base un autre moyen accessoire qui tend à déterminer des effets analogues, ou même à augmenter l'énergie de la base. Ainsi, dans une potion excitante, dont les eaux de cannelle et de menthe poivrée font la base, il ajoute comme adjuvant le sirop d'écorce d'orange ou d'œillet, ou quelques gouttes d'une huile essentielle. Le correctif s'emploie dans l'intention d'adoucir l'effet trop énergique de la base: la gomme arabique, l'amidon, sont des correctifs des substances irritantes qu'on administre ordinairement sous forme de pilules, tels que le deutochlorure de mercure, l'extrait de noix vomique et le nitrate d'argent. Le correctif dans ce cas devient aussi l'excipient. L'excipient sert de véhicule à la base: il est pulvérulent dans les médicamens solides; il est liquide quand on administre les substances sous cette dernière forme. La poudre de réglisse, l'amidon, la gomme, sont les excipiens de beaucoup de médicamens solides ou mous; l'eau, le vin, l'alcohol et l'huile, servent d'excipiens aux préparations pharmaceutiques liquides, qui prennent alors les noms de tisanes, d'apozèmes, de vins médicinaux, de teintures ou d'alcoholats, de potions, de looch, etc., suivant la nature de leur composition. L'intermède est un excipient particulier à certaines substances, et qui a la propriété de les rendre miscibles à l'eau, dans une plus ou moins grande proportion. Ainsi le camphre ne peut être suspendu dans l'eau qu'à l'aide de l'alcohol, d'un jaune d'œuf ou d'un mucilage, qui deviennent dans ce cas des intermèdes.

L'usage a consacré des formes qu'il est utile de conserver pour la concision et la clarté des formules. Soit qu'on écrive dans la langue du pays ou en latin, ce qui est préférable dans beaucoup de cas, la formule commence toujours par ce signe ℞, qui signifie *recipe*, prenez. Toutes les substances médicamenteuses sont ensuite souscrites le plus lisiblement possible, et placées séparément les unes au-dessus des autres, en les désignant par leurs noms scientifiques et pharmaceutiques, si les premiers ne sont pas généralement connus et adoptés, ou si les noms chimiques, par leurs rapports avec d'autres très-voisins, peuvent donner lieu à quelques erreurs graves. Ainsi les deutochlorure et protochlorure de mercure, dont les noms sont presque semblables, ont des propriétés si différentes, qu'une distraction pourrait ici donner lieu à un empoisonnement, si le pharmacien ne s'apercevait pas de l'erreur. Il est donc plus prudent, pour prévenir de pareilles conséquences, d'ajouter dans ce cas le nom pharmaceutique au nom chimique. On peut indifféremment commencer la souscription de la formule par les substances qui forment l'excipient, ou par la base. Les doses sont indiquées par des signes correspondans au nom de chaque substance. La division décimale n'a point encore été appliquée à la distribution des substances pharmaceutiques; on se sert partout des divisions de la livre, et on est convenu de les exprimer par les signes suivans : la livre ℔ ; l'once ℥; le gros ʒ; le scrupule ou le tiers du gros ℈; le grain, gr.; la goutte, gout. Les quantités de ces divisions de la livre sont ensuite déterminées par des chiffres arabes. Lorsque plusieurs substances doivent être employées à la même dose, on les réunit dans une même accolade, à la suite de laquelle on ajoute le signe *aa* ou *ana*, qui signifie de chaque, et on n'inscrit les quantités qu'une seule fois pour tout. Si la prescription n'offre aucune particularité remarquable, on la termine ordinairement par les lettres suivantes : F. S. A., qui expriment, par abréviation, *fiat secundùm artem.* Dans le cas où la préparation exigerait quelque précaution particulière, on l'écrit en note; enfin, pour le mode d'administration du médicament, on l'indique dans le moins de mots possibles, au bas de la formule, à donner par cuillerées à bouche d'heure en heure, ou en une seule fois avant le frisson, etc. Exemple :

Potion purgative.

℞ Eau commune........... ℥ v.
Manne en sorte......... ℥ ii.
Follicule de séné. }
Sulfate de soude. } .... *aa* ʒ ii.
F. S. A.

A prendre en une seule dose, dès le matin, à jeun.

Les signes convenus pour exprimer les doses, quoique généralement adoptés, ne représentent pas partout la même valeur. La livre médicinale, en France, est la livre tournois de 16 onces. A Londres, Rome, Gênes et Florence, elle est divisée en 12 onces seulement, mais qui ne sont pas égales à l'once française. Ainsi, à Gênes, la livre équivaut à 10 onces 5 gros 60 grains de France; à Naples, à 10 onces 7 gros 54 grains; à Londres, 12 onces 3 gros 12 grains; à Venise, la livre ne contient que 8 onces 6 gros, tandis que celle de Vienne représente 18 onces 2 gros 32 grains de France. Il est extrêmement important de faire attention à ces énormes différences, lorsqu'on fait exécuter à Paris une formule prescrite soit en Italie, soit à Londres ou à Vienne. Quant aux différences des doses suivant les âges, elles sont indiquées à chaque article.

La chose la plus essentielle dans la confection des formules, et que le médecin ne doit jamais perdre de vue, c'est l'action chimique réciproque des substances qui entrent dans leur composition; il doit sans cesse avoir présent à la mémoire les lois des affinités de ces substances, afin d'éviter soigneusement de rapprocher celles qui peuvent se décomposer et donner naissance ensuite à des composés nouveaux plus faibles ou sans action, ou même nuisibles. Les plus petites erreurs peuvent avoir ici les conséquences les plus graves pour le malade, et ne sont pas même sans inconvénient pour le médecin, qui se compromet aux yeux de ses confrères, et des pharmaciens, qui sont nos véritables juges pour la confection des formules. Les médecins négligent en général beaucoup trop les connaissances pratiques qu'exige l'art de formuler, et regardent comme au dessous d'eux, de s'occuper de ces détails, qu'ils croient à tort devoir abandonner aux pharmaciens. Aussi combien ne voit-on pas de formules ridicules, inertes, inexécutables, qui cependant portaient la signature d'hommes distingués d'ailleurs comme praticiens, qui rougiraient eux-mêmes de leurs erreurs, si on pouvait leur présenter toutes leurs ordonnances. Il est donc de la plus grande importance de faire une extrême attention à la manière dont on compose la formule, à la dissolubilité des substances qu'on emploie, à la manière de les administrer quand elles sont insolubles, à leur propriété absorbante, quand elles sont dans l'état pulvérulent; enfin à toutes les causes qui peuvent les altérer ou les décomposer. Certaines substances ne sont solubles que dans l'alcohol, l'éther ou l'huile, tels que le camphre, les résines, les baumes; d'autres sont également solubles dans ces liquides et dans l'eau, telles que les gommes résines: l'eau froide ne dissout qu'un petit nombre de corps, tels que le sucre, la gomme, la plupart des sels terreux et métalliques; mais l'eau chaude les dissout dans une bien plus grande proportion. Cent parties d'eau froide ne dissolvent que sept parties d'émétique; cent parties d'eau chaude en entraînent en dissolution cinquante-deux. Certaines substances ne sont même solubles que dans l'eau chaude seulement, telles que la gélatine, la fécule, l'amidon, l'asparagine, les gommes résines, le borate de soude. Parmi les substances qui ne sont dissolubles que dans l'eau chaude, il faut avoir soin de distinguer celles qui n'ont besoin que d'une chaleur modérée, comme toutes les substances aromatiques, ou qui sont contenues dans des parenchymes délicats, comme les corolles, et qui par conséquent ne doivent être soumise qu'à une simple infusion, de celles, au contraire, qui ne sont pas volatiles, ou qui sont contenues dans des parenchymes durs et ligneux, comme les racines, et qui pour leur extraction exigent une véritable décoction et même une macération. Quelques-unes sont insolubles même dans l'eau bouillante, telles que la magnésie, le protochlorure de mercure; et quand le médecin veut les administrer, il ne peut le faire qu'en les donnant sous formes solides ou en les suspendant à l'aide d'un intermède convenable. Il ne faut pas par conséquent, comme je l'ai vu faire, se contenter de prescrire du protochlorure de mercure dans un lavement, sans indiquer de quelle manière cette substance doit y être suspendue; autrement le médicament reste dans la seringue et n'est point administré, à quelque dose qu'on l'emploie. Mais il serait également superflu et ridicule de multiplier les intermèdes, et d'ajouter, par exemple, un jaune d'œuf à une potion camphrée qui contient de la gomme ou un liquide alcoholique, afin de tenir le camphre suspendu; un seul de ces moyens suffit. Dans plusieurs cas la mixture des substances prescrites peut très-bien s'opérer sans intermède ; il faut seulement recommander d'en faire le mélange dans l'ordre convenable : ainsi le sucre ou le sirop trituré avec un corps huileux forme une espèce d'oléosaccharum qui facilite la mixture et rend la potion moins désagréable, si on n'ajoute les eaux distillées qu'après. Plusieurs substances, en se dissolvant et se combinant avec l'eau à l'état d'hydrates, en absorbent des quantités considérables; cinq à six grains de gomme adragant, par exemple, donnent un mucilage beaucoup plus épais qu'un demi-gros de gomme arabique. Il est nécessaire de se rappeler ces différences, pour ne pas s'exposer à prescrire, dans une potion de 4 onces, 20 à 24 grains de gomme adragant, et lui donner la consistance de la colle forte, comme il arriverait nécessairement si le pharmacien ne rectifiait pas dans ce cas la prescription du médecin. Les poudres végétales absorbent, lorsqu'on les humecte, des proportions plus ou moins considérables d'eau, de vin, de sirop, etc. Lorsqu'on veut leur donner la consistance simplement pilulaire avec des sirops, elles en absorbent à peu près une quantité égale à leur poids, et plus du double si on leur donne la consistance d'électuaire. Il en résulte que le poids de ces poudres ainsi préparées est double dans le premier cas, et triple dans le second, de celui qu'elles présentaient dans l'état de dessiccation ; et si le médecin ne tient pas compte de ces différences, il passe pour un ignorant aux yeux du pharmacien, ou s'expose à être trompé. Parmi beaucoup de faits qui pourraient confirmer cette vérité, je me contenterai d'en citer un seul. Un médecin de la capitale, d'ailleurs fort instruit, mais peu versé dans les connaissances pharmaceutiques nécessaires à l'art de formuler, prescrit une once de quinquina gris et autant de rhubarbe en poudre, avec quantité suffisante de sirop de fleurs de pêcher pour former huit bols. Le pharmacien suit scrupuleusement la formule, et envoie huit bols qui pesaient chacun au moins une demi-once, comme cela devait être en effet : le médecin se récrie que le pharmacien s'est trompé, et que les bols ne doivent pas peser plus de deux gros. On s'adressa à un autre pharmacien, moins scrupuleux et plus complaisant, qui fit, sur cette même ordonnance, des bols du poids de deux gros, et qui sans doute aussi y trouva son compte; mais le médecin dupe du pharmacien et de lui-même, ne donnait réellement à son malade qu'une demi-once de quinquina au lieu d'une once. D'autres opérations pharmaceutiques, loin d'augmenter le volume des substances, tendent au contraire à les diminuer, telles que la pulvérisation, la : clarification la clarification, qui s'opère soit à l'aide de la coagulation du blanc d'œuf, soit seulement à l'aide des filtres, a pour but, dans tous les cas, de retenir les parties non solubles; et beaucoup de substances, telles que les électuaires, par exemple, ne doivent en grande partie leurs propriétés qu'aux substances pulvérulentes quelles contiennent. Ainsi, prescrire de clarifier les potions dans lesquelles entre le catholicon double ou la thériaque, c'est à peu près comme si on prescrivait au pharmacien d'en soustraire ces substances, qui resteraient sur le filtre. Les autres substances qui sont en grande partie solubles perdent seulement une certaine proportion de leurs propriétés par cette opération, mais ne sont pas complétement détruites. Le mélange de certaines substances altère quelquefois leurs couleurs sans changer leurs propriétés; et c'est encore ce qu'il faut que le médecin sache: ainsi, lorsqu'on ajoute à du petit lait clarifié, édulcoré avec du sirop de violette, quelques grains d'acétate de potasse, le mélange, au lieu d'être de couleur bleue, devient verdâtre, quoique le sirop et le petit lait n'aient pas perdu de leurs propriétés.

L'action seule de la chaleur altère promptement différentes préparations pharmaceutiques. Toutes celles qui contiennent des alcoholats ou des eaux distillées odorantes, ou des substances aromatiques quelconques, ou du camphre, ne doivent jamais être exposées au feu, parce qu'elles perdent nécessairement toutes leurs propriétés par l'évaporation. Il en est de même des eaux minérales gazeuses, qui laissent échapper tout le gaz qu'elles contiennent à la simple chaleur du bain-marie. D'autres substances, telles que les émulsions, s'altèrent si facilement, qu'elles passent promptement à la fermentation acide, à la chaleur de 12 à 15 degrés; ce qui change alors entièrement leurs propriétés.

D'autres corps se décomposent par l'action seule de l'eau,

comme les sulfures alcalins. Ils s'emparent de son oxygène, et dégagent alors de l'acide hydrosulfurique; de sorte que l'on administre réellement des médicamens très-différens en donnant les sulfures alcalins sous l'état solide ou liquide.

Plusieurs substances médicamenteuses, quoique décomposées par de nouvelles combinaisons dans certaines prescriptions, ne perdent cependant pas entièrement leurs propriétés, et peuvent encore remplir l'indication que le médecin se propose. Ainsi le deutochlorure de mercure est en partie décomposé dans toutes les décoctions de substances végétales acides ou non acides qui contiennent seulement de l'extrait du tannin; il l'est également dans le lait, le vin et les eaux séléniteuses; et cependant on obtient presque autant de succès de ce moyen administré dans les différens sirops et dans l'eau chargée de différens sels, que dans l'eau distillée, parce que ce médicament, sous quelque forme qu'on l'administre, est presque toujours promptement décomposé par les différentes substances qui se trouvent dans l'estomac. L'émétique s'altère aussi avec une extrême facilité; plusieurs acides, tels que l'acide citrique ou oxalique, le décomposent promptement; mais en formant avec l'oxyde d'antimoine et la potasse des sels également solubles, ils ne diminuent que très-faiblement la propriété vomitive, de sorte que l'on peut administrer l'émétique comme vomitif dans la limonade ou le bouillon aux herbes; mais on neutraliserait, au contraire, entièrement la propriété vomitive de ce sel double, si on l'administrait dans des décoctions amères ou astringentes qui contiennent du tannin, parce qu'alors l'oxyde d'antimoine est précipité ou en blanc jaunâtre ou en jaune rougeâtre. Il en est de même pour un grand nombre d'autres médicamens que le médecin emploie sans cesse sous diffrérentes formes. Les quinates de cinchonine et de quinine, par exemple, qui sont les véritables principes actifs du quinquina, sont facilement suspendus dans les décoctions et dans les teintures de quinquina simples ou édulcorées; mais si, comme l'ont très-bien démontré MM. Pelletier et Caventou, on ajoute à ces solutions de la magnésie, la cinchonine se précipite, toute la partie active du médicament reste au fond de la décoction, et le médecin ne donne plus qu'un liquide inerte. Ces exemples suffisent pour prouver qu'il est de la plus grande importance, comme nous l'avions annoncé, que le praticien fasse une extrême attention à toutes les combinaisons chimiques qui peuvent résulter de l'action des substances qu'il emploie. L'art de formuler et de préparer les médicamens repose en entier sur ces combinaisons; et sans prescriptions exactes, point de résultats certains, point de thérapeutique médicamenteuse. (GUERSENT)

FORTIFIANT, adj., *roborans, corroborans;* qui relève ou qui augmente les forces. Ce mot, de même que celui de corroborant, qui en est synonyme, doit être banni de la thérapeutique, parce qu'il peut s'appliquer aux moyens les plus opposés, qui, dans des conditions différentes, peuvent augmenter les forces telles qu'on les comprend communément. *Voyez* CORROBORANT. (R. D.)

FOSSE, s. f., *fossa, fovea;* en anatomie, cavité extérieure et non articulaire des os, dont l'entrée est, dans tous les sens, plus large que le fond. Parmi ces enfoncemens, les uns sont formés par un seul os, les autres par plusieurs: du premier genre sont les fosses *iliaques, sus-épineuse, sous-épineuse, sous-scapulaire, occipitales, ptérygoïdes, pituitaire, canine, etc.*; du second, les osses *temporales, zygomatiques,* toutes celles de la base du crâne, la fosse *palatine, etc.* Plusieurs cavités ont reçu le nom de *fosses,* quoiqu'elles n'en aient pas la forme: telles sont les fosses *nasales,* et plusieurs de celles de la base du crâne. Les fosses logent divers organes, et particulièrement des muscles, dont elles multiplient les points d'attache. (A. B.)

FOSSE D'AMINTAS. *Voyez* AMINTAS.

FOSSETTE, s. f., *foveola, scrobiculus;* petite fosse. (A. B.)

FOUGÈRES, s. f., *filices.* Les fougères constituent une famille très-naturelle dans le règne végétal, que Linné plaçait dans sa Cryptogamie, et M. de Jussieu parmi les plantes acotylédones, c'est-à-dire parmi les végétaux d'un ordre inférieur, qui, dépourvus de véritables fleurs, et par conséquent d'embryons, se reproduisent au moyen de corpuscules particuliers, auxquels on a donné le nom de *sporlues.* Cependant plusieurs auteurs pensent que les fougères doivent être rangées au nombre des plantes monocotylédonées; mais cette opinion nous paraît devoir être rejetée, jusqu'à ce que l'on ait prouvé d'une manière incontestable l'existence des organes sexuels dans ces singuliers végétaux.

Ce groupe de plantes est facile à reconnaître, et présente des caractères extrêmement tranchés. Leur tige, particulièrement dans les espèces européennes, est en général horizontale, cachée sous la terre, et a été considérée pendant fort long-temps comme la racine, tandis que cette dernière consiste dans les fibriles plus ou moins nombreuses et déliées qui naissent de la souche ou tige souterraine. Il suit de là que la partie que l'on trouve dans les pharmacies, sous le nom de *racine* de fougère mâle, de polypode vulgaire, de calaguala, etc., est la véritable *tige* de ces végétaux. Quelquefois la tige des fougères est étalée et rampante à la surface du sol; enfin, dans certaines espèces qui croissent sous les tropiques, cette tige est très-grosse, cylindrique simple et semblable au stipe des palmiers; elle s'élève à une hauteur assez considérable. C'est cette ressemblance extérieure des fougères en arbre avec les palmiers qui a engagé quelques botanistes à les ranger parmi les plantes phanérogames. Les feuilles offrent des différences extrêmement tranchées dans leur forme et leur composition Les unes sont entièrement simples, les autres découpées plus ou moins profondément, et celles-ci sont pinnées ou digitées: celles-là se composent de folioles dont le nombre et la figure sont fort variables; mais toutes offrent un caractère qui forme un des signes distinctifs de la famille: c'est qu'avant leur parfait développement elles sont d'abord roulées sur elles-mêmes et en forme de crosse.

Les organes de la fructification consistent dans de petits corpuscules nommés *sporules*, ordinairement réunis, et formant des points arrondis à la surface inférieure des feuilles, plus souvent renfermés dans des espèces de capsules écailleuses, quelquefois entourées d'une sorte d'anneau élastique et s'ouvrant circulairement ou en travers pour laisser échapper les sporules. Ces capsules sont tantôt arrondies, tantôt sous la forme de lignes longitudinales ou transversales: dans quelques genres, c'est le bord même des feuilles qui se roule à la face inférieure, et sert de tégument aux sporules. Enfin, dans quelques fougères, les organes de la fructification, au lieu d'être placés à la face inférieure des feuilles, forment des espèces de grappes rameuses ou d'épis qui terminent les feuilles ou les tiges: les genres mosonde, ophioglosse, etc., sont dans ce dernier cas.

Les fougères, considérées d'une manière générale sous le point de vue de leurs propriétés médicales, n'offrent qu'un faible intérêt. Dans un grand nombre d'espèces, la racine ou tige souterraine a une saveur plus ou moins âpre, amère et désagréable : elle contient du tannin, un peu de mucilage et une matière résineuse. Certaines espèces renferment de l'amidon, et une matière sucrée en assez grande quantité pour donner une saveur douce et agréable, et même les rendre propres à servir à la nourriture de l'homme. C'est ainsi qu'à la Nouvelle-Hollande, par exemple, les naturels mangent les souches de quelques espèces ; mais la saveur âpre et amère qui domine dans la souche de la plupart des fougères européennes est l'indice de leurs propriétés toniques et stimulantes. Plusieurs sont fréquemment employées comme vermifuges : telles sont surtout la fougère mâle et la fougère femelle, dont nous allons parler tout à l'heure avec plus de détail. Les feuilles jouissent à peu près des mêmes propriétés : dans un petit nombre d'espèces elles ont une saveur légèrement astringente et aromatique ; on les emploie alors comme *béchiques*, sous le nom général de *capillaires*. (*Voyez* ce mot.) On s'en sert aussi pour former des matelas sur lesquels on couche les enfans rachitiques et scrofuleux.

FOUGÈRE MALE, *polypodium filix mas*, L.; *nephrodium filix mas*, Rich. (Bot. méd.) Cette espèce est celle que l'on emploie le plus fréquemment comme vermifuge : elle est fort commune dans les bois humides de presque toutes les provinces de la France. Sa tige souterraine est horizontale, brunâtre et recouverte d'écailles épaisses. Il en naît plusieurs grandes feuilles, hautes d'environ deux pieds, ovales lancéolées aiguës, pinnées, portées sur des pétioles assez longs, brunâtres et écailleux à leur base. Les pinnules sont lancéolées très-longues, rapprochées les unes des autres, découpées latéralement en lobes profondement dentés. Les capsules sont placées à la face inférieure des feuilles; elles sont réniformes, ombiliquées à leur centre, et s'ouvrent par toute leur circonférence pour laisser échapper les sporules qu'elles recouvrent.

La racine ou souche souterraine de la fougère mâle a une saveur âpre et légèrement amère, une odeur désagréable et nauséeuse. Le tannin et l'acide gallique sont les principes actifs qui y prédominent, et qui nous éclairent sur le mode d'action qu'elle exerce dans l'économie animale. C'est, en effet, parmi les médicamens toniques que l'on doit ranger cette racine, et c'est par suite de cette action tonique que l'on peut expliquer ses propriétés anthelmintiques. Les anciens pharmacologistes ont beaucoup trop vanté l'efficacité de la fougère mâle dans le traitement des vers intestinaux. Quand on considère qu'à l'administration de ce remède sous la forme de décoction, de poudre ou d'électuaire, ils joignaient constamment l'usage des purgatifs drastiques les plus violens, telles que l'euphorbe, la coloquinte, la gomme gutte, les sels de mercure, etc., l'on peut croire que ceux-ci avaient la plus grande part dans le résultat obtenu. Plusieurs auteurs ont administré la racine de fougère mâle seule, afin de s'assurer positivement du degré de son efficacité. Mais leurs résultats n'ont pas été constamment les mêmes. Ainsi Gmelin dit avoir fait expulser des portions considérables de tœnia par l'unique emploi de la racine de fougère mâle. D'un autre côté, M. Alibert et plusieurs autres praticiens modernes non moins recommandables l'ont fréquemment donnée sans succès, ou du moins sans arriver à des résultats plus marqués que par l'usage des autres médicamens toniques et astringens. Ces faits nous amènent naturellement à conclure que la racine de fougère mâle n'est pas un remède spécifique et infaillible contre les vers intestinaux.

On administre la racine de fougère mâle de différentes manières : 1° en décoction à la dose d'une once à une once et demie dans deux livres d'eau ; 2° la poudre se donne à la dose d'un à deux gros, matin et soir, dans du vin blanc ou tout autre liquide : on peut porter cette dose beaucoup plus haut ; 3° en incorporant cette poudre dans un sirop, on en forme un électuaire dont la dose est la même que celle de la poudre.

FOUGÈRE FEMELLE. Deux plantes de la famille des Fougères, appartenant à deux genres différens, sont désignées sous le nom de *fougère femelle* : l'une est le *pteris aquilina* ; l'autre l'*aspidium filix fœmina*, de Swartz. Toutes deux sont communes en France et dans les environs de Paris. La première a sa racine perpendiculaire conique, allongée, noirâtre, et offre intérieurement, lorsqu'on la coupe obliquement en travers, une empreinte assez semblable à celle d'un aigle : de là le nom spécifique qui lui a été donné par Linné. La seconde offre une souche épaisse, écailleuse, horizontale, d'où naissent les feuilles et les fibrilles radicellaires. Les racines de ces deux plantes et de plusieurs autres espèces analogues ont aussi été employées comme vermifuges, quoique moins fréquemment; et, comme elles sont à peu près inusitées aujourd'hui, nous croyons inutile d'entrer dans de plus grands détails à leur égard, renvoyant à ce que nous avons dit de la fougère mâle.

(A. RICHARD.)

FOULURE, s. f.; distension violente des ligamens et des autres parties molles qui entourent les articulations. Ce mot, peu usité dans le langage médical, est synonyme d'entorse. *Voyez* ENTORSE. (J. CL.)

FOURCHETTE, s. f., *furcilla*. Les anatomistes donnent assez improprement le nom de fourchette à une espèce de bride, de frein ou de repli membraneux, au moyen duquel les grandes lèvres dont il est la continuation se joignent à leur partie inférieure. La fourchette forme la commissure postérieure et inférieure de la vulve. Ce repli, plus ou moins élevé et d'une forme semi-lunaire, est dense et comme ligamenteux chez les jeunes filles; il perd de sa hauteur, reste relâché, et disparaît en quelque sorte chez les femmes qui ont fait des enfans. Des ulcères, des chancres, des dartres, etc., se font remarquer assez souvent sur la fourchette; sa lésion la plus fréquente est la déchirure : cet accident a lieu le plus ordinairement au moment où la tête du fœtus franchit la vulve. Il est souvent très-difficile de l'éviter dans un premier accouchement, spécialement lorsque les organes génitaux ont perdu leur souplesse, que la tête du fœtus est volumineuse, et son expulsion brusque, lorsqu'on n'a pas le soin de soutenir la fourchette et le périnée pendant le temps qu'elle s'engage et franchit la vulve, ou enfin lorsque l'on est obligé de l'extraire avec le forceps. Le déchirement qui arrive à la fourchette peut s'étendre jusqu'au périnée et à la cloison recto-vaginale. (*Voyez* PÉRINÉE.) La déchirure qui n'intéresse que ce repli membraneux se guérit très-facilement; on favorise la réunion des parties lésées en prescrivant le repos, en recommandant à la femme de rapprocher les cuisses l'une de l'autre. Il faut aussi avoir l'attention de la faire coucher sur le côté, afin que les lochies ne coulent pas sur les lèvres de la plaie : cet écoulement s'opposerait en effet à la réunion des parties divisées. (MURAT.)

FOURMI, s. f., *formica*. Genre d'insectes hyménoptères, qui fournissent un acide particulier nommé *formique*. (*Voyez* ce mot.) La matière médicale tirait jadis des fourmis plusieurs préparations qui ne sont plus usitées aujourd'hui : on en faisait surtout, en les écrasant, des cataplasmes irritans.

FOURMILLEMENT, s. m., *formicatio;* synonyme de FORMICATION.

FOYER, s. m., *focus, fomes.* On désigne ainsi la partie des appartemens ou d'un fourneau, destinée à recevoir le combustible. En physique, c'est le point où se réunissent les rayons lumineux ou calorifiques réfléchis ou réfractés. En médecine, on entendait jadis par *foyer d'une maladie* ce que l'on exprime maintenant par le mot de *siége;* et les chirurgiens appellent *foyer de suppuration, foyer purulent, foyer d'un abcès,* la partie où se forme le pus.

FRACTURE, s. f., *fractura,* du verbe *frangere,* rompre, briser. On appelle ainsi la solution de continuité d'un ou de plusieurs os. L'histoire des fractures forme une des parties les plus importantes de la chirurgie. Leur fréquence, les nombreuses différences qu'elles présentent, les accidens graves qui les compliquent dans une foule de cas, et l'efficacité des moyens thérapeutiques dont elles réclament l'emploi, les rendent digne de fixer toute notre attention. Afin d'éviter, autant que possible, les répétitions, je vais d'abord considérer les fractures en général; faire connaître leurs différences, leurs causes, leurs symptômes, leur pronostic et leur traitement; j'examinerai ensuite chacune de ces maladies en particulier, suivant qu'elles se rencontrent à telle ou telle partie du corps.

FRACTURES EN GÉNÉRAL. — 1° *Différences des fractures.* Elles dépendent de l'os qui en est affecté, de l'endroit où il est brisé, de la direction de la solution de continuité, de la position dans laquelle les fragmens se trouvent entre eux; et enfin des circonstances qui accompagnent ces maladies et font qu'elles sont simples, composées ou compliquées.

A. *Relativement à l'os affecté,* les fractures sont plus fréquentes dans les os longs que dans ceux qui sont plats ou courts. Les os, formant les grands leviers de la locomotion, souvent exposés aux violences extérieures, et destinés à supporter des efforts considérables, sont par cela même très-fréquemment le siége des fractures. La situation et les fonctions des os larges rendent en général leurs fractures assez rares; néanmoins ceux qui forment le crâne, à raison de leur peu d'épaisseur et de leur situation superficielle, en sont assez souvent le siége. Mais ici ce n'est point la fracture elle-même qui réclame tous les soins du chirurgien, mais bien les diverses lésions du cerveau et de ses membranes, les épanchemens sanguins ou purulents qui peuvent se manifester, etc. Les os courts sont rarement fracturés, parce qu'à cause de leur peu d'étendue, de leurs dimensions à peu près égales dans les trois sens, et de leurs nombreuses articulations, ils offrent peu de prise à l'action des corps extérieurs, et décomposent facilement les mouvemens qui leur sont communiqués.

B. *Relativement aux endroits où elles arrivent*, les fractures peuvent se faire dans les divers points de la longueur des os longs; le plus souvent c'est à leur partie moyenne, qui est plus mince; d'autres fois c'est vers l'une de leurs extrémités; enfin, dans quelques cas, l'os est affecté de deux fractures à la fois, comme on le voit assez fréquemment pour les côtes. Cette double fracture peut dépendre de deux causes différentes, qui ont agi successivement ou simultanément sur les endroits de l'os qui sont brisés, ou bien d'une seule cause, qui a porté en même temps sur plusieurs points de l'os.

C. *Relativement à leur direction*, les fractures sont *transversales* ou en *rave*, quand les surfaces divisées forment un plan perpendiculaire à la longueur de l'os; elles sont *obliques*, en *bec de flûte*, quand ces surfaces forment un angle plus ou moins aigu avec l'axe de l'os. Les fractures obliques offrent des différences entre elles, suivant que leur obliquité est plus ou moins prononcée, qu'elles sont en partie obliques et en partie transversales, etc. Quand l'os est brisé en un grand nombre d'esquilles, on a donné à la maladie le nom de fracture *comminutive* ou *compliquée*.

Quelques auteurs ont admis l'existence des fractures longitudinales dans les os longs. Duverney en cite trois observations. La plupart des chirurgiens, avec J. L. Petit et Louis, ont pensé qu'une fracture ne pouvait avoir lieu dans ce sens, parce qu'il n'y a pas de coup capable de fracturer un os suivant sa longueur, qui ne puisse le rompre obliquement ou en travers avec bien plus de facilité. Cette explication, généralement adoptée, est démentie par des observations qui prouvent que les os longs peuvent se rompre longitudinalement, dans certaines circonstances. J'ai présenté à la Faculté de Médecine le fémur d'un jeune couvreur mort à l'hôpital Saint-Louis, à la suite d'une chute qu'il avait faite du haut d'un toit. L'os était rompu entre les deux condyles; le fragment auquel tenait le condyle interne remontait longitudinalement, en suivant la légère torsion de l'os, jusqu'au petit trochanter, et avait onze pouces de longueur. On voit quelquefois, dans les plaies d'armes à feu, des balles ou des biscaïens s'introduire dans l'épaisseur du fémur, du tibia ou de l'humérus, et produire des fractures longitudinales de ces os, au-dessus et au-dessous de l'endroit où ils ont été frappés. En 1800, M. Léveillé a coupé la cuisse d'un soldat autrichien qui avait reçu, à la bataille de Marengo, une balle à la partie inférieure de la jambe : ce projectile, après avoir frappé le tibia, l'avait fendu longitudinalement, et dans toute son épaisseur, depuis son tiers inférieur jusqu'à son extrémité supérieure. MM. Cole et S. Cooper ont vu plusieurs plaies d'armes à feu dans lesquelles le fémur était fendu suivant sa longueur, dans l'étendue de sept à huit pouces.

Il arrive dans quelques circonstances, rares à la vérité, que les violences exercées contre les os longs ne brisent qu'une portion de leurs fibres, de sorte que la fracture est incomplète et ne comprend qu'une partie de leur épaisseur. Plusieurs pièces d'anatomie pathologique que j'ai recueillies mettent hors de doute pour moi l'existence des fractures incomplètes des os longs, bien qu'on ait avancé qu'elles n'avaient jamais lieu.

D. *Relativement à la position respective des fragmens*, il existe entre les fractures de grandes différences; quelquefois il n'existe aucun déplacement : ainsi, dans les fractures de la jambe et de l'avant-bras, quand il n'y a qu'un seul os de rompu, l'autre demeure intact, et s'oppose au déplacement des fragmens du premier. Il peut n'y avoir aucun déplacement dans les fractures transversales, comme dans celles qui ont lieu à l'extrémité supérieure du tibia, parce qu'alors les surfaces des fragmens sont larges, directement opposées l'une à l'autre, et ne peuvent chevaucher. Le déplacement ne se remarque jamais, quand l'os n'a été brisé que dans une portion de son épaisseur, vu qu'il reste encore des fibres intactes qui retiennent les pièces osseuses en contact.

Le déplacement peut avoir lieu suivant l'épaisseur, la longueur, la direction et la circonférence de l'os fracturé.

Le déplacement suivant l'épaisseur existe souvent seul dans les fractures transversales. Dans ce cas, les fragmens n'ont perdu qu'une partie de leurs rapports, et se touchent encore par quelque point de leur surface, ce qui suffit pour s'opposer à leur chevauchement.

Le déplacement suivant la longueur, dans lequel les extrémités fracturées de l'os glissent l'une sur l'autre, arrive constamment dans les fractures obliques et quelquefois dans celles qui sont transversales, lorsque les surfaces correspondantes des fragmens déviés de leur direction ont complétement perdu leurs rapports. Dans ces cas, le membre se raccourcit, parce que le fragment inférieur remonte au-dessus du supérieur, qui n'éprouve aucun déplacement. Quelquefois, au lieu de chevaucher, les fragmens s'écartent l'un de l'autre, suivant la longueur du membre, de sorte qu'il reste entre eux un espace plus ou moins considérable. C'est ce qu'on observe dans les fractures complètes et transversales de la rotule, de l'olécrane et du calcanéum.

Le déplacement suivant la direction de l'os a lieu lorsque les fragmens forment à leur rencontre un angle saillant, de manière que le membre paraît se couder. On l'observe communément dans les fractures comminutives; il arrive aussi dans les fractures simples, quand l'extrémité inférieure du membre n'est point soutenue et tombe; de sorte que l'angle saillant des fragmens se forme en avant. Si, au contraire, cette extrémité est tenue trop élevée, l'angle saillant se prononce en arrière, et le membre devient concave dans le premier sens.

Le déplacement suivant la circonférence du membre arrive quand le fragment inférieur exécute un mouvement de rotation tandis que le supérieur reste immobile. Dans la fracture de la cuisse, si le pied n'est pas soutenu, il peut, par son propre poids, tourner en dedans ou en dehors, et faire tourner le fragment inférieur dans l'un ou l'autre de ces sens.

Le plus ordinairement, les déplacemens simples dont il vient d'être question sont combinés ensemble de diverses manières, et le membre est déplacé dans plusieurs et même dans tous les sens à la fois, comme dans la fracture du fémur, lorsque le fragment inférieur est porté en haut et en dedans, tandis qu'il tourne en dehors entraîné par le pied et la jambe.

Les causes du déplacement des fragmens sont de différens genres. Les os, formant les organes passifs de la locomotion, ne peuvent par eux-mêmes éprouver aucun changement dans leur position, mais ils obéissent à l'impulsion qui leur est communiquée par les corps extérieurs, et sont entraînés par le poids du membre et l'action des muscles qui s'y insèrent.

Lorsque la cause qui a produit la fracture continue d'agir sur les fragmens, elle peut les déplacer encore davantage. Il n'est pas rare de les voir non-seulement chevaucher l'un sur l'autre, mais aussi s'enfoncer à travers les parties molles, percer la peau et venir faire saillie au dehors. Le poids du membre, et les mouvemens qu'on lui imprime en relevant le malade ou en le transportant dans son lit, produisent souvent le déplacement, suivant la direction et la circonférence de l'os fracturé.

L'action musculaire est la cause la plus puissante du déplacement dans les fractures. La preuve que le raccourcissement du membre dépend principalement de l'action musculaire est mise hors de doute par une observation recueillie à la clinique de Desault. Un charpentier, ayant fait une chute d'un endroit élevé, se brisa l'os de la cuisse : le lendemain de l'accident le membre fracturé était aussi long que celui de l'autre côté. On remarqua qu'il y avait une paralysie complète des extrémités inférieures et de la vessie. L'application de moxas ayant dissipé la paralysie, dès que les muscles eurent repris leur action, le raccourcissement se manifesta. J'ai eu plusieurs fois l'occasion de me convaincre que, dans les fractures des membres inférieurs, chez les malades frappés en même temps de paraplégie, le déplacement suivant la longueur est nul ou à peine sensible.

Les muscles qui environnent l'os fracturé peuvent être attachés à toute sa longueur et adhérer également aux deux fragmens. D'autres sont fixés à l'os qui est au-dessus, et se terminent à l'os avec lequel le fragment inférieur s'articule, ou à ce fragment lui-même : d'autres s'attachent à un point plus ou moins éloigné au-dessus du fragment supérieur, auquel ils se terminent inférieurement; enfin, d'autres s'insèrent sur le fragment inférieur, et se terminent aux os qui sont placés au-dessous. Les muscles qui entourent le fémur offrent, dans les fractures de cet os, un exemple de ces différens modes d'insertion. Le triceps s'attache aux deux fragmens à la fois; le couturier, le grêle interne, le demi-membraneux, le demi-tendineux, se fixent d'une part au bassin, et se terminent de l'autre au tibia, qui s'articule avec le fragment inférieur : l'iliaque, le psoas, le pectiné, se portent du bassin au fragment supérieur; les jumeaux, le plantaire grêle, le poplité, s'attachent au fragment inférieur, et vont s'insérer au-dessous, les deux premiers au calcanéum, le dernier à l'un des os de la jambe.

Les muscles qui s'attachent aux deux fragmens contribuent peu à leur déplaçement; ils tendent néanmoins à les entraîner de leur côté, et changent légèrement la direction du membre. Le déplacement est principalement opéré par les muscles qui, venant d'un os supérieur à celui qui est brisé, s'attachent au fragment inférieur ou aux os placés au-dessous. Les muscles qui descendent se fixer au fragment supérieur n'agissent que sur lui dans le déplacement, de même que ceux qui s'insèrent au fragment inférieur et aux os placés au-dessous ne déplacent que ce fragment, et n'ont aucune action sur le supérieur. On remarque, en général, que le déplacement porte bien davantage sur le fragment inférieur, qui est le plus mobile, que sur le supérieur, dont la mobilité reste ordinairement la même qu'avant l'accident.

On observe souvent dans les fractures, et principalement dans celles de la cuisse, de la clavicule et de la jambe, que le fragment supérieur, ou celui qui est le plus rapproché du tronc, fait une saillie considérable au-dessous des tégumens qu'il soulève. On serait tenté de croire, au premier aperçu, que la saillie est formée par le déplacement de ce fragment qui se serait élevé au-dessus de l'inférieur; mais si on réfléchit sur les effets de la contraction des muscles dans ce cas, on ne tarde pas à découvrir que l'extrémité du fragment supérieur n'est saillante que parce que le fragment inférieur s'est déplacé et porté du côté où les muscles qui s'y attachent sont le plus forts. Aussi, quand cette circonstance se rencontre, ce n'est pas sur le fragment supérieur qu'il faut agir pour faire disparaître la saillie: on doit ramener le fragment inférieur à sa position naturelle; bientôt la difformité disparaît.

Les fractures, suivant les circonstances qui les accompagnent, ont été divisées en *simples*, en *composées* et en *compliquées*. La fracture est simple, quand il n'y a qu'un seul os de brisé, et que les parties molles voisines ont été peu endommagées. Elle est composée, lorsqu'un os est rompu en plusieurs endroits, ou que les deux os qui composent un membre, comme ceux de la jambe, de l'avant-bras, sont rompus, sans qu'il y ait d'accidens graves. Elle est compliquée, si elle est accompagnée d'autres maladies ou d'accidens qui en rendent le traitement plus long, plus difficile, et le pronostic plus grave. Une fracture peut être compliquée de contusions plus ou moins profondes, de plaies aux parties molles, faites soit par le corps vulnérant lui-même, ou par les fragmens qui ont déchiré les parties molles voisines, et traversé les tégumens; de blessures des gros vaisseaux, de luxation, de la présence de corps étrangers, de scrofules, de scorbut, de syphilis, de fièvre, de douleurs vives, de convulsions, de tétanos, et d'autres affections de diverse nature. Les fractures sont rarement compliquées de luxation; et dans ce cas elles n'ont ordinairement lieu qu'après la luxation. En effet, lorsque la fracture est d'abord effectuée, les fragmens de l'os brisé ne présentent pas assez de prise à l'action des corps extérieurs, et sont trop mobiles pour être luxés.

2° *Les causes des fractures* sont les unes prédisposantes, les autres efficientes. Les os superficiellement placés se brisent plus facilement que ceux qui sont entourés de parties molles épaisses, et protégés par elles contre l'action des corps du dehors. Les fonctions que remplissent certains os les exposent plus fréquemment aux fractures que d'autres : ainsi, le radius, qui supporte la main, est plus souvent fracturé que le cubitus. La clavicule, os étroit, qui forme une sorte d'arc-boutant, et soutient le membre supérieur dans les mouvemens généraux qu'il exécute sur le tronc, est aussi très-souvent affecté de fracture. A mesure qu'on avance en âge, les os s'encroûtent de plus en plus de phosphate de chaux, perdent l'élasticité, la souplesse qu'ils avaient dans l'enfance, et deviennent de plus en plus fragiles : aussi les vieillards sont-ils plus sujets aux fractures que les enfans. Il faut également regarder comme cause prédisposante des fractures chez les vieillards, l'atrophie que leurs os éprouvent souvent, et l'affaiblissement de leur système musculaire, qui rend chez eux les mouvemens moins assurés, et les chutes plus fréquentes.

Les affections vénériennes, scorbutiques, scrofuleuses, le cancer, la goutte, le rachitis, ont été regardés comme des causes qui prédisposent aux fractures. On cite des observations d'individus affectés de syphilis, chez lesquels les os les plus forts ont été brisés par la seule action musculaire. Fabrice de Hilden rapporte, d'après Sarazin, médecin de Lyon, l'observation d'un malade goutteux, âgé de soixante ans, qui se brisa le bras en mettant son gant. Desault citait le cas d'une religieuse de la Salpêtrière, qui eut le bras fracturé comme on l'aidait à descendre de voiture; quelque temps après cette malade, en se retournant dans son lit, se brisa le fémur. Louis reconnut qu'elle était affectée d'un cancer au sein. M. Léveillé dit avoir vu plusieurs cas semblables à l'Hôtel-Dieu. Un malade de l'hôpital Saint-Louis, affecté d'un énorme cancer au pied gauche, se fractura trois côtes en changeant de position dans son lit; il mourut quinze jours après l'accident: il n'y avait aucun travail pour la consolidation des fractures; tous les os, et les côtes en particulier, étaient d'une fragilité telle, qu'en les pressant légèrement, ils se brisaient aussitôt. Cependant le cancer ne produit pas toujours la fragilité des os: j'ai vu plusieurs fois ces organes offrir une grande force de résistance chez des individus morts de cancers après avoir présenté tous les symptômes de la diathèse cancéreuse. Si le rachitis, dans quelques cas, rend les os plus souples et plus élastiques, dans d'autres, au contraire, il les rend beaucoup plus cassans. On a vu des enfans scrofuleux et rachitiques se briser les os des membres avec une extrême facilité. Un petit malade de l'hôpital des enfans, eut l'humérus droit cassé, comme on le soulevait dans son lit. On lui avait déjà brisé de la même manière le bras gauche, et une autre fois les os de l'avant-bras du même côté. M. Esquirol possède, dans sa Collection anatomique, le squelettd'une femme rachitique, chez laquelle presque tous les os des membres et du tronc sont couverts de traces de fractures plus ou moins bien consolidées: plusieurs d'entre eux sont brisés dans deux, trois ou quatre points de leur étendue. Ces fractures, dont le nombre s'élève à plus de deux cents, paraissent avoir été opérées à diverses époques, à en juger d'après la nature des différens cals. On trouve, dans les auteurs, beaucoup d'autres observations de fractures dépendantes de l'extrême fragilité des os.

Paré, Platner, Callisen, et plusieurs autres chirurgiens, ont pensé que l'action du froid prédisposait aux fractures. On a généralement rejeté cette opinion, en faisant observer, que si les fractures sont plus communes en hiver qu'en été, cela dépendait de ce que les chutes sont plus fréquentes pendant la première que pendant la seconde de ces deux saisons. Je crois qu'on ne doit pas admettre cette dernière raison comme exclusive, et que la plus grande dureté des parties molles, le moins de souplesse dans les mouvemens, et de flexibilité dans les articulations, qu'on observe dans les saisons froides, doivent aussi, lors des chutes, rendre les fractures plus faciles.

Le plus souvent les fractures reconnaissent pour cause efficiente le choc d'un corps extérieur. Les os peuvent se briser à l'endroit même qui a été frappé, ou bien dans un endroit plus ou moins éloigné de celui qui a supporté le coup. Dans le premier cas, la fracture est dite *directe*, et dans le second, on la nomme *fracture par contre-coup*. Presque tous les os du corps sont susceptibles de ces deux genres de lésion. La théorie des fractures directes et par contre-coup est facile à saisir. On explique comment, dans telle ou telle circonstance, un os est brisé directement ou par contre-coup, par la résistance plus ou moins grande qu'il présente dans les différens points de son étendue, par la direction dans laquelle il a été frappé, la manière dont il a reçu, décomposé ou transmis aux parties voisines le choc qu'il a éprouvé; par la largeur du corps vulnérant, la vitesse du mouvement dont il était animé, etc.

Lorsqu'un corps vulnérant est aigu, ou qu'il est mu avec une grande vitesse, son action se concentre sur le point de l'os qu'il rencontre; la portion frappée s'enfonce et se brise en éclats. Le mouvement transmis est décomposé par la fracture qui s'opère directement : l'ébranlement qu'éprouvent l'os et les parties environnantes est peu considérable. Les fractures directes peuvent être produites par une chute contre un corps aigu, par la pointe d'une lance, par une balle, un biscaïen, ou tout autre projectile lancé par l'explosion de la poudre. Dans ces cas, si l'os est mou, spongieux, il s'écrase, et le corps étranger s'y enfonce, le traverse sans que la fracture s'étende plus loin. L'os est-il dur et fort épais, il se brise en éclats qui souvent s'étendent fort loin. Qu'une balle rencontre le fémur à son extrémité inférieure, qui est large et spongieuse, elle pourra passer entre les condyles en *faisant son trou*. Si elle frappe le corps de l'os, elle le brisera en fragmens plus ou moins nombreux.

Quand le corps vulnérant est obtus, et qu'il est mu avec moins de vitesse, « son mouvement est communiqué à toute l'étendue de l'os et aux parties voisines; l'ébranlement est bien plus considérable que dans le cas précédent. Un exemple rend ceci plus sensible. Si on place la main à l'extrémité d'une poutre, et qu'à l'autre extrémité l'on frappe avec un marteau pointu, l'instrument s'enfonce, et la secousse qu'éprouve la main est peu sensible. Si on répète la même expérience avec un marteau à large tête, l'ébranlement communiqué à la main est violent et souvent douloureux. » Dans le premier cas, le mouvement a été décomposé par la rupture des fibres du bois; dans le second, il a été transmis par ces mêmes fibres qui ont résisté. Il en est de même pour les os qui sont frappés par un corps contondant. Lorsque l'endroit qui reçoit le choc est très-résistant, il n'est pas brisé, l'ébranlement se transmet à toute la surface de l'os; si quelque point offre moins de résistance que celui qui supporte immédiatement la violence extérieure, il se brise, et la fracture par contre-coup s'opère.

Les fractures par contre-coup des os du crâne offrent, dans le mécanisme de leur production, des phénomènes intéressans à étudier, qui dépendent de l'épaisseur inégale de ces os, de la transmission du mouvement qui part en irradiant de l'endroit frappé, pour se concentrer vers un point plus ou moins éloigné, ou vers le lieu diamétralement opposé; des vibrations des parois de la cavité osseuse, etc. Ces fractures seront examinées avec les plaies de la tête.

Les fractures par contre-coup sont très-fréquentes dans les os longs. Quand ces os sont frappés dans une direction perpendiculaire à leur axe, la fracture est presque toujours directe. Lorsqu'ils sont poussés par le choc suivant leur axe, tandis que l'extrémité opposée à celle qui est frappée est appuyée solidement sur un autre os ou sur le sol, ils résistent comme le bois debout: la percussion ou la pression est transmise à toute leur longueur; leurs extrémités tendent à se rapprocher, leur courbure naturelle augmente, et bientôt ils se rompent par contre-coup à leur partie moyenne, qui est ordinairement la plus mince, et celle où l'effet de la courbure accidentelle est plus prononcé. C'est ainsi qu'on voit le tibia, le fémur ou l'humérus, se briser à leur partie moyenne, à la suite d'une chute sur les pieds, les genoux ou le coude. L'os immédiatement frappé offre-t-il une résistance supérieure au choc, le mouvement est transmis à l'os suivant avec assez de force pour le rompre par contre-coup, si sa résistance est moindre. On voit la clavicule se fracturer après une chute sur le coude ; le col du fémur se rompre après une chute sur la plante des pieds.

Les os courts, ordinairement peu volumineux, formés de tissu spongieux et rassemblés en grand nombre, offrent peu de prise à l'action des corps extérieurs et décomposent facilement par leur mobilité, due à leurs articulations multipliées, les mouvemens qu'ils reçoivent; ils sont par cela même peu susceptibles de fractures par contre-coup : aussi presque toujours leurs fractures sont-elles directes, et consistent-elles dans de véritables écrasemens.

Dans certains cas, les muscles peuvent avoir assez de force en se contractant, pour briser les os sur lesquels ils prennent leurs points d'insertion : c'est ce qu'on observe dans quelques fractures de la rotule, de l'olécrâne et du calcanéum. L'action musculaire peut-elle seule produire la fracture d'un os long ? On a nié la possibilité de ce fait, qui est démontré par des observations authentiques. On trouve dans les *Transactions philosophiques* un cas de fracture de l'humérus produite par une violente contraction des muscles du bras. Botentuit a vu le même accident occasioné par l'action de pousser un volant avec une raquette. Dans un autre cas rapporté par Curet, un mousse âgé de dix-sept ans fit un violent effort pour n'être pas renversé en arrière par le roulis du navire sur lequel il se trouvait, et le fémur se trouva fracturé par la seule contraction des muscles de la cuisse. Ce jeune garçon ne tomba pas, mais se soutint, quoiqu'avec peine, sur l'autre membre, jusqu'à ce qu'on fût venu à son secours. M. Poupée Desportes cite l'observation d'un jeune nègre chez lequel une violente contraction spasmodique des muscles de la cuisse détermina la fracture du col de chaque fémur, et consécutivement l'issue des extrémités rompues de ces os à travers les tégumens de la partie externe et supérieure des cuisses. On lit dans les *Mélanges des curieux de la nature*, qu'un enfant âgé de dix ans se brisa, pendant un accès d'épilepsie, par contraction de ses muscles, l'humérus et le tibia, et qu'à l'ouverture de son corps, on trouva encore plusieurs autres fractures. M. Chamseru a vu chez un jeune garçon de douze ans une fracture de l'humérus produite par l'action de lancer une pierre. M. Rostan a dernièrement rapporté l'observation d'une fracture du fémur opérée par une violente contraction des muscles de la cuisse, chez une femme de la Salpêtrière. M. S. Cooper a vu aussi un homme d'une constitution athlétique se rompre l'humérus, en essayant de donner un coup de poing, bien qu'ayant manqué son but, sa main n'ait frappé contre aucun corps.

3° *Symptômes des fractures.* Les signes rationnels des fractures, tels que la douleur et l'impossibilité de mouvoir le membre affecté, sont fort incertains et de peu de valeur, parce qu'ils peuvent se rencontrer après une simple contusion des parties molles, une luxation et diverses autres lésions. Les signes sensibles, comme la crépitation, le changement de forme, de longueur et de direction du membre malade; les inégalités des fragmens, quand l'os fracturé est superficiellement situé, sont ceux auxquels il faut surtout s'attacher. Aucun d'eux, néanmoins, ne peut être considéré comme existant constamment. Ainsi certaines fractures n'empêchent pas les mouvemens du membre; d'autres ne produisent aucune difformité apparente; dans un grand nombre, il est impossible de reconnaître la crépitation, et souvent ce n'est que plus tard qu'on reconnaît l'existence de la maladie à la douleur, au gonflement et à la mobilité qui surviennent dans la partie blessée.

Quand la fracture n'est pas très-évidente, que le membre n'est pas déformé, il faut suivre, autant qu'on le peut, avec les doigts, les contours de l'os fracturé, surtout du côté où il est placé plus superficiellement. Dans la fracture du tibia, on promènera les doigts sur la face interne et la crête de cet os, afin de mieux reconnaître les inégalités des fragmens; dans les fractures de la clavicule, on explorera la face sous-cutanée de cet os; dans celles du radius et du cubitus, on examinera ces os, l'un par le bord externe, l'autre par le bord interne de l'avant-bras. Lorsqu'on ne rencontre aucune inégalité, aucun endroit douloureux, ou que la crépitation n'est pas sensible, ce qui arrive plus rarement pour les fractures de la cuisse et du bras que pour celles de la jambe et de l'avant-bras, surtout quand il n'y a qu'un seul os de rompu, il faut essayer de faire mouvoir l'un sur l'autre les fragmens, en saisissant avec les mains les parties supérieure et inférieure du membre, et en leur imprimant, avec beaucoup de ménagement, des mouvemens en sens opposés. Presque toujours on parvient par ces manœuvres à reconnaître dans le membre une mobilité contre nature, et à déterminer entre les fragmens des frottemens et une crépitation, souvent plus sensible au tact qu'à l'oreille. La difficulté du diagnostic augmente quand on n'est appelé que plusieurs jours après l'accident, et que les parties sont le siége d'un gonflement considérable qui s'oppose à une exploration exacte. Dans ce cas, il est quelquefois de toute impossibilité de reconnaître si la fracture existe ou non.

Lorsqu'après une chute ou tout autre accident le membre blessé est plus court, il faut, avant de prononcer sur l'existence d'une fracture, s'informer si auparavant le membre n'était pas déjà plus court que l'autre, soit par vice de conformation, soit après la consolidation vicieuse d'une ancienne fracture. Pour examiner comparativement la longueur des membres supérieurs, il faut mettre les épaules parfaitement de niveau. Quand l'examen se fait aux membres inférieurs, on doit placer le bassin dans une direction horizontale et mettre sur le même niveau les deux épines iliaques antérieures. Si ces saillies osseuses n'étaient pas sur une même ligne, le bassin serait incliné, et le membre correspondant à l'épine la plus basse serait le plus long.

Si on connaît bien la conformation naturelle des membres et les rapports dans lesquels se trouvent entre elles les saillies des os, on reconnaît facilement les fractures aux altérations qu'elles déterminent dans la forme et les proportions de ces parties. Ainsi le membre fracturé devient souvent concave du côté où il devrait être convexe ou droit; il offre un angle saillant du côté vers lequel se dirigent les fragmens; il change de forme, de longueur et de direction, dès que ces fragmens abandonnent leurs rapports respectifs.

Dans quelques fractures, les parties molles qui entourent l'os sont d'une telle épaisseur, que la crépitation ne peut être sentie par le chirurgien. Le diagnostic de la maladie devient fort incertain, comme dans les fractures du col du fémur, chez les personnes grasses, lorsque le déplacement du membre est nul ou peu marqué. On peut dans ces cas appliquer avec avantage l'oreille sur la partie malade, ou s'aider du stéthoscope, ainsi que l'un de nos confrères, M. Lisfranc, l'a proposé dernièrement.

Dès qu'on a reconnu l'existence d'une fracture à la plupart des signes qui viennent d'être énoncés, il faut s'abstenir d'imprimer des mouvemens au membre, dans l'intention de rendre plus sensible la crépitation. Cette manœuvre imprudente aurait l'inconvénient de faire éprouver au malade de vives et inutiles douleurs, et pourrait être suivie d'une grande irritation et des symptômes les plus fâcheux. Le chirurgien doit s'appliquer, au contraire, à maintenir les parties dans le plus parfait repos, afin de modérer les douleurs et l'intensité de l'inflammation et du gonflement qui doivent nécessairement survenir.

4° *Pronostic des fractures*. Il varie, suivant l'espèce d'os qu'elles intéressent; selon la situation, la direction de la solution de continuité, et les diverses complications qui peuvent se présenter. Plus les os fracturés sont étroits et plus ils sont entourés de muscles puissans, plus il est difficile de maintenir leurs fragmens en contact et d'obtenir une guérison exempte de difformité. Les fractures qui arrivent vers la partie moyenne des os longs sont en général moins dangereuses que celles qui affectent leurs extrémités articulaires : dans ce dernier cas, souvent il reste, après la consolidation, une fausse ankylose, qui rend les mouvemens du membre pénibles et incomplets, de sorte que l'articulation peut ne jamais reprendre le libre exercice de ses mouvemens; pour peu, en effet, que la consolidation des fragmens, dans l'intérieur de l'articulation, présente de difformité, les rapports articulaires se trouvent changés, les mouvemens deviennent très-difficiles ou même nuls. Il est ordinairement impossible de prévenir ces suites fâcheuses, parce que les pièces d'appareil n'ont presque aucune action sur le fragment très-court de l'extrémité articulaire de l'os. Ainsi, toutes choses égales d'ailleurs, la fracture de l'extrémité inférieure de l'humérus est plus fâcheuse que celle de son corps; la fracture du col du fémur est bien plus difficile à maintenir réduite que celle de la partie moyenne de cet os. Quand un os est rompu dans plusieurs points de sa longueur, ou bien qu'un membre est fracturé en même temps dans deux parties de son étendue, comme à la cuisse et à la jambe, le cas est fort grave; il est très-difficile de maintenir les fragmens dans une exacte réduction; presque toujours leur consolidation se fait dans une position vicieuse, et le membre reste plus court et plus ou moins difforme.

Les fractures obliques sont plus graves que celles dont la

direction est transversale : dans les premières, en effet, les fragmens glissent et chevauchent facilement l'un sur l'autre, tandis que dans les secondes ils peuvent s'arc-bouter et se retenir mutuellement. Aussi, dans le premier cas, il est difficile de maintenir les parties dans une exacte réduction, et d'obtenir une consolidation exempte de raccourcissement du membre.

Les fractures compliquées d'une contusion profonde dans les parties molles, ou de plaies faites, soit par l'action du corps vulnérant, soit par les fragmens, sont en général dangereuses. Les autres complications qui peuvent encore accroître le danger des fractures sont principalement la présence d'un corps étranger, l'hémorrhagie, une violente inflammation accompagnée d'un gonflement énorme du membre, de vives douleurs, de délire, de fièvre, d'abcès profonds, de gangrène. Les fractures des membres inférieurs sont presque toujours plus graves que celles des supérieurs. Les fractures sont plus fâcheuses chez les personnes âgées, cacochymes, ou débilitées par une autre maladie, que chez les individus jeunes, robustes et d'ailleurs bien portans. Souvent, dans l'extrême vieillesse, la consolidation est très-longue à obtenir, ou même ne s'opère pas, de sorte que les fragmens conservent leur mobilité. Le scorbut est une des causes qui retardent et empêchent le plus la consolidation des fractures. Il est bien généralement reconnu aujourd'hui, contre l'opinion de Fabrice de Hilden, que la grossesse n'apporte, chez la femme, aucun retard dans la guérison des fractures; il n'est pas de praticien qui n'ait été à même d'observer que les fractures, chez les femmes enceintes, guérissent tout aussi promptement que chez celles qui ne sont pas dans cet état.

5° *Du traitement des fractures en général.* Trois indications thérapeutiques se présentent dans le traitement de la plupart des fractures. La première est de réduire les fragmens dans leur position naturelle ; la seconde, de les maintenir dans cette position pendant le temps nécessaire à leur consolidation ; et la troisième, de prévenir les accidens qui peuvent se développer, ou de combattre ceux qui se sont déjà manifestés. Ces trois indications ne sont applicables qu'aux fractures avec déplacement des fragmens. Dans les cas où ce déplacement n'a pas lieu, le chirurgien doit se borner à maintenir la fracture et à prévenir ou combattre les accidens.

A. *De la réduction des fractures.* On emploie pour réduire les fractures, l'*extension*, la *contre-extension* et la *coaptation*. L'extension consiste à tirer le membre fracturé par son extrémité inférieure, pour l'allonger et mettre les fragmens dans un contact exact. La contre-extension a pour but de retenir le tronc et la partie supérieure du membre dans l'immobilité, afin que ces parties ne soient pas entraînées par les efforts que nécessite l'extension, sans quoi cette dernière deviendrait inutile. La coaptation est l'application de la main sur le lieu même de la fracture, pour affronter les fragmens. Ces moyens ne sont pas toujours tous les trois nécessaires; ainsi, dans les fractures de la rotule, de l'olécrane et du calcanéum, l'extension et la contre-extension sont inutiles; en effet, le déplacement consiste dans un écartement des fragmens; et pour le réduire, on met le membre dans une position telle que les muscles qui s'insèrent au fragment supérieur soient dans le plus grand relâchement possible, tandis qu'on repousse en haut le fragment inférieur.

On doit appliquer les puissances extensives et contre-extensives le plus loin possible de l'endroit fracturé. En les plaçant immédiatement sur le fragment inférieur et sur le supérieur, comme on le recommandait autrefois, on ne peut s'empêcher d'agir sur les muscles qui s'insèrent à l'os rompu; la compression détermine dans ces organes des contractions spasmodiques, lesquelles s'opposent à la réduction, tendent à augmenter le déplacement, et peuvent rendre l'extension et la contre-extension tout-à-fait inutiles : en outre, il est quelquefois très-difficile et même impossible d'agir immédiatement sur l'un des fragmens, comme dans la fracture du col du fémur, et dans la plupart de celles qui ont lieu au niveau des articulations. Maintenant on applique l'extension à la partie du membre qui s'articule avec le fragment inférieur, et la contre-extension à celle qui s'articule avec le supérieur. Dans la fracture des os de la jambe, on place sur le pied les forces extensives, et sur la cuisse, les puissances contre-extensives; dans celle de la cuisse, on pratique l'extension sur la jambe, et la contre-extension sur le bassin.

Les chirurgiens anglais font l'extension et la contre-extension sur les extrémités mêmes de l'os fracturé. En agissant ainsi, leur intention est de pouvoir placer le membre dans une position telle que tous les muscles qui s'insèrent à l'os rompu soient dans le relâchement et ne mettent aucun obstacle à la réduction. Dans la méthode ordinaire de réduire les fractures, celle qu'on suit généralement en France, les puissances extensives et contre-extensives n'étant pas appliquées à l'os brisé, il faut nécessairement que ceux avec lesquels il s'articule soient étendus à l'instant où l'on opère la réduction, afin que l'extension et la contre-extension soient faites suivant une ligne droite qui passerait par le centre du membre. Suivant la méthode des chirurgiens anglais, on met le membre fracturé dans la demi-flexion, avant de faire la réduction. Mais par cette dernière position est-il possible de relâcher tous les muscles qui entourent l'os rompu? Ce qu'on obtient du relâchement de certains d'entre eux, comme l'observe Desault, se trouve perdu par la tension que d'autres éprouvent. Cependant dans les cas où l'on peut, par la demi-flexion, relâcher les muscles qui ont le plus de force pour s'opposer à la réduction, on emploie avec avantage cette position; ainsi dans les fractures de la jambe, les muscles épais du mollet tendent puissamment à déplacer les fragmens; la position demi-fléchie, dans laquelle ils sont relâchés, paraît réellement être la plus favorable, non-seulement pour faire la réduction, mais aussi pour laisser le membre pendant tout le temps nécessaire à sa consolidation. Dans quelques cas où l'on n'avait pu affronter exactement les fragmens dans l'extension du membre, on a été obligé de le placer dans la demi-flexion pour arriver à ce but. On suit d'une manière trop exclusive, en France, la méthode de réduire les fractures en mettant le membre blessé dans l'extension, et de le maintenir dans cette position pendant le traitement. En plaçant le membre fracturé dans la position la plus favorable au relâchement de ses muscles, on rend leur action presque nulle, et on n'a pas besoin, pour opérer la réduction, d'employer des forces considérables, ni de faire sur les parties malades des tractions douloureuses qui, en augmentant les contractions musculaires, rendent la réduction plus difficile et peuvent être suivies d'accidens fâcheux.

Le degré de force nécessaire pour opérer la réduction d'un os fracturé, doit être proportionné à l'étendue du déplacement et à l'énergie des muscles qui le produisent. Dans les fractures transversales, lorsque le déplacement n'a lieu que suivant le diamètre de l'os, il suffit d'employer une extension modérée pour replacer les fragmens dans un contact immédiat. Quand le membre est raccourci par le chevauchement des fragmens, quelle que soit la direction de la fracture, l'extension et la contre-extension doivent être faites avec une force suffisante pour vaincre la résistance des muscles, et rendre au membre sa longueur naturelle. Dans tous les cas, l'extension doit être opérée d'une manière lente, graduée et sans secousse : il faut la faire d'abord dans la direction du fragment inférieur, et la continuer dans celle qui appartient au corps de l'os. Si on tirait subitement et avec violence, pour pratiquer l'extension, on pourrait rompre les muscles, déchirer les parties qui environnent les fragmens, et occasioner de graves accidens. Une chose essentielle à observer aussi dans la réduction des fractures, comme dans celle des luxations, est de distraire et d'occuper l'esprit des malades pendant qu'on opère, de faire l'extension et la contre-extension, pour ainsi dire, sans qu'ils s'en aperçoivent, afin que la crainte ne fasse pas contracter leurs muscles avec force. Dès que l'extension et la contre-extension ont rendu au membre fracturé sa longueur habituelle, le chirurgien exerce la *coaptation*. Cette opération se pratique de diverses manières, suivant l'espèce de fracture et le mode de déplacement; elle peut être faite, le plus souvent, en agissant seulement sur le fragment inférieur, et sans appliquer les mains sur l'endroit malade, comme on le recommande généralement, afin de rendre encore plus intime le contact des fragmens. Néanmoins lorsque la fracture affecte un os superficiellement situé, on peut exercer avec les doigts, sur les deux fragmens, une pression modérée, les pousser l'un vers l'autre et les affronter, en ayant soin de ne pas comprimer douloureusement les parties molles sur leurs extrémités saillantes.

Les tentatives qu'on fait pour réduire une fracture peuvent être inutiles, soit parce que les forces qu'on emploie sont insuffisantes, soit parce que les tractions qu'on exerce sur le membre sont faites trop promptement ou d'une manière inégale et par secousses; les muscles entrent alors dans une contraction si violente, que tous les efforts de réduction sont perdus. Il faut, dans le premier cas, employer plus de force; dans le second, faire la réduction avec plus de ménagement, et placer le membre dans une position qui relâche ses muscles les plus puissans. Si la contraction spasmodique des muscles provient de la douleur produite par la maladie elle-même, de la grande sensibilité ou de la pusillanimité du blessé, il faut avoir recours à la position demi-fléchie, et employer les moyens propres à diminuer l'irritation générale et locale, tels que les calmans, les émolliens et les saignées plus ou moins copieuses, suivant l'âge, la force, la constitution des malades. Ce dernier moyen doit être mis en usage, même dans les cas où la réduction a été facile, lorsque le malade est jeune, vigoureux, et que la contusion des parties molles est profonde; il modère les douleurs et l'intensité de l'inflammation qui doit se manifester.

B. *Des moyens de maintenir les fractures après les avoir réduites.* — Une fracture étant réduite, il faut employer des moyens propres à maintenir les fragmens exactement affrontés, et à empêcher que les mouvemens généraux du corps ou les contractions involontaires des muscles du membre malade ne puissent les déplacer, jusqu'à ce que la nature ait opéré leur réunion par la formation du cal. Il devient donc indispensable de fixer le membre fracturé de manière à ce qu'il demeure dans un repos parfait pendant tout le temps nécessaire à la guérison. Cette partie du traitement offre souvent de grandes difficultés; elle réclame toute l'attention du chirurgien, et le met souvent à même de déployer son génie et sa dextérité. Les moyens qu'on emploie pour maintenir les fractures réduites sont, la position, le repos, les bandages, les attelles et diverses espèces d'appareils.

Dans le traitement des fractures, il est important, comme nous l'avons vu, de placer le malade et le membre fracturé dans une position convenable. Dans les fractures des membres inférieurs, le malade doit nécessairement garder le lit. Il est bon que ce dernier n'ait pas plus de trois pieds de largeur, afin que le chirurgien et les aides puissent se placer plus commodément de chaque côté, lors du pansement. Les lits de plumes sont trop mous, trop chauds, et se laissent trop facilement enfoncer par la pression du corps; il faut leur préférer un sommier de crin. Dans quelques cas de fractures des membres inférieurs, il est avantageux, pour rendre encore plus solide le plan horizontal sur lequel repose le membre blessé, de placer entre les deux matelas une planche qui s'étende depuis le bassin jusqu'aux pieds. Le lit ne doit pas avoir de dossier aux pieds. On fait attacher au plafond une corde qui passe à travers le ciel du lit et descend à portée de la main du malade, afin que celui-ci puisse s'en servir pour se remuer et satisfaire à ses besoins. Dans les fractures des membres supérieurs, la construction du lit exige moins de soin; on doit seulement lui donner la disposition la plus convenable pour placer commodément le membre, et le maintenir dans l'immobilité.

Le membre doit reposer également dans toute sa longueur sur le lit. S'il n'était bien appuyé qu'à ses deux extrémités, par exemple, son poids le ferait plier à l'endroit de la fracture, et occasionerait le déplacement des fragmens. Ce déplacement ne serait pas le seul inconvénient qui naîtrait de la mauvaise position du membre; les parties qui supporteraient principalement la pression, deviendraient douloureuses, pourraient s'enflammer, et se couvrir d'escarres gangréneuses. Il est donc nécessaire que le coussin qui sert d'appui corresponde exactement à la forme du membre; qu'il soit déprimé au niveau des saillies de ce dernier, *et vice versâ*. Les coussins remplis de balle d'avoine sont les plus propres à remplir ce but. Cette substance peut être poussée avec facilité dans les différens points de leur étendue, et s'accommode ainsi parfaitement à la forme des parties blessées; elle est plus fraîche, moins molle et moins sujette à se salir que la plume, et doit lui être préférée dans tous les cas. Dans les hôpitaux on n'emploie pas d'autres coussins; ils se lavent facilement et peuvent être souvent renouvelés. La position la moins fatigante du corps est celle que l'on choisit ordinairement quand on se repose ou que l'on dort, parce qu'alors tout mouvement se trouve suspendu, et que chaque partie se place dans la situation qui lui est la plus naturelle; aussi la position demi-fléchie du membre paraît être la plus favorable dans les fractures, parce qu'alors tous les muscles sont à peu près également relâchés. Déjà recommandée par Hippocrate et Galien, elle a été fortement conseillée par le célèbre Pott, qui en a fait ressortir les avantages, et peut-être même les a exagérés. Considérée d'une manière générale, elle est sans contredit la meilleure que l'on puisse donner au membre: cependant il est à cet égard des exceptions qui seront indiquées à l'occasion des fractures en particulier.

Dans quelque position qu'on ait placé le membre fracturé, il doit rester dans le repos le plus absolu, pendant le temps nécessaire à la réunion des fragmens; s'il éprouvait des mouvemens pendant la formation du cal, les fragmens frotteraient l'un contre l'autre; le travail de la consolidation serait entravé, et la guérison pourrait bien ne pas avoir lieu, ou ne s'effectuer qu'avec peine, et après un laps de temps considérable.

Le chirurgien doit donc avertir le malade de faire le moins de mouvement possible; il éloignera toutes les causes qui pourraient imprimer des chocs ou des secousses au membre fracturé, et emploiera, pour maintenir la réduction, un appareil contentif qui se compose de bandages, de fanons, d'attelles, de liens, de remplissages, etc.

Les applications topiques que l'on fait sur le membre blessé doivent avoir pour but de diminuer la violence de l'inflammation; de faciliter la résorption du sang extravasé; de relâcher la peau et les parties sous-jacentes, et en même temps de concourir à maintenir la réduction. Elles doivent aussi ne point produire de démangeaison ni d'éruption érysipélateuse. Pott avait coutume d'employer, à l'hôpital de Saint-Barthélemy, un mélange d'acétate de plomb, d'huile, de savon et de cire, assez mou pour être appliqué sans être chauffé. Cette composition a pour avantage, suivant le chirurgien anglais, de s'appliquer avec facilité, de dissiper l'inflammation, d'être enlevée aisément, etc. En France on place ordinairement sur la fracture, d'abord des cataplasmes émolliens, si l'inflammation est intense; et ensuite on leur substitue des compresses trempées dans une liqueur résolutive, telle qu'une dissolution d'acétate de plomb, de muriate de soude, dans de l'eau animée d'une certaine quantité d'alcohol camphré. Quel que soit, au reste, le topique dont on se serve, il faut toujours qu'on puisse l'appliquer et l'enlever, quand il est nécessaire, sans être obligé d'imprimer une secousse aux parties malades.

Après avoir mis sur le membre les topiques qu'on a jugés convenables, il faut le couvrir d'un bandage propre à le maintenir dans une situation fixe et à prévenir toute espèce de déplacement.

Autrefois on entourait le membre fracturé d'un simple bandage roulé que l'on faisait avec une bande plus ou moins longue, suivant le cas. On pensait que ce bandage était propre à maintenir les fragmens, à prévenir l'engorgement des humeurs et à empêcher la difformité du cal : mais, pour peu qu'on y pense, on voit bientôt qu'il ne peut remplir complétement aucune de ces indications, et qu'il ne pourrait convenir que pour maintenir les topiques sur la partie malade. La difficulté de son application, les secousses qu'on imprime nécessairement, en le plaçant, aux fragmens et aux parties molles environnantes; l'irritation, l'engorgement du membre, et d'autres accidens qui en sont la suite, l'ont fait généralement abandonner.

Le bandage le plus avantageux pour une simple fracture de la jambe ou de la cuisse est celui qu'on nomme le *bandage de Scultet*, ou à *bandelettes séparées*. Il est préférable au bandage *à dix-huit chefs*. Quant à la construction de ces pièces d'appareil, *voyez* le mot Bandage.

Le bandage à bandelettes séparées étant disposé méthodiquement, on le place sous le membre, et après avoir réduit la fracture et mouillé les bandelettes de quelque liqueur résolutive, on les applique successivement, en commençant par les inférieures. Ces bandelettes doivent être placées de manière que, se recouvrant les unes les autres dans les deux tiers de leur largeur, elles puissent envelopper le membre dans toute sa longueur; elles doivent être assez longues chacune pour entourer le membre une fois et demie : elles sont posées sur la pièce de linge destinée à envelopper les attelles, de sorte que la première, qui correspond à la partie inférieure du membre, recouvre la seconde dans les deux tiers de sa largeur, celle-ci la troisième, et ainsi de suite.

Ce bandage à l'avantage de pouvoir être appliqué, sans qu'on soit obligé de soulever le membre; de permettre de panser la fracture aussi souvent que besoin en est, sans imprimer le moindre mouvement aux parties souffrantes. Il offre sur le bandage à dix-huit chefs, l'avantage de comprimer avec plus d'exactitude et d'uniformité, et de pouvoir être renouvelé par partie, quand plusieurs des bandelettes sont salies par la suppuration, comme cela arrive fréquemment dans les fractures compliquées de plaies. Lorsqu'on veut renouveler les bandelettes, on fixe à l'une de leurs extrémités, avec une épingle, d'autres bandelettes que l'on fait ensuite facilement glisser sous le membre.

Les bandages sont peu efficaces pour maintenir les fractures; leur action est trop faible pour empêcher les os de chevaucher, et le déplacement de se renouveler. Ils sont utiles pour maintenir les topiques, pour prévenir l'infiltration œdémateuse du membre, et engourdir la douleur et l'irritabilité des muscles.

Autrefois on plaçait dans les appareils à fractures des cylindres de paille qu'on appelait des fanons, et des draps reployés sur eux-mêmes nommés faux-fanons. Les inconvéniens qu'ils présentent ont fait renoncer à leur usage. *Voyez* les mots FANON et FAUX-FANON.

Les attelles ou éclisses sont des lames de bois, longues et étroites, que l'on emploie pour maintenir les fractures réduites. Leur forme longue et aplatie, leur résistance font qu'elles peuvent toucher le membre par une grande surface, et le fixer très-solidement, ce qui leur donne un avantage marqué sur les fanons et les faux-fanons. Quant à la confection de ces pièces d'appareil, et à la manière de les appliquer en général, *voyez* le mot ATTELLE. Les éclisses sont d'abord enveloppées de linges, ou roulées dans les extrémités de la pièce de toile qui entoure l'appareil, et qu'on nomme *porte-attelles*. On place ensuite, entre elles et le membre fracturé, des coussins ou remplissages destinés à rendre leur pression plus uniforme, et à empêcher qu'elles ne produisent de la douleur, des excoriations et même des escarres gangréneuses, sur les parties les plus saillantes du membre. On les assujettit enfin, au moyen de trois, quatre, ou un plus grand nombre de rubans de fil écru, larges d'environ un pouce, et assez longs pour être noués avec commodité, sur l'attelle antérieure ou sur l'externe. Le nœud de chaque lien doit être fait sans secousse; un aide applique fortement le doigt dessus, afin qu'il ne se déserre pas, tandis que le chirurgien fait la rosette destinée à l'arrêter et à permettre de le défaire avec facilité quand on renouvelle l'appareil. Les liens en fil sont à préférer aux bandes de toiles; lorsqu'ils sont mouillés ils se nouent plus facilement qu'elles, et offrent beaucoup plus de résistance.

Les attelles sont, sans contredit, les pièces les plus efficaces des appareils à fractures, pour retenir les fragmens dans un contact immédiat : sans elles ce serait en vain qu'on voudrait maintenir la réduction. Elles préviennent le déplacement suivant l'épaisseur de l'os, par la résistance latérale qu'elles présentent; elles empêchent le déplacement suivant la direction, en soutenant les fragmens dans toute leur longueur, et celui selon la circonférence, en empêchant le fragment inférieur et l'extrémité correspondante du membre, au delà desquels elles doivent s'étendre, de tourner soit en dedans, soit en dehors.

Assalini blâme l'usage dans lequel on est généralement d'entourer le membre fracturé d'un bandage serré et de plusieurs attelles. Appelé chez un malade qui s'était brisé la rotule dans une direction transversale, il plaça le membre sur une attelle concave, accommodée à la forme de la face postérieure de la cuisse et de la jambe. Il n'appliqua aucun bandage, mais seulement deux courroies qui passaient sur le genou, au-dessus et au-dessous de la fracture. La guérison fut parfaite par ce seul moyen. Le même chirurgien étendit ensuite l'usage de l'attelle concave, placée au-dessous du membre, aux fractures de la cuisse et de la jambe. Pour ce dernier cas, son appareil porte, au niveau de la jambe, deux attelles latérales, et à l'extrémité une sorte de pédale destinée à fixer le pied et à l'empêcher de tourner. Comme cet appareil est simplement maintenu avec quelques courroies, sans qu'on soit obligé d'employer de bandage, on peut toujours voir la partie antérieure du membre et l'endroit qui correspond à la fracture; ce qu'Assalini considère comme un grand avantage. Dans les fractures compliquées, ce chirurgien panse la plaie avec des compresses imbibées d'eau froide.

Lorsque les fractures sont obliques, les attelles sont souvent insuffisantes pour prévenir le chevauchement des fragmens, surtout quand le membre est entouré de muscles nombreux qui se contractent avec force. Ainsi, dans une fracture très-oblique du fémur, les fragmens glissent avec tant de facilité que les attelles ne peuvent contre-balancer les effets de la contraction musculaire et s'opposer au raccourcissement du membre. Dans ces cas difficiles, on a eu recours à divers bandages, machines ou appareils, qui tirent continuellement les fragmens en sens opposés, empêchent qu'ils ne glissent l'un sur l'autre pendant tout le temps nécessaire à leur consolidation, et exercent ainsi sur eux une extension continuelle.

Les appareils à extension continuelle ont non-seulement pour avantage de maintenir la réduction, en conservant au membre sa longueur naturelle, mais aussi de donner à ce dernier une stabilité qui favorise particulièrement la consolidation des fragmens.

Pour retirer de l'extension continuelle, dit M. Boyer, tous les avantages qu'elle présente, la rendre le moins possible douloureuse, et par conséquent supportable pendant toute la durée de la cure, les machines et les bandages dont on se sert pour l'exercer doivent être construits et appliqués conformément aux règles suivantes.

1° *On doit éviter de comprimer les muscles qui passent sur l'endroit de la fracture, et dont l'allongement est nécessaire pour rendre au membre la longueur qu'il a perdue par le glissement des fragmens l'un sur l'autre.* Dans cette intention, il faut appliquer l'extension sur le membre qui s'articule avec le fragment inférieur, et la contre-extension, sur celui qui s'articule avec le fragment supérieur. Si l'on appliquait ces forces sur l'os même qui est fracturé, on comprimerait les muscles qui passent sur l'endroit de la fracture; cette compression exciterait des contractions spasmodiques qui rendraient l'extension continuelle inutile ou même nuisible.

2° *Les puissances extensives et contre-extensives doivent être réparties sur les surfaces les plus larges possible.* On sait que la pression des corps extérieurs sur le nôtre est, à force égale, d'autant moins douloureuse qu'elle porte sur un plus grand nombre de points à la fois. C'est pourquoi l'on doit donner une grande largeur aux bandes ou aux autres pièces d'appareil avec lesquelles on fait l'extension et la contre-extension.

3° *Les puissances qui servent à l'extension continuelle doivent agir suivant la direction de l'axe de l'os fracturé,* sans quoi les fragmens ne conserveraient pas leur direction naturelle, et la consolidation se ferait d'une manière vicieuse.

4° *L'extension continuelle doit être lente, graduée, et s'opérer d'une manière presque insensible.* En tirant doucement et sans secousse les muscles d'un membre fracturé, on les allonge assez facilement, et la réduction s'opère sans qu'on soit obligé d'employer de grands efforts. Si l'on voulait faire l'extension avec promptitude et violence, on déterminerait dans les muscles des contractions spasmodiques et douloureuses qui s'opposeraient à leur allongement et à la réduction des fragmens.

5° *Enfin il faut garantir les parties sur lesquelles les puissances extensives et contre-extensives agissent, et rendre égale la compression exercée par les lacs et les autres pièces du bandage ou de la machine dont on se sert.* On remplit ces indications en couvrant les parties sur lesquelles les lacs portent, avec des coussins de laine ou de coton; en remplissant leurs enfoncemens avec d'autres coussins, afin de donner au membre une forme circulaire, et d'empêcher que les liens ne blessent les parties saillantes, sur lesquelles ils exerceraient une plus forte pression. Faite suivant les règles qui viennent d'être prescrites, l'extension continuelle peut être supportée par des malades même très-délicats, et présente le grand avantage de permettre à la fracture de se consolider en conservant au membre sa longueur naturelle.

C. *Des moyens de prévenir les accidens après les fractures, de les combattre s'ils surviennent.* Après avoir réduit une fracture, appliqué l'appareil destiné à maintenir la réduction, et mis le membre dans une situation convenable, le chirurgien doit prévenir les accidens qui pourraient se manifester, ou les combattre s'ils se sont déjà développés. Dans toutes les fractures, à l'exception de celles des membres supérieurs, quand elles sont simples, il faut tenir pendant quelques jours le blessé à une diète sévère, et ne lui donner que des bouillons. Si le malade est jeune, vigoureux, pléthorique ; si le gonflement inflammatoire est considérable, on retire de grands avantages de saignées larges et copieuses. Cependant il ne faut employer ce moyen que lorsqu'il est indispensablement nécessaire; car il est bien reconnu que le cal se forme d'autant plus promptement que la circulation est plus énergique, et que les forces générales de l'individu sont en meilleur état. On donne au blessé quelque boisson délayante et rafraîchissante, comme de l'eau de veau émulsionnée, de la limonade, de l'eau de gomme, etc. Dès que les symptômes inflammatoires commencent à se dissiper, ce qui arrive ordinairement quelques jours après l'accident, on doit commencer à nourrir le malade avec de bons potages et d'autres alimens restaurans et de facile digestion: une diète trop prolongée ayant, comme la saignée, l'inconvénient de diminuer les forces, et de retarder la consolidation des fractures.

On doit remédier à la constipation opiniâtre qui survient assez ordinairement chez les malades affectés de fractures, en leur administrant des lavemens ou des boissons laxatives. Dans les fractures des membres inférieurs, les lavemens doivent être donnés avec une seringue à laquelle on a adapté une longue canule de gomme élastique, qu'on peut introduire facilement dans l'anus sans déranger le blessé. Quand le malade doit aller à la garde-robe, il faut le soulever avec précaution, au moyen d'une alèze qu'on a placée en travers, au-dessous de ses reins, ou mieux encore lui glisser sous le siége un de ces bassins aplatis et garnis, qui sont d'un usage journalier pour les personnes alitées. On a inventé, pour les fractures, un grand nombre de lits mécaniques, qui permettent de soulever les malades sans efforts, de les changer de linge, de les placer sur le bassin, etc.

On doit éviter de se servir, comme topiques, des onguens et emplâtres qui causent de l'irritation, occasionent souvent de vives démangeaisons, et parfois donnent lieu à des éruptions boutonneuses ou érysipélateuses. Il faut, comme je l'ai déjà indiqué, imbiber le bandage avec une liqueur résolutive, ou même simplement avec de l'eau froide, afin de diminuer l'inflammation et le gonflement de la partie malade. On évitera d'employer la dissolution d'acétate de plomb, parce qu'elle rend les compresses et les bandes très-dures et presque imperméables; de sorte que l'on éprouve de la peine à les imbiber de nouveau et à les replacer, quand on réapplique l'appareil. Les autres dissolutions salines présentent toutes, mais à un moindre degré, les mêmes inconvéniens.

L'appareil ayant été appliqué convenablement, de sorte qu'il ne soit ni trop serré, ni trop lâche, il faut le changer le moins souvent possible, afin d'éviter de mouvoir les fragmens. Cependant on doit, de temps à autre, le visiter, resserrer les liens ou bien les dénouer, enlever les attelles et les autres pièces, dans la vue de s'assurer si les fragmens ont conservé leurs rapports. Il ne faut, en général, lever l'appareil que dix ou quinze jours après sa première application, puis au trentième, et enfin au quarante-cinquième ou cinquantième, époque à laquelle la fracture est ordinairement consolidée.

L'appareil est-il trop lâche ou trop serré? on doit le lever à quelque époque du traitement que ce soit, et le réappliquer convenablement. Quand le bandage est trop lâche, il ne contient pas les parties, permet aux muscles de se contracter, et aux os de se consolider dans une position vicieuse : s'il est trop serré, il gêne, ou peut même arrêter la circulation dans la partie inférieure du membre, et produire la gangrène; ce qui arrive d'autant plus facilement que les parties enflammées ne peuvent se gonfler, et sont étranglées par les tours de bandes. Nous avons reçu, il y a deux ans, à l'hôpital Saint-Louis, un jardinier, homme vigoureux, auquel un chirurgien avait appliqué un appareil pour une fracture de l'avant-bras. Les tours de bandes avaient été tellement serrés, qu'une gangrène profonde s'était déjà manifestée au-dessous, quand le malade fut admis. Ce malheureux homme perdit successivement tous ses doigts, plusieurs os du métacarpe, et ne conserva que la paume de la main et la première phalange du pouce. La pratique seule peut apprendre le degré de constriction qu'il faut donner au bandage dont on entoure un membre fracturé. Quelques jours après l'accident, lorsque le gonflement inflammatoire est dissipé, les tours de bandes se relâchent; il devient nécessaire de les réappliquer, afin d'éviter les inconvéniens qui pourraient en résulter.

Il arrive fréquemment dans les fractures des extrémités inférieures, et surtout dans celles de la jambe, que les malades éprouvent, pendant la nuit, des contractions spasmodiques qui les réveillent, dérangent l'appareil, et occasionent le déplacement des fragmens. On doit, dans ces circonstances, réduire de nouveau la fracture et réappliquer l'appareil.

Quand le cal a déjà acquis assez de solidité pour s'opposer au déplacement des fragmens, il faut encore que le membre demeure dans un repos absolu, jusqu'à ce que la consolidation soit entièrement achevée. Ce précepte doit être observé d'une manière rigoureuse, surtout après les fractures des extrémités inférieures. Le malade restera encore plusieurs jours au lit, après qu'on aura enlevé l'appareil, avant d'essayer de se servir de son membre. Dans tous les cas, on aura soin d'entourer ce dernier d'un bandage roulé, pour prévenir le gonflement œdémateux, ou pour le dissiper s'il est déjà survenu.

Après leur consolidation, les fractures laissent toujours dans le membre une grande faiblesse et une roideur qui gènent les mouvemens, et font qu'ils sont souvent très-longs à se rétablir. La roideur est, en général, d'autant plus grande, que la contusion a été plus profonde, que l'individu est plus agé, que la fracture se trouve plus rapprochée d'une articulation, et que le traitement a été plus long. Elle est ordinairement plus considérable dans l'articulation qui est au-dessous de la fracture que dans celle qui se trouve au-dessus. Cette roideur des articulations et la faiblesse des muscles qui l'accompagne, dépendent aussi de la pression que le bandage et les attelles ont exercée sur les parties malades; pression qui gêne la circulation, empêche l'action des muscles, produit une véritable atrophie du membre fracturé, et, dans quelques cas, le réduit presque à la moitié de son volume naturel. De là la règle d'enlever les pièces d'appareil dès que le cal présente assez de solidité pour empêcher les fragmens de se déplacer.

On remédie à ces suites fréquentes des fractures, par des frictions, des embrocations, des applications émollientes, des bains, des douches d'eau ou de vapeurs. J'ai employé ces dernières avec un succès marqué, sur une foule de malades qui viennent à la consultation de l'hôpital Saint-Louis, après avoir été traités de fractures dans les divers hôpitaux de Paris. Malgré l'emploi de ces différens moyens, les mouvemens ne se rétablissent que lentement; les membres restent ordinairement plusieurs mois, et même quelquefois plus d'une année, avant d'avoir repris leur force et leur souplesse. Sur la fin du traitement, lorsque le travail du cal est presque achevé, on doit faire exécuter de légers mouvemens aux articulations voisines de la fracture. Comme ces mouvemens doivent être exécutés avec beaucoup de prudence et de ménagement, le chirurgien aura soin de les diriger lui-même, et de ne point s'en rapporter au malade ou aux personnes qui l'entourent. Il pourrait arriver, en effet, que ces tentatives, faites sans les précautions convenables, fussent suivies de la rupture du cal nouvellement formé et encore tendre.

Du traitement des fractures compliquées. — Les fractures sont toujours accompagnées d'une contusion, plus considérable dans celles qui sont directes que dans celles qui arrivent par contre-coup. Cette lésion ne peut être considérée comme complication, que lorsque les désordres qu'elle a produits réclament un traitement différent de celui qu'on emploie dans les fractures simples. La contusion est-elle violente? il faut entourer le membre de compresses trempées dans une liqueur résolutive, et ne serrer que très-peu le bandage, à cause du gonflement qui doit survenir. On pratique au blessé des saignées proportionnées à son âge, à sa constitution, à la violence des accidens. Le lendemain on lève l'appareil, pour s'assurer de l'état des parties malades. Si, en effet, on laissait le bandage appliqué plusieurs jours avant de le défaire, il pourrait avoir étranglé le membre tuméfié et occasioné son sphacèle. D'autres fois, on couvre le membre gonflé, chaud et douloureux, d'un large cataplasme émollient, qu'on change toutes les vingt-quatre heures, et par dessus lequel on place les bandelettes et les autres pièces de l'appareil.

Lorsque la contusion est profonde, mais n'est pas compliquée de plaie, on voit souvent l'épiderme soulevé former des phlyctènes plus ou moins larges, remplies d'une sérosité jaunâtre, sanguinolente ou brunâtre. Ces vésicules n'indiquent pas la formation de la gangrène, comme on serait tenté de le croire au premier aperçu. On doit les percer et les couvrir avec des linges ou des plumasseaux enduits de cérat. En suivant ce traitement simple, on voit ordinairement le gonflement, la douleur, la tension, diminuer peu à peu : au bout de sept à huit jours, on peut supprimer les cataplasmes, leur substituer les applications résolutives, serrer davantage l'appareil, et se conduire par la suite comme dans les autres fractures.

Il est rare que les fractures soient compliquées de l'ouverture de quelque artère considérable. Quand cette circonstance se présente, et qu'il se fait un épanchement de sang inquiétant dans les parties environnantes, il devient urgent de découvrir le vaisseau blessé, et de le lier au-dessus et au-dessous de son ouverture. Dans quelques cas, il a suffi de le découvrir à une certaine distance au-dessus de la plaie, et de ne placer qu'une seule ligature. Dans plusieurs fractures de la jambe, compliquées de l'ouverture de l'artère tibiale, on a pratiqué avec succès la ligature de l'artère fémorale, à la partie inférieure de la cuisse. Avant de faire cette opération, il faut s'être bien assuré que l'épanchement de sang est fourni par une artère ; car, s'il était formé par du sang veineux extravasé, il pourrait complétement disparaître par absorption, ou bien être évacué par une simple incision.

Les plaies qui compliquent les fractures sont produites par l'action du corps extérieur qui a rompu l'os, ou bien par l'un des fragmens qui est venu déchirer les tégumens et passer au travers, après avoir traversé les autres parties molles. Dans ce dernier cas, si la plaie est large, et la fracture presque transversale, la réduction se fait assez facilement par une légère extension. Mais, quand la fracture est fort oblique, et le fragment qui sort à travers la plaie très-aigu, l'ouverture de la peau se resserre par son élasticité sur ce fragment, s'engage entre ses inégalités, et s'oppose à sa réduction. Alors il ne faut pas hésiter d'agrandir la plaie avec le bistouri, afin de permettre au fragment de rentrer sans entraîner la peau avec lui. Le débridement doit presque toujours être pratiqué longitudinalement, vers l'angle supérieur de la plaie. Il fait cesser les douleurs très-vives qui dépendent de la distension de la peau, et produit un relâchement et un dégorgement salutaires dans les parties molles. Lorsque l'extrémité du fragment qui sort à travers la peau est entièrement dénudée, ou si longue que la réduction ne puisse s'opérer après le débridement, il devient nécessaire d'en faire la résection avec une scie à lame étroite, après quoi on réduit la fracture. Si la portion d'os saillante à travers la plaie est moins considérable, on peut se dispenser d'en faire la résection, et attendre qu'elle se couvre de bourgeons charnus, et fasse partie de la cicatrice, ou qu'elle soit séparée par l'exfoliation. Dans ces différentes circonstances, la réunion de la fracture offre presque toujours de la difformité, et le membre un raccourcissement variable; ce dont le malade doit être averti, afin qu'après sa guérison il n'accuse pas le chirurgien d'impéritie.

Lorsque la roue d'une voiture pesamment chargée, l'éboulement d'une pierre volumineuse, etc., ont réduit les os en esquilles nombreuses, déchiré les tégumens, broyé les muscles, les aponévroses, et déterminé un désordre tel, que la gangrène doive infailliblement en être la suite, il faut avoir recours à l'amputation, seul moyen de sauver les jours du blessé. L'opération doit être faite sur-le-champ; plus tôt elle est pratiquée, plus sont grandes les chances de succès; la différer pour essayer de conserver le membre, serait dans ce cas une pratique dangereuse. Lorsque la gangrène survient, en effet, elle est presque constamment mortelle; cependant il ne faut point se hâter d'amputer avant d'avoir bien examiné l'étendue du désordre, et calculé en quelque sorte la puissance des efforts conservateurs de la nature. Ce sont des cas difficiles, dans lesquels l'homme de l'art doit joindre à de profondes connaissances pratiques beaucoup de sagacité et une longue expérience, afin de ne point priver inutilement le malade d'un membre qu'il pourrait conserver, ou de ne pas le laisser périr, après avoir eu recours à d'autres moyens qu'à l'amputation, quand cette opération était seule indiquée. On a vu, surtout sur de jeunes individus, des fractures comminutives, compliquées de désordres tels que l'amputation paraissait urgente, guérir par les seules forces de la nature. Un jeune garçon de quatorze ans vint, il y a trois ans, à l'hôpital Saint-Louis, pour y être traité d'une fracture communative des os de l'avant-bras gauche. Cette partie s'était engagée dans les rouages d'une machine à filer le coton; les chairs étaient broyées, la peau couverte de plaies contuses, faites par les dents de la roue, les os réduits en un grand nombre de fragmens, la main entièrement écrasée, et plusieurs doigts emportés. L'opération paraissait indiquée : le malade ne voulut point s'y soumettre; et, par un traitement bien dirigé, il guérit en conservant un membre difforme et en partie mutilé, mais qui peut lui être encore de quelque utilité.

Si le désordre des parties molles est moins considérable que dans les cas précédens, on doit essayer de conserver le membre, et, pour cela, enlever les esquilles qui se présentent à l'ouverture de la plaie, quand elles sont entièrement séparées, ou ne tiennent plus que par quelques filamens du périoste; réduire avec précaution la fracture, sans opérer de tiraillement douloureux sur les muscles; faire quelquefois des débridemens convenables, pour évacuer du sang épanché, ou détendre et dégorger les parties molles tuméfiées; mettre le membre dans la plus parfaite immobilité; couvrir la plaie de charpie douce, par-dessus laquelle on applique, soit un large cataplasme émollient, soit des compresses trempées dans une liqueur résolutive. Les applications émollientes m'ont presque toujours paru devoir être préférées ici aux résolutives. Il faut panser la plaie tous les jours ou tous les deux ou trois jours seulement, suivant l'abondance de la suppuration, et plusieurs autres circonstances. Quand le pus est fourni en grande quantité, on panse le malade deux fois par jour, et on enlève ce liquide exactement avec de la charpie, afin d'empêcher qu'il ne croupisse et ne détermine les symptômes fâcheux de la fièvre de résorption.

Si, pendant le traitement, il se présente encore quelque esquille, on en fait l'extraction; s'il se forme des abcès aux environs de la fracture, ce qu'on observe fréquemment, il faut faciliter l'écoulement du pus, empêcher qu'il ne passe entre les muscles, et n'aille produire des ravages dans les parties profondes, en établissant au niveau du foyer divers points de compression avec des tampons de charpie; en pratiquant, dans d'autres cas, des contre-ouvertures dans la partie la plus déclive de la cavité purulente, afin que le pus sorte facilement par son poids, et ne soit point retenu dans les clapiers formés entre les muscles ou sous les aponévroses. A l'hôpital Saint-Louis, un de ceux de Paris où l'on traite le plus grand nombre de fractures, j'ai eu de fréquentes occasions de constater les avantages des contre-ouvertures, dans les fractures compliquées. Quand elles ont été convenablement pratiquées, on ne tarde pas à voir diminuer l'abondance de la suppuration, et l'état du malade s'améliorer. Lorsque la suppuration est entièrement tarie, et la plaie cicatrisée, on continue de traiter la maladie comme une fracture simple.

Souvent on ne doit pas d'abord réduire les fractures compliquées à cause du gonflement énorme qui survient dans les parties malades. Les tractions que l'on exercerait pour affronter les fragmens seraient ici plus nuisibles, en augmentant l'irritation et par suite l'inflammation, qu'utiles en replaçant les os rompus dans leur situation naturelle, en supposant que cette réduction fût toujours possible, ce qui est loin d'être constant. Il convient en conséquence de dissiper d'abord, par les moyens appropriés, l'engorgement inflammatoire : ce n'est que sept à huit jours après l'accident, lorsque les parties molles sont relâchées, qu'on fait la réduction.

Dans les fractures compliquées de plaies, il faut prévenir ou diminuer la violence de l'inflammation par le traitement antiphlogistique, en pratiquant au malade des saignées plus ou moins copieuses, suivant les indications qui se présentent. Sur plusieurs malades, j'ai retiré un avantage marqué de l'application des sangsues aux environs de la plaie, pour diminuer la douleur et le gonflement inflammatoire. On met le malade à une diète plus ou moins sévère, à l'usage des boissons délayantes et rafraîchissantes, etc. Ce traitement débilitant ne doit être employé que jusqu'à ce qu'on ait calmé l'inflammation : si on en continuait trop long-temps l'usage, il finirait par jeter le malade dans une faiblesse tout-à-fait contraire à la formation du cal, et qui rendrait la guérison beaucoup plus longue et plus difficile. Une fois que les symptômes inflammatoires sont en grande partie dissipés, et que la suppuration s'est établie, il faut soutenir les forces du blessé en lui rendant peu à peu des alimens de bonne nature et nourrissans, sous un petit volume, comme des consommés, des viandes rôties et noires, le pain bien cuit et bien levé; en lui faisant boire du vin généreux en suffisante quantité;

en lui donnant des boissons amères et toniques, les préparations de gentiane, de quinquina, etc. On remplace les topiques émolliens par de simples plumasseaux de charpie sèche, qui doivent être assez épais pour absorber tout le pus, et empêcher qu'il ne stagne dans la plaie et ne fasse éprouver aux parties voisines les effets d'une véritable macération. Les pansemens doivent être faits avec beaucoup de douceur, et de manière que les fragmens ne reçoivent aucune secousse. Par des soins assidus et bien entendus, on voit ordinairement, au bout de quelque temps, la suppuration diminuer de quantité, devenir plus épaisse et de meilleure nature; les os dénudés se couvrir de bourgeons charnus, après s'être exfoliés, ou même sans qu'il se soit fait d'exfoliation, quand les individus sont jeunes et d'une bonne constitution; la plaie se rétrécir peu à peu, et finir par se fermer après la cessation de la suppuration.

Les fractures comminutives compliquées de plaies sont bien loin d'avoir toujours une terminaison aussi heureuse. Très-souvent, malgré les soins les mieux entendus que le chirurgien donne au traitement local et général, la suppuration devient plus abondante de jour en jour, et acquiert parfois une couleur grisâtre et une grande fétidité. Les fragmens baignés dans cette matière purulente détériorée ne se couvrent pas de bourgeons charnus, la plaie devient molle et blafarde, les forces de la vie s'épuisent tous les jours, et bientôt les symptômes de la fièvre de résorption jettent le malade dans une prostration qui ne tarde pas à se terminer par la mort. Dans ces cas graves, il ne faut point attendre, pour pratiquer l'amputation, que le blessé soit entièrement épuisé par l'abondance de la suppuration et les autres évacuations colliquatives qui accompagnent la fièvre hectique : l'opération seule peut le sauver.

Les désordres qu'ont éprouvés les os et les parties molles dans les fractures comminutives sont quelquefois si grands, que l'engorgement inflammatoire qui les suit se termine par la gangrène. Quand les escarres sont peu étendues et superficielles, cette complication n'augmente pas beaucoup la gravité de la maladie, seulement la guérison est plus longue. Lorsque la gangrène est profonde, et occupe toute l'épaisseur du membre, ordinairement ses progrès sont rapides, les accidens formidables et la mort arrive avant qu'on ait pu arrêter ses ravages. Dans ces circonstances désespérées, il faut avoir nécessairement recours à l'amputation, et attendre, pour la pratiquer, que la gangrène soit limitée par le développement du cercle inflammatoire : si on amputait avant que la gangrène fût bornée ; cette affection reparaîtrait dans le moignon, et la perte du malade serait assurée. On a bien quelques exemples de succès de l'amputation pratiquée avant que la gangrène fût limitée ; mais ils sont si rares, qu'on ne peut s'en autoriser, pour opérer avant la formation du cercle rouge, éliminatoire, signe que le sphacèle a cessé de faire des progrès.

L'amputation peut donc être pratiquée avec succès, comme moyen conservateur, dans les fractures compliquées, 1° immédiatement après la blessure, avant le développement des accidens, quand le désordre des parties est tel, qu'on a perdu tout espoir de conserver le membre ; 2° lorsque l'inflammation s'est terminée par la gangrène, et que celle-ci est limitée ; 3° enfin lorsque l'abondance de la suppuration et les symptômes de la fièvre hectique menacent les jours du malade.

Les fractures sont-elles compliquées de luxations ? la conduite du chirurgien est ici subordonnée à l'espèce d'articulation luxée, à la situation et au genre de la fracture, et à diverses autres circonstances. Quand l'articulation est un ginglyme, que les ligamens sont rompus, et le gonflement peu considérable, on réduit assez facilement la luxation. Si l'articulation est orbiculaire, et la fracture voisine de la luxation, il est impossible de réduire cette dernière, et les tentatives que l'on ferait dans cette intention seraient infructueuses, et pourraient entraîner à leur suite des accidens fâcheux. Il faut donc commencer par traiter la fracture, et ce n'est qu'après la formation du cal qu'on peut essayer de réduire la luxation. Dans ce dernier cas, le chirurgien ne pouvant exercer sur le membre que des tractions modérées, afin de ne pas rompre le cal, dont la consistance est encore peu considérable, il devient presque toujours impossible de réduire la luxation, d'autant plus que les muscles et les ligamens qui entourent l'articulation malade ont acquis beaucoup de roideur pendant le traitement de la fracture. On a bien conseillé, pour prévenir la roideur et la tension des parties molles, d'imprimer des mouvemens à l'articulation, dès que la consolidation de la fracture le permet ; d'appliquer des topiques émolliens et relâchans : mais il est douteux que ces moyens aient jamais conservé assez de souplesse aux parties molles, pour qu'on ait ensuite pu réduire la luxation. Lorsque les fractures sont compliquées de quelques maladies générales, comme du scorbut, de la syphilis, de scrofules, de rachitis, etc., on doit avoir recours au traitement intérieur que réclame spécialement chacune de ces affections; plusieurs d'entre elles pourraient, en effet, retarder ou empêcher complétement la réunion des fragmens.

6° *De la consolidation des fractures.* Les fonctions du chirurgien, dans le traitement des fractures, se bornent à réduire exactement les fragmens, à les maintenir dans un contact immédiat et dans la plus parfaite immobilité, et à prévenir ou combattre les accidens qui peuvent se présenter. La consolidation de l'os fracturé est l'ouvrage de la nature. Elle s'opère par des procédés analogues à ceux qui réunissent les plaies des parties molles. L'art ne peut ici que favoriser ce travail et lui donner une bonne direction, en écartant les circonstances qui peuvent entraver la guérison. Celle-ci s'effectue par la formation entre les fragmens d'une cicatrice osseuse, à laquelle on a donné le nom de *cal* ou *calus*. La formation du cal n'arrive pas toujours d'une manière régulière et dans un même espace de temps, dans les différens cas de fracture; aussi ne peut-on considérer l'époque du quarantième jour de la maladie comme le terme nécessaire à la consolidation des fragmens. On a vu des malades imbus de ce préjugé dangereux, croyant être guéris au quarantième jour, imprimer des mouvemens à leur membre fracturé, et, par des manœuvres inconsidérées, s'opposer à la formation du cal, le déformer et même le briser. On ne peut déterminer précisément le temps nécessaire à la formation du cal, parce qu'il varie suivant une foule de circonstances dont nous allons examiner les principales.

Semblables aux parties molles divisées, les os fracturés se consolident beaucoup plus promptement chez les enfans que chez les adultes, et surtout que chez les vieillards. Chez eux, les os étant, comme toutes les autres parties, dans la période d'accroissement, sont plus mous, plus vasculaires; leur substance gélatineuse est plus abondante proportionnellement au sel calcaire qui remplit leurs aréoles; aussi leurs propriétés vitales sont-elles plus actives, et les phénomènes de leur cicatrisation plus prompts que dans un âge plus avancé. Dans les vieillards, les os ont cessé de croître ; leur état vasculaire a disparu en grande partie ; ils sont plus denses ; le phosphate de chaux prédomine sur la partie vivante, le tissu gélatineux ; leurs propriétés vitales sont languissantes, les phénomènes de leur réunion très-longs : aussi telle fracture, qui chez un enfant sera parfaitement consolidée le vingtième jour, le sera à peine le soixantième ou soixante et dixième chez un veillard. On peut donc avancer d'une manière générale que le cal se forme d'autant plus promptement que les individus sont plus jeunes. Delamotte a vu des fractures de l'humérus, chez des enfans nouveau-nés, être consolidées au douzième jour. J'ai été témoin de la consolidation d'une fracture de la clavicule le neuvième jour après l'accident, chez une fille âgée de six ans, qui fut traitée en 1808 au grand hospice d'humanité de Rouen. La consolidation des fractures s'effectue bien plus promptement chez les individus d'une bonne constitution que chez les personnes faibles ou affectées de quelque autre maladie.

L'expérience n'a point confirmé cette opinion de quelques praticiens, que le cal est plus volumineux, et la difformité qu'il entraîne plus grande, chez les enfans que chez les vieillards.

Le volume des os et les efforts qu'ils ont à supporter paraissent avoir quelque influence sur la durée nécessaire à la formation du cal. On remarque, en effet, que la réunion des fragmens, toutes choses égales d'ailleurs, s'opère plus lentement dans les os volumineux que dans ceux qui sont petits. Il faut plus de temps, pour la consolidation de la fracture du fémur que pour celle du tibia et du péroné. Ces derniers os se consolident plus lentement que l'humérus, la clavicule, ou les os de l'avant-bras. Les fractures se guérissent aussi plus promptement aux os des membres supérieurs qu'à ceux des membres abdominaux ; ce qui paraît dépendre de l'activité plus grande de la circulation et des propriétés vitales dans les premiers que dans les derniers. Comme le cal nouvellement formé est plus mou, et offre moins de résistance que le reste de l'os, il est nécessaire, dans les fractures des membres inférieurs, de ne permettre au malade de se servir de son membre que plus tard. Le poids du corps, que le fémur et les os de la jambe doivent supporter pendant la station et la marche, suffirait pour difformer ou rompre le cal ; ce qui obligerait le chirurgien à rappliquer l'appareil, et le malade à subir un nouveau traitement, souvent plus long que le premier.

L'état général de la santé a, comme nous l'avons vu, une grande influence sur la guérison des fractures. Le scorbut est une des affections qui retardent le plus leur consolidation; il peut même, à ce qu'on prétend, causer l'absorption ou le ramollissement du cal plusieurs années après sa formation; de sorte que l'os devient de nouveau flexible à l'endroit où il avait été brisé. On a vu également le cal se ramollir, et la mobilité des fragmens reparaître, vers la fin du traitement, chez des malades attaqués d'érysipèle, de fièvre ou d'autres affections. Langenbeck rapporte des observations de ce genre, et j'ai été à même d'en faire de toutes semblables sur plusieurs malades. On a considéré la syphilis, le cancer, le rachitis, le rhumatisme, comme des causes qui retardent ou empêchent même la consolidation des fractures. Fabrice de Hilden, Alanson, Werner et plusieurs autres chirurgiens, ont rapporté des exemples de fractures dans lesquels la formation du cal a été retardée ou même entièrement empêchée par la grossesse. Il est possible que, dans quelques cas, cette cause ait de l'influence sur la réunion des fractures, mais cela ne s'observe pas le plus souvent; et les femmes enceintes affectées de fractures guérissent tout aussi facilement et aussi promptement que celles qui ne sont pas dans cet état.

Il est des conditions locales indispensables pour que la consolidation des fractures s'effectue avec facilité et sans difformité : 1° il faut que les fragmens reçoivent assez de vaisseaux sanguins, que la circulation soit assez active dans chacun d'eux, pour fournir au travail de la réunion; sans cette condition, c'est en vain qu'on attendrait la formation du cal : de là l'impossibilité de la réunion dans certaines fractures du col du fémur, lorsque le périoste qui l'entoure a été totalement déchiré. Les vaisseaux nourriciers qui rampent le long du ligament interarticulaire ne fournissent pas assez de sang au fragment supérieur, et la consolidation ne s'effectue pas, surtout si le sujet est âgé, et le système vasculaire de l'os en grande partie oblitéré. 2° Il est nécessaire que les surfaces des fragmens se correspondent exactement, sans quoi la consolidation serait longue, très-difficile, et le cal difforme. Dans les fractures transversales, si les fragmens abandonnent leurs rapports, et viennent à chevaucher l'un sur l'autre, les surfaces, au niveau de la solution de continuité, cessent d'être en contact; les fragmens ne se touchent plus que par leurs côtés, lesquels étant recouverts par le périoste, ne se prêtent que difficilement à la formation du cal. Dans ce cas, la réunion est possible; mais elle est fort longue, et ne peut jamais se faire sans difformité et raccourcissement du membre. Le muséum anatomique d'Amsterdam renferme plusieurs pièces curieuses de ce mode vicieux de consolidation des fractures: j'en ai dessiné quelques unes. 3° Les fragmens doivent être maintenus dans la plus parfaite immobilité, pour que le cal se forme et prenne la solidité convenable. Lorsque les fractures sont imparfaitement maintenues, ou que les malades indociles exécutent des mouvemens à l'insu du chirurgien, il arrive souvent que la réunion n'a point lieu; la cicatrisation s'opère d'une manière isolée sur chaque fragment; il se forme une fausse articulation, et le membre devient impropre aux fonctions qu'il remplissait dans l'état de santé.

Les diverses théories qu'on a établies sur le mode de formation du cal ayant été exposées à l'article *Cal*, je ne crois pas nécessaire de les reproduire ici. Qu'il me suffise de rappeler, qu'après les fractures simples, il s'épanche entre les fragmens une certaine quantité de sang qui vient des vaisseaux rompus; qu'à cette effusion de sang succède l'épanchement d'un liquide visqueux, lequel semble provenir du périoste de la surface cassée de l'os et des parties molles environnantes; que ce liquide plastique et coagulable augmente en quantité, devient plus dense, et se change en une substance concrète qui unit de plus en plus intimement les parties divisées, forme une sorte d'enveloppe commune aux fragmens, et contribue à les maintenir en rapport; que le cal, d'abord mou et comme fibro-cartilagineux, ne tarde pas à prendre une couleur rouge à raison des vaisseaux sanguins qui se développent dans son intérieur, et de la solidité à mesure qu'il se pénètre de phosphate de chaux; qu'il formait d'abord une masse informe, qui oblitérait le canal médullaire, et unissait le périoste aux parties molles voisines, lesquelles participaient également à la tuméfaction; qu'après un temps variable, il devient entièrement osseux, unit solidement les fragmens, se confond avec eux, et diminue de volume; que les parties voisines et le périoste reviennent à leur état naturel; que le canal médullaire, d'abord oblitéré au niveau de la fracture, se rétablit peu à peu, et reprend les dimensions qu'il avait avant l'accident. Dans les fractures compliquées, si la suppuration s'est établie, les fragmens se couvrent de bourgeons charnus : dès que la suppuration est tarie, ces productions vasculaires s'accollent, laissent exsuder un fluide plastique, qui les unit encore plus intimement ; ensuite elles se pénètrent de phosphate de chaux, ainsi que la substance intermédiaire, et concourent à la formation du cal, lequel a lieu par un mécanisme semblable à celui de la cicatrisation d'une plaie qui suppure, et dont on affronte les lèvres.

Dans les fractures simples, c'est pendant les deux ou trois premières semaines après l'accident qu'on observe les changemens qui précèdent la formation du cal. Le travail de l'ossification s'opère entre le vingtième et le trentième jour, ou bien entre le trentième et le cinquantième : aussi à cette époque doit-on redoubler de soin et d'attention pour maintenir les fragmens dans le contact le plus exact, afin d'obtenir une consolidation exempte de difformité.

Dès que l'époque à laquelle les fractures sont ordinairement consolidées est arrivée, il est nécessaire d'examiner l'endroit où les os ont été brisés, afin de s'assurer si le cal a déjà acquis assez de solidité pour qu'on puisse retirer l'appareil. Pour cela, on saisit les deux extrémités de l'os fracturé, et on leur imprime de légers mouvemens en sens opposés. Si on sent de la mobilité, et que l'os plie à l'endroit malade, le cal n'est point encore assez formé ; il faut réappliquer immédiatement l'appareil, afin d'éviter une nouvelle fracture ou de la difformité dans la réunion des fragmens.

S'il y a de la difformité dans la réunion, et que le cal soit encore flexible, on peut, en réappliquant l'appareil, exercer sur les fragmens une pression modérée et constante, qui les ramène insensiblement à une meilleure direction. Plusieurs fois je suis parvenu à redresser des fractures consolidées d'une manière difforme, et lors même que le cal semblait offrir déjà assez de solidité pour s'opposer aux efforts exercés sur lui. Après les fractures des membres inférieurs, le malade doit apporter beaucoup de circonspection lorsqu'il commence à marcher. Il se servira d'abord de béquilles, et aura soin de n'appuyer que très-peu sur le membre fracturé. S'il négligeait de prendre ces précautions, le cal pourrait ployer, se rompre, ou être absorbé, et le membre se raccourcir. La claudication serait la suite inévitable de ces tentatives imprudentes. Un faux pas peut aussi, à cette époque, reproduire la fracture dans le même endroit, parce que le cal présente pendant long-temps moins de solidité que le reste de l'os; bien que plusieurs auteurs aient avancé le contraire.

7° *Du traitement que réclament les fractures non consolidées, et les fausses articulations qui en sont le résultat.* — Lorsque, à l'époque à laquelle les fractures ont coutume d'être consolidées, le cal n'a point acquis la consistance nécessaire, et qu'il reste de la mobilité entre les fragmens, il faut rechercher les causes qui peuvent s'être opposées à la réunion, afin d'y remédier. Il est incontestable que la constitution des malades a une grande influence sur la consolidation des fractures. Il n'est pas rare de rencontrer des individus chez lesquels les fractures ne se consolident pas avant six, sept ou huit mois, et même davantage. M. S. Cooper en rapporte plusieurs exemples. Dans l'un, le malade, affecté d'une fracture de l'humérus, était d'une vigoureuse constitution et presque insensible à la douleur. La fracture ne s'étant point consolidée après un temps considérable, M. Long découvrit l'extrémité des fragmens, en fit la résection, et plaça ensuite le membre dans un appareil convenable; mais la réunion de l'os ne put s'effectuer. Dans un autre cas, le malade était hypocondriaque, et la fracture des os de la jambe dont il était affecté n'était point consolidée avant le quatrième mois. J'ai vu un malade jouissant en apparence d'une bonne constitution, chez lequel cependant une fracture de la jambe ne fut réunie que le onzième mois. Des causes particulières peuvent aussi mettre obstacle à la réunion des fractures. M. S. Cooper cite l'observation d'une femme chez laquelle une fracture du bras n'était point consolidée, bien qu'elle existât depuis plusieurs mois; toute tentative pour mouvoir l'os produisait des douleurs atroces. La femme mourut : à l'ouverture du cadavre, on reconnut que le fragment inférieur, très-pointu, était remonté par l'action musculaire; qu'il s'était introduit dans le muscle biceps, lequel avait empêché la consolidation de la fracture, en s'interposant entre les fragmens.

Les causes qui s'opposent le plus ordinairement à la consolidation des fractures sont les mouvemens répétés que les fragmens ont éprouvés pendant le traitement; la mauvaise position dans laquelle ils se sont trouvés l'un par rapport à l'autre; l'âge très-avancé ou la mauvaise constitution du malade, et diverses maladies générales.

M. Larrey a observé un grand nombre de fausses articulations, à la suite de fractures par plaies d'armes à feu, sur les soldats français de l'expédition de Syrie. Il attribue ce fâcheux résultat aux mouvemens continuels qu'éprouvèrent les soldats, depuis leur départ de la Syrie jusqu'à leur arrivée en Égypte, à la mauvaise qualité des alimens, à l'eau saumâtre dont ils furent obligés de faire usage pendant ce pénible voyage, et à l'insalubrité de l'air, occasionée par les marais près desquels ils se trouvaient.

Chez plusieurs malades la formation du cal a été empêchée par l'ulcération ou la mortification de l'extrémité des fragmens ou des parties voisines, par la présence d'un foyer purulent ou d'esquilles osseuses détachées. Souvent on voit, dans les fractures compliquées, les fragmens conserver leur mobilité tant que la plaie suppure et qu'il reste à extraire quelque séquestre ou esquille. Dès que ces portions d'os, qui agissent comme des corps étrangers, sont enlevées, la suppuration diminue de quantité, devient plus épaisse, finit par disparaître; et alors seulement les fragmens commencent à se consolider. Un palefrenier était, depuis cinq mois, dans le traitement d'une fracture compliquée des os de la jambe, occasionée par un coup de pied de cheval. La suppuration, peu abondante, sortait par une ouverture fistuleuse étroite; un stylet introduit par cet orifice me fit reconnaître la présence d'une pièce d'os mobile; j'en fis l'extraction après avoir incisé la fistule : c'était une portion nécrosée de l'extrémité du fragment supérieur du tibia. Six semaines après cette opération la fracture était complétement consolidée.

Il est une affection *scorbutique locale* qui se manifeste quelquefois dans le membre fracturé, et s'oppose à la consolidation des fragmens. Cette maladie, encore peu connue, bien qu'elle ne soit pas très-rare, est produite par les circonstances particulières dans lesquelles le membre blessé se trouve placé : circonstances qui diminuent l'activité de ses fonctions de nutrition, et tendent à le jeter dans une débilité profonde. Le membre fracturé est, en effet, retenu dans le repos le plus absolu; il est comprimé, dans toute son étendue, par les pièces d'appareil; ses muscles restent dans l'inaction, et ne tardent pas à éprouver un commencement d'atrophie; leur circulation perd de son activité; leur nutrition languit; ils deviennent plus pâles, plus mous, moins contractiles. Les autres parties molles se rétractent également : de là la diminution de volume du membre malade, comparé à celui du côté sain, la saillie et la roideur de ses articulations, le relâchement des bandes dont il est entouré, relâchement qui force à les réappliquer de temps à autre.

Renfermé dans l'appareil qui le soustrait au contact de l'air et de la lumière, le membre fracturé éprouve un véritable étiolement; il se décolore, devient flasque, plus ou moins œdématié; les liquides lymphatiques semblent y prédominer. Ces changemens sont plus remarquables dans les fractures des membres inférieurs que dans celles des supérieurs. Plus éloignés du centre de la circulation, les premiers, en effet, jouissent de moins d'énergie, comme le prouve la formation plus tardive du cal dans leurs os. Qu'à ces diverses causes débilitantes s'en joignent d'autres agissant dans le même sens, la faiblesse locale devient plus grande encore, et de nouveaux phénomènes se présentent. Si le sujet est âgé ou débilité, soit par quelque autre maladie antécédente, soit par les saignées copieuses qu'on a pratiquées pour combattre les accidens inflammatoires, si on prolonge trop l'emploi des émolliens, si les pièces d'appareil sont humides, exhalent une odeur de moisissure, si l'air extérieur est froid et malsain, le membre semble perdre de sa température, la peau devient d'un blanc terne, blafarde, et se ramollit, l'épiderme se soulève et se détache; parfois il se forme des phlyctènes remplies d'un liquide puriforme ou légèrement gluant, le derme au dessous paraît muqueux et gonflé, les poils tombent et s'enlèvent avec l'épiderme. Si la fracture est compliquée de plaie, les bourgeons charnus de celle-ci se gonflent, deviennent mollasses, d'un rouge livide, ne fournissent qu'un pus ichoreux, et saignent au moindre attouchement : bientôt le membre se couvre d'ecchymoses, lesquelles commencent ordinairement à paraître au niveau des bulbes des poils, et s'étendent de plus en plus; le travail de la consolidation est arrêté, les fragmens continuent de présenter de la mobilité à l'époque où leur réunion devrait être complète. Tandis que ces désordres locaux se manifestent, l'état général du malade semble, dans beaucoup de cas, y être totalement étranger; les gencives sont fermes, point gonflées ni saignantes, les digestions se font bien, le sommeil est bon, le moral n'éprouve point d'altération; seulement les malades s'ennuient de la longueur du traitement, et se chagrinent de la non-consolidation de leurs fractures.

J'ai observé ces diverses altérations qui surviennent dans le membre fracturé sur un assez grand nombre de blessés. J'ai pu, dans deux cas, constater par la dissection l'état des parties malades, et me convaincre que l'affection était entièrement locale, et dépendait uniquement de ce qu'on avoit employé pendant trop long-temps les topiques émolliens, de l'humidité des appareils dont on s'était servi, ou de quelques-unes des causes débilitantes dont j'ai fait mention. J'ai publié deux observations de ce scorbut local, qui se manifesta chez un portefaix âgé de cinquante-cinq ans, affecté d'une fracture de la jambe, et chez une femme de quarante ans, atteinte d'une semblable fracture. J'ai été à même de constater, après la mort de ces malades, 1° que les ecchymoses, le ramollissement des tissus, l'infiltration séreuse, et les autres altérations que produit le scorbut, étaient entièrement locales; que les autres parties du corps en étaient entièrement exemptes; 2° qu'il n'y avait aucun commencement de consolidation entre les fragmens, ou que si le cal avait commencé à se former, il avait été entièrement détruit et absorbé.

J'ai rencontré les mêmes symptômes de scorbut, bornés au membre fracturé, sur plusieurs malades qui ont fini par guérir, mais après un laps de temps considérable et les soins les plus assidus. Chez d'autres, le scorbut commence à se développer dans le membre fracturé, comme dans la partie la plus faible, mais ensuite les autres organes ne tardent pas à ressentir les effets de cette fâcheuse complication. Voici les indications thérapeutiques les plus essentielles à remplir pour prévenir ou combattre les funestes effets du scorbut dans ces cas : dans les fractures compliquées d'inflammation, il faut être très-réservé sur l'emploi des saignées que l'on pratique aux blessés, à cause de la débilité dans laquelle elles les jettent, surtout lorsqu'ils sont âgés, languissans, affaiblis par quelque autre maladie, et que l'accident est arrivé pendant l'automne ou l'hiver. J'ai plusieurs fois constaté que les saignées locales, faites au moyen des sangsues, ont une action plus efficace que les saignées générales pour calmer l'inflammation, diminuer l'engorgement, et qu'elles produisent beaucoup moins de faiblesse. Il faut donner au membre blessé une position assez élevée pour empêcher la stase des liquides, et ne continuer les applications émollientes que le temps absolument nécessaire pour apaiser l'inflammation dans ses premières périodes. Dès que la douleur est calmée, que la chaleur et la tension commencent à diminuer, on doit leur substituer les topiques résolutifs, tels que les dissolutions d'acétate de plomb, de muriate d'ammoniaque, l'alcohol camphré; enfin, quand les accidens inflammatoires sont presque entièrement dissipés, il ne faut plus panser le blessé qu'avec du linge très-sec, jusqu'à la fin du traitement. Une précaution à laquelle on doit aussi avoir égard, est de ne serrer que médiocrement les bandelettes de l'appareil, afin d'éviter l'atrophie, qu'une trop forte pression détermine dans le membre. Il faut administrer aux malades les médicamens toniques et excitans, leur donner une nourriture succulente, leur faire respirer un air vif et sec, laisser à chaque pansement, et pendant quelque temps, le membre exposé au contact de l'air et du soleil, si la saison le permet. L'espèce de flabellation qu'on fait éprouver ainsi au membre œdématié, la lumière et la chaleur solaires dont on le frappe, réveillent, activent la vie engourdie de ses tissus languissans, et concourent puissamment à détruire la faiblesse dont il est le siége. Dans plusieurs cas, j'ai remarqué que les frictions légères, faites avec une flanelle enduite de teintures balsamiques ou de substances aromatiques, produisaient aussi d'excellens effets.

Je ne décrirai point les changemens qui surviennent dans les fragmens des fractures non consolidées, et la disposition des parties qui forment les fausses articulations : cette matière ayant été amplement traitée à l'article *Fausse Articulation*, je ne l'envisagerai que sous le rapport de la pratique.

Les fausses articulations qui surviennent après les fractures des os du bras et de l'avant-bras apportent de la gêne dans l'exercice des fonctions du membre supérieur, mais n'empêchent pas cependant qu'il ne soit encore d'une grande utilité aux malades. Il n'en est pas de même quand elles ont leur siége au fémur ou aux os de la jambe: les malades restent estropiés; leur membre blessé n'ayant point assez de force pour les soutenir, ils sont obligés de se servir de béquilles pour marcher. Je ne connais qu'un seul exemple qui fasse exception : c'est celui d'un vieil invalide, que M. Larrey a présenté à l'Académie de chirurgie. Cet homme, à la suite d'une fracture de la cuisse, étoit affecté, depuis plusieurs années, d'une fausse articulation au milieu du fémur; le membre était raccourci, les fragmens fort mobiles, et cependant le malade, au moyen d'un soulier à haut talon, pouvoit marcher sur ce membre difforme, sans le secours de béquilles.

La non-consolidation des fractures reconnaissant des causes variées, le traitement qu'elle réclame est différent suivant les cas. Dépend-elle de ce que la réduction a été mal faite, ou des mouvemens répétés qu'on a imprimés aux fragmens? il faut réduire de nouveau la fracture et la maintenir dans un appareil solide, en repos parfait. Quand l'âge avancé des malades en est la cause, on doit laisser l'appareil appliqué fort long-temps, plusieurs mois, par exemple, avant de pouvoir obtenir la consolidation; on doit également employer à l'intérieur les toniques et le régime fortifiant. J'ai indiqué la marche qu'on devait suivre dans le traitement des fractures non-consolidées chez les malades affectés du scorbut. Si on pouvait soupçonner que la fracture ne s'est point réunie parce que des muscles ou autres parties molles se sont placés entre les fragmens, on pourrait, suivant le conseil de plusieurs chirurgiens anglais, inciser les tégumens vis-à-vis la fracture, retirer les parties molles déplacées, et mettre les fragmens dans un contact immédiat.

Lorsque, après plusieurs mois de l'emploi des moyens indiqués, la réunion n'a point lieu, et que les fragmens restent très-mobiles, il est probable qu'il s'est formé une fausse articulation; il devient nécessaire d'avoir recours à d'autres procédés curatifs.

On a d'abord conseillé, d'après Celse et les auteurs anciens, de frotter avec force, l'un contre l'autre, les deux fragmens, afin de les irriter et de déterminer dans le tissu osseux une inflammation adhésive, favorable à la formation du cal. Le célèbre J. Hunter recommandait ce mode de traitement; il pensait qu'on pouvait, dans les fausses articulations des membres inférieurs, engager le malade à se lever et à marcher, le membre étant encore enveloppé de l'appareil, afin de produire entre les fragmens le degré d'irritation nécessaire à leur consolidation. Quelques praticiens ont adopté ce procédé; il a réussi dans plusieurs cas. White l'a employé avec succès dans une fracture de la cuisse non consolidée; mais on ne peut compter sur son efficacité que quand la fausse articulation est incomplétement formée, et qu'il ne s'est point encore développé, une substance fibreuse entre les fragmens. Si la fausse articulation était établie depuis long-temps, de simples frottemens seraient insuffisans. White, le premier, conçut l'idée d'un procédé hardi. Il consiste à mettre à découvert les extrémités des fragmens, à les ruginer ou à en faire la résection avec la scie, et à traiter ensuite le malade comme s'il était affecté d'une fracture compliquée. White communiqua à la société royale de Londres, en 1760, l'observation très-intéressante d'un enfant de neuf ans, qui fut envoyé à l'infirmerie de Manchester pour y être traité d'une fracture non consolidée de la partie moyenne de l'humérus. On trouva que c'était une fracture oblique, dont les extrémités chevauchaient l'une sur l'autre. Le bras ne pouvait être d'aucun usage; il était par son poids incommode au malade. La fracture existait depuis six mois, et laissait peu d'espoir de consolidation. On proposa l'amputation. White ne put donner son consentement à ce moyen, parce que le sujet était jeune, d'une bonne constitution, et que la mobilité de la fracture paraissait due aux frottemens qu'avaient éprouvés les fragmens, ou à l'introduction entre eux de quelque portion de muscle. Il conseilla de pratiquer une incision longitudinale, au niveau de la fracture, de faire sortir l'une après l'autre les deux extrémités de l'os, et d'en faire la résection avec une scie; de replacer ensuite les fragmens bout à bout, et de traiter la maladie comme une fracture compliquée. Les objections que quelques chirurgiens firent à cette méthode furent, 1° le danger de blesser l'artère humérale avec le bistouri; 2° la dilacération de l'artère en faisant sortir au dehors les extrémités de l'os; 3° le défaut d'autorité pour faire une semblable opération. « Il était aisé de répondre à la première objection, dit White, en faisant l'incision du côté du bras opposé à l'artère humérale. Le lieu me paraissait être le bord extérieur et inférieur du muscle deltoïde, en ce que la fracture était très-près de l'insertion de ce muscle à l'humérus. Par ce moyen, le danger de blesser les vaisseaux était non-seulement évité, mais encore après l'opération, tandis que le malade serait alité, on pouvait empêcher le séjour du pus, et guérir facilement la plaie en renouvelant l'appareil. La seconde objection était faible, si l'on fait attention que dans les fractures compliquées l'os est souvent poussé avec violence à travers les tégumens, et que les artères sont rarement blessées; de plus, le danger paraissait pouvoir être évité, en procédant avec beaucoup de prudence et de circonspection. La troisième objection, n'est que celle que l'on fait à toutes les nouvelles découvertes dans les sciences. » La méthode proposée par White ayant été adoptée, l'opération fut faite en sa présence, par un chirurgien très-habile, le 3 janvier 1760. Le malade ne perdit pas au-delà d'une cuillerée de sang, bien qu'on ne fît pas usage du tourniquet. L'opération étant finie, l'appareil fut appliqué, le membre placé dans une espèce de boîte pour les fractures, et le blessé placé dans son lit. On suivit tous les préceptes qu'exige le traitement d'une fracture compliquée. La plaie était guérie après une quinzaine de jours, lorsqu'il se manifesta un érysipèle qui s'étendit à tout le bras. Cette nouvelle complication fut combattue par les fomentations émollientes et le traitement antiphlogistique. Six semaines après l'opération, le cal commença à se former, et peu de temps après il avait acquis de la solidité; le bras était presque aussi long que l'autre, mais un peu plus petit, parce que la longue application du bandage avait gêné sa nutrition.

Dans un cas de fracture non consolidée du tibia, White pratiqua avec succès une opération presque semblable à la précédente. Il fit, à l'endroit de la fracture, une incision longitudinale d'environ quatre pouces. Avec le trépan, il enleva le bout du fragment supérieur, et se contenta de ruginer le bout inférieur. Pendant le traitement, il fut obligé de retrancher, avec des tenailles incisives, un petit angle du tibia, de toucher avec le beurre d'antimoine l'extrémité du fragment inférieur, et de détruire, avec le même caustique, une substance qui se formait entre les fragmens. Il se fit une légère exfoliation, et le malade fut guéri en trois mois.

Depuis White, cette opération à été tentée plusieurs fois avec des succès différens. En 1813, Langenbeck la mit en usage avec succès, pour une fausse articulation de l'humérus, située vers l'empreinte du deltoïde. M. Rowlands, de Chester, fit également avec succès la résection d'une fausse articulation, suite d'une fracture de cuisse. M. Viguerie, de Toulouse, guérit un malade par la même opération. Dans beaucoup d'autres cas, dont plusieurs, à ma connaissance, n'ont point été publiés, l'opération n'a point eu des résultats aussi avantageux. M. Boyer l'a pratiquée sans succès sur un homme de trente-six ans, affecté d'une fracture non consolidée au-dessus de la partie moyenne de l'humérus. M. Long n'a point été plus heureux dans cette opération. Le docteur Physic, de New-York, l'a vue échouer dans un cas où on l'avait faite pour une fausse articulation de l'humérus; quelquefois, après la résection des fragmens, non-seulement le cal ne s'est point formé, mais il est survenu des accidens graves qui ont fait succomber les malades.

La résection des fragmens produit toujours un raccourcissement plus ou moins considérable dans le membre; inconvénient moins fâcheux pour le membre supérieur que pour l'inférieur, à raison de la claudication qu'il produit nécessairement dans ce dernier cas.

Les difficultés, le danger et les suites malheureuses de la résection des fausses articulations firent rechercher d'autres procédés pour les guérir. Le docteur Physic, de New-York, imagina d'introduire un séton entre les extrémités non réunies de l'os, afin d'y exciter une inflammation nécessaire à la formation de leur adhérence et à leur consolidation. Cet habile chirurgien eut occasion de pratiquer cette nouvelle opération au mois de décembre 1804, sur un matelot affecté de fracture de l'humérus non consolidée vingt mois après l'accident. Avant de passer l'aiguille, il fit exercer une légère extension sur le bras, afin de pouvoir, autant que possible, faire glisser le séton entre les deux fragmens. Le malade souffrit peu de l'opération, et il fut pansé simplement avec des plumasseaux de charpie appliqués sur les orifices du séton, et soutenus par une bande roulée. Quelques jours après, l'inflammation fut suivie d'une supuration modérée; le membre fut alors de nouveau mis dans l'extension et enfermé dans un appareil. On pansa le malade tous les jours, pendant trois mois, au bout desquels on ne s'aperçevait d'aucun changement favorable. Cependant, quelques temps après, les mouvemens qui avaient lieu dans la fracture devinrent plus difficiles, et les pansemens plus douloureux. A dater de cette époque, le cal se forma rapidement, et se trouvait assez solide le 4 mai 1805, pour que le malade pût mouvoir son bras dans toutes les directions, comme il le faisait avant l'accident. Le séton fut alors retiré, les ouvertures qui lui donnaient passage, ne tardèrent point à se cicatriser complétement, et le blessé sortit de l'hôpital le 28 mai, étant parfaitement guéri. Depuis, son bras a repris toute la force et la liberté de ses mouvemens.

L'un de nos plus célèbres chirurgiens, M. Percy, étant à Augsbourg, et n'ayant aucune connaissance du procédé du docteur Physic, eut la même idée que lui, et passa un séton à travers une fausse articulation établie dans le corps du fémur, à la suite d'une fracture compliquée de cet os. Le malade se rétablit en peu de temps, et put marcher sans béquilles deux mois après l'opération. Le séton a encore été mis en usage par M. Brodie, sur un enfant de treize ans, pour un cas de fracture de la cuisse non consolidée; par M. Stansfield, pour une fausse articulation de l'humérus; et par M. Charles Bell, dans un cas de fracture de la jambe qui, depuis trois ans, n'était point encore consolidée.

Le séton n'a cependant pas réussi dans tous les cas. On cite plusieurs observations dans lesquelles, après son emploi, la consolidation de la fracture ne s'est point effectuée. Quelques chirurgiens d'un grand mérite condamnent même ce moyen, comme insuffisant dans la plupart des cas, et comme pouvant donner lieu à des accidens fâcheux dans d'autres.

DES FRACTURES EN PARTICULIER.

1° *Fracture des os propres du nez.* A raison de leur saillie et de leur position superficielle, les os propres du nez sont très exposés à l'action des corps extérieurs, et par conséquent aux fractures. Quelquefois leurs fragmens ne sont pas déplacés; le plus souvent ils sont enfoncés vers les fosses nasales, ou déjetés de côté. Comme la fracture est ordinairement la suite d'un coup violent ou d'une chute sur la face, il y a presque toujours une forte contusion dans les parties molles. La dépression des os nasaux, leur mobilité contre nature; la crépitation de leur fragmens, font reconnaître facilement la maladie. On doit, pour réduire cette fracture, introduire dans les narines, une sonde de femme, une pince à pansement, ou tout autre instrument mousse, dont on se sert comme d'un levier, pour repousser les fragmens en dehors et les relever, tandis qu'avec les doigts de la main gauche on les dirige et les remet dans leur situation naturelle. Si les pièces osseuses, après leur réduction, tendent à s'enfoncer de nouveau, ce qui arrive quand elles sont en grand nombre, il faut les soutenir en dedans avec une sonde élastique ou une tente de charpie, qu'on introduit par les narines. Cependant ces derniers moyens ne peuvent pas toujours être employés, à cause de l'énorme gonflement qui survient dans les parties malades. Dans d'autres cas, ils sont incommodes, et insuffisans pour empêcher la fracture de guérir sans difformité. Lorsque la cloison des fosses nasales n'a pas été brisée, on peut s'en servir pour soutenir les fragmens, en tamponnant la partie interne du nez avec un morceau d'éponge préparée, enveloppé de charpie fine, et enduit de cérat. Ce moyen m'a parfaitement réussi sur un enfant de douze ans, qui avait eu l'os nasal droit brisé et enfoncé d'un coup de raquette.

Les fractures des os du nez peuvent être compliquées d'accidens graves, qui dépendent de la commotion imprimée au cerveau par la cause vulnérante, ou de la fracture et de l'enfoncement de la lame criblée de l'ethmoïde. La plupart des chirurgiens, regardant la lame verticale de l'ethmoïde comme trop mince et trop flexible pour transmettre à la lame criblée un mouvement capable de la rompre, attribuent les symptômes fâcheux qu'éprouvent les malades à la commotion que le cerveau reçoit de la percussion du coronal. Cela doit être dans la plupart des cas; cependant je possède deux exemples de rupture et de dépression de la lame criblée de l'ethmoïde, dans des fractures des os du nez : j'ai trouvé l'un chez un homme qui mourut d'une commotion cérébrale et d'un écrasement du nez, causés par un éboulement de décombres; l'autre est déposé dans les cabinets d'anatomie de la Faculté de Médecine. Quand après les fractures du nez il se manifeste des symptômes de lésion du cerveau, que ces symptômes paraissent dus à la fracture et à l'enfoncement de la lame criblée de l'ethmoïde, on a conseillé de relever les os nasaux, et d'introduire ensuite les branches d'une pince dans chaque narine, afin de tirer en avant et en bas la lame perpendiculaire de l'ethmoïde, et de ramener les fragmens de la lame criblée à leur position naturelle. Ce précepte ne paraît guère praticable.

2° *Fractures de la mâchoire supérieure.* — Les os courts et irréguliers de la mâchoire supérieure, solidement articulés entre eux, et comme enclavés dans ceux du crâne, ne paraissent être susceptibles, au premier abord, que de fractures directes. On possède un grand nombre de cas dans lesquels ces os ont été brisés par des corps contondans, comme des pierres, des coups de bâton, des projectiles lancés par la poudre à canon, par un coup de pied de cheval, etc.; néanmoins ils peuvent aussi, dans quelques circonstances, se briser par le mouvement que leur transmettent les os voisins qui ont supporté immédiatement le choc. J'ai publié, dans le *nouveau Journal de Médecine*, deux observations qui prouvent de la manière la plus évidente la possibilité des fractures par contre-coup de la mâchoire supérieure. Le sujet de la première observation était un mécanicien du théâtre de la Gaieté, qui, pendant un changement de décoration, tomba à travers l'ouverture d'une trappe, de telle sorte qu'il fut arrêté par le menton sur le bord de l'ouverture, tandis que le couvercle, très-pesant, lui tomba perpendiculairement sur la partie supérieure du crâne. Ce malheureux fut apporté à l'hôpital Saint-Louis avec tous les symptômes d'une violente commotion du cerveau. Le crâne n'offrait aucune trace de violence extérieure ni de fracture. Des ecchymoses se manifestèrent au niveau de la base des orbites; elles occupaient de chaque côté la paupière inférieure, la région malaire, et s'étendaient en dedans, jusqu'à l'aile du nez, au niveau de la base de l'apophyse montante de l'os sus-maxillaire. En examinant l'intérieur de la bouche, nous reconnûmes l'existence d'une fracture de la mâchoire syncranienne. L'arcade dentaire supérieure paraissait intacte; mais, en prenant entre les doigts les dents incisives supérieures, et en leur imprimant des mouvemens d'avant en arrière, on faisait mouvoir toute l'arcade alvéolaire dans l'étendue de deux ou trois lignes. Les mouvemens dans le sens vertical étaient moins manifestes, et causaient des douleurs très-aiguës. Pendant ces recherches, la main éprouvait cette crépitation particulière qui accompagne dans les fractures le frottement des fragmens. Les apophyses verticales des os sus-maxillaires n'offraient aucune mobilité, non plus que les os de la pommette et les os du nez; ce dont on pouvait se convaincre en appuyant fortement les doigts sur ces parties pendant les mouvemens que l'on communiquait à toute l'arcade dentaire. La mâchoire inférieure était intacte; seulement on voyait une forte ecchymose à l'endroit de sa base, laquelle avait porté sur le bord de la trappe. On employa le traitement antiphlogistique général et local, et le trentième jour la mobilité des pièces osseuses avait disparu, mais la mastication des corps solides était encore impossible. Il est facile de voir comment, dans ce cas, les os sus-maxillaires placés au milieu de la tête ont pu se briser, tandis que ceux de la région supérieure et de la région inférieure de la tête, qui ont supporté immédiatement le choc, sont demeurés intacts. La tête s'est trouvée fortement pressée dans le sens vertical ; le crâne, ayant résisté puissamment à la manière des voûtes, a transmis le mouvement aux os de la mâchoire supérieure, et les a poussés contre l'os maxillaire inférieur. Celui-ci, fixé et retenu immobile sur sa base, a présenté beaucoup de résistance, parce que la pression s'est faite verticalement de son bord supérieur à l'inférieur, dans le sens de sa plus grande épaisseur : aussi ne s'est-il pas fracturé, mais a formé une sorte de coin sur lequel les os sus-maxillaires, moins résistans que lui, à raison de leur structure et du développement de leur sinus, sont venus se briser.

Le second exemple de contre-fracture de la mâchoire supérieure que j'ai observé était chez un couvreur. Cet homme, en tombant du haut d'un toit, qu'il était occupé à réparer, rencontra une solive transversale, sur laquelle son menton heurta de telle sorte, que sa tête fut renversée en arrière, et les os maxillaires supérieurs fracturés et séparés l'un de l'autre sur la ligne médiane. Le malade mourut à l'hôpital Saint-Louis des accidens produits par plusieurs autres lésions graves.

Il et facile de reconnaître les fractures de la mâchoire supérieure, qu'elles soient directes ou par contre-coup, à la mobilité de la totalité ou d'une portion seulement de l'arcade dentaire supérieure, suivant que ces lésions intéressent une partie plus ou moins étendue des os sus-maxillaires, à la crépitation des fragmens, aux douleurs vives que produit la pression des corps durs mis entre les mâchoires, aux ecchymoses de la base des orbites ou des autres parties de la face au niveau desquelles les os sont brisés, etc.

L'existence de la fracture étant constatée, il faut, avec les doigts, tâcher de replacer les fragmens dans leur situation naturelle. On peut quelquefois les maintenir, en fixant, avec des fils d'or ou d'argent, les dents qu'ils supportent aux dents voisines. D'autres fois il est impossible, lorsque le fracas est considérable, de maintenir les pièces osseuses, même quand on est parvenu à les réduire. Tel était le cas d'un carrier âgé de trente-six ans, lequel reçut sur la région occipitale un énorme moellon qui lui écrasa la tête d'avant en arrière contre la pierre qu'il taillait. Le malade ayant été admis à l'hôpital

Saint-Louis, nous reconnûmes que l'occipital, mis à découvert, était brisé transversalement : les os de la mâchoire supérieure étaient rompus, repoussés en arrière, et les lèvres fendues dans toute leur épaisseur. Chez ce malade, on pouvait bien réduire en partie les fragmens des os du nez, de la mâchoire supérieure, mais, aussitôt qu'on cessait de les retenir, ils s'affaissaient de nouveau. Malgré la gravité de ces lésions, le malade s'est parfaitement rétabli : sa face était entièrement verticale, et présentait un aplatissement remarquable lorsqu'il fut présenté à l'Académie de Médecine.

Il faut que les malades affectés de fractures de la mâchoire supérieure gardent le silence le plus absolu, et ne prennent que des alimens liquides, lorsque les accidens inflammatoires ont été combattus par le traitement antiphlogistique général et local. Quelquefois ces fractures déterminent des accidens mortels, surtout quand elles sont compliquées de lésions du crâne et du cerveau.

3° *Fractures de la mâchoire inférieure.* — Elles sont rares, parce que l'os maxillaire inférieur offre une assez grande résistance à l'action des corps extérieurs, et décompose facilement par sa mobilité les mouvemens qui lui sont communiqués. Elles n'ont presque jamais leur siége au niveau de la symphyse du menton; presque toujours elles arrivent sur l'un des côtés du corps de l'os. Dans quelques cas la fracture est double, de sorte qu'il existe trois fragmens, dont le moyen correspond au menton. Dans d'autres cas, elle a lieu au niveau des branches, du col, qui supporte le condyle, ou de l'apophyse coronoïde elle-même.

Des fractures de la mâchoire inférieure, les unes sont perpendiculaires à la direction de l'os, les autres offrent une obliquité plus ou moins grande, qui est en général de haut en bas et de dehors en dedans. Elles peuvent être longitudinales, et intéresser une grande portion du bord alvéolaire : alors le fragment détaché, supporte un nombre variable de dents, suivant son étendue. Enfin, quelquefois la mâchoire est brisée en un grand nombre d'esquilles.

La plupart des fractures de la mâchoire inférieure sont directes, et arrivent par l'action de corps extérieurs qui ont agi sur elle d'avant en arrière, de manière à redresser sa courbure. Elles peuvent aussi avoir lieu par contre-coup, lorsque la mâchoire se trouve pressée latéralement entre deux forces opposées, que sa courbure tend à augmenter, et qu'elle se brise vers la symphyse du menton, ou bien quand le col de cet os se fracture dans une chute sur le menton.

Dans ces fractures, le déplacement des fragmens varie : ont-elles lieu près de la symphyse? le fragment qui supporte les apophyses géni est abaissé et tiré en arrière par les muscles de la région sous-hyoïdienne, tandis que l'autre demeure élevé par l'action des muscles temporal et masseter correspondans. Quand la fracture est double, le fragment moyen qui correspond au menton est seul abaissé, tandis que les deux latéraux sont portés en haut par les muscles élévateurs de la mâchoire inférieure. Quand elle passe par la branche de l'os, le déplacement est peu considérable, vu que les muscles masseter et ptérygoïdien interne s'insèrent à la fois aux deux fragmens. Lorsque le col de l'os est seul fracturé, le fragment formé par le condyle est tiré en avant et en dedans par l'action du muscle ptérygoïdien externe.

Les signes des fractures de la mâchoire inférieure sont ordinairement faciles à saisir. Le malade a reçu un coup, a fait une chute sur le menton, ou sa mâchoire inférieure a été fortement comprimée contre le sol par quelque corps pesant, comme la roue d'une voiture : il éprouve une vive douleur dans l'endroit fracturé ; on reconnaît les inégalités de la fracture en promenant les doigts le long de la base de l'os; les dents sont plus basses au niveau du fragment qui est abaissé que sur le reste de l'arcade dentaire ; les fragmens sont mobiles et font entendre de la crépitation quand on les porte en sens contraire ; enfin, dans quelques cas, la fracture est mise à nu par la dilacération des parties molles.

Les fractures des branches ou des condyles produisent de la douleur au devant de la joue ou de l'oreille, surtout pendant les mouvemens des mâchoires ; elles peuvent aussi donner lieu à la crépitation. Dans la fracture du col, il y a une légère dépression au niveau du condyle qui est tiré en dedans.

Les fractures de la mâchoire inférieure sont, en général, peu graves, à moins qu'elles ne soient comminutives et compliquées d'autres lésions de la face et du crâne. Quelques auteurs, pensant que les nerfs et les vaisseaux renfermés dans le canal dentaire inférieur devaient être distendus, comprimés ou déchirés par les fragmens, ont parlé de mouvemens convulsifs, d'engourdissemens de la joue, de tintemens d'oreilles, de paralysie, de flux immodérés de salive, comme d'accidens fréquens dans ces cas. Les chirurgiens modernes n'ont point remarqué ces accidens. Sur plus de trente cas de fractures de la mâchoire, je ne les ai pas rencontrés une seule fois.

On réduit les fractures de la mâchoire inférieure en poussant le fragment déplacé en haut et un peu en avant. On s'assure s'il est exactement réduit, en plaçant les doigts sous la base de l'os. Si la réduction est exacte, la saillie qu'il faisait au-dessous des tégumens a disparu, les dents ont repris leur niveau, et les arcades dentaires leur courbure naturelle. Pour maintenir les fragmens en contact, il faut, après avoir soulevé la mâchoire inférieure, la retenir contre la supérieure. Comme on ne peut remplir cette dernière indication qu'avec peine chez les malades dont les dents sont fort irrégulières ou ont été brisées, il devient nécessaire de placer de chaque côté, entre les mâchoires, une pièce de liége courbe et creusée d'une gouttière pour recevoir les dents supérieures. Les dents inférieures viennent s'appliquer contre ces plaques, et les fragmens de l'os sont retenus en position par un bandage convenable. Il reste entre les dents incisives, à l'endroit où les plaques sont séparées l'une de l'autre, un espace par lequel on fait prendre au malade les médicamens qu'on juge devoir lui administrer et les alimens liquides dont on le nourrit. La réduction étant opérée, on applique sur la mâchoire une double plaque de carton, ramollie par quelques liqueurs résolutives, et pliée de manière qu'elle passe à la fois sous la base et sur les côtés de l'os. Par-dessus cette première pièce d'appareil, on place plusieurs compresses longuettes, puis une fronde dont le milieu correspond au menton, tandis que les deux chefs postérieurs sont ramenés et attachés sur le sommet de la tête, et les deux chefs antérieurs fixés vers la région occipitale. Dès que le carton s'est desséché par l'action de l'air, il forme une sorte de moule solide, dans lequel la mâchoire se trouve enchâssée, et qui retient les fragmens en contact et dans la plus parfaite immobilité. Les chirurgiens anglais conseillent d'appliquer un emplâtre de savon immédiatement sur la peau, afin d'empêcher les mauvais effets qui pourraient résulter de la pression de ce carton. Tant que la consolidation n'est point opérée, on doit nourrir le malade seulement avec des alimens liquides, qui n'exigent aucun effort de mastication, comme des soupes, des consommés, des gelées, des bouillies, qu'on lui fait prendre avec une petite cuillère ou un biberon. Le malade doit éviter de parler et d'imprimer aucun mouvement à sa mâchoire.

Quand le condyle de la mâchoire est seul fracturé, comme il est entraîné en avant par l'action du muscle ptérygoïdien externe, et qu'on ne peut agir sur lui et le ramener en arrière, à raison de son peu de volume et de sa situation profonde, il faut pousser en avant le fragment inférieur : à cet effet on place une compresse épaisse sur l'angle de la mâchoire; on applique par-dessus le chevêstre, ou tout autre bandage propre à comprimer cette partie et à la porter en avant.

On a soin de renouveler l'appareil, ou de le resserrer dès qu'on s'aperçoit qu'il s'est relâché. Ordinairement la consolidation est opérée du trente-sixième au quarantième jour, quelquefois même beaucoup plus tôt. J'ai recueilli plusieurs observations dans lesquelles les fragmens étaient parfaitement réunis du vingtième au vingt-cinquième jour.

On a vu de fausses articulations s'établir entre les fragmens, chez des malades qui ne s'étaient point abstenus de mouvoir les parties affectées pendant le traitement. Une chose digne de remarque, c'est que ces articulations accidentelles n'apportent pas beaucoup de gêne dans les mouvemens et les fonctions de la mâchoire.

Les fractures compliquées de la mâchoire inférieure, celles qu'on observe, par exemple, dans les plaies d'armes à feu, ne réclament pas un traitement différent de celui des autres lésions du même genre. On doit s'appliquer à réunir immédiatement la plaie des parties molles, afin d'éviter la difformité. Le gonflement des joues, des lèvres, de la langue, est-il si considérable que le malade ne puisse prendre et avaler ses boissons? il faut introduire celles-ci, ainsi que les bouillons, avec une longue sonde de gomme élastique, qu'on passe par l'une des narines, et que l'on fait descendre dans le commencement de l'œsophage. Quand la plaie suppure, il faut changer l'appareil aussi souvent qu'on le juge nécessaire. Quelquefois il se forme des abcès qui durent fort long-temps, et qui ne guérissent qu'après la sortie d'esquilles ou d'exfoliations qui les entretenaient.

4° *Fractures des vertèbres.* — Les vertèbres ne présentant, à raison de leur volume, de leur situation profonde et de leur mobilité, que peu de prise à l'action des corps extérieurs, leurs fractures sont toujours produites par des causes qui ont agi avec beaucoup de force, et accompagnées de désordres plus ou moins étendus. Les apophyses épineuses, saillantes en arrière au-dessous des tégumens, et n'offrant qu'une assez faible résistance, sont les parties de ces os le plus exposées à être rompues. Les causes capables de briser le corps des vertèbres produisent toujours un ébranlement considérable, une contusion ou même un écrasement de la moelle épinière, accidens beaucoup plus graves que la fracture elle-même, et qui entraînent presque constamment la mort des malades. Dans ces cas, et surtout lorsqu'un fragment comprime ou blesse la moelle, on observe une paralysie de toutes les parties qui reçoivent leurs nerfs de ce cordon médullaire au-dessous de la fracture. Bien que directes dans le plus grand nombre de cas, les fractures des vertèbres peuvent aussi arriver par contre-coup : c'est ainsi que j'ai vu plusieurs fois les vertèbres de la région lombaire se briser après une chute faite d'un endroit élevé sur le siége, et quoique que la colonne vertébrale n'ait point supporté immédiatement le choc. Dans un cas, cette fracture avait une grande obliquité de haut en bas et d'arrière en avant ; de sorte qu'elle interressait le corps de deux vertèbres et le fibro-cartilage intermédiaire. On conçoit le mécanisme de ce genre de fracture : la colonne vertébrale, dans son ensemble, représente un os long, flexible, qui se rompt au milieu, lorsque ses extrémités sont poussées avec violence l'une vers l'autre.

Le diagnostic des fractures des vertèbres est souvent obscur, parce qu'elles sont recouvertes de parties molles épaisses, et qu'une simple commotion peut donner lieu aux mêmes symptômes, relativement à la moelle. Les extrémités inférieures, le rectum, la vessie, sont frappés de paralysie; le malade, d'abord affecté de rétention d'urine et de constipation, plus tard urine continuellement par regorgement, et rend ses matières fécales d'une manière involontaire.

En examinant la région vertébrale, on observe quelquefois, au niveau de la fracture, une saillie formée par les apophyses épineuses, et une mobilité contre nature. Quand les fragmens chevauchent, il y a un raccourcissement et une déviation sensibles du tronc. Les fractures des apophyses épineuses, non compliquées de lésion de la moelle, sont peu dangereuses et faciles à reconnaître.

Toute tentative faite dans l'intention de réduire les fractures du corps des vertèbres serait non-seulement inutile, mais pourrait avoir les plus fâcheuses conséquences. On doit se borner à appliquer sur l'endroit malade des sangsues ou des ventouses scarifiées, pour prévenir ou modérer le développement de l'inflammation. Quand le ventre est distendu par des vents ou des matières fécales, que le malade est affecté de vomissemens, de hoquets, on fait frictionner l'abdomen avec un liniment camphré, on administre des lavemens purgatifs et antispasmodiques. On évacue l'urine retenue dans la vessie, au moyen de la sonde. Quand le rectum, la vessie et les membres inférieurs sont paralysés, on fait ordinairement des frictions sur le dos, les lombes, le sacrum, avec des linimens volatils, qui contiennent de la teinture de cantharides. Le plus souvent ces moyens sont inefficaces, et les malades, après avoir présenté tous les symptômes qui accompagnent la paraplégie, finissent par périr misérablement de la gangrène qui se manifeste dans la région sacrée et sur d'autres parties saillantes.

Quelques auteurs ont conseillé d'inciser les parties molles au niveau de la fracture; de trépaner ou d'ouvrir, avec des tenailles incisives, le canal vertébral, afin de relever avec des pinces ou un élévatoire les fragmens enfoncés, et de faire cesser la compression qu'ils exercent sur la moelle épinière. On ne peut raisonnablement tenter une semblable opération; elle serait très-difficile, à cause de l'épaisseur des parties molles qui recouvrent le canal vertébral, et les indications ne sont jamais assez précises pour qu'on puisse agir d'une manière certaine en l'employant. D'ailleurs les incisions que l'on pratiquerait à travers les parties molles, pour ouvrir le canal rachidien, pourraient devenir funestes en occasionant l'inflammation et la suppuration des membranes qui enveloppent la moelle, ou de ce dernier organe lui-même. Il en serait de même de l'extraction d'une esquille qu'on trouverait enfoncée dans la moelle; elle serait inévitablement suivie de l'inflammation de cet organe important. Cette dernière maladie, suivant C. Bell, est accompagnée d'une irritation générale dans tout le système nerveux, et suivie d'une grande excitation du cerveau. En même temps le pus s'amasse dans la gaîne de la moelle, produit la paralysie, soit par compression mécanique, soit par l'irritation qu'il exerce sur cet organe; et la mort ne tarde pas à arriver. La paralysie des extrémités inférieures peut ne se manifester que plusieurs mois après l'accident; elle parait alors dépendre ou d'un épaississement des membranes de la moelle, ou d'une affection de cette partie elle-même. Dans quelques cas, on voit la paralysie remonter successivement de jour en jour, de sorte que les malades meurent infailliblement, quand la maladie est arrivée à l'origine des nerfs qui se rendent aux organes de la respiration. On attribue généralement ces phénomènes pathologiques à un épanchement séreux ou sanguin qui se fait dans le canal vertébral, et comprime successivement la moelle de bas en haut, à mesure qu'il devient plus abondant et remonte dans le canal. Dans ces différens cas il faut insister sur l'emploi des saignées locales et des cautères appliqués sur les parties affectées.

Les dangers qui accompagnent les fractures de la colonne vertébrale sont les mêmes que ceux qu'on observe dans les plaies de tête avec lésion du cerveau : aussi, dans ces cas, est-ce surtout au traitement antiphlogistique qu'il faut recourir : on doit employer les saignées générales et locales plus ou moins copieuses suivant l'âge, la force et la constitution des blessés; mettre les malades dans le repos le plus parfait; les laisser à la diète ; leur administrer des boissons délayantes et légèrement laxatives.

Les fractures des vertèbres cervicales supérieures et de l'apophyse odontoïde sont promptement mortelles, parce que, les nerfs du diaphragme et des autres muscles de la respiration sont subitement paralysés.

Les fractures de la colonne vertébrale sont susceptibles de se consolider par un véritable cal osseux. M. Béclard m'a fait voir une fracture de la colonne vertébrale, provenant d'un couvreur mort à l'hôpital de la Pitié, plusieurs mois après l'accident. Sur cette pièce, les vertèbres lombaires sont fracturées et chevauchent; elles sont réunies dans une position vicieuse, par un cal qui s'est développé autour d'elles, et tend à les enfermer comme dans une coque osseuse. Le plus ordinairement ces fractures sont mortelles; néanmoins dans quelques cas rares, les malades peuvent se rétablir plus ou moins complétement. J'ai observé avec M. Richerand, à l'hôpital Saint-Louis, trois malades chez lesquels de semblables fractures, opérées dans la région lombaire, chez l'un par une chute du haut d'un bâtiment, et sur les deux autres par des éboulemens de terre salpêtrée et de pierres de carrière, n'ont point été mortelles. Chez ces trois malades, la paralysie a été complète pendant plusieurs mois ; chez les deux premiers, elle s'est dissipée peu à peu, et les malades sont sortis guéris de l'hôpital, en conservant toutefois au rachis une déformation assez considérable, due à la consolidation des vertèbres dans une situation vicieuse. Le troisième malade, qui est depuis deux ans à l'hôpital, a recouvré la plupart des mouvemens des membres inférieurs; il marche assez bien; mais il est affecté d'une paralysie du rectum, de la vessie, et d'une perte complète du sentiment dans les tégumens des membres abdominaux. Il porte aussi dans la région lombaire une gibbosité due à la déviation des vertèbres.

5° *Fractures du sternum.* — Le sternum est rarement affecté de fractures, quoiqu'il occupe une position superficielle ; ce qu'il est aisé d'expliquer, en faisant remarquer qu'il est mou et spongieux; que pendant assez long-temps il est formé de plusieurs pièces distinctes ; qu'il se trouve comme suspendu à l'extrémité des cartilages de prolongement des côtes: circonstances qui font qu'il cède facilement, en se déplaçant, à l'action des corps extérieurs. Ces fractures sont presque toutes transversales ou obliques. Ordinairement les fragmens, retenus par le périoste épais qui recouvre les deux faces de l'os, ne perdent point leurs rapports naturels. Dans d'autres cas, ils chevauchent, de sorte que l'un passe en avant, tandis que l'autre glisse en arrière et paraît enfoncé.

Le plus souvent ces fractures sont produites par l'action immédiate de corps extérieurs qui viennent heurter le sternum et le brisent, après avoir produit une violente contusion dans les parties molles extérieures, et presque toujours occasioné une profonde commotion et d'autres lésions graves dans les viscères thoraciques. Quand, en effet, le sternum est enfoncé par le choc d'un corps contondant, la poitrine change de forme, s'aplatit d'avant en arrière, à cause de l'élasticité des côtes; les viscères thoraciques, comprimés tout à coup, sont fortement contus, et même peuvent se rompre. On a vu, dans des fractures du sternum, les poumons et le cœur offrir des contusions profondes, et même une rupture de leurs tissus. Le danger de la maladie peut encore être augmenté par l'enfoncement d'un ou de plusieurs fragmens de l'os. Presque toujours aussi on rencontre des épan-

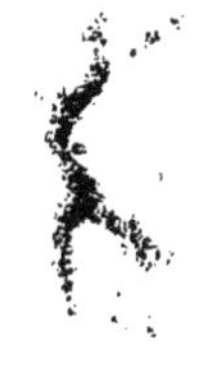

chemens de sang plus ou moins considérables dans le tissu cellulaire du médiastin antérieur; d'autres fois il se manifeste dans les parties malades une suppuration abondante, suivie de la nécrose ou de la carie de l'os brisé, et d'autres accidens graves. Les fractures du sternum produites par les plaies d'armes à feu sont presque toujours comminutives, et le plus ordinairement mortelles, à cause des complications qu'elles présentent.

Il paraît, d'après une observation de David, que le sternum est susceptible d'être fracturé par contre-coup, d'éprouver une rupture transversale, lorsque, dans une chute sur le dos, le tronc se renverse fortement en arrière, et que cet os est tiré en sens opposé par les muscles du cou et ceux de l'abdomen.

Il n'est point difficile de reconnaître une fracture du sternum, aux inégalités qu'on sent entre les fragmens, dont l'un peut être saillant, et l'autre déprimé; à la crépitation, à la mobilité contre nature qu'on observe dans les parties malades. Quand les parties extérieures ont été déchirées ou emportées, les fragmens peuvent être aperçus. Dans les fractures du sternum, la respiration est douloureuse, difficile; il y a de la toux, de l'oppression, des crachemens de sang, des palpitations, de l'insomnie, quelquefois de l'emphysème : les malades sont dans un état de malaise extrême, et ne peuvent, suivant quelques auteurs, que très-difficilement se coucher sur le dos. Je n'ai point observé cette dernière circonstance chez plusieurs malades affectés de fractures du sternum. Ces divers symptômes peuvent persister avec assez d'intensité, long-temps après la guérison de la fracture.

Les fractures du sternum ne sont pas graves, et guérissent facilement, quand elles sont simples, sans déplacement, et seulement accompagnées de la contusion inséparable de la violence qui les a produites. Si elles sont compliquées de l'enfoncement des fragmens et de lésion des viscères thoraciques, elles sont fort dangereuses, et les malades peuvent périr à l'instant même de l'accident, ou succomber plus tard, après avoir éprouvé les symptômes fâcheux dont je viens de parler.

Quand les fractures du sternum sont simples, sans déplacement, il suffit de couvrir la partie malade avec des compresses trempées dans quelque liqueur résolutive, et de les maintenir avec un bandage de corps assez serré pour empêcher les mouvemens de la poitrine, et forcer les blessés de respirer par les seules contractions du diaphragme. On doit donner au malade une position telle, qu'il ait la tête, le bassin élevés, et les cuisses fléchies, afin d'éviter la tension des muscles du cou et de l'abdomen, qui pourraient agir sur les fragmens. On doit aussi, dans ces cas, employer le repos le plus absolu, et les moyens propres à combattre l'inflammation des organes thoraciques.

Quand il y a enfoncement des fragmens, et que le malade en éprouve des symptômes alarmans, il convient d'inciser les parties molles extérieures; de relever avec un élévatoire les pièces d'os enfoncées, et d'extraire les esquilles qui sont entièrement détachées. Il devient quelquefois nécessaire de trépaner le sternum, pour relever les pièces d'os, et pour évacuer le sang ou le pus renfermés dans le médiastin antérieur.

L'appendice xiphoïde, entièrement ossifié chez les vieillards, peut être fracturé: on doit, dans ce cas, mettre les muscles abdominaux dans le relâchement, en élevant la poitrine et le bassin. On peut aussi, suivant quelques chirurgiens, appliquer longitudinalement une bandelette de diachylon gommé sur la partie supérieure de la ligne blanche et la partie moyenne du sternum, afin d'aider, autant que possible, à maintenir en contact les parties divisées. Ce moyen me semble peu efficace.

6° *Fractures des côtes.* — Elles sont très-fréquentes, surtout chez les vieilards, et le plus ordinairement ont lieu sur plusieurs de ces os à la fois. Les côtes moyennes sont plus souvent fracturées que les supérieures, qui sont protégées par la clavicule et le reste de l'épaule. Les deux côtes inférieures, à cause de leur mobilité, de leur peu d'étendue et de l'épaisseur des parties molles qui les entourent, ne se brisent que rarement. Les fractures dont il s'agit arrivent le plus ordinairement vers la partie moyenne des côtes. Il n'est pas rare de voir ces os brisés à la fois dans deux points de leur étendue, de sorte qu'il y a trois fragmens. J'ai présenté, il y a quelques années, à la Société de l'École de Médecine, l'observation d'une femme de soixante-dix-neuf ans, qui, dans une chute, se brisa les quatre dernières côtes gauches, chacune dans deux points différens. Les fractures des côtes sont transversales ou obliques; avec ou sans déplacement des fragmens. Le plus souvent elles sont directes, et arrivent à l'endroit même qui a reçu le coup : dans ce cas, le choc tend à redresser les côtes, la rupture commence par leur face interne, et les fragmens s'enfoncent vers la cavité thoracique. La solution de continuité peut arriver par contre-coup : on a vu, dans de fortes pressions exercées sur la région antérieure de la poitrine, cette cavité s'aplatir, les côtes se courber davantage, par le rapprochement de leurs extrémités, et se rompre vers leur partie moyenne, de sorte que les fragmens se dirigeaient en dehors.

Les fractures des côtes peuvent être simples ou compliquées de blessure des plèvres, des poumons; d'emphysème, d'ouverture des artères intercostales, d'épanchement sanguin dans les plèvres; de déchirures du diaphragme, d'inflammation des viscères thoraciques, et d'autres accidens plus ou moins graves.

Quand il n'y a pas de déplacement entre les fragmens, les fractures des côtes sont difficiles à constater, surtout chez les individus qui ont de l'embonpoint : souvent même on a méconnu leur existence, malgré l'examen le plus scrupuleux. Pour les reconnaître, il faut placer la main sur l'endroit douloureux, ou celui qui a reçu la percussion : en faisant tousser le malade, les mouvemens qu'éprouvent les côtes suffisent quelquefois pour rendre la crépitation sensible. On peut aussi sentir, avec les doigts, les inégalités des fragmens et leur mobilité contre nature. Quand la fracture est double, le fragment moyen peut être enfoncé par une légère pression. Le plus souvent, il y a de l'oppression, de la fièvre, de la toux avec expectoration de crachats teints de sang, etc. L'emphysème est une complication commune de ce genre de fractures.

Les fragmens ne peuvent se déplacer suivant la longueur des côtes qui se fixent en arrière à la colonne vertébrale, et en avant au sternum ou aux cartilages costaux voisins; ils ne peuvent non plus se déplacer dans le sens vertical, parce que les mêmes muscles s'y attachent et les tiennent toujours à égale distance des côtes qui sont au-dessus et au-dessous. Ils ne peuvent donc se porter qu'en dedans et en dehors, et encore ce déplacement est-il très-peu considérable.

La gravité des fractures des côtes dépend des complications qui les accompagnent fréquemment : elles sont en général plus dangereuses chez les vieillards : le pronostic est également plus fâcheux quand elles arrivent aux côtes supérieures ou inférieures, parce qu'il a fallu une grande force pour les opérer, et que les lésions des viscères pectoraux et abdominaux sont plus profondes. Quand les fragmens sont dirigés en dedans, et tendent, après avoir déchiré les plèvres, à s'enfoncer dans la substance du poumon, le cas est plus grave que lorsqu'ils sont portés en dehors, et font saillie sous les tégumens.

Les fractures des côtes ne sont-elles pas compliquées, le traitement qu'elles réclament est fort simple. On doit s'opposer aux mouvemens des fragmens, et à l'irritation qui en serait le résultat, en rendant le thorax immobile. Pour cela, après avoir couvert l'endroit malade avec des compresses trempées dans une liqueur résolutive, on entoure la poitrine avec un bandage de corps, retenu en place au moyen d'un scapulaire et de deux sous-cuisses, et assez serré pour s'opposer à l'élévation des côtes et à la dilatation de la poitrine dans le sens transversal.

Quand les fragmens sont enfoncés vers la poitrine, on a conseillé d'appliquer des compresses épaisses aux extrémités antérieure et postérieure de la côte fracturée, et de les serrer fortement avec un bandage de corps ou une espèce de corset lacé, afin de les redresser et de les porter en dehors. Je doute que ce moyen puisse avoir beaucoup d'efficacité. Quand les fragmens sont saillans en dehors, on a prescrit de placer les compresses épaisses sur l'endroit malade, afin de les repousser en dedans.

Lorsqu'il y a des symptômes de blessure des poumons, ou d'inflammation de ces organes, il faut avoir recours aux saignées générales et locales les plus abondantes. On ne doit pas attendre le développement de la péripneumonie, mais employer ces moyens, immédiatement après l'accident, afin de la prévenir. On administre à l'intérieur des boissons délayantes et laxatives, et des looks gommeux, légèrement opiacés, lorsque les malades sont incommodés d'une toux opiniâtre qui les fatigue beaucoup en augmentant l'intensité des douleurs. Dans ces cas on a retiré d'excellens effets de l'application, sur l'endroit douloureux, des sangsues ou des ventouses scarifiées, puis, immédiatement après, d'un cataplasme émollient et narcotique.

7° *Fractures des cartilages de prolongement des côtes.* — Pendant long-temps on a révoqué en doute la possibilité de ces fractures, parce qu'on pensait que les cartilages des côtes, à moins qu'ils ne fussent ossifiés, étaient trop élastiques pour se rompre, et qu'ils ployaient seulement quand un corps extérieur venait frapper la poitrine. Des observations recueillies dans ces derniers temps ont mis hors de doute l'existence de ces fractures, et ont démontré qu'elles sont toujours transversales. Diverses expériences que j'ai faites à ce sujet, sur des cadavres, m'ont aussi prouvé que, dans certains cas, la rupture se faisait entre la côte et son cartilage de prolongement, par un véritable décollement, analogue à celui qui arrive aux épiphyses des jeunes sujets. Ce sont surtout les cartilages des côtes moyennes sur lesquels on a observé des fractures. Les fragmens conservent leurs rapports après l'accident, ou bien ils cessent d'être en contact, et alors presque toujours le fragment interne vient faire saillie au delà de l'externe. Quelques auteurs ont pensé que ce mode de déplacement dépendait de l'action du muscle triangulaire du sternum, qui tirerait en dedans le fragment qui tient à la côte. Ces fractures sont faciles à reconnaître, quand le malade est maigre et que les fragmens ne gardent pas le même niveau; elles ne présentent pas de crépitation, parce que les surfaces du cartilage fracturé sont toujours lisses, et glissent facilement l'une sur l'autre.

La réduction des fractures des cartilages des côtes s'obtient en poussant en arrière le fragment interne; mais dès qu'on cesse la pression, le déplacement se reproduit, de sorte qu'il est très-difficile de maintenir la réduction. Au reste, comme ces fractures n'offrent aucun inconvénient, quand leur consolidation est vicieuse, il faut se contenter de les traiter comme celles qui intéressent la portion osseuse des côtes.

Un fait curieux, sur lequel M. Magendie a l'un des premiers fixé l'attention des pathologistes, et que j'ai eu occasion de vérifier plusieurs fois avec M. Béclard, est que la réunion des cartilages n'a point lieu comme celle des os. Le péricondre se gonfle autour de la fracture, devient fibro-cartilagineux, et forme par la suite une véritable virole qui emboîte les extrémités de chaque fragment, lesquels restent cartilagineux et isolés. Plus tard, quand par les progrès de l'âge, les cartilages s'ossifient, ils peuvent se souder, à la manière des os, par un cal osseux : quand la fracture arrive sur des cartilages déjà ossifiés, la réunion se fait comme dans les os.

8° *Fractures des os coxaux.* — Entourés de parties molles,

épaisses, qui les protégent contre l'action des corps extérieurs, les os coxaux sont rarement le siége de fractures; aussi ces lésions sont-elles ordinairement dues à des causes qui ont agi avec beaucoup de force; on les observe après des chutes d'endroits élevés sur le bassin, chez des individus qui ont reçu des coups de pied de cheval dans la même région, ou qui ont été écrasés par la roue d'une voiture, l'éboulement de pierres, de solives, etc.: elles peuvent être produites par les divers projectiles lancés par les armes à feu. Sur l'os coxal gauche d'un militaire qui, plusieurs années avant sa mort, avait eu le bassin traversé par une balle, il restait, au milieu de la fosse iliaque, une ouverture arrondie, cicatrisée, qui permettait facilement l'introduction du doigt. Le plus souvent ces fractures sont directes, et ont lieu à l'endroit immédiatement frappé. Elles peuvent s'effectuer par contre-coup, lorsque les os de la hanche, fortement pressés entre le pubis et l'épine iliaque postérieure, se rompent à leur partie moyenne et rétrécie, qui correspond à la grande échancrure sciatique. Un homme, étant tombé à la renverse sur le sol, eut le bassin fracturé par une solive qui lui tomba sur les pubis. Le pubis droit était écrasé par l'action directe du corps vulnérant, tandis que l'os coxal gauche était rompu par contre-coup à sa portion moyenne. Cet homme mourut, à l'hôpital Saint-Louis, des accidens de cette fracture, et d'une rupture de la vessie, avec épanchement d'urine dans le péritoine.

Presque toujours, dans la fracture des os coxaux, il se manifeste des accidens graves dépendans de la commotion, de la contusion ou du déchirement des organes renfermés dans le bassin, tels que la vessie, le rectum, les nerfs et les gros vaisseaux pelviens, etc. Ces fractures peuvent avoir lieu dans tous les sens, être simples ou compliquées. Quelquefois les os sont rompus en un grand nombre de fragmens. Quand la cause fracturante a agi avec une grande force, ces fragmens peuvent avoir perdu complétement leurs rapports, s'être enfoncés dans la vessie, le rectum, le scrotum, les muscles de la fesse ou de la cuisse, etc. Alors il y a toujours une profonde contusion des parties molles extérieures, des ecchymoses énormes, dues à la rupture des vaisseaux et à un épanchement de sang dans le tissu cellulaire intérieur ou extérieur de la cavité pelvienne. Dans ces cas, indépendamment des symptômes propres à la fracture, il s'en manifeste d'autres, tels que la rétention d'urine, la paralysie des membres inférieurs, l'excrétion involontaire des matières fécales, des déjections sanguines, des abcès énormes, la gangrène, etc. Les malades meurent peu de temps après l'accident, ou finissent par succomber à la violence des accidens consécutifs. Quand la cause vulnérante n'a pas produit le déplacement des fragmens, ceux-ci sont retenus dans leur position respective par les parties fibreuses qui se portent de l'un à l'autre, et par les muscles qui s'attachent également à leurs surfaces interne et externe.

Il est difficile de constater pendant la vie l'existence d'une fracture des os coxaux, lorsque les malades ont les muscles épais et beaucoup d'embonpoint, que le gonflement des parties molles est considérable, que les fragmens n'ont point abandonné leurs rapports et sont peu mobiles. On peut, avec raison, soupçonner l'existence de ces fractures quand le bassin a été soumis à l'action de chocs violens; lorsque les blessés éprouvent de vives douleurs, et ne peuvent mouvoir qu'avec peine les membres inférieurs. Si les malades sont maigres, et que la fracture existe à l'ischion ou au pubis, on peut la reconnaître en saisissant ces points saillans des os coxaux, et en leur imprimant de légers mouvemens en sens opposé. On sent alors distinctement la mobilité contre nature des fragmens, et parfois on entend leur crépitation. La fracture est-elle profonde, les fragmens peu volumineux, et en quelque sorte enclavés les uns dans les autres, comme j'en ai observé plusieurs cas? la maladie peut n'être reconnue qu'à l'ouverture du cadavre.

Les fractures des os coxaux sont en général très-fâcheuses, moins à cause de la solution de continuité des os, qu'à raison des accidens qui dépendent de la lésion des nerfs et des autres organes contenus dans le bassin. Quand les fragmens sont déplacés, et qu'on ne peut en faire la réduction, l'irritation qu'ils produisent sur les parties molles voisines, détermine ordinairement une vive inflammation et des abcès énormes, qui finissent par faire périr les malades après un laps de temps variable. Si le désordre des parties molles est moins grand, les malades peuvent guérir. Un garçon palefrenier reçut un coup de pied de cheval dans la hanche droite; l'os ilion fut fracturé; l'épine et la moitié antérieure de la crête iliaque offrait une mobilité qui, jointe à la crépitation, ne laissait aucun doute sur l'existence de la maladie. Les accidens inflammatoires furent combattus par le traitement antiphlogistique, et le malade sortit de l'hôpital Saint-Louis, parfaitement guéri, un mois après l'accident. Une femme de quarante ans eut l'os iliaque droit brisé par la roue d'une charrette qui lui passa oblique-ment sur le bassin : traitée au même hôpital, elle guérit en trois mois, après avoir néanmoins éprouvé des accidens qui firent craindre pour ses jours.

Dans les fractures des os coxaux, il faut condamner le malade au repos le plus absolu, après l'avoir mis dans une situation telle, que les muscles qui s'insèrent au bassin soient dans le plus grand relâchement possible ; envelopper le bassin de com-presses trempées dans une liqueur résolutive, et appliquer un bandage de corps serré, que l'on fixe solidement au moyen d'un scapulaire et de deux sous-cuisses. Quand des fragmens enfoncés dans les parties voisines donnent lieu à des acci-dens, il faut essayer de les relever en introduisant les doigts dans le rectum ou le vagin, ou même en incisant les parties molles extérieures, afin d'agir plus directement, d'enlever ces fragmens, si la chose est jugée convenable. Quand il se forme de vastes abcès, on doit les ouvrir promptement, et favoriser l'écoulement du pus et la sortie des esquilles. On agirait de même, dans les cas d'épanchement d'urine ou de matières stercorales dans le tissu cellulaire, afin d'éviter la formation d'abcès gangréneux. Dans tous les cas, il faut pré-venir le développement de l'inflammation, ou en modérer l'intensité, par les moyens antiphlogistiques généraux et lo-caux. Lorsqu'il y a paralysie du rectum et de la vessie, on doit avoir soin de favoriser l'évacuation des matières fécales et l'excrétion des urines, par des lavemens et l'emploi de la sonde. Il faut placer transversalement sous le malade une alèze qui sert à le soulever quand il veut satisfaire à ses besoins. Les lits mécaniques, inventés pour les paralytiques ou pour le traitement des fractures des membres inférieurs, seraient fort utiles dans ces cas.

9° *Fractures du sacrum.*— Ces fractures sont plus rares que celles des autres os du bassin. Le sacrum est, en effet, protégé en arrière par la saillie des épines iliaques postérieures et des muscles des gouttières vertébrales. Son épaisseur sa structure spongieuse, le rendent aussi moins susceptible d'être brisé par l'action des corps extérieurs. Le plus ordinairement, les fractures de cet os sont produites par un coup porté sur la région sacrée; par le passage d'une roue de voiture, ou par une chute d'un endroit élevé sur le siége. Elles sont, en général, plus graves que celles des os coxaux, parce qu'indépendamment de l'énorme contusion des parties molles, et des diverses lésions des organes pelviens, qui les accompagnent également, il y a presque toujours un ébranlement considérable ou une compression funeste des nerfs sacrés. Cette dernière complication produit la paralysie des extrémités inférieures, de la vessie et du rectum, et occasione plus tard la perte des malades.

Les fractures dont il s'agit arrivent rarement vers la base du sacrum, qui est la plus épaisse et la mieux protégée. Quand elles ont lieu dans cette région, les fragmens conservent leurs rapports, et le diagnostic devient difficile, à moins que l'os n'ait été brisé en un grand nombre d'esquilles, et que celles-ci n'aient été enfoncées vers la cavité pelvienne. Le plus ordinairement le sacrum est fracturé vers sa partie inférieure, de sorte que le fragment qui tient au coccyx est tiré en avant par l'action des muscles fessier et ischio-coccygien.

Les accidens qui accompagnent les fractures du sacrum ne sont pas toujours aussi graves que dans les cas précédens. Au mois de janvier dernier, une femme de vingt-cinq ans, fort maigre, fit une chute dans un escalier; le siége porta sur l'angle d'une marche, et le sacrum se brisa vers l'union de son tiers inférieur avec les deux supérieurs. Il résulta de cet accident un léger engourdissement dans les membres inférieurs et une vive douleur dans la région sacrée. Celle-ci paraissait plus convexe que de coutume, surtout en bas, ce qui dépendait du déplacement en avant du fragment inférieur. Le doigt introduit dans le rectum, pouvait facilement repousser en arrière ce fragment, et rendre à la région sacrée sa courbure naturelle. Dès qu'on retirait le doigt, le fragment reprenait sa position vicieuse; on sentait aussi une légère crépitation. Des sangsues furent appliquées sur la partie blessée, et le bassin entouré d'un bandage de corps. La malade fut mise au traitement antiphlogistique, et couchée sur le côté, position qui lui était moins douloureuse. Elle sortit de l'hôpital Saint-Louis, un mois après son entrée, étant parfaitement guérie; seulement les fragmens se sont consolidés dans une direction légèrement anguleuse, due au déplacement de l'inférieur. Dans les fractures du sacrum, simples ou compliquées, les indications thérapeutiques à remplir sont les mêmes que dans les fractures des os coxaux.

10° *Fractures du coccyx.* — Le coccyx se fracture rarement, à cause de la mobilité de ses pièces qui leur permet de se déplacer et de s'enfoncer du côté de la cavité du bassin, lorsqu'il reçoit l'impulsion des corps extérieurs. Chez les vieillards, quand les différentes pièces qui le forment sont soudées entre elles et au sacrum, il peut se fracturer après une chute faite sur les fesses, ou par l'action d'un coup de pied reçu dans la même partie, comme j'en ai vu un exemple.

Le diagnostic de ces fractures est facile, à cause de la position superficielle du coccyx. Le doigt indicateur introduit dans le rectum, tandis que l'autre main est appuyée sur la région coccygienne, fait aisément reconnaître la mobilité insolite de l'os, et la crépitation des fragmens. Les douleurs qu'éprouve le malade augmentent pendant la marche, parce que le fragment inférieur qui paraît enfoncé est entraîné par l'action des muscles fessiers. Il faut employer, dans les fractures du coccyx, les mêmes moyens que dans celles du sacrum. Ces fractures peuvent être suivies d'accidens graves, comme J.-L. Petit en rapporte plusieurs observations. Le coccyx peut, après avoir été fracturé, se nécroser ou se carier, et sortir par fragmens, avec le pus des abcès qui se forment dans les parties environnantes. Tel était le cas de ce couvreur dont j'ai cité l'observation à l'article CARIE, et chez lequel la région coccygienne présente, à la place du coccyx, une cavité qui reçoit facilement la moitié du doigt.

11° *Fractures de l'omoplate.* — L'omoplate est assez rarement le siége de fractures, parce que cet os est très-mobile et se déplace facilement quand il reçoit quelques chocs, contre lesquels il est d'ailleurs efficacement protégé par les parties molles qui l'entourent. Le plus ordinairement on observe ces fractures sur les parties saillantes et les plus superficielles de l'os, telles que l'apophyse acromion et l'angle inférieur. On cite quelques cas rares de fractures du col qui supporte la cavité glénoïde, et de l'apophyse coracoïde. M. Boyer a vu une fracture de cette dernière partie, sur un homme qui mourut après avoir reçu un coup de timon dans l'épaule. J'ai présenté à la Société de l'École de Médecine un cas de fracture de la même apophyse, guérie par la formation d'une fausse articulation. Pour produire ces dernières lésions, il faut qu'une force énorme agisse à travers les parties molles épaisses qui couvrent les éminences osseuses : aussi, dans ces cas, les désordres résultant de la contusion sont bien plus graves que la fracture elle-même. Les fractures du corps de l'omoplate sont rarement longitudinales ; elles sont presque toujours transversales ou obliques. Il peut n'y avoir que deux fragmens, ou bien l'os peut être brisé en une grande quantité d'esquilles, comme je l'ai vu chez un homme sur le dos duquel avait passé une voiture pesamment chargée.

Quand la fracture est verticale, les fragmens sont également retenus par les muscles qui s'y insèrent, et il n'y a pas de déplacement. Quand elle est horizontale, le fragment inférieur est entraîné en avant par la portion correspondante du muscle grand-dentelé, tandis que le supérieur est porté en haut par les muscles trapèze, augulaire et rhomboïde. Cependant lorsque l'angle inférieur est détaché dans une grande étendue, il peut être porté en haut et en avant par le muscle grand-rond, et par une portion des fibres du grand dorsal qui s'y fixent. Quand l'apophyse acromion est brisée, le poids du bras et les contractions du deltoïde l'entraînent en bas, tandis que le reste de l'os est porté en haut et en arrière par le trapèze et l'angulaire. Si l'apophyse coracoïde est fracturée, elle est abaissée et portée en avant par les muscles petit pectoral, coraco-brachial et biceps. Quand le col de l'os est le siége de la maladie, le poids du bras et la longue portion du triceps l'abaissent, de sorte qu'on pourrait, au premier aspect, prendre l'affection pour une luxation de l'épaule.

La fracture verticale de l'omoplate ne peut être reconnue qu'à la crépitation des fragmens. Quand elle est horizontale ou que l'angle inférieur a été séparé, on la reconnait aisément au déplacement indiqué du fragment inférieur, à sa mobilité, et à la facilité qu'on éprouve à le remettre dans sa position naturelle.

On reconnait la fracture de l'acromion, à la dépression qu'on observe au sommet du moignon de l'épaule ; à l'abaissement de cette apophyse, qui se trouve placée au-dessous de l'épine de l'os, et ne se continue plus avec elle; à la position du bras, pendant sur le côté du tronc; à la facilité qu'on a de replacer l'apophyse fracturée dans sa position naturelle, en soulevant le bras dans une direction verticale.

Les fractures de l'apophyse coracoïde ne peuvent guère être reconnues pendant la vie, à cause du gonflement énorme des parties molles qui recouvrent cette éminence.

Les fractures du scapulum sont plus ou moins dangereuses, suivant leur étendue, leur direction, l'endroit où elles arrivent, et diverses autres circonstances. Celles du corps de l'os sont, en général, simples, et guérissent facilement. Celles de l'acromion et de l'angle inférieur ne sont pas graves en elles-mêmes; mais il est assez difficile de les maintenir réduites. De toutes ces fractures, les plus fâcheuses sont celles de l'apophyse coracoïde et du col, parce qu'elles sont constamment accompagnées de profondes contusions, d'écrasement des parties molles voisines, ou de lésion des organes renfermés dans le thorax; parce qu'il est presque impossible de les maintenir réduites; et que, dans le cas où les malades ne succombent pas, elles sont souvent suivies de raideur dans l'articulation, d'atrophie et de paralysie du membre. Quand les fractures du scapulum sont comminutives, les fragmens enfoncés dans le muscle sous-scapulaire et les parties molles voisines peuvent déterminer la formation d'abcès profonds, et obliger à recourir à la trépanation de l'os, pour donner issue au pus.

Lorsque le scapulum est fracturé dans son corps, que la fracture soit longitudinale ou transversale, il suffit de fixer le bras sur les côtés du tronc, avec un bandage de corps ou un bandage roulé qui s'étend depuis l'épaule jusqu'au coude. Par ce simple appareil, on prévient les mouvemens du bras et ceux de l'épaule. Avant de l'appliquer, il faut placer quelques compresses entre le bras et le tronc, pour absorber la transpiration et empêcher la peau de s'excorier.

Lorsque l'angle inférieur fracturé est entraîné en avant et en bas par le grand dentelé, il faut abaisser l'épaule et la diriger vers ce fragment, en portant le bras en dedans et en avant, après quoi on l'assujettit dans cette position, contre le tronc, avec une longue bande.

Dans les fractures de l'acromion, on doit élever le bras, afin que la tête de l'humérus porte en haut cette apophyse, tandis qu'on appuie en sens contraire sur le scapulum, pour l'abaisser et obtenir une réduction exacte. On maintient les parties dans cette position, au moyen d'un bandage roulé appliqué autour du bras et du tronc, et de plusieurs tours de bande qu'on fait passer sous le coude, et qu'on croise sur l'épaule du côté opposé. Par ce bandage j'ai obtenu une réunion exempte de difformité, chez un ancien offficier qui s'était fracturé l'acromion dans une chute sur le moignon de l'épaule. On pourrait aussi avoir recours à un bandage dont je parlerai en traitant de la luxation de l'acromion sur la clavicule. Desault appliquait un petit coussin sous l'aisselle avant de placer son bandage, et maintenait le coude en dedans, pour faire saillir davantage la tête de l'humérus. Autrefois on employait pour la fracture de l'acromion un bandage en 8 de chiffre.

S'il était possible de reconnaître la fracture de l'apophyse coracoïde, on devrait, par un bandage convenablement appliqué, assujettir l'épaule en bas et en avant, afin de relâcher les muscles qui entraînent cette apophyse. Dans les fractures du col de l'omoplate, on devrait opérer la réduction en portant le bras en haut, et en maintenant l'épaule dans sa situation naturelle avec une écharpe ou une longue bande roulée. Dans tous les cas, on doit, avant de placer le bandage, couvrir les parties malades de compresses trempées dans une liqueur résolutive.

11° *Fractures de la clavicule.* — Superficiellement placée à la partie antérieure de l'épaule, mince et d'une texture compacte, doublement courbée sur elle-même, et formant une sorte d'arc-boutant qui sert de point d'appui à tous les mouvemens du membre supérieur, la clavicule est fréquemment exposée à l'action des corps extérieurs, et ne leur offre qu'une faible résistance : aussi est-elle fréquemment le siége de fractures.

Ces fractures sont quelquefois directes ; le plus souvent elles ont lieu par contre-coup, comme on l'observe après les chutes faites sur le coude ou le moignon de l'épaule. Dans ces dernières circonstances, la clavicule se trouve pressée par ses deux extrémités entre son articulation avec le sternum, qui lui transmet le poids du tronc, et l'omoplate qui lui sert de point d'appui ; ses courbures augmentent, et bientôt la fracture a lieu. Les deux clavicules peuvent être brisées à la fois, suivant ce mécanisme. Un charretier d'une vigoureuse complexion fut pris entre un mur et le moyeu d'une grande voiture. La pression opérée transversalement d'une épaule à l'autre fut assez forte pour fracturer les deux clavicules : il n'y avait au niveau de ces os aucune contusion qui pût faire croire à l'action directe d'un corps extérieur. Le malade fut traité par un double appareil, et sortit de l'hôpital Saint-Louis, parfaitement guéri, trente-six jours après son entrée. (1822.)

La clavicule peut se fracturer dans les divers points de son étendue. La solution de continuité s'effectue le plus ordinairement sur la partie moyenne de l'os, endroit où il est plus courbé et plus mince. Les fractures de l'extrémité scapulaire sont plus rares.

Quand la fracture est directe, elle est toujours compliquée d'une contusion plus ou moins forte dans les parties molles environnantes. Quelquefois l'os est réduit en un grand nombre d'éclats ; alors les vaisseaux et les nerfs sous-claviers peuvent être contus ou déchirés. La paralysie du membre supérieur est quelquefois la suite de ces fractures directes. Lorsque l'accident arrive après une chute sur le moignon de l'épaule ou sur le coude, cette dernière partie étant éloignée du tronc, les fragmens très-obliques et pointus peuvent déchirer la peau, et se présenter au dehors.

Si la clavicule est rompue à son extrémité externe, entre l'articulation acromio-claviculaire et l'insertion du ligament coraco-claviculaire, ce dernier ligament soutient l'omoplate, et il n'y a pas de déplacement entre les fragmens. Quand la fracture arrive en dedans du ligament coraco-claviculaire, le fragment externe se déplace constamment, et l'interne, retenu en haut par le muscle sterno-mastoïdien, en bas par les fibres du grand pectoral et par le ligament costo-claviculaire, ne change pas de situation. Le fragment externe, abaissé à la fois par le poids du membre et l'action du muscle deltoïde, entraîné en avant et en dedans par le grand pectoral, vient se placer sous le fragment supérieur, lequel fait saillie au-dessus. La clavicule ne pouvant plus retenir l'épaule à la même distance du sternum, le bras s'abaisse, se rapproche de la poitrine, tout le membre est dans un léger état de rotation en dedans; le blessé incline la tête et le tronc du côté malade; il ne peut mettre la main sur sa tête, parce que l'humérus ne trouve plus dans la clavicule un point d'appui suffisant pour exécuter les mouvemens d'élévation et de circonduction. Si on engage le malade à porter sa main sur sa tête ou à sa bouche, il fléchit l'avant-bras, et penche le tronc et la tête vers la main. Cependant l'impossibilité de ces mouvemens, que les auteurs ont donnée comme un signe constant de la fracture de la clavicule, quelquefois n'existe pas. Nous avons vu, il y trois ans, à l'hôpital Saint-Louis, un acteur âgé de cinquante ans, affecté d'une fracture de la partie moyenne de la clavicule, qui portait librement sa main sur sa tête. Depuis j'ai fait la même observation sur deux autres malades. J'ai cru reconnaître que cette particularité dépendait de ce que la fracture était oblique de dehors en dedans et de bas en haut, de sorte que le fragment externe, supérieur à l'interne, trouvait sur lui un point d'appui suffisant pour soutenir l'épaule pendant le mouvement d'élévation du bras. Dans la fracture de la clavicule, l'épaule est plus basse et plus rapprochée de la ligne moyenne. En promenant les doigts sur l'os, on ne tarde pas à reconnaître les inégalités des fragmens; et si l'on imprime au bras quelque mouvement, on détermine de la douleur et presque toujours une crépitation sensible. Si l'on soulève le bras dans une direction verticale, en portant en même temps en dehors sa partie supérieure, on réduit la fracture, et l'épaule reprend sa forme et sa position. On voit, d'après ce qui précède, que le diagnostic des fractures de la partie moyenne de la clavicule est facile. Mais quand l'os est rompu à son extrémité scapulaire, et que les fragmens ont conservé leurs rapports, il est souvent très-difficile, sinon impossible, de constater l'existence de la maladie. En examinant avec attention le point douloureux, on sent près de l'acromion un léger enfoncement qui dépend d'un déplacement incomplet en bas du fragment externe; cet enfoncement disparaît dès qu'on soulève l'épaule, en repoussant le coude en haut.

Les fractures de la clavicule n'entraînent ordinairement aucun danger, à moins qu'elles ne soient compliquées de lésions des parties voisines. Elles sont faciles à réduire, mais difficiles à maintenir réduites.

Autrefois, on croyait que pour contenir ces fractures il fallait porter les épaules en arrière, et les maintenir dans cette position. Pour cela on faisait asseoir le malade sur un siége peu élevé; un aide, placé derrière lui, appuyait le genou entre ses deux épaules qu'il ramenait en arrière avec les mains, taudis que le chirurgien s'occupait d'appliquer le bandage en 8 de chiffre, ou l'étoilé, destinés à les retenir dans cette situation. En portant les épaules en arrière, l'une vers l'autre, on ne remédiait pas au déplacement; les omoplates étaient portées en dedans, et poussaient dans le même sens le fragment externe; celui-ci venait chevaucher, et n'était pas soutenu. Les différens bandages et appareils inventés pour les fractures de la clavicule, tels que la croix de fer d'Heister, le corset de Brasdor, la courroie de Brunninghausen, ne sont réellement que des modifications du bandage étoilé; ils ne remplissent guère mieux que lui les indications que réclament ces fractures.

Desault pensa qu'on pouvait pratiquer l'extension en faisant représenter à l'humérus un levier capable de tirer en dehors le fragment externe; à cet effet, il plaçait un coussin dans le creux de l'aisselle, pour faire le point d'appui, et convertissait l'os du bras en un levier du premier genre; en poussant son extrémité inférieure ou le coude en dedans, en avant et en haut, il portait son extrémité supérieure et le fragment externe de la clavicule, en haut en dehors et en arrière, et remédiait ainsi à son déplacement.

La pièce principale de l'appareil de Desault est un coussin cunéiforme, fait avec des morceaux de linge usé, qu'on place dans le creux de l'aisselle du côté malade, de manière que sa base corresponde en haut; on l'assujettit avec quelques tours de bande contre la poitrine et sur l'épaule du côté sain. Il est plus commode de fixer ce coussin, au moyen de deux cordons attachés à chaque extrémité de sa base, et que l'on fait passer obliquement, l'un devant et l'autre derrière la poitrine, pour les lier sur l'épaule du côté opposé. Avant de fixer ces cordons, on doit garnir l'épaule de quelques compresses épaisses, pour empêcher qu'ils ne produisent l'excoriation des tégumens. Le coussin étant placé, le bras du côté malade, qui pendant l'application était tenu horizontalement, est ramené contre la poitrine, de sorte qu'il éprouve sur la base du coussin un mouvement de bascule, lequel porte l'épaule en dehors et se trouve d'autant plus prononcé que le coude est plus rapproché du tronc. On a soin de diriger le coude en avant, et de l'élever, afin de porter légèrement l'épaule en arrière et en haut, et de lui rendre sa direction naturelle. La réduction étant opérée, il s'agit de maintenir les fragmens en rapport. Pour cela, avec une bande de six à sept aunes, on fait des doloires ascendantes qui embrassent la poitrine et toute la longueur du bras, depuis le coude jusqu'auprès de l'épaule. On applique ensuite une autre bande de neuf à dix aunes de longueur; on fixe son extrémité au-dessous de l'aisselle du côté sain; on la porte obliquement sur l'épaule malade; on la fait descendre derrière le bras, sous le coude, sous la partie supérieure de l'avant-bras, qui est tenu dans la demi-flexion. De là on la porte obliquement sous l'aisselle du côté sain, derrière la poitrine, sur l'épaule du côté malade, puis on la fait redescendre devant le bras, et sous le coude du même côté, pour remonter obliquement derrière la poitrine, sous l'aisselle du côté sain, sur l'épaule malade; on fait ainsi de suite trois ou quatre circuits, et on finit par de nouveaux circulaires qui assujettissent le tout. L'appareil appliqué, il est bon, pour empêcher les bandes de se déplacer en glissant les unes sur les autres, de les attacher ensemble avec des épingles ou quelques points d'aiguilles.

On peut simplifier l'appareil de Desault: après avoir placé le coussin, on fixe seulement le bras par des tours de bande circulaires, puis on le soutient avec une grande écharpe qu'on fait passer sous le coude et l'avant-bras du côté malade, et qu'on fixe sur l'épaule du côté sain. Tel est l'appareil qu'on emploie généralement avec succès à l'hôpital Saint-Louis, pour les fractures de la clavicule. Les malades, et surtout les femmes, le supportent plus facilement ainsi modifié.

M. Boyer, pour remédier à plusieurs des inconvéniens que présente l'appareil de Desault, en a imaginé un plus simple et dont l'application est plus facile. Il place d'abord un coussin dans le creux de l'aisselle, et le retient au moyen de deux liens noués sur l'épaule du côté sain. « Une ceinture de toile piquée, large de cinq pouces, est placée autour de la poitrine à la hauteur du coude, et serrée par trois boucles et trois courroies fixées à ses extrémités. Un bracelet également de toile piquée, de quatre ou cinq travers de doigt de largeur, est placé autour de la partie inférieure du bras malade, et fixé par le moyen d'un lacet. Quatre courroies attachées au bracelet, deux en avant et deux en arrière, s'engagent dans des boucles correspondantes de la ceinture, et servent à ramener le coude contre le tronc, tandis que le coussin, qui résiste sous l'aisselle, pousse en dehors la partie supérieure du bras et de l'épaule. En serrant plus ou moins les courroies antérieures, on ramène plus ou moins le coude en avant. Enfin on soutient le poids de l'extrémité supérieure au moyen d'une écharpe qui embrasse l'avant-bras, la main et le coude, et qui est fixée sur l'épaule du côté sain. » De nombreux succès ont couronné l'application de cet appareil, entre les mains de M. Boyer et de plusieurs autres praticiens qui se sont empressés de l'adopter. Cet appareil convient particulièrement aux personnes dont la poitrine est faible, et aux asthmatiques qui ne supportent que difficilement la compression qu'entraîne nécessairement l'application du bandage ordinaire. On peut l'employer aussi quand la fracture existe entre l'apophyse coracoïde et l'acromion, et que le déplacement est peu considérable. On doit s'appliquer à maintenir les fractures de la clavicule réduites le plus exactement possible, afin d'éviter dans les mouvemens la gêne qui pourrait résulter d'une réunion vicieuse, et une difformité fâcheuse, surtout chez les femmes.

12° *Fractures de l'humérus.* — L'humérus peut être fracturé dans les différens points de sa longueur; tantôt la maladie existe à la partie moyenne de son corps, tantôt elle a lieu vers ses extrémités. Quand elle est située au-dessus de l'insertion des tendons des muscles grand pectoral, grand dorsal et grand rond, on l'appelle *fracture du col de l'humérus*, bien que cette région rétrécie de l'os ne constitue pas, à proprement parler, le col de l'humérus; mais ici le langage des chirurgiens s'éloigne de la précision anatomique. Le col qui soutient immédiatement la tête de l'humérus peut lui-même être fracturé, surtout après des plaies d'armes à feu.

Les fractures de l'humérus peuvent être transversales ou obliques, simples ou compliquées; avoir lieu par contre-coup, lorsque les causes agissent sur les deux extrémités de l'os, ou bien, comme on le voit le plus souvent, être directes et dépendre de chocs qui ont agi immédiatement sur le lieu affecté. Elles sont toujours accompagnées d'un déplacement plus ou moins considérable des fragmens, dû à l'action des muscles épais qui entourent l'os. Quand elles sont transversales et arrivent vers la partie moyenne du corps, au-dessous de l'insertion du deltoïde, il n'y a que peu de déplacement, vu que les muscles brachial antérieur et triceps s'attachent également au devant et en arrière des deux fragmens, et les maintiennent en rapport.

Lorsqu'elles s'opèrent au-dessus de l'insertion du deltoïde, le fragment inférieur, tiré en haut et en dehors, vient chevaucher au côté externe du supérieur, qui est tiré en bas et en dedans par les muscles grand dorsal et grand pectoral. Quand elles ont lieu près de l'extrémité inférieure de l'os, les fragmens n'éprouvent qu'un léger déplacement, à raison de la largeur de leurs surfaces; l'inférieur est seulement entraîné en haut et en arrière par le muscle triceps. Le déplacement suivant la longueur de l'os est peu considérable dans ces différens cas, parce que le poids du bras s'oppose, jusqu'à un certain point, au chevauchement. Néanmoins si la fracture est oblique et les muscles très-développés, le fragment inférieur est fortement élevé par le biceps, le brachial antérieur, le triceps, et le bras est raccourci. On reconnaît les fractures de l'humérus à la douleur que le malade ressent dans l'endroit affecté, à l'impossibilité de mouvoir le bras, aux changemens de forme et de direction de cette partie, à la mobilité contre nature qui existe vers sa région moyenne, à la crépitation, etc.; je ferai connaître, plus tard, les signes de la fracture du col de l'os.

La fracture de l'humérus est, en général, une maladie peu fâcheuse. Lorsqu'elle a lieu vers l'extrémité inférieure, et qu'elle intéresse les surfaces articulaires, le pronostic est plus grave; elle peut être alors suivie d'une fausse ankylose qui soit au-dessus des ressources de l'art.

La réduction des fractures de l'humérus s'obtient en faisant soutenir l'épaule par un aide qui fait la contre-extension, tandis qu'un autre aide fait l'extension, en tirant légèrement sur l'avant-bras, tenu demi-fléchi. Le chirurgien, placé en dehors du malade, ayant exactement affronté les fragmens, s'étant assuré que le bras a repris sa forme et sa longueur, et que la tubérosité externe de l'humérus se trouve sur la même ligne que la partie la plus saillante du moignon de l'épaule, commence par entourer la main et l'avant-bras avec un bandage roulé, afin d'éviter l'engorgement œdémateux qui surviendrait dans ces parties après l'application de l'appareil. Lorsque la bande qui a servi à faire les doloires sur l'avant-bras est arrivée au coude, on la fait passer sur le bras, que l'on recouvre aussi de bas en haut avec de nouveaux tours de bande médiocrement serrés. Il faut avoir soin de faire quatre ou cinq circulaires au niveau de la fracture, et de remplir avec de la charpie l'excavation qui répond à l'insertion du deltoïde, afin d'obtenir une pression uniforme. On place ensuite quatre attelles garnies de compresses épaisses, aux extrémités des diamètres transverse et antéro-postérieur du bras. L'attelle externe doit s'étendre de la saillie de l'acromion au condyle externe de l'humérus; l'interne, de la partie inférieure du creux de l'aisselle au-dessus du condyle interne; l'antérieure doit se porter de la saillie du deltoïde au-dessus du pli du coude; et la postérieure, de la base de l'acromion au-dessus de l'olécrâne. On fait tenir les attelles par un aide, puis on les fixe et les recouvre entièrement avec de nouveaux tours de bande. Cet appareil, convenablement appliqué, est peu incommode. Si la fracture est simple le malade ne gardera le lit que quelques jours, et pourra vaquer ensuite à ses occupations, en portant l'avant-bras solidement fixé par une écharpe devant la base de la poitrine. On renouvelle l'appareil tous les sept à huit jours, jusqu'au vingtième, plus rarement ensuite, et enfin on le retire vers le quarante ou quarante-cinquième jour.

Lorsque la fracture occupe l'extrémité inférieure de l'humérus, le diagnostic est souvent difficile, à cause du peu de longueur du fragment inférieur et du gonflement qui survient dans l'articulation du coude. Cette fracture est presque toujours directe; les condyles sont quelquefois séparés l'un de l'autre par une fente longitudinale, laquelle divise le fragment inférieur, alors l'humérus présente trois fragmens. Dans d'autres cas, la fracture est plus simple; elle passe obliquement au-dessus de l'un des condyles, et vient tomber vers le milieu de la surface articulaire. Dans cette dernière espèce, il n'y a que l'un des condyles de séparé. Dans le premier cas, la difformité de l'articulation est plus grande, et la mobilité contre nature plus sensible que dans le second. Quand on presse en avant et en arrière l'extrémité inférieure du bras, au niveau de la fracture, les deux condyles s'éloignent l'un de l'autre, et on s'aperçoit de leur mobilité. Presque toujours aussi l'avant-bras est dans la pronation. La crépitation est ordinairement distincte. Quand il n'y a qu'un condyle de détaché, le diagnostic est plus difficile. Cependant la mobilité qu'il présente et la crépitation suffisent pour faire reconnaître la maladie. Quelle que soit l'espèce de fracture dont l'extrémité inférieure de l'humérus soit affectée, le malade éprouve de vives douleurs lorsqu'on étend ou qu'on fléchit l'avant-bras; cette dernière partie se trouve dans la demi-flexion: l'articulation du coude est presque constamment tuméfiée. Lorsque la fracture est compliquée de contusion profonde, de plaie, d'ouverture de la capsule articulaire, elle est fort grave, et doit être traitée comme il a été dit à l'article des fractures compliquées.

Dans les fractures doubles de l'extrémité inférieure de l'humérus, les deux condyles, étant tirés dans des directions opposées par les muscles du bras et ceux de l'avant-bras, éprouvent peu de déplacement; cependant la violence extérieure qui les a brisés peut les déplacer en avant ou en arrière, ou même produire leur écartement; aussi en opérant la réduction, faut-il avoir égard à ces divers déplacemens des condyles, pour remettre et maintenir chacune de ces apophyses dans leur situation naturelle. Comme après les fractures de l'extrémité inférieure de l'humérus, il reste presque toujours une fausse ankylose, on doit avoir soin de tenir l'avant-bras demi-fléchi.

L'appareil qu'on applique a peu d'action sur le fragment inférieur, parce qu'il est trop court. On a proposé de placer l'avant-bras dans l'extension, et d'environner le membre de quatre attelles : cette attitude ne tarderait pas à produire des douleurs intolérables; et, supposé qu'elle pût être supportée, s'il se formait une ankylose après la consolidation des fragmens, l'avant-bras resterait étendu sur le bras ; position tout-à-fait incommode pour les usages habituels de la vie.

On préviendra cet inconvénient, dit M. Boyer, et on donnera à l'appareil toute la solidité convenable, en tenant l'avant-bras fléchi, et en plaçant sur toute sa longueur, et sur celle du bras, après les avoir entourés d'un bandage roulé, deux attelles épaisses de carton mouillé; l'une du côté de la flexion, et l'autre du côté de l'extension. On fend ces attelles de côté et d'autre, dans le quart de leur largeur, au niveau du coude, afin qu'elles s'appliquent exactement sur le membre; on les assujettit avec une longue bande. Ces pièces d'appareil acquièrent de la solidité en se desséchant, et forment une espèce de moule qui empêche les mouvemens de l'avant-bras et ceux du fragment inférieur.

La fracture du col de l'humérus a lieu, comme nous l'avons dit, entre les tubérosités de l'os et le point où s'insèrent les muscles grand pectoral, grand rond et grand dorsal. Elle est presque toujours produite par une cause qui agit immédiatement sur la partie externe et supérieure du bras, et le plus ordinairement compliquée de contusion profonde, d'ecchymose, de tension douloureuse, de gonflement et d'autres accidens plus ou moins inquiétans. Elle peut aussi arriver par contre-coup, après une chute faite sur le coude ou la main, le bras étant écarté du tronc.

On a révoqué en doute la consolidation de la fracture du col anatomique de l'humérus, de celle qui existe dans la rainure étroite qui sépare la tête de l'os de ses deux tubérosités. Il est possible que cette consolidation n'ait pas lieu dans certains cas, comme on le voit aussi pour les fractures du col du fémur; cependant elle peut se faire : j'ai fait connaître, il y a quelques années, l'observation d'une semblable fracture parfaitement consolidée. Reichel avait déjà publié un fait analogue. Quelquefois la consolidation paraît être effectuée principalement par le fragment inférieur, sur lequel se développent des prolongemens osseux stalactiformes qui entourent et retiennent le fragment supérieur. On a également des observations dans lesquelles la consolidation n'avait point eu lieu; la tête de l'os avait été creusée par le fragment inférieur, de manière à représenter une sorte de calotte articulaire, et était devenue le siége d'une fausse articulation.

Quand la fracture arrive au col chirurgical de l'humérus, le grand pectoral, le grand rond et le grand dorsal, attachés à l'extrémité supérieure du fragment inférieur, agissent de concert avec le biceps, le coraco-brachial et la longue portion du triceps, pour le tirer en haut et en dedans vers le creux de l'aisselle, tandis que le fragment supérieur est entraîné en dehors par les muscles sus-épineux, sous-épineux et petit rond, qui font tourner la tête de l'humérus sur la cavité glénoïde du scapulum.

Il est souvent difficile de reconnaître les fractures du col de l'humérus; parfois on les a prises pour des luxations de l'épaule, faute d'avoir donné l'attention nécessaire aux signes diagnostiques de ces deux affections. Dans la fracture du col de l'humérus, on trouve à la partie supérieure et externe du bras une dépression bien différente de celle qu'on remarque dans la luxation en bas et en dedans. Dans ce dernier cas la dépression existe immédiatement au-dessous de la saillie de l'acromion, à l'endroit qu'occupait la tête de l'humérus. Dans la fracture du col, l'épaule conserve sa forme, l'acromion ne fait pas de saillie; la dépression se rencontre au-dessous de la partie saillante du moignon de l'épaule; la tumeur qu'on rencontre dans l'aisselle est inégale, anguleuse, et formée par l'extrémité supérieure du fragment inférieur, au lieu d'être volumineuse, arrondie, comme on l'observe dans les luxations où elle est formée par la tête de l'humérus. La mobilité des fragmens et la crépitation, la facilité avec laquelle on opère la réduction, servent enfin à faire distinguer la première de ces maladies de la seconde.

La fracture du col de l'humérus est plus grave que celle du corps de l'os. Souvent, malgré les soins les mieux entendus, on ne peut obtenir une consolidation exempte de difformité, et les mouvemens de l'articulation de l'épaule restent gênés. Il est facile de réduire cette fracture, mais on a beaucoup de peine à la maintenir. Le fragment supérieur est en effet trop court pour que les attelles, les bandes et les autres pièces d'appareil dont on entoure le membre, puissent agir efficacement sur lui, et le retenir en contact avec le fragment inférieur; aussi a-t-on généralement reconnu l'inutilité du bandage roulé, du spica, du bandage à dix-huit chefs, de l'étoupade de Moscati, et d'autres appareils que l'on a proposés pour maintenir cette espèce de fracture. Pour opérer la réduction suivant la méthode de Desault, on fait asseoir le malade sur une chaise ou sur le bord de son lit, on écarte le bras du tronc, en le portant un peu en avant; un aide fixe le tronc, en tirant vers lui le membre opposé à la fracture; un second aide pratique l'extension sur l'avant-bras demi-fléchi, dont il se sert comme d'un levier du troisième genre, en fixant avec une main le poignet qui représente le point d'appui, tandis que l'autre main, appliquée sur la partie antérieure et moyenne de la même partie, opère une forte traction de haut en bas, et représente la puissance. Le relâchement des muscles que produit la demi-flexion de l'avant-bras facilite beaucoup la réduction. Celle-ci se fait d'elle-même, ou bien ne demande, de la part du chirurgien, qu'une légère pression sur l'extrémité des fragmens déplacés.

L'appareil que l'on emploie pour contenir la fracture du col de l'humérus doit rendre le bras et l'épaule immobiles, porter en dedans ou en dehors l'extrémité du fragment inférieur, suivant le sens du déplacement, et entraîner en bas ce fragment.

De tous les appareils proposés, celui du célèbre Desault remplit le mieux cette triple indication. Il se compose, 1° de deux bandes, l'une longue de six aunes, l'autre de dix, et larges chacune de trois travers de doigt; 2° de trois fortes attelles de longueur inégale, larges de deux travers de doigt; 3° d'un coussinet de linge, épais de trois à quatre pouces à l'une de ses extrémités, terminé en coin à l'autre, et suffisamment long pour s'étendre depuis l'aisselle jusqu'au coude; 4° d'une écharpe destinée à soutenir l'avant-bras; 5° d'une serviette pour envelopper l'appareil.

Tout étant disposé, et la réduction faite par des aides qui soutiennent toujours les extensions, le chirurgien prend la première bande, fixe l'un de ses chefs par deux circulaires à la partie supérieure de l'avant-bras, remonte le long du bras par des doloires, qui, médiocrement serrées, se recouvrent chacune des deux tiers de leur largeur. Arrivé à la partie supérieure du membre, il fait quelques renversés pour éviter les plis qu'occasionerait l'inégalité qu'on observe en cet endroit; il fait passer ensuite deux jets de bande sous l'aisselle opposée, et, ramenant le globe sur l'épaule, il le confie à un aide. La première des attelles est placée en devant, depuis le pli du bras jusqu'au niveau de l'acromion; la seconde en dehors, depuis le condyle externe jusqu'au même niveau; la troisième en arrière, depuis l'olécrâne jusqu'au-dessus du pli de l'aisselle. Le coussin, situé entre le bras et la poitrine, représente la quatrième, devenue par-là inutile. Un aide les assujettit en les embrassant avec les mains vers le pli du coude. Le chirurgien reprend la bande, descend par doloires et renversés le long des attelles qu'il fixe en serrant médiocrement, et termine le bandage à la partie supérieure de l'avant-bras, où il l'avait commencé. Il place ensuite le coussin entre le bras et le tronc, en ayant soin de mettre en haut l'extrémité épaisse, si le déplacement est en dedans, et de la mettre en bas, au contraire, s'il est en dehors, ce qui est le plus ordinaire. Deux épingles le fixent ensuite au jet de bande supérieur. Le bras est alors rapproché du tronc, et retenu contre le coussin, au moyen de la seconde bande, dont les doloires doivent être très-serrées inférieurement et fort peu en haut, si le déplacement est en dedans; au contraire, s'il est en dehors, lâches en bas, elles seront très-serrées en haut. On soutient l'avant-bras par une écharpe, et tout l'appareil est enveloppé d'une serviette qui, en le mettant à l'abri du frottement, empêche que les tours de bande ne se dérangent.

Il est facile de saisir le mode d'action de cet appareil, et de voir qu'il peut remédier parfaitement au déplacement des fragmens, et les maintenir dans l'immobilité nécessaire à leur consolidation.

Dans les fractures du col de l'humérus, M. le professeur Richerand se contente d'appliquer fortement le bras contre le tronc, lequel lui sert d'attelle, et de le maintenir dans cette position par une grande écharpe qui embrasse à la fois le bras, l'avant-bras et l'épaule. J'ai été témoin de plusieurs guérisons obtenues par ce moyen qui est d'une extrême simplicité et d'une application facile.

13° *Fractures des os de l'avant-bras.*—La situation superficielle des deux os de l'avant-bras, leur peu d'épaisseur, leur mode d'articulation avec l'humérus, qui ne leur permet de céder aux chocs extérieurs que dans le sens de la flexion et de l'extension, rendent raison de la fréquence de leurs fractures. Le radius est plus souvent fracturé que le cubitus, parce qu'il soutient la main presqu'à lui seul, et qu'il reçoit immédiatement les chocs qu'éprouve cette dernière partie. On avoit distingué les fractures de l'avant-bras en *complète* et *incomplète*, suivant que les deux os étaient brisés en même temps, ou qu'il n'y en avait qu'un seul de fracturé. Cette dénomination vicieuse ne doit point être conservée; il vaut mieux, comme le propose M. Boyer, désigner sous le nom de *fracture de l'avant-bras* celle où les deux os sont rompus, et nommer *fracture du cubitus* ou *du radius*, celle où l'un de ces deux os est seul rompu.

A. Fractures de l'avant-bras.—Elles peuvent arriver à la partie moyenne ou vers les extrémités de l'avant-bras: le plus souvent elles s'opèrent vers le milieu ou vers l'extrémité inférieure de cette partie du membre supérieur. Elles sont plus rares à l'extrémité supérieure, parce que dans cet endroit les os sont entourés de muscles epais, et que le cubitus surtout y offre une épaisseur bien plus considérable qu'en bas. Ordinairement les deux os sont rompus au même niveau; quelquefois ils le sont à diverses distances l'un de l'autre. Chaque os peut ne présenter que deux fragmens, ou bien la fracture est double, ils sont brisés dans deux points à la fois, et présentent chacun trois fragmens. Cette dernière variété de la maladie, dont j'ai recueilli plusieurs observations, est toujours le résultat d'une cause directe, d'une roue de voiture, par exemple, qui a passé sur l'avant-bras. Les fragmens peuvent être encore plus nombreux.

Les fractures de l'avant-bras reconnaissent ordinairement des causes qui ont agi directement sur cette partie. Elles peuvent aussi être le résultat d'un contre-coup après une chute sur les mains.

Le déplacement des fragmens a toujours lieu dans les fractures simultanées du cubitus et du radius. Les muscles qui s'insèrent sur les faces antérieure et postérieure de ces os, et surtout les pronateurs, entraînent les fragmens l'un vers l'autre; l'espace interosseux diminue d'étendue, ou même disparaît, et les muscles qui le remplissaient sont refoulés en avant et en arrière. Le fragment supérieur du cubitus, enclavé dans l'extrémité inférieure de l'humérus, est le seul qui reste immobile et ne se déplace pas. Quelquefois le déplacement suivant la direction du membre s'observe aussi; il est produit par les muscles extenseurs ou par les fléchisseurs; il peut également dépendre de la cause même de la fracture, qui a poussé en sens contraire les fragmens, et les a déviés après les avoir rompus. L'insertion du ligament interosseux tout le long du radius et du cubitus, et la manière dont les muscles s'attachent à ces os rendent difficile le déplacement suivant la longueur, et quand il a lieu, à peine est-il sensible.

On reconnaît la fracture de l'avant-bras au changement de forme et de direction du membre, qui est courbé en avant ou en arrière, et dont les bords externe et interne sont déprimés et portés en dedans, vers l'espace interosseux; à la mobilité de l'avant-bras, dans le lieu de la fracture; à la crépitation, à la difficulté des mouvemens de pronation et de supination, et aux vives douleurs qu'éprouve le blessé lorsqu'on cherche à produire ces mouvemens.

Dans les cas où la fracture existe vers la partie inférieure de l'avant-bras, on pourrait, au premier abord, la confondre avec la luxation du poignet; plusieurs fois cette méprise a été commise. En comparant exactement entre eux les symptômes différens que présentent ces deux affections, il est facile d'éviter l'erreur.

Les fractures de l'avant-bras sont rarement suivies d'accidens graves. Cependant, lorsqu'elles n'ont point été convenablement réduites et maintenues, les fragmens du radius et du cubitus peuvent se souder ensemble, et dès lors les mouvemens de pronation et de supination sont détruits. Dans quelques cas, heureusement fort rares, il arrive que cette soudure des deux os s'opère au moyen de prolongemens osseux, qui se portent de l'un à l'autre, bien qu'ils aient été tenus pendant le traitement à distance convenable, et que l'espace interosseux ait conservé sa largeur. L'immobilité est la suite de ce dernier genre de consolidation vicieuse, qu'on ne peut empêcher par aucun moyen. Les collections d'anatomie pathologique de la Faculté de Médecine en offrent deux exemples remarquables.

On fait aisément la réduction des fractures de l'avant-bras. Le malade étant assis sur une chaise, l'avant-bras fléchi et dans la demi-pronation, un aide saisit la main et fait l'extension, tandis qu'un autre retient le bras au-dessus du coude, pour opérer la contre-extension. Le chirurgien, placé en dehors du membre, applique l'extrémité des quatre derniers doigts de chaque main sur la face antérieure de l'avant-bras et les pouces sur la face postérieure, au niveau de l'espace interosseux. En pressant avec précaution, il repousse les muscles dans cet intervalle, éloigne de la sorte les fragmens du radius de ceux du cubitus, et rend à l'avant-bras sa largeur naturelle. La réduction étant faite, on place sur la face dorsale et la face palmaire de l'avant-bras deux compresses graduées à double degrés, aussi longues que les os fracturés, et trempées dans quelque liqueur résolutive. On applique sur ces compresses deux attelles de bois, garnies elles-mêmes de linges, puis on les assujettit avec une bande longue de quatre à cinq aunes, dont on entoure tout l'appareil, en ayant soin d'étendre le bandage roulé sur la main, afin d'éviter le gonflement œdémateux qui s'y manifesterait. On place l'avant-bras demi-fléchi dans une position moyenne entre la pronation et la supination, et on le soutient au moyen d'une écharpe.

L'appareil que je viens de décrire, en refoulant les muscles dans l'espace interosseux, a pour effet de maintenir écartés les fragmens, et de conserver l'espace interosseux, afin que les mouvemens de pronation et de supination puissent se rétablir complétement. Il faut le renouveler tous les dix ou douze jours; et ne le serrer que médiocrement à la première application, pour qu'il n'exerce pas une constriction dangereuse sur l'avant-bras.

La fracture est ordinairement consolidée du trentième au quarantième jour.

Quand la fracture est simple, le malade n'est point obligé de garder le lit; pendant le jour on soutient le membre blessé au moyen d'une écharpe; la nuit on le laisse dans l'écharpe, ou on le place sur un oreiller. Lorsque la fracture est compliquée on se conduit comme il a été dit en parlant des fractures en général.

Dans les fractures qui ont leur siége vers les extrémités de l'avant-bras, il faut sur la fin du traitement, pour éviter la fausse ankylose, imprimer à l'articulation du coude ou du poignet, suivant le cas, des mouvemens modérés propres à prévenir la rigidité des ligamens et des parties molles environnantes.

B. *Fractures du radius.*—Elles sont plus fréquentes que celles des deux os de l'avant-bras à la fois. Placé en dehors de cette région, formant le principal appui de la main, et se trouvant dans la même direction que l'humérus, le radius est, par cela même, plus exposé aux violences extérieures que le cubitus : aussi ses fractures sont-elles plus communes que celles de ce dernier os. Les fractures du radius peuvent être transverses ou obliques, exister vers la partie moyenne ou vers les extrémités de l'os; être directes, dépendre d'un coup porté sur la partie externe de l'avant-bras, ou bien arriver par contre-coup à la suite d'une chute sur la paume de la main, comme cela s'observe le plus communément. Dans ce dernier cas le radius se trouve pressé entre la main qui appuie sur le sol et l'humérus qui supporte le poids du tronc; sa courbure naturelle tend à augmenter; et, si l'impulsion est violente, il se brise vers sa partie moyenne.

Les fragmens du radius ne peuvent se déplacer suivant leur longueur; ils sont retenus en haut et en bas par leurs articulations, et par le ligament interosseux, contre le cubitus, qui leur forme une espèce d'attelle; mais ils sont entraînés vers ce dernier os par les muscles pronateurs et par la plupart de ceux qui se fixent à la fois aux deux os et au ligament interosseux.

Lorsqu'à la suite d'une chute sur la paume de la main, ou d'un coup sur le bord externe de l'avant-bras, le malade éprouve une vive douleur et l'impossibilité d'exécuter les mouvemens de pronation et de supination, on a lieu de soupçonner une fracture du radius. Pour s'en assurer, il faut presser doucement, avec les doigts, sur le bord externe de l'avant-bras : si la fracture existe, on sent à l'endroit douloureux une dépression, un défaut de résistance, ou même les inégalités des fragmens ; les mouvemens de pronation et de supination sont douloureux et déterminent souvent la crépitation. Si on place le pouce sur l'extrémité supérieure du radius, au-dessous de la petite tête de l'humérus, et qu'on fasse exécuter ces mouvemens à la main, on ne sent point cette extrémité tourner sur elle-même, comme cela s'observe quand l'os est intact. Elle reste immobile, parce qu'elle ne suit pas le mouvement de rotation imprimé au fragment inférieur. La fracture arrive-t-elle près de l'extrémité supérieure du radius, le diagnostic est plus difficile, à raison de l'épaisseur des parties molles qui l'entourent. C'est dans ce cas qu'il convient toujours de déterminer si la tête du radius se meut ou reste immobile pendant les mouvemens de rotation de l'avant-bras.

Il peut être difficile de reconnaître les fractures de l'extrémité inférieure du radius. Le déplacement des fragmens en dedans est à peine marqué, à cause du rétrécissement de l'espace interosseux ; la dépression qui l'indique est souvent à peine sensible. La crépitation, et un léger déplacement que les fragmens éprouvent en avant ou en arrière, peuvent seuls les faire distinguer. Quand l'individu est jeune, il peut se faire que la mobilité du fragment inférieur soit très-sensible et qu'il n'y ait pas de crépitation ; c'est ce qui arrive quand l'extrémité inférieure de l'os est encore à l'état d'épiphyse, et se sépare au niveau de la couche cartilagineuse qui la réunit au corps. J'ai observé un cas de ce décollement d'épiphyse sur un jeune garçon de douze ans qui tomba du haut d'un arbre, et mourut d'une fracture du crâne, trois jours après l'accident. L'épiphyse du radius droit était entièrement décollée, et une grande quantité de sang s'était épanchée dans la région palmaire profonde, derrière les tendons des muscles fléchisseurs des doigts.

Le traitement des fractures du radius est le même que celui des fractures de l'avant-bras : seulement il ne faut pas faire l'extension d'une manière directe, mais en inclinant la main sur le bord cubital de l'avant-bras, afin d'agir principalement sur le radius. Si on tirait également sur les deux os, la portion de l'effort qui agirait sur le cubitus intact serait entièrement perdue. On peut, en appliquant l'appareil, retenir la main dans l'adduction, au moyen de quelques tours de bande qui passent sur cette partie, et qu'on ramène en dedans sur les attelles.

C. *Fractures du cubitus.* — Plus rares que celles du radius, elles ont le plus souvent leur siége vers l'extrémité inférieure de l'os, qui est mince et située superficiellement. Presque toujours elles sont directes, et dépendent d'une chute dans laquelle le bord interne de l'avant-bras a porté contre quelque corps dur et anguleux. Elles sont accompagnées de peu de déplacement. Le fragment inférieur est porté en dehors contre le radius, par le muscle carré pronateur; le fragment supérieur, solidement articulé par ginglyme avec l'humérus, reste dans sa position ordinaire. Sur un malade très-maigre qui s'était fracturé le cubitus vers la partie inférieure, en tombant sur le bord d'un seau, j'ai constaté que le radius avait éprouvé un léger déplacement dans toute sa longueur, et qu'il s'était manifestement rapproché du fragment supérieur du cubitus, par l'action des muscles pronateurs. Je pense que ce déplacement du radius doit avoir presque toujours lieu dans des cas semblables, et que son articulation supérieure offre trop de laxité pour s'y opposer. On reconnaît la fracture du cubitus aux circonstances qui l'ont précédée, et aux symptômes qui l'accompagnent. En promenant les doigts sur le bord interne de l'avant-bras, on sent la saillie que forme sous les tégumens l'extrémité inférieure du fragment supérieur, et au-dessous une dépression qui dépend du déplacement en dehors du fragment inférieur. On détermine la crépitation en saisissant les deux fragmens, et en cherchant à les porter en sens contraire, alternativement en avant et en arrière.

On traite la fracture du cubitus comme celle du radius; seulement en faisant l'extension, on incline la main sur le bord radial de l'avant-bras, afin de porter le fragment inférieur en dedans, et de l'éloigner du radius. En même temps on doit comprimer les muscles de l'espace interosseux, afin de repousser le radius en dehors, et de remédier au léger déplacement en dedans qu'il a éprouvé dans sa totalité.

D. *Fractures de l'olécrâne.* — Saillant à la partie postérieure du coude lors de la flexion de l'avant-bras, donnant attache au muscle très-fort qui produit l'extension de cette dernière partie, exposé par conséquent aux chocs extérieurs et à de vigoureuses tractions musculaires, l'olécrâne est assez fréquemment affecté de fracture. Les fractures de cette apophyse sont presque toujours la suite d'une cause directe, comme d'un coup ou d'une chute sur le coude. On possède quelques observations qui prouvent qu'elles peuvent dépendre de la contraction du muscle triceps brachial. On a vu l'olécrâne se briser chez des individus qui lançaient avec force une boule de quille, une pierre, etc.

Ces fractures peuvent avoir leur siége à l'extrémité ou à la base de l'olécrâne, être obliques ou transversales, simples ou compliquées de contusion, d'écrasement des parties voisines, de lésion de l'articulation huméro-cubitale, etc.; elles sont toujours accompagnées de déplacement. Le fragment supérieur est entraîné en haut par l'action du muscle triceps brachial; l'inférieur, que représente la presque totalité du cubitus, est porté en bas par la flexion qui s'opère dans l'avant-bras dès que le triceps brachial cesse de le retenir en arrière. Il s'établit un intervalle entre les deux fragmens qui s'écartent l'un de l'autre.

On reconnaît facilement cette fracture. Le malade est tombé sur le coude, a reçu un coup violent sur cette partie, ou bien dans une violente extension de l'avant-bras, il y a ressenti une vive douleur, accompagnée d'un craquement particulier. Le coude est gonflé et douloureux; l'avant-bras est demi-fléchi, et le malade ne peut l'étendre. Au niveau de la partie postérieure du coude on observe un enfoncement dans lequel les doigts peuvent s'engager, et qui est borné en bas par la saillie inégale du fragment inférieur, et en haut par l'olécrâne. Cette dernière apophyse est plus élevée que dans l'état naturel; elle surmonte de beaucoup les deux condyles de l'humérus : on la sent, comme un os sésamoïde, au-dessous des tégumens, et on peut la mouvoir dans toutes les directions. Quand on étend l'avant-bras, qu'on porte le bras en arrière, et qu'on déprime l'olécrâne, on peut mettre en contact les deux fragmens, faire disparaître l'espace qui les séparait, et rendre la crépitation sensible.

Lorsque le gonflement des parties molles environnantes est considérable, le diagnostic devient plus obscur; les symptômes doivent être étudiés avec attention, pour ne point confondre la maladie avec la luxation de l'avant-bras en arrière, comme je l'ai vu faire sur un vieillard. La fracture de l'olécrâne n'est point une affection grave, à moins qu'elle ne soit compliquée de lésion profonde des parties voisines, et surtout de l'articulation du coude.

Pour la réduire il suffit de pousser en bas l'olécrâne, de le maintenir dans cette position, et d'en rapprocher le fragment inférieur en étendant l'avant-bras. Il ne faut pas mettre l'avant-bras dans une extension complète, parce que les fragmens se toucheraient seulement par leur partie postérieure, et laisseraient entre eux un intervalle en avant, qui occasionerait dans le cal une difformité nuisible aux mouvemens de l'articulation. C'est pour cette raison que Desault mettait l'avant-bras dans la demi-flexion. Pour maintenir le membre dans une situation convenable et remédier au déplacement du fragment inférieur, on place une longue attelle à sa partie antérieure. Il faut aussi maintenir l'olécrâne abaissé, indication plus difficile à remplir, parce que cette apophyse, entraînée par le muscle triceps, glisse facilement sous les pièces d'appareil qu'on met pour la retenir, et se dérobe à leur action. Après avoir mis l'avant-bras dans la position indiquée, on applique d'abord un bandage roulé depuis la main jusqu'au-dessous du coude; un aide relève la peau du coude, qui est plissée, et qui pourrait s'introduire entre les fragmens. Le chirurgien, avec deux doigts, pousse en bas l'olécrâne vers le cubitus, et le maintient avec plusieurs tours de bande, qu'il fait passer obliquement derrière, puis devant l'articulation qu'il entoure d'une sorte de 8 de chiffre. Avant d'appliquer ces tours de bande on peut employer une compresse longuette pliée en quatre, dont on place la partie moyenne sur l'olécrâne, pour en ramener et en croiser les extrémités à la partie supérieure et antérieure de l'avant-bras. Ces premières pièces d'appareil étant appliquées, on place au-devant du bras et de l'avant-bras une attelle légèrement coudée au niveau du pli du bras, et garnie de compresses afin qu'elle n'exerce pas de pression douloureuse. On la fixe par de nouveaux tours de bandes qui l'entourent, ainsi que le bras, dans toute leur étendue. On pose le membre sur un oreiller ou un coussin placé sur le bord du lit.

La réunion n'a pas lieu le plus communément par un cal osseux. Presque toujours il reste entre les fragmens un espace rempli par une substance fibreuse qui leur adhère, de sorte qu'après la guérison l'olécrâne conserve de la mobilité. Cette production fibreuse transmet au cubitus les mouvemens du triceps, comme le ferait un tendon; aussi le membre ne perd-il que peu de sa force et de son agilité. Les choses ne se passent pas toujours ainsi, et quand l'appareil a été exactement appliqué, la consolidation peut se faire immédiatement entre les fragmens. J'ai observé, en 1821, deux cas remarquables de consolidation parfaite de l'olécrâne chez des malades qui furent traités à l'hôpital Saint-Louis. Camper a beaucoup insisté sur l'inutilité de tenir l'avant-bras complètement étendu pendant le traitement des fractures de l'olécrâne. Il fit la remarque que les malades guérissaient mieux et plus promptement quand cette partie avait été mise dans la demi-flexion, et qu'on avait essayé de faire exécuter à l'articulation de légers mouvemens, dès que la chose avait été possible. Nous ne pouvons adopter ici les préceptes donnés par ce célèbre chirurgien; nous pensons qu'on doit, dans les fractures de l'olécrâne, maintenir les fragmens aussi exactement affrontés qu'on le peut, afin d'obtenir leur réunion par un cal osseux; et d'éviter la formation de la substance fibro-celluleuse qui les réunit quand ils sont demeurés à distance, substance qui affaiblit toujours les mouvemens de l'articulation.

14. *Fractures des os du carpe.* — Le peu de volume, la structure spongieuse des os du carpe, la facilité avec laquelle ils décomposent les mouvemens qui leur sont communiqués, sont autant de circonstances qui rendent leurs fractures fort rares, si ce n'est à la suite d'écrasement, ou lorsque le poignet a été atteint par des projectiles que lance la poudre à canon. Ils peuvent aussi être fracturés après une chute sur la main; j'ai constaté de semblables lésions chez deux individus qui étaient tombés sur le poignet, et moururent, l'un d'une commotion cérébrale, et l'autre de fractures de côtes avec déchirure des poumons. Le gonflement des parties molles avait empêché de les reconnaître pendant la vie des malades.

La fracture des os du carpe est, en elle-même, une maladie bien moins grave que la contusion et le déchirement des parties molles voisines qui l'accompagnent ordinairement. Le désordre est souvent tel qu'on est obligé d'avoir recours à l'amputation immédiatement après la blessure. Les accidens consécutifs qui se manifestent peuvent aussi nécessiter plus tard cette opération. Dans tous les cas, il faut se conduire comme il a été indiqué en parlant des fractures compliquées en général.

15. *Fractures des os du métacarpe.* — Les os du métacarpe sont assez rarement affectés de fractures, à cause de leur peu d'étendue, et parce qu'ils soutiennent en commun les chocs des corps extérieurs auxquels la main est exposée. Le cinquième os de cette région est celui qui se brise le plus souvent : le premier, qui soutient le pouce, vu son épaisseur et sa grande mobilité, se fracture encore plus difficilement que les autres.

Le plus ordinairement les fractures des os du métacarpe sont directes, comme on l'observe dans les plaies d'armes à feu, ou lorsqu'un coup violent est porté sur le dos ou l'un des bords de la main. J'ai vu, à l'hôpital Saint-Louis, un charretier qui s'était brisé les deux derniers os du métacarpe en appliquant un coup du revers de sa main sur la tête de son cheval. A tort on a pensé que les os du métacarpe ne pouvaient point être fracturés à leur partie moyenne par une cause qui agirait sur leurs deux extrémités. Un sculpteur distingué, M. R....., pensionnaire du gouvernement à Rome, se trouvant à Florence, se laissa tomber dans un escalier : le poing de sa main gauche étant fermé, porta sur une marche, au niveau des articulations métacarpo-phalangiennes, de sorte que le poids du corps fut momentanément soutenu par le métacarpe. Le troisième os de cette région, plus saillant que les autres, pressé entre ses deux extrémités, se brisa à sa partie moyenne. Il survint du gonflement, de la douleur, qui se dissipèrent par le traitement antiphlogistique. Il y avait un mois que l'accident était arrivé lorsque M. R.... vint me consulter : il portait sur le dos de la main, au niveau de la partie moyenne du troisième os métacarpien, une tumeur formée par le cal incomplètement ossifié. La tumeur osseuse que formait ce dernier déviait le tendon de l'extenseur commun des doigts, qui se porte au médius ; quand le poing était fermé, la tête du troisième os du métacarpe, au lieu de s'élever un peu au-dessus de la partie correspondante des os du même nom, se trouvait au-dessous ; aussi le doigt médius était-il raccourci par le chevauchement des fragmens qui offraient encore une légère mobilité. Les fractures des os du métacarpe peuvent être simples ou compliquées, et affectent ordinairement plusieurs os à la fois ; le plus souvent les parties molles extérieures sont contuses ou déchirées : quant à leur traitement, il ne diffère pas de celui des fractures des os du carpe.

16. *Fractures des phalanges.* — Elles arrivent toujours par l'action d'une cause immédiate, et sont constamment compliquées de contusion et d'écrasement des parties molles. Les fragmens se déplacent suivant la direction de l'os, parce que les tendons des fléchisseurs les entraînent de leur côté. Il est aisé de reconnaître ces fractures à la douleur, à la mobilité, à la crépitation des fragmens et à la difformité du doigt. Quant au traitement, il consiste à réduire la fracture en tirant légèrement sur l'extrémité du doigt fracturé, et à maintenir les fragmens avec deux petites attelles placées l'une en avant et l'autre en arrière.

17. *Fractures de la cuisse.* — Bien qu'entouré de muscles épais qui le protègent, l'os de la cuisse est souvent le siége de fractures, ce dont on peut trouver la raison dans la longueur de son corps, dans sa courbure très-prononcée et les efforts considérables qu'il supporte dans une foule de circonstances. Le fémur peut être fracturé dans les divers points de son étendue; le plus ordinairement il se brise vers son tiers moyen ou au niveau de son col. Transversales dans quelques cas, les fractures du fémur sont le plus souvent obliques, et par conséquent très difficiles à être maintenues exactement réduites et consolidées sans difformité. Elles sont simples ou comminutives et compliquées de plaies, de contusions et d'autres accidens. Le fémur est moins souvent brisé en plusieurs fragmens que les os situés plus superficiellement. Cette observation n'avait point échappée à J.-L. Petit.

Les fractures du col du fémur présentant des symptômes qui leur sont propres et des indications thérapeutiques particulières, seront examinées après celles des autres régions de cet os.

A. *Fractures du corps du fémur.* — L'os de la cuisse peut être brisé directement par l'action des corps extérieurs; d'autres fois la fracture arrive par contre-coup, lorsqu'il se trouve pressé entre ses deux extrémités et que sa partie moyenne se rompt, comme on le voit dans les chutes sur les pieds ou les genoux.

Les fractures de la cuisse se reconnaissent aux symptômes suivans: le malade éprouve une douleur aiguë et subite au moment de l'accident; il ne peut imprimer aucun mouvement au membre blessé; une mobilité contre nature se remarque dans un des points de la longueur du fémur; la crépitation des fragmens, la difformité du membre, les changemens survenus dans sa longueur, son épaisseur et sa direction, achèvent de faire reconnaître la maladie.

Dans la plupart des fractures du corps du fémur il y a déplacement des fragmens, lesquels sont presque toujours aigus et disposés à glisser l'un sur l'autre; aussi le membre fracturé est-il plus court que celui du côté sain, et la cuisse plus grosse en raison directe de son raccourcissement. Ordinairement le fragment inférieur seul s'est déplacé et a glissé sur le supérieur, qui est resté dans sa position naturelle. Les muscles très-forts, comme le grand adducteur, le couturier, le droit antérieur de la cuisse, le grêle interne, le biceps, les demi-tendineux et demi-membraneux, qui d'une part s'attachent au bassin, et de l'autre se terminent à la partie inférieure du fémur, à la rotule, au tibia et au péroné, sont les causes de ce raccourcissement. Ils prennent leur point fixe sur les os du bassin, et forcent le fragment inférieur à remonter avec la partie correspondante du membre.

Le déplacement peut être augmenté par la position que le membre prend dans le lit. Quelque solide que soit ce dernier, bientôt les fesses, plus saillantes que le reste du corps, y forment un enfoncement : de là résulte, comme l'observe Bichat, une inclinaison dans le plan sur lequel repose le tronc, qui, glissant de haut en bas, pousse devant lui le fragment supérieur et le fait chevaucher sur l'inférieur. Irrités par les pointes osseuses, les muscles augmentent leur contraction, tirent en haut ce fragment inférieur, et de ce double mouvement, en sens contraire, des deux fragmens résulte un effet unique, leur chevauchement. Les fractures transversales du fémur sont moins sujettes au déplacement, suivant la longueur du membre, que celles dont la direction est oblique, parce que les deux fragmens se soutiennent alors mutuellement. Le déplacement suivant l'épaisseur accompagne toujours celui suivant la longueur; mais il peut aussi exister isolément : c'est ce qui arrive dans une fracture transversale, lorsque les deux fragmens sont portés l'un en dehors et l'autre en dedans, ou bien lorsque l'un reste en place tandis que l'autre s'en écarte sans cependant perdre complétement leurs rapports. Le déplacement des fragmens, selon leur direction, est le résultat du coup qui a produit la fracture, ou des efforts mal dirigés de ceux qui relèvent et emportent le blessé. Une mauvaise position force les fragmens de s'incliner et de former entre eux un angle plus ou moins saillant. Le fragment inférieur peut rester dans le sens naturel, ou bien éprouver un mouvement de rotation sur son axe, soit en dehors, ce qui est assez commun, soit en dedans, ce qui est plus rare : cette rotation ajoute encore à la gravité du déplacement.

On peut employer trois méthodes dans le traitement des fractures du fémur : dans l'une, le membre est maintenu étendu en droite ligne; dans la seconde, le genou est fléchi, et le membre appuyé sur sa partie externe; dans la troisième, celle de Bell, la cuisse et la jambe sont retenues dans la flexion par un double plan incliné dont le sommet répond au jarret. La première de ces méthodes est généralement usitée en France et dans beaucoup d'autres pays. Les deux autres ne sont guère employées que par les chirurgiens anglais.

Il est évident que Pott a méconnu les avantages de la position droite du membre, et qu'exagérant le pouvoir qu'on a de relâcher les muscles du membre fracturé, ce chirurgien n'a point aperçu plusieurs des graves inconvéniens de la position demi-fléchie. Est-il possible, comme il le donne à penser, qu'on puisse mettre le membre dans une position telle que tous les muscles qui s'insèrent aux fragmens soient dans le relâchement ? Certes il est avantageux dans les fractures que les muscles soient dans le relâchement, mais peut-on croire qu'on puisse trouver une position dans laquelle ces organes (dont la forme, la longueur, la direction et les points d'attache aux os sont si différens) soient tous également relâchés ? Personne n'ignore qu'en mettant le membre dans une position qui rapproche les points d'insertion de certains muscles, on produit la tension de leurs antagonistes.

Pott recommande dans les fractures du fémur, de coucher le membre sur son côté externe, de sorte qu'il repose sur le grand trochanter; d'incliner du même côté le corps du malade, de mettre la jambe dans sa demi-flexion, afin qu'elle appuie, ainsi que le pied, sur sa partie externe; il place une large attelle concave et garnie de laine sous la cuisse, depuis le grand trochanter jusqu'au-dessous du genou; met en avant une autre attelle qui s'étend du pli de la cuisse au-dessous du genou, emploie le bandage à dix-huit chefs, et quand la réduction a été faite, que le membre est convenablement placé sur des coussins, et qu'il n'est pas nécessaire de renouveler l'appareil, il le laisse jusqu'à ce que la fracture soit consolidée; ce qui arrive plus ou moins promptement, suivant que le membre est resté dans un repos plus ou moins parfait.

Quelques chirurgiens anglais, tout en adoptant la méthode de Pott, au lieu de deux attelles en placent quatre autour de la cuisse.

Pott recommande de mettre le membre de telle manière que la jambe et le pied soient sur un niveau plus élevé que celui de la cuisse : mais, en donnant au membre cette position, on fait éprouver aux condyles du fémur un mouvement forcé de rotation en dehors ; si le malade est placé sur un lit ordinaire, bientôt celui-ci s'enfonce à sa partie moyenne par le poids du tronc, la jambe ne tarde pas à être beaucoup au-dessus du niveau de la cuisse; aussi S. Cooper est-il disposé à croire que cette position vicieuse est, avec l'action des muscles rotateurs de la cuisse, la cause la plus ordinaire de la difformité dans laquelle le pied reste tourné en dehors après la consolidation. En France on a essayé la méthode de Pott; le peu de succès qu'on en a obtenu l'a fait abandonner. On lui reproche, avec juste raison, la difficulté des extensions et contre-extensions, le membre étant ainsi placé ; la nécessité d'appliquer alors ces puissances sur l'os fracturé, et non dans un endroit éloigné de la fracture; l'impossibilité de comparer avec précision la cuisse malade à celle du côté sain pour juger de la régularité de la conformation; la gêne qu'occasione cette position long-temps continuée, quoique d'abord elle paraisse la plus naturelle; la pression incommode et douloureuse d'une partie du tronc sur le grand trochanter du côté affecté; les dérangemens auxquels le malade est exposé lorsqu'il va à la garde-robe; la difficulté de fixer assez solidement la jambe pour prévenir ses mouvemens sur le fémur, et l'impossibilité d'employer cette méthode lorsque les deux cuisses sont fracturées.

Il est donc bien préférable, dans une fractures de la cuisse, de mettre le membre dans l'extension; c'est la position indiquée par Hippocrate et tous les médecins grecs; c'est elle qu'employait Desault, et qu'adoptent aujourd'hui la plupart des praticiens.

Avant de faire la réduction de la fracture du fémur, il faut préparer le lit sur lequel on couchera le malade : il doit être parfaitement horizontal, peu susceptible de s'affaisser sous le poids du corps, et construit comme je l'ai indiqué dans les généralités. L'appareil comprend, 1° un *porte-attelle* ou pièce de linge de la longueur du membre, et assez large pour permettre de rouler une attelle trois ou quatre fois dans chacun de ses bords, de sorte qu'elle se trouve encore à trois travers de doigt du membre; 2° un bandage à bandelettes séparées, de grandeurs décroissantes depuis le haut de la cuisse jusqu'au pied : la bandelette la plus inférieure doit recouvrir la suivante, et ainsi de suite; 3° deux attelles qui doivent s'étendre, l'une depuis la crête iliaque, et l'autre depuis la tubérosité sciatique jusqu'au delà du pied. La première de ces attelles ou la plus longue, est roulée dans le bord externe de la grande pièce de linge; l'autre est enveloppée dans le bord interne; une troisième attelle doit s'étendre depuis le pli de l'aine jusqu'au bas de la jambe; 4° deux compresses doubles, devant recouvrir toute la cuisse et embrasser les trois quarts de sa circonférence; 5° trois sachets remplis de balles d'avoine, et un peu plus longs que les attelles; 6° cinq à six liens ou rubans de fil assez longs pour embrasser tout l'appareil, et pouvoir être arrêtés par une rosette.

Le malade étant déshabillé et placé dans son lit, des aides soulèvent avec précaution le membre fracturé, afin que le chirurgien, après avoir déroulé en partie l'appareil, puisse le placer convenablement dessous. Après quelques instans de repos, le membre étant mis en droite ligne, on procède à la réduction. Autrefois, pour opérer la contre-extension, on plaçait un laq à l'aine du côté malade; mais la pression mécanique qu'il exerçait sur les adducteurs, le droit interne et les muscles voisins, déterminait leur contraction et mettait obstacle à la réduction. Il vaut mieux qu'un aide vigoureux, situé du côté de la fracture, assujettisse le bassin en appuyant avec ses deux mains sur les épines iliaques antérieures. Un second aide, chargé de l'extension, prend le pied, en plaçant la main droite vers le talon, de sorte que les quatre doigts réunis se trouvent sous l'une des malléoles et le pouce derrière l'autre, tandis que la main gauche est appliquée de manière que les quatre doigts réunis portent sur le dos, et le pouce sous la plante du pied. Il tire doucement, d'une manière graduée, sans secousses, jusqu'à ce que le membre ait repris sa longueur, sa forme et sa direction naturelles : il doit d'abord tirer suivant la direction du fragment inférieur, et ensuite suivant celle du membre. Si le fragment inférieur a éprouvé sur son axe un mouvement de rotation en dehors ou en dedans, il faut qu'il ramène peu à peu le membre dans une direction inverse. Ici la coaptation recommandée par Hippocrate, pratiquée encore aujourd'hui par beaucoup de chirurgiens, a réellement peu d'efficacité à raison de l'épaisseur des parties molles qui entourent le fémur; si elle a quelque avantage, c'est seulement dans le cas de déplacement suivant l'épaisseur de l'os.

La réduction étant maintenue par les deux aides, le chirurgien imbibe l'appareil de quelque liqueur résolutive, et applique ensuite sur la cuisse les compresses doubles qui doivent l'envelopper immédiatement; après quoi il entoure le membre de bas en haut avec les bandelettes, dont il croise les extrémités, en les engageant et les repliant sous le membre. Il roule les attelles latérales dans les bords du drap porte-attelles, jusqu'à ce qu'elles soient à deux travers de doigt de chaque côté du membre; il place dans cet espace les sachets de balles d'avoine qu'il dispose de manière que les vides soient parfaitement remplis et la compression uniforme sur toute la longueur du membre; il met ensuite au devant du membre un troisième sachet et l'attelle antérieure. Un aide embrasse tout l'appareil de ses deux mains, et rapproche les attelles, pendant que le chirurgien serre les rubans de fil qui doivent le maintenir. On serre d'abord le lien qui correspond à la fracture, puis celui qui est au-dessus et celui qui est au-dessous, et ensuite les autres. On les assujettit par un nœud à rosette; on passe sous le pied une compresse longuette dont on croise et fixe les extrémités sur chacune des attelles latérales, et l'on place un cerceau au-dessus du membre pour soutenir les couvertures.

Tel est l'appareil qu'employait Desault pour les fractures du fémur. Il remplit parfaitement le but que s'était proposé ce grand chirurgien, c'est-à-dire que le pied, la jambe, la cuisse et le bassin ne font qu'un seul tout, de sorte que ces différentes parties pourraient être portées dans diverses directions sans pour cela abandonner leurs rapports respectifs.

A la position recommandée par Pott, à celle adoptée par Desault et les chirurgiens français, Bell en préfère une autre dans laquelle le malade, étant couché sur le dos, a son membre retenu dans la flexion au moyen d'un appareil garni de coussins, et qui représente deux plans inclinés, l'un du jarret vers le talon, et l'autre de la même partie vers la tubérosité de l'ischion. Le membre étant situé sur cet appareil dans un état de flexion, Bell place deux attelles, l'une depuis la hanche jusqu'en dehors du genou, et l'autre à la partie interne de la cuisse.

Cette manière de situer le membre fracturé me paraît sujette à moins d'inconvéniens que la méthode de Pott, mais elle ne réunit pas tous les avantages de celle de Desault; aussi, après quelques essais, l'a-t-on généralement abandonnée en France. Cependant si la fracture se trouve précisément au-dessus des condyles, et si le fragment inférieur est entraîné vers le jarret par les muscles jumeaux, la méthode de Bell devrait avoir des avantages réels pour prévenir la difformité : c'est elle que recommande, dans ce cas, l'un des chirurgiens les plus distingués de l'Angleterre, Ast. Cooper.

Quand on n'a pu réduire complétement la fracture le premier jour, ou qu'on n'a appliqué qu'un appareil provisoire, on lève ce dernier le second ou le troisième jour, afin d'essayer de nouveau la réduction. On aura soin, soit en levant, soit en appliquant les pièces d'appareil, de faire fixer solidement le membre par deux aides, qui assujettissent le bassin, et par un troisième qui saisit le haut de la jambe, afin d'éviter, autant que possible, d'imprimer des secousses à la fracture. Quelquefois, à cause de la tension et du gonflement des muscles, on est obligé de ne faire la réduction que cinq ou six jours après l'accident. On doit, en général, ne lever l'appareil que le cinquième ou le sixième jour après le premier pansement, pour resserrer les bandelettes qui se sont relâchées à mesure que le gonflement du membre s'est dissipé. On visite le malade tous les jours, et on resserre les liens s'ils se sont relâchés. On renouvelle l'appareil tous les sept à huit jours, jusqu'au trentième, pour s'assurer si la réduction est toujours exacte. Passé ce terme on ne fait le pansement que tous les dix jours, jusqu'au cinquantième ou soixantième. C'est ordinairement à cette époque que la fracture est consolidée chez les adultes : chez les enfans, c'est vers le quarantième, quelquefois même plus tôt; chez les vieillards, le temps nécessaire à la consolidation est plus long.

Avant de supprimer l'appareil, il faut s'assurer si le cal a déjà acquis la solidité convenable; pour cela le chirurgien appuie la main sur la cuisse, au niveau de la fracture, et engage le malade à lever tout le membre. Si le cal est solide, on enlève l'appareil et on entoure le membre d'un bandage roulé pour prévenir l'œdème; dans le cas contraire, on applique de nouveau l'appareil. Quand la fracture est consolidée, le malade doit garder encore le lit pendant quelques jours, et ensuite essayer de se lever et de marcher, en prenant beaucoup de précaution et en se soutenant sur des béquilles. Pour dissiper la raideur du genou, qu'on observe souvent après les fractures de la cuisse, on emploiera les moyens indiqués à l'article ANKYLOSE.

Quelque bien appliqué qu'ait été l'appareil après la réduction exacte, il arrive fréquemment, surtout quand les fractures du fémur ont beaucoup d'obliquité, que les fragmens chevauchent, et qu'on ne peut guérir le blessé sans raccourcissement. Le plus souvent ce fâcheux résultat dépend des mouvemens inconsidérés du malade pendant le traitement, ou de ce qu'on lui a permis de marcher avant l'entière consolidation de la fracture, de sorte que le cal, encore flexible, s'est ployé en cédant au poids du corps.

Pour obvier au raccourcissement du membre on a plusieurs fois employé avec succès l'appareil à extension continuelle, dont on fait usage dans la fracture du col du fémur. Chez les jeunes enfans les fractures du fémur, quelle que soit leur direction, sont bien plus faciles à réduire et à maintenir que chez les adultes : presque toujours chez eux elles guérissent sans raccourcissement. Il suffit ordinairement d'entourer le membre d'un bandage roulé qu'on applique d'abord depuis le pied jusqu'au genou, et qu'on prolonge jusqu'à l'aine, après avoir réduit la fracture. On place ensuite en avant, en arrière et sur les côtés de la cuisse ; de petites attelles de bois léger, qui ne doivent s'étendre que jusqu'au pied ; on entoure les attelles de nouveaux tours de bande et on enveloppe tout l'appareil avec une pièce de linge.

Après avoir réduit la fracture du fémur et appliqué l'appareil, le chirurgien doit employer, pour prévenir ou combattre les accidens, les moyens qui ont été exposés en parlant des fractures en général.

B. *Fracture de l'extrémité inférieure du fémur.* — Quand la fracture occupe la partie inférieure du fémur, et que l'un des condyles se trouve détaché, il faut mettre le membre dans la position droite ordinaire, parce qu'alors le tibia soutient le condyle fracturé sur le même niveau que celui qui est resté intact. On applique sur l'articulation malade des sangsues et des cataplasmes émolliens, afin de prévenir ou diminuer l'inflammation. Ast. Cooper, dans ce cas, place le membre étendu sur un coussin, entoure le genou de plusieurs tours de bande, après quoi il met sous le genou une pièce de carton mouillé, longue d'environ seize pouces, et assez large pour rejoindre de chaque côté les bords de la rotule; il maintient ce morceau de carton par un bandage roulé. Quand l'appareil est sec, il reste adapté à la forme de l'articulation, et maintient exactement les fragmens. Six semaines après l'accident l'on imprime à l'articulation de légers mouvemens pour prévenir l'ankylose. Le même chirurgien rapporte une observation intéressante de fracture compliquée du condyle externe du fémur : on fit l'extraction d'une portion de ce condyle; la guérison fut si heureuse, que les mouvemens d'extension et de flexion du genou purent ensuite être exécutés sans douleur. Le malade était un enfant.

C. *Fracture du col du fémur.* — Protégé par une grande épaisseur de parties molles et par la saillie que le grand trochanter forme en dehors de la cuisse, le col du fémur est rarement le siége de fracture directe : il se brise le plus souvent par un contrecoup, effet d'une chute, tantôt sur le grand trochanter, et tantôt sur les pieds ou les genoux. Dans le premier cas, qui est le plus fréquent, il tend à se redresser sur le corps de l'os pour former avec lui un angle plus ouvert; la fracture commence à s'opérer par ses fibres inférieures. Dans le second, qui est beaucoup plus rare, il est déprimé par le poids du tronc; l'angle qu'il forme avec le corps de l'os tend à se fermer, et la fracture s'opère d'abord par sa partie supérieure. Sur trente observations de fractures du col du fémur, recueillies à la clinique de Desault, vingt-quatre dépendaient de chutes faites sur la hanche. Les causes qui, chez l'adulte, produisent la fracture du col du fémur peuvent, chez l'enfant, déterminer le décollement de la tête de l'os. On possède plusieurs observations de ce genre.

La fracture du col du fémur peut se rencontrer à sa partie moyenne, qui est la plus mince; à son extrémité supérieure, près de la tête de l'os; enfin à sa base, où il se réunit avec le corps et le grand trochanter. Dans ce dernier cas la fracture est presque toujours hors de l'articulation. Quelquefois le col du fémur est fracturé en même temps au-dessus et au-dessous du ligament capsulaire. M. Boyer a vu plusieurs exemples de cette double fracture. La fracture est le plus ordinairement transversale; rarement est-elle oblique. Dans certains cas, comme l'observe Bichat, le col reste enchâssé dans le corps de l'os fracturé, de manière qu'il lui présente une échancrure plus ou moins profonde. Simple le plus souvent, la fracture du col du fémur est parfois compliquée de celle du grand trochanter.

Il est très-difficile chez quelques malades de reconnaître l'existence de la fracture du col du fémur, et bien plus encore de déterminer le lieu précis où elle s'est effectuée.

Le malade éprouve, au moment de la chute, une douleur aiguë dans la hanche, et entend quelquefois un craquement manifeste : il ne peut ordinairement mouvoir la cuisse ni se relever. Néanmoins cette dernière circonstance n'existe pas toujours, et on a vu des malades pouvoir, après l'accident, regagner à pied leur habitation. M. Boyer rapporte l'observation d'un homme qui a pu marcher pendant plusieurs jours avec le secours d'un bâton, avant que les fragmens d'une fracture du col du fémur se fussent déplacés. On explique ces faits par l'engrénure des deux fragmens et par la résistance du ligament capsulaire qui les maintient en contact.

Le membre fracturé est presque constamment plus court que celui du côté sain : ce raccourcissement est en général moins considérable quand la fracture arrive en dedans de l'articulation, parce que le ligament capsulaire s'oppose jusqu'à un certain point au chevauchement des fragmens ; il est dû à la contraction des muscles qui tirent en haut le fragment inférieur, tandis que le supérieur est poussé en bas avec le bassin par le poids du tronc. Si l'on engage le blessé à lever le membre par un mouvement de totalité, il fait des efforts infructueux ; ou bien, s'aidant de ses mains, il parvient à fléchir légèrement la cuisse sur le bassin ; mais la jambe reste demi-fléchie sur la cuisse, et le talon n'abandonne pas le lit sur lequel il repose. Lorsqu'on exerce une légère traction sur le membre, on fait disparaître facilement le raccourcissement, lequel reparaît dès qu'on cesse de faire l'extension. La cuisse, plus courte, devient plus grosse, surtout à sa partie supérieure, et cela en raison de l'étendue de son raccourcissement ; le genou est légèrement fléchi et porté en dehors. Le grand trochanter paraît moins saillant ; il est plus élevé que celui de l'autre côté, et tiré en haut et en arrière vers la crête iliaque dont il s'est sensiblement rapproché. La fesse correspondante à la fracture est plus saillante et paraît plus haute que l'autre. Les mouvemens que l'on imprime au membre sont accompagnés de vives douleurs que les malades rapportent à la hanche et à l'aine. Si on appuie la main sur le grand trochanter, et qu'on imprime au membre des mouvemens de rotation sur son axe, on sent cette apophyse tourner sur elle-même, au lieu de décrire, comme dans l'état naturel, un arc de cercle dont le col du fémur est le rayon : ce signe est d'autant plus prononcé que la fracture se rencontre plus près de la base du col. Pendant les mouvemens qu'on imprime au membre, on entend quelquefois la crépitation. La pointe du pied est presque constamment tournée en dehors, de sorte que le talon vient se placer au-dessous ou au niveau de la malléole interne de l'autre côté, rarement au-dessus de cette apophyse. Amb. Paré, J.-L. Petit et Desault assurent avoir vu des cas où la pointe du pied était tournée en dedans. Si le fait est exact, il doit être extrêmement rare, et l'on est étonné de voir Desault établir que dans les fractures du col du fémur la direction du pied en dehors est à celle en dedans comme 8 : 1. M. Boyer, dont la pratique et l'expérience sont si étendues, n'a jamais vu dans ces fractures la pointe du pied dirigée en dedans. J'ai certainement vu plus de soixante fractures du col du fémur, et j'avouerai ne pas avoir observé un seul exemple de la rotation du pied en dedans; seulement, sur une vieille femme apportée à l'hôpital Saint-Louis pour y être traitée d'une fracture du col du fémur, j'ai observé la pointe du pied dirigée directement en avant, et n'ayant pas plus de tendance à se renverser en dehors qu'en dedans.

On a attribué le renversement du pied à l'action des muscles rotateurs de la cuisse en dehors : bien qu'ils puissent y contribuer, la principale cause paraît être le poids du pied, dont la pointe est ordinairement portée dans ce sens.

On voit d'après ce qui précède, que l'ensemble, ou au moins la réunion de plusieurs des signes énoncés, est nécessaire pour qu'on puisse établir d'une manière positive le diagnostic des fractures du col du fémur. En comparant les symptômes de ces fractures avec ceux des diverses espèces de luxations de la hanche, il est facile de distinguer ces maladies que les anciens semblent avoir confondues. Quand il n'y a point de déplacement entre les fragmens, le membre conserve sa conformation et sa longueur; aussi est-il presque impossible alors de reconnaître l'existence de la fracture. On doit, dans ces cas difficiles, se conduire comme s'il y avait fracture, combattre la douleur, l'irritation et le gonflement des parties molles par le repos, les antiphlogistiques, les applications émollientes; s'abstenir de toute recherche imprudente pour s'assurer de la nature de l'affection. Plus tard, quand le déplacement des fragmens se manifeste, on a recours aux moyens contentifs qui seront indiqués.

La fracture du col du fémur, quelque simple qu'on la suppose, est ordinairement compliquée d'une contusion plus ou moins profonde dans les parties molles voisines de l'articulation : quelquefois elle est comminutive, comme on l'observe après les plaies d'armes à feu.

Cette fracture est une maladie grave, en cela qu'il est très-difficile d'obtenir la guérison sans raccourcissement du membre et sans claudication. Plusieurs chirurgiens ont pensé qu'elle n'était point susceptible de consolidation, soit parce que la matière du cal était dissoute par la synovie, soit à raison du défaut de périoste sur le col. Mais on sait ce qu'on doit penser de cette prétendue dilution du suc osseux, et les anatomistes savent très-bien que le tissu fibreux épais qui entoure le col du fémur est un véritable périoste. Les observations anatomico-pathologiques ont appris à ce sujet, 1° que les fractures du col du fémur sont susceptibles de consolidation comme les autres; 2° que cette consolidation peut avoir lieu sans chevauchement des fragmens et sans raccourcissement du membre : le plus souvent, néanmoins, les fragmens sont réunis d'une manière vicieuse, et chevauchent l'un sur l'autre, ce qui produit le raccourcissement du membre; 3° que, dans certains cas, il se forme entre les fragmens une fausse articulation : alors, tantôt les bouts de l'os sont réunis par une substance fibreuse intermédiaire, ce qui est plus rare, tantôt ils restent complétement isolés et baignés dans un liquide sanieux, sanguinolent ou d'apparence huileuse. Cette dernière altération se rencontre surtout lorsque l'accident est arrivé à des personnes âgées, débilitées ou scorbutiques. Chez elles on voit parfois la tête du fémur détruite à sa partie inférieure et changée en une calotte creuse, dans laquelle se trouve reçue l'extrémité du col qui s'est arrondie et couverte de substance éburnée. J'ai présenté, il y a quelques années, avec M. Béclard, à la Faculté de Médecine, une collection nombreuse de fractures du col du fémur, sur lesquelles on peut vérifier les diverses altérations pathologiques dont je viens de faire mention.

Quand le col du fémur est rompu près de sa tête, et que la substance fibreuse qui l'entoure est complétement déchirée, la nutrition du fragment supérieur est languissante; elle ne se fait que par les petites artères qui accompagnent le ligament rond, et dans ce cas il peut arriver que le fragment supérieur ne soit pas assez vivant pour fournir à la consolidation. Le travail réparateur n'a lieu que sur l'extrémité du fragment inférieur qui se couvre de végétations osseuses : la réunion ne s'opère point ; il se forme une articulation contre nature.

D'après ce qui précède, on peut expliquer la différence d'opinion qui existe entre les auteurs, relativement à la guérison des fractures du col du fémur. Ceux en effet qui n'ont presque jamais observé cette fracture que sur des vieillards, ou qui n'ont employé, pour la maintenir réduite, que des moyens insuffisans, comme Platner, Ludwig, Louis, Sabatier, ont prétendu qu'elle n'était pas susceptible de réunion, ou que la consolidation était toujours vicieuse, et que la claudication en était la suite inévitable. Les chirurgiens, au contraire, qui, comme Desault, MM. Boyer et Richerand, ont eu l'occasion de traiter cette fracture chez des individus de différens âges, et ont employé des appareils plus convenables, ont émis l'opinion que professent aujourd'hui la plupart des praticiens, celle que démontrent les recherches d'anatomie pathologique dont j'ai donné le précis.

Le traitement consiste à réduire la fracture, à la maintenir réduite, et à prévenir ou combattre les accidens.

La réduction est en général aussi facile à opérer que difficile à maintenir. La contre-extension doit être faite par une ou deux personnes qui retiennent le bassin avec leurs mains ou une alèze qu'on passe sous la cuisse du côté malade. Un aide, après avoir saisi le pied, fait l'extension en tirant d'abord suivant le sens du déplacement, et en ramenant ensuite le membre à sa longueur et à sa direction naturelle. Ici la coaptation est à peu près inutile, à raison de l'épaisseur des parties molles qui entourent l'articulation coxo-fémorale. Cependant le chirurgien doit, dans quelques cas, soulever le grand trochanter et le diriger en avant, pour faire cesser la tension de la partie postérieure du ligament capsulaire, et faciliter la réduction.

La position demi-fléchie à la manière de Pott est sujette à des inconvéniens encore plus graves que dans la fracture du corps de l'os. La position demi-fléchie sur un double plan incliné est meilleure. Quelques chirurgiens d'un grand mérite l'emploient d'une manière presque exclusive ; ils la préfèrent à la position droite, à cause du peu d'incommodité qu'en éprouve le malade, et des résultats plus ou moins avantageux qu'ils en obtiennent. Cependant il n'est guère possible, par cette position, à moins que les fragmens ne restent engrenés l'un dans l'autre, d'obtenir une réunion exempte de difformité et de raccourcissement. Nous l'avons employée et vu employer sur plusieurs malades, et constamment nous avons observé un raccourcissement qui, chez quelques-uns, n'était que de trois à quatre lignes, mais qui avait chez d'autres jusqu'à quinze et vingt lignes.

L'extension du membre nous semble préférable, parce qu'il est possible, en l'employant, de guérir sans raccourcissement, comme Desault, MM. Boyer et Richerand, et quelques autres auteurs en rapportent des observations. Cependant il faut convenir qu'on a beaucoup exagéré les avantages de cette dernière position, et que, dans la plupart des cas, elle ne prévient qu'incomplétement le raccourcissement.

Il est peu de fractures pour lesquelles on ait imaginé un aussi grand nombre d'appareils contentifs que pour celle qui nous occupe. L'extrême difficulté qu'on éprouve à maintenir la réduction a de tout temps exercé le génie inventif des chirurgiens; mais les procédés qu'ils ont employés n'ont en général rempli que bien imparfaitement les vues qu'ils s'étaient proposées. Tous ces procédés ont été analysés avec beaucoup de sagacité, et appréciés à leur juste valeur par l'un de nos meilleurs chirurgiens, qui a choisi la fracture du col du fémur pour sujet de sa dissertation inaugurale.

On a reconnu l'insuffisance de la plupart d'entre eux, comme le spica de l'aine, le bandage à dix-huit chefs, la gouttière de fer blanc garnie de futaine, de Fabrice de Hilden, la réduction opérée chaque jour, l'étrier de Bruninghausen, le procédé qui consiste à fixer le tronc du malade à la tête du lit et à attacher l'extrémité inférieure du membre au pied, etc.

Il est nécessaire d'employer un appareil qui agisse en sens contraire au déplacement, et dont l'action soit permanente. Les appareils à extension continuelle sont seuls capables de remplir cette indication. Ils ne peuvent prévenir le raccourcissement du membre qu'autant qu'ils tiennent constamment les fragmens dans un rapport exact, et qu'ils les tirent continuellement en sens contraire, de manière à suppléer véritablement à l'os rompu, jusqu'à ce que la consolidation soit opérée.

Diverses machines à extension continuelle ont été imaginées pour maintenir les fractures obliques du corps du fémur et celles du col de cet os. Tels sont le lit d'Hippocrate, le glossocome, la machine de Bellocq, celle de Nook, etc. Vermandois, connaissant parfaitement les indications que réclame la fracture du col du fémur, avait imaginé un appareil à extension continuelle, plus avantageux que ceux dont on s'était servi avant lui, et qui a beaucoup de ressemblance avec celui de Desault. Cependant c'est à ce dernier chirurgien qu'est généralement resté l'honneur d'avoir le premier employé le meilleur appareil. « Desault, dit un célèbre écrivain, sentit l'insuffisance de ces procédés, et imagina un appareil à extension continuelle, qui l'emporte beaucoup, par sa simplicité, sur tous ceux employés jusqu'à lui. » Persuadé que l'indication la plus importante était de faire une seule pièce du bassin, de la cuisse, de la jambe et du pied, de manière que ces parties, tirées en sens contraire, conservassent entre elles les mêmes rapports et ne pussent exécuter de mouvemens partiels, voici l'appareil qu'il inventa pour la remplir.

Une longue et forte attelle qui s'étend de la crête de l'os des iles au delà de la plante du pied, en constitue la partie principale. Large de deux pouces environ, ses extrémités sont échancrées en croissant, et présentent chacune une ouverture en forme de mortaise. On commence par couvrir la cuisse avec des compresses trempées dans une liqueur résolutive; on entoure le pied d'une bande roulée, médiocrement serrée; on place sur tout le membre le bandage à bandelettes séparées, préalablement posé sur un drap fanon qui doit s'étendre depuis le pied jusqu'à la hanche. Avant de fixer la grande attelle le long de la partie externe de l'extrémité malade, on l'enveloppe dans le bord externe du drap fanon, puis on se procure deux bandes de toile forte, longues chacune d'une aune et demie environ. On place la partie moyenne de l'une de ces bandes au côté supérieur interne de la cuisse malade, après l'avoir garnie, ainsi que la tubérosité de l'ischion, de compresses longuettes qui rendent moins douloureuse la pression que le premier laq doit exercer sur les muscles droit interne et adducteurs : on en ramène obliquement les extrémités, l'une devant, l'autre derrière le membre, jusque vers la hanche du même côté. L'une de ces deux extrémités est passée dans la mortaise du bout supérieur de l'attelle, puis on les arrête, en les nouant sur l'échancrure qui est au-dessus de cette ouverture. On enveloppe d'une compresse la partie inférieure de la jambe : on applique dessus cette compresse le milieu de la seconde bande, qu'on fait passer derrière et au-dessus des malléoles, pour en ramener les extrémités vers le coude-pied : là on les croise pour les conduire vers la plante, où elles sont de nouveau croisées, puis ramenées en dehors vers l'extrémité inférieure de l'attelle. On passe alors un des chefs de la bande dans l'ouverture dont cette extrémité est percée, et l'autre dans l'échancrure ; on la noue avec force, de sorte qu'en même temps qu'elle tire en bas le fragment inférieur, elle pousse l'autre extrémité de l'attelle contre le laq supérieur, qui entraîne ainsi en haut le bassin avec le fragment supérieur. Cela fait, on place au côté interne du membre une seconde attelle, qu'on a roulée dans le bord interne du drap fanon, et qui doit s'étendre de la partie interne du pli de la cuisse au delà de la plante du pied. Une troisième attelle est placée sur la partie antérieure de la cuisse, et s'étend en haut, au devant de l'abdomen, sans descendre au delà du genou. On entoure le bassin d'un bandage de corps qui fixe l'extrémité supérieure des attelles antérieure et externe. Il est lui-même retenu par un sous-cuisse placé du côté sain.

On empêche le renversement du pied, soit en dedans, soit en dehors, en passant sous sa plante une bandelette dont on ramène et croise les chefs sur le dos de cet organe, pour les fixer sur l'extrémité inférieure des attelles interne et externe. L'appareil est assujetti par des laqs placés au nombre de trois sur la cuisse, et de deux sur la jambe. Il faut avoir eu soin de mettre sous les attelles des coussinets de balles d'avoine destinés, comme dans les autres fractures, à remplir les vides, et à rendre la pression uniforme et régulière sur toute la longueur du membre. L'appareil de Desault, tel qu'il vient d'être décrit, a réussi dans un grand nombre de cas : dans d'autres il n'a point empêché le raccourcissement du membre. Ces non-succès, comme l'observe M. Richerand, tiennent sans doute aux défauts qu'un examen attentif ne tarde pas à faire apercevoir.

Le laq supérieur agissant obliquement de bas en haut et de dedans en dehors, une grande partie de son action se trouve perdue : de plus, ce laq se roule sur lui-même, et exerce une compression douloureuse sur les muscles de la partie interne de la cuisse. Ces muscles comprimés se contractent spasmodiquement, et tendent à faire remonter le fragment inférieur. Le laq supérieur ne peut réellement pas prendre un point d'appui sur la tubérosité de l'ischion, comme Desault se l'était proposé. Cette éminence arrondie, recouverte de parties molles épaisses, peu saillante, surtout pendant l'extension de la cuisse, élude facilement son action; le laq, agissant fortement sur la peau, détermine une inflammation fort douloureuse, cause des ulcérations plus ou moins profondes, et parfois la gangrène des parties sur lesquelles il porte. Le laq inférieur présente, à peu de chose près, les mêmes inconvéniens : comme le supérieur, il agit obliquement, porte le pied en dehors, et tend à effectuer le déplacement suivant la circonférence du membre. La compresse dont on entoure la partie inférieure de la jambe n'empêche qu'imparfaitement la pression douloureuse qu'exerce le laq inférieur, lequel se roule comme le supérieur et agit comme une sorte de corde sur les parties qu'il entoure. Des ulcérations, des escarres gangréneuses, la dénudation du tendon d'Achille et des tendons des extenseurs des orteils, ont été dans quelques cas le résultat de sa pression. C'est surtout sur le coude-pied, le tendon d'Achille et les malléoles que se fait sentir plus vivement son action douloureuse. Le bandage de Desault, étant sujet à se relâcher, comme tous les appareils construits avec des bandes de toile, a besoin d'être souvent réappliqué; et de plus, l'effort extensif ne peut être gradué à volonté.

M. Boyer, en imaginant une machine à extension continuelle, a eu pour but de faire disparaître plusieurs des inconvéniens qu'on reproche avec raison aux appareils de Vermandois et de Desault. Son appareil mécanique se compose d'une attelle, d'une semelle et d'un sous-cuisse. « L'attelle, longue de quatre pieds, large de trois travers de doigt, épaisse de quatre à cinq lignes, est construite avec un bois dur et peu flexible : dans la moitié à peu près de sa longueur elle présente une fente, large d'environ un demi-pouce, dont l'extrémité est recouverte d'une garniture de fer. Les côtés de cette garniture embrassent les bords de l'attelle, et y sont fixés par des clous à vis. Le côté mitoyen offre dans sa partie moyenne un tourillon percé d'une ouverture ronde, lisse, dans laquelle tourne librement l'extrémité d'une vis de rappel qui règne dans toute la longueur de la fente de l'attelle, et dont l'autre extrémité appuie et tourne sur le fond de cette fente garni d'une plaque de fer. La partie de la vis qui dépasse le tourillon est carrée, et s'engage dans une clef à manivelle qui sert à faire tourner la vis. Cette vis traverse un écrou mobile, logé dans la fente de l'attelle et aux extrémités duquel se trouvent deux plaques carrées qui glissent sur les faces de l'attelle. Les deux plaques et l'écrou sont percés d'une ouverture perpendiculaire à celle qui reçoit la vis, et dans laquelle passe un clou à vis qu'on serre avec un écrou à six pans, au moyen duquel on fixe sur celle des plaques qui est interne une branche d'acier propre à porter la semelle. Cette branche est formée de deux parties réunies à angle droit, et dont l'une est parallèle à l'attelle et l'autre lui est perpendiculaire. La première, carrée, est percée d'un trou dans lequel passe la vis qui traverse l'écrou, et qui sert à la fixer contre la plaque interne de cet écrou; la seconde, longue de six pouces, large de huit à dix lignes, est percée dans toute sa longueur d'une fente propre à recevoir le tenon de la semelle, et porte vers ses extrémités, sur la face qui correspond au pied, deux tenons qui reçoivent les supports dont il va être parlé. Ces supports sont deux tiges de fer aplaties, longues de six pouces, un peu recourbées en sens contraire, de manière que la convexité de l'une regarde celle de l'autre. Leur extrémité supérieure est percée d'une fente longue de deux pouces dans laquelle est reçu le tenon qui sert à la fixer à la hauteur convenable, au moyen d'un écrou à oreille.

L'extrémité supérieure de l'attelle est garnie d'une pièce de fer du milieu de laquelle s'élève un tenon qui reçoit la partie horizontale d'un crochet composé de deux parties réunies à angle droit. De ces parties l'une est verticale, parallèle au plan de l'attelle, et s'engage dans un gousset que présente le sous-cuisse; l'autre est horizontale, perpendiculaire au plan de l'attelle, et percée d'une fente longitudinale dans laquelle s'engage le tenon de l'extrémité supérieure de l'attelle, qui sert à fixer le crochet dans l'endroit qu'on juge convenable, au moyen d'un écrou à oreille.

La semelle est de fer battu, couverte de peau de chamois, et garnie vers le talon d'une large courroie de peau douce, fendue dans presque toute sa longueur en deux lanières, au moyen desquelles on la fixe en les tournant autour du pied et de la partie inférieure de la jambe : elle porte, sur celle de ses faces qui regarde l'extrémité inférieure de l'attelle, deux tenons qui servent à la fixer à la branche de l'attelle.

Le sous-cuisse est composé de deux parties qui se réunissent à angle aigu. Ce sont deux courroies de cuir assez fort, larges de deux travers de doigt, recouvertes de peau de mouton et rembourrées de laine: l'une est assez longue pour entourer obliquement la partie supérieure de la cuisse, sans garniture vers son extrémité, et percée de trous; l'autre n'a que trois pouces de longueur, et son extrémité est garnie d'une boucle à un seul ardillon. Sur la face externe du sous-cuisse, à l'endroit où ses deux portions se réunissent, est fixé solidement un morceau de cuir épais, demi-circulaire, qui forme un gousset dont l'ouverture est tournée en bas, et dans lequel est reçue la portion verticale du crochet.

Avant d'appliquer cette machine, on place sous le membre la pièce de linge appelée porte-attelle et les cinq liens ordinaires. On applique ensuite un coussinet rempli de coton sur la tubérosité de l'ischion, afin de bien matelasser les parties sur lesquelles doit porter le sous-cuisse. On donne à celui-ci une direction assez rapprochée de la verticale pour qu'il ne soit pas exposé à se porter trop en dehors sur la face interne de la cuisse; on égalise la plante du pied et le bas de la jambe, avec de la ouate de coton, et l'on applique la semelle, dont on conduit obliquement les deux lanières autour de la jambe; on fixe encore plus solidement cette dernière partie de l'appareil en entourant avec une bande de deux aunes le bas de la jambe, les lanières, le pied et la semelle; cela fait, on procède à la réduction de la fracture, puis on engage le crochet de l'extrémité supérieure de l'attelle dans le godet du sous-cuisse, et en tournant la vis de rappel de droite à gauche, on fait remonter l'écrou et la branche, pour attacher cette dernière à la semelle. Après avoir assujetti la semelle, on roule des attelles ordinaires aux deux extrémités du porte-attelle; on replace la clef à manivelle, et, faisant tourner la vis de rappel de gauche à droite, on fait descendre l'écrou et la semelle, et par conséquent on pratique l'extension, tandis que l'impulsion que l'attelle reçoit vers le haut tend le sous-cuisse, assujettit le bassin et fait la contre-extension. On place ensuite les remplissages sous les attelles interne et antérieure, entre l'attelle mécanique et le côté externe du membre, et entre la face postérieure de ce même membre et les liens; on assujettit le tout par ces derniers.

On voit que cette machine, construite d'après les règles que l'on doit suivre dans la confection des appareils à extension continuelle, remplit mieux qu'aucune autre le but qu'on s'est proposé pour maintenir exactement en rapport les fragmens dans les cas de fracture du col du fémur; cependant, quelque ingénieuse qu'elle soit, elle n'est point exempte de plusieurs inconvéniens graves. « Nous sommes bien loin de croire, dit M. Boyer, que ce procédé ni tout autre soit capable d'exécuter sans inconvénient l'extension permanente, et que par cette méthode on doive obtenir la guérison de la fracture du col du fémur aussi parfaitement que celle de toute autre fracture. » Dans quelques cas où la consolidation paraissait achevée et les deux membres de même longueur, les malades ont éprouvé des douleurs dans l'articulation de la hanche, et le raccourcissement s'est manifesté. Chez d'autres, à raison de l'extrême délicatesse de la peau, ou de son peu de vitalité, la compression des laqs extenseurs a déterminé de vives douleurs, de l'inflammation et des escarres gangréneuses; c'est surtout chez les femmes, les vieillards et les individus débilités, qu'on doit redouter ces accidens. Souvent on a été obligé de renoncer à l'emploi de tout appareil à extension continuée, et de se borner à l'application de l'appareil contentif ordinaire, ou à la simple position du membre, soit dans l'extension, soit dans la demi flexion; cependant les inconvéniens qu'offrent les appareils à extension continuelle ne paraissent pas suffisans pour les faire abandonner entièrement.

Les fractures très-obliques du corps du fémur, celles des os de la jambe, exigent quelquefois l'application de ces appareils. L'extension continuée conserve alors au membre fracturé sa longueur naturelle, et empêche que les bouts pointus des fragmens ne s'enfoncent dans les chairs et ne percent les tégumens. Elles diminuent aussi l'irritation dans les fractures comminutives, en s'opposant au déplacement des esquilles.

L'appareil à extension étant appliqué, on devra le visiter fréquemment, serrer les bandes à mesure qu'elles se relâchent, examiner si les parties sur lesquelles les laqs prennent leur point d'appui sont suffisamment garnies, et ne sont pas enflammées, excoriées ou ulcérées, etc. Lorsque l'appareil est bien appliqué, les mouvemens auxquels les malades sont obligés de se livrer pour satisfaire à leurs besoins naturels ne peuvent déranger les fragmens. Pour rendre ces mouvemens plus faciles, on peut, suivant le précepte de M. Richerand, passer sous le bassin une petite sangle dont les extrémités relevées et réunies tiennent à une corde engagée dans les poulies d'une moufle qu'on accroche au plancher ou au ciel du lit. En saisissant la corde, les malades peuvent se soulever par un effort très-peu considérable.

La consolidation de la fracture du col du fémur étant plus longue à se faire que celle du reste de l'os, il est nécessaire de tenir le membre plus long-temps dans l'appareil. Celui-ci ne sera levé qu'au bout de deux mois, et l'on attendra la fin du troisième avant de permettre au malade de se lever et de marcher en s'aidant de béquilles. Quand la fracture du col du fémur est accompagnée d'accidens, on doit avoir recours aux moyens qui ont été indiqués en pareil cas.

18. *Fractures de la rotule.* — Les fractures de la rotule sont ordinairement transversales, quelquefois obliques, et très-rarement longitudinales. Les fractures longitudinales et celles qui sont comminutives sont toujours le résultat de l'action d'un corps extérieur, comme une chute ou un coup, et sont assez souvent compliquées de plaie et d'épanchement de sang dans l'articulation. Les fractures transversales peuvent dépendre des mêmes causes, ou bien être produites par la contraction des muscles extenseurs de la jambe. On a vu des personnes se fracturer la rotule en faisant de violens efforts pour prévenir une chute en arrière, le tronc étant renversé dans ce sens, et la cuisse plus ou moins fléchie sur la jambe; d'autres fois cette fracture a été produite par l'action de donner un coup de pied, de sauter, etc. Dans ces différens cas, à l'instant de l'accident, la cuisse se trouve demi-fléchie sur la jambe : la rotule appuie sur la partie antérieure des condyles du fémur, seulement par un point de sa face postérieure; et comme dans cette position le ligament rotulien et le tendon des muscles extenseurs de la jambe ne se trouvent plus dans la même direction, mais tendent à se réunir en formant un angle saillant en avant, il en résulte qu'ils tirent obliquement en arrière les extrémités supérieure et inférieure de la rotule, laquelle n'étant soutenue que par sa partie moyenne, tend à se fléchir et se rompt. On a souvent méconnu cette cause de la fracture de la rotule, parce que

la chute sur les genoux, qui la suit immédiatement, en a imposé, et a fait croire que la fracture en était le résultat, tandis qu'elle en est réellement la cause. On prétend que la fracture de la rotule par l'action musculaire est plus fréquente chez les danseurs, les sauteurs. Dans quelques circonstances rares la rotule peut être brisée par l'action musculaire, lorsque la jambe est étendue sur la cuisse. On a vu des malades se fracturer cet os pendant des convulsions. Dans ce cas le ligament rotulien, la rotule et le tendon des extenseurs de la jambe, représentent une sorte de corde fortement tendue, qui se brise à sa partie moyenne.

Le plus ordinairement la fracture de la rotule est produite par un choc. On a prétendu que dans les chutes sur les genoux, la rotule n'était soutenue que par ses deux extrémités; en haut, par les condyles du fémur, et en bas par l'extrémité supérieure du tibia, et que rencontrant le sol par sa partie moyenne, elle devait se briser très-facilement entre ses deux points d'appui; mais quand on examine la situation de la rotule pendant la flexion de la jambe, on voit que cet os repose entre les deux condyles du fémur, ne touche point le tibia, que par conséquent il ne porte pas à faux. Il vaut mieux admettre que la contraction violente et involontaire qu'éprouvent les muscles extenseurs de la jambe, à l'instant de la chute, concourt avec la percussion imprimée par le sol à opérer la solution de continuité de l'os.

Quand la fracture de la rotule est comminutive, l'articulation du genou a éprouvé une forte commotion; le sang qui s'écoule des vaisseaux rompus s'infiltre dans les parties molles voisines, et s'épanche en même temps dans la capsule synoviale. Cette dernière peut même être ouverte, circonstance qui aggrave beaucoup le pronostic de la maladie.

Les fractures longitudinales de la rotule ne peuvent être déterminées que par un corps anguleux dont la saillie agit suivant la longueur de l'os. Lamotte en rapporte une observation. Chez son malade la jambe était légèrement fléchie, et les fragmens de la rotule un peu écartés latéralement : probablement que cet écartement est produit par les expansions aponévrotiques qui se fixent sur les côtés de la rotule, et entraînent les fragmens en arrière pendant la flexion de la jambe.

Dans les fractures simples de la rotule, la couche fibreuse qui revêt sa face antérieure est conservée, ou bien a été rompue. Dans le premier cas, les fragmens retenus par cette membrane sont peu distans l'un de l'autre. Dans le second, ils peuvent se trouver fort éloignés et à plusieurs pouces de distance. Lorsque la couche fibreuse a été conservée, son tissu, peu susceptible de résistance, s'allonge, et les plus légers mouvemens de la jambe suffisent pour déterminer sa rupture. Alors les fragmens s'écartent, l'articulation n'étant plus soutenue se fléchit brusquement, et le malade tombe. M. Richerand rapporte l'observation d'un jeune homme qui ressentit en dansant une douleur légère et un bruit sourd dans le genou droit; quelques minutes après, comme il se promenait dans la salle, il entendit dans la même articulation un craquement nouveau : au même instant il tomba et ne put se relever. L'écartement des pièces osseuses est opéré d'une part par l'action des muscles extenseurs qui entraînent en haut le fragment supérieur, et de l'autre par la flexion de la jambe qui tire en bas le ligament rotulien et le fragment inférieur auquel il s'attache.

Lorsque la fracture de la rotule est produite par l'action musculaire, le malade éprouve dans le genou une vive douleur, accompagnée d'un craquement particulier; il tombe et ne peut se relever; la chute arrive immédiatement après la fracture ou quelques instans plus tard. Si on relève le malade, et qu'il cherche à faire quelques pas en avant, il tombe de nouveau; mais il peut marcher à reculons, en traînant le pied sur le sol, et parcourir un certain espace. M. Richerand cite une observation où ce mode de progression fut long-temps soutenu par le malade. La partie antérieure du genou offre une dépression à la place de la saillie formée par la rotule, dans l'état naturel. On sent, à travers la peau, les deux fragmens qui peuvent être mus isolément; le supérieur est remonté au-dessus de l'articulation, l'inférieur est un peu plus bas que la partie correspondante de la rotule de l'autre genou. Si on fléchit la jambe, l'écartement augmente; si, au contraire, on l'étend en même temps qu'on fléchit la cuisse sur le bassin, il diminue, les fragmens se rapprochent, et on peut les faire se toucher et déterminer de la crépitation en leur imprimant des mouvemens latéraux en sens opposés. Il est quelquefois impossible de reconnaître la fracture quand les fragmens sont peu écartés, et que le gonflement des parties molles est considérable.

On croit généralement que la rotule fracturée n'est point, comme les autres os, susceptible de se consolider par la formation d'un cal osseux; que les fragmens sont réunis par une substance fibro-celluleuse courte, épaisse et résistante quand on les a maintenus en contact ou à un petit intervalle; longue, mince et très-extensible, si on n'a pu les tenir rapprochés. Telle est l'opinion adoptée par l'illustre Camper, Pibrac et la plupart des membres de l'ancienne Académie de Chirurgie, Callisen et beaucoup de chirurgiens de nos jours. Que penser des hypothèses émises sur la cause de cette non-consolidation, attribuée par les uns à la dilution du suc osseux par la synovie de l'articulation, ou au défaut de périoste sur la surface postérieure de la rotule; et par d'autres à l'introduction entre les fragmens du paquet vasculaire et graisseux, qui est situé derrière le ligament rotulien? M. Richerand a mieux expliqué l'impossibilité d'obtenir une cicatrice osseuse dans le plus grand nombre des cas, en faisant voir qu'elle dépendait de l'extrême difficulté qu'on éprouve à maintenir les fragmens dans un contact immédiat. « La substance fibreuse qui recouvre la rotule, dit-il, plus ou moins tiraillée dans l'endroit qui répond à la solution de continuité de l'os, s'engorge, s'épaissit et remplit cet intervalle. » C'est, en effet, cette substance, unie à la lymphe coagulable qu'exhalent les parties déchirées, enflammées, qui concoure à former l'espèce de ligament accidentel qui réunit les deux pièces de la rotule dans la presque totalité des cas : ce que j'ai constaté par la dissection de plusieurs pièces d'anatomie pathologique.

Il est bien démontré néanmoins que la réunion osseuse des fragmens de la rotule fracturée peut avoir lieu, très-rarement à la vérité. M. Lallement possède une rotule sur laquelle les deux fragmens sont réunis par un cal osseux. Une semblable pièce pathologique, dont j'avais fait la dissection avec M. A. Beclard, est déposée dans la collection de l'École de Médecine.

La substance fibreuse, au moyen de laquelle se fait le plus ordinairement la réunion des fragmens de la rotule, est d'une structure semblable à celle de son ligament inférieur. Ses fibres sont blanches, ténues, peu extensibles, longitudinales, moins prononcées cependant que celles du ligament rotulien. Elle est d'autant plus épaisse, moins extensible, et par conséquent d'autant plus propre à transmettre au fragment inférieur et au ligament rotulien l'action des muscles extenseurs de la jambe, qu'elle a moins de longueur. Aussi, quand les fragmens sont réunis à une très-petite distance, la force de l'articulation n'est point sensiblement affaiblie : quand, au contraire, l'écartement est considérable, cette substance représente une membrane fibro-celluleuse, longue, fort mince, incapable de transmettre à la jambe la contraction de ses extenseurs ; l'articulation perd de sa solidité, et les malades ne marchent qu'en traînant péniblement leurs membres, surtout sur un sol inégal ; ils se heurtent continuellement, et sont sans cesse menacés de tomber. L'action de monter un escalier, qui exige des mouvemens répétés de flexion et d'extension du genou, est encore plus pénible pour eux. De tout temps on a remarqué que les personnes qui avaient une fracture de la rotule mal consolidée descendent bien plus facilement qu'elles ne montent sur un plan incliné.

Le but qu'on doit se proposer dans le traitement des fractures de la rotule est donc d'obtenir, sinon une réunion immédiate, au moins une substance fibreuse intermédiaire courte et épaisse, capable de transmettre efficacement à la jambe l'action des muscles triceps et droit antérieur de la cuisse. Ravaton, Pott, Bell, Flajani, pensent que l'écartement des fragmens, loin de nuire aux mouvemens du genou, les favorise au contraire. En conséquence ils conseillent de n'employer aucune espèce de bandage pour le prévenir ; de mettre le membre dans la position demi-fléchie, et de lui imprimer des mouvemens, dès que les accidens inflammatoires sont dissipés, afin de prévenir l'ankylose du genou. On ne saurait admettre l'opinion et suivre les préceptes de ces auteurs. La première chose à faire est de donner au membre une position telle que les fragmens se rapprochent autant que possible ; de maintenir la jambe fortement étendue sur la cuisse, afin de relâcher le ligament rotulien, et de permettre au fragment inférieur de remonter ; de fléchir la cuisse sur le bassin pour relâcher les muscles extenseurs de la jambe, et empêcher qu'ils n'entraînent en haut le fragment supérieur. On maintient le membre dans cette position en établissant avec des oreillers un plan incliné sur lequel il repose dans toute sa longueur du talon vers la fesse. Valentin, Sabatier, M. Richerand et quelques chirurgiens modernes pensent qu'il suffit de mettre le membre dans cette position, et que l'application de tout appareil est inutile. Ces auteurs citent des observations de fractures de la rotule guéries par le secours de la seule position. J'ai été témoin à l'hôpital Saint-Louis, où l'on emploie exclusivement cette méthode, de faits qui viennent à l'appui de leur opinion, et m'ont convaincu que, dans le plus grand nombre des cas, on peut se dispenser d'employer aucun bandage : on se contente seulement de s'opposer à la flexion involontaire du genou, en passant transversalement au-devant de la partie inférieure de la cuisse un drap plié en huit, dont on lie les extrémités de chaque côté du bois de lit. Ce drap, en retenant la cuisse solidement appuyée sur le plan incliné, empêche la flexion de la jambe et l'écartement des fragmens.

On a employé pour maintenir les fragmens le kiastre, espèce de bandage en 8 de chiffre, fait avec une bande roulée à deux globes, qui se croisent alternativement sous le jarret, et dont les circonvolutions passent au-dessus et au-dessous de la rotule qu'elles embrassent. Ce bandage, ne comprimant qu'une portion du membre, détermine l'engorgement du pied et de la jambe. En outre, son action oblique, par rapport aux fragmens, est presque entièrement perdue pour les rapprocher ; elle produit une pression douloureuse et des excoriations dans les parties sur lesquelles elle porte. Ce dernier inconvénient n'est qu'imparfaitement évité par les gouttières de carton, les compresses épaisses que l'on a proposé de placer sous le jarret : si on serre trop le bandage, les malades ne peuvent le supporter sans les plus graves inconvéniens ; si on ne lui donne pas une constriction suffisante, il se relâche, les fragmens glissent au-dessous et éludent son action.

La simple position du membre ne suffit pas si le malade est indocile ou si c'est un enfant. Il faut, pour assurer la position et le repos, employer un bandage unissant, lequel agit en sens opposé des muscles qui écartent les fragmens, empêche l'engorgement du membre sur lequel il opère une compression douce et uniforme, et concourt puissamment avec la position à procurer la réunion la plus avantageuse. Pour l'appliquer, un aide saisit le pied et soulève la totalité du membre, pendant qu'un autre assujettit solidement le bassin. Le chirurgien étend le long de la partie antérieure de la jambe une bandelette plus longue que le membre et un peu plus large que la rotule : il la fixe par plusieurs tours de bande au devant de l'extrémité inférieure du membre, en relève l'extrémité inférieure et fait sur elle de nouvelles circulaires; il remonte ensuite par des doloires le long de la jambe jusqu'au dessous du genou; il confie alors à un aide la bande dont il vient d'employer une partie : il tend la peau qui couvre la rotule, de peur que, plissée en travers, elle ne s'engage entre les fragmens; il met ceux-ci en contact et place obliquement au-dessus et au-dessous deux compresses épaisses et longuettes dont les extrémités croisées sont ramenées vers le jarret; après quoi il étend la bandelette au devant du genou et de la cuisse, reprend la bande roulée, assujettit les compresses autour du genou par plusieurs croisés obliques en 8 de chiffre, et finit par arrêter l'extrémité supérieure de la bandelette autour de la cuisse, par des circulaires qu'il fait remonter jusque vers la région inguinale, jusqu'à ce que la bande soit épuisée. Il a eu soin de renverser l'extrémité supérieure de la bandelette pour la fixer plus solidement, comme il l'avoit fait pour l'inférieure. Il entoure ensuite le pied d'une petite bande roulée, et place derrière la partie postérieure du membre un paillasson de balles d'avoine, soutenu par une forte attelle qui doit s'étendre depuis la fesse jusqu'au talon. Il enveloppe enfin tout l'appareil d'un bandage roulé qui, fixant invariablement le membre sur l'attelle, s'oppose à la flexion de la jambe sur la cuisse. Quelques chirurgiens, au lieu d'une seule bandelette étendue tout le long de la partie antérieure du membre, en emploient deux, l'une qu'ils fixent au-dessus et l'autre au-dessous de la fracture. Les extrémités correspondantes de ces bandelettes sont munies l'une de trois ou quatre boutonnières, l'autre d'autant de languettes que l'on engage les unes dans les autres, pour les tirer en sens contraire, comme dans le bandage unissant des plaies en travers. Dans deux cas de fractures de la rotule, je suis parvenu à réunir presque immédiatement les fragmens, en employant simplement la position et des bandelettes agglutinatives faites avec la poix de Bourgogne : ce moyen est simple et nullement incommode aux malades.

Quel que soit le bandage que l'on emploie, il ne tarde pas à se relâcher dès que le gonflement disparaît dans les parties malades; aussi faut-il avoir soin de le visiter souvent et de le renouveler de temps à autre.

Beaucoup d'appareils ont été imaginés pour la fracture de la rotule. Un des plus simples et des plus solides est celui de M. Boyer. Il consiste dans une gouttière de bois, deux courroies, cinq ou six laqs et une bande roulée. La gouttière, garnie en dedans de peau de mouton, s'étend depuis la partie moyenne de la cuisse jusqu'au dessous du mollet. Elle est assez profonde pour loger les deux tiers de l'épaisseur du membre. Vers le milieu de leur longueur, les bords de cette gouttière présentent en dehors des clous à tête arrondie, placés à cinq ou six lignes de distance les uns des autres. Les courroies, longues de six à sept pouces, composées de peau de buffle, et rembourrées de laine, offrent à leurs extrémités des ouvertures arrondies, placées à deux lignes les unes des autres. On place le membre dans la gouttière, de sorte que le jarret réponde à sa partie moyenne. Ensuite, tandis qu'un aide rapproche et tient affrontés les fragmens de la rotule, on place les courroies de manière que l'une, passant au-dessus du fragment supérieur, est accrochée à deux clous inférieurs, et l'autre, passant au-dessous du fragment inférieur, est fixée à deux clous supérieurs : les courroies qui se croisent laissent entre elles un espace elliptique transversal dans lequel la rotule se trouve comprise. On place sur cet os des compresses trempées dans une liqueur résolutive, et on assujettit le tout avec quatre ou cinq laqs que l'on noue sur un des côtés de la gouttière. M. Boyer a fréquemment employé cet appareil avec succès. Il nous paraît bien plus sûr dans son action que ceux qu'on recommande généralement.

Ordinairement la fracture de la rotule est réunie après deux mois et demi de traitement. Chez les vieillards, la réunion s'opère plus lentement ; aussi doit-on chez eux laisser l'appareil appliqué quinze ou vingt jours de plus que chez les adultes. Sur la fin du traitement, on fait exécuter à la jambe de légers mouvemens pour éviter l'ankylose qui serait la suite de la longue immobilité dans laquelle est restée l'articulation du genou. Ces mouvemens doivent être imprimés avec beaucoup de précaution, sans quoi ils pourraient produire l'allongement, et même la rupture de la substance fibreuse qui réunit les fragmens. Lorsque le malade commence à marcher, il doit se soutenir d'abord sur des béquilles, dont il abandonne l'usage à mesure que le membre fracturé prend de la force. Dans les cas où la fracture est compliquée de plaie et d'écrasement, il faut se conduire comme dans les autres fractures compliquées. Quand la fracture est réunie par une substance fibreuse très longue, et que les mouvemens de l'articulation sont faibles et incertains, on peut faire construire diverses genouillères élastiques, dont le ressort principal, placé au devant du genou, supplée jusqu'à un certain point à l'action affaiblie des muscles extenseurs de la jambe.

19. *Fracture des os de la jambe.* — Les deux os de la jambe, le tibia et le péroné, peuvent être fracturés à la fois, ou bien isolément. Leurs fractures, distinguées improprement sous les noms de *complète* et d'*incomplète*, seront divisées ici comme celles de l'avant-bras. On désigne par fracture de la jambe celle qui intéresse les deux os; celle qui ne porte que sur un seul en emprunte son nom.

A. *Fracture de la jambe.* — Les os de la jambe sont plus souvent fracturés ensemble qu'isolément. Il peuvent être brisés dans les différens points de leur étendue; le plus ordinairement leur fracture arrive à l'union du tiers inférieur de la jambe avec le tiers moyen, endroit où le tibia présente moins d'épaisseur et une légère torsion. Tantôt la fracture a lieu au même niveau pour les deux os, tantôt l'un est brisé plus haut et l'autre plus bas; ce qui paraît dépendre de la manière dont a agi la cause vulnérante. La fracture peut être transversale, comme on le voit assez souvent chez les enfans; le plus ordinairement elle est oblique. Dans ce dernier cas, presque toujours le tibia est brisé de haut en bas, de dehors en dedans, et d'arrière en avant; de sorte que le fragment supérieur vient faire saillie au-dessous de la peau, à la partie interne et antérieure de la jambe. Cette fracture peut être simple ou comminutive, et compliquée de plaie, de déchirure des muscles, d'ouverture des vaisseaux, etc.

On regarde généralement l'action musculaire comme incapable d'opérer la fracture des os de la jambe. Cependant lorsque ces os sont extrêmement minces et fragiles, comme chez les personnes d'une âge avancé, la contraction des muscles peut les rompre, quelque peu énergique qu'elle soit à cette période de la vie. Une vieille femme retenue depuis long-temps au lit pour une affection cancéreuse de l'utérus, en se soulevant pour recevoir un bassin, éprouva à la partie supérieure de la jambe droite un craquement violent accompagné de douleur. Il fut aisé de reconnaître une fracture de l'extrémité supérieure du tibia et du péroné. La malade mourut quelque temps après;

et à l'ouverture du cadavre je reconnus une fracture du tibia au-dessus de l'insertion des muscles droit interne, couturier et demi-tendineux. Le péroné était brisé au-dessous de sa tête, qui était soudée au tibia. Les os étaient graisseux, minces, et tellement fragiles qu'une pression exercée avec les doigts suffisait pour les rompre. J'ai depuis retrouvé sur un cadavre de femme très-âgée, venant de la Salpêtrière, une semblable fracture des os de la jambe, qui paraissait provenir d'une même cause, du moins à en juger par l'absence complète des traces de violence extérieure.

La fracture de la jambe peut avoir lieu par contre-coup, après une chute faite sur la plante des pieds. Quelquefois, dans ce cas, le fragment supérieur appartenant au tibia, poussé par le poids du corps, déchire les tégumens, perce les vêtemens et s'enfonce dans la terre. Les os de la jambe sont ordinairement rompus par l'action directe de corps extérieurs, comme un coup de pied de cheval, la chute d'une pierre, le passage de la roue d'une voiture, etc.

Quand la fracture est transversale et située très-haut, le déplacement des fragmens est peu considérable : j'ai vu un soldat polonais chez lequel il ne se manifesta que quinze jours après l'accident, et tandis que le malade s'exerçait à marcher. Lorsqu'elle a lieu vers le milieu ou le bas de la jambe, et que sa direction est oblique, le déplacement peut être fort étendu; les muscles de la partie postérieure de la jambe, tels que les jumeaux, le plantaire grêle, le soléaire et les muscles de la région profonde, tirant en haut et en arrière le pied, font remonter le fragment inférieur derrière le supérieur, et le membre se raccourcit. La jambe forme le plus souvent un angle saillant en avant, surtout quand le pied n'est point soutenu et se trouve entraîné en arrière par son propre poids. Quand le pied et la partie supérieure de la jambe sont seuls soutenus, quelquefois le sinus de l'angle que les fragmens forment entre eux est placé en avant. Le déplacement suivant la circonférence est aussi plus ou moins marqué, et a lieu en dedans, ou le plus ordinairement en dehors, suivant que la pointe du pied est entraînée dans l'une ou l'autre direction par son propre poids, par celui des couvertures, ou par la position vicieuse dans laquelle le membre fracturé a été placé par les personnes qui ont donné les premiers secours au blessé.

Les fractures de la jambe, à raison de la position superficielle des deux os qui en sont le siége, sont faciles à reconnaître.

En promenant les doigts le long de la face interne de la crête du tibia et de la région externe du péroné, on reconnaît les inégalités que forment les fragmens, souvent saillans au-dessous de la peau; la mobilité contre nature, la crépitation, la difformité du membre sont évidentes.

Ces fractures sont moins graves que celles de la cuisse, parce qu'elles intéressent une portion moins volumineuse du membre, qu'elles ne sont presque jamais accompagnées d'un aussi grand déplacement, et qu'il est bien plus facile de les réduire et de les maintenir. Celles qui ont lieu vers les articulations supérieure ou inférieure sont assez souvent suivies de raideur dans les mouvemens de ces articulations. Leur réduction se fait sans difficulté, quelle que soit leur direction. On place le membre sur un appareil semblable à celui des fractures de la cuisse, et qui n'en diffère que par une longueur moindre dans les différentes pièces qui le composent. On fait saisir et fixer le genou par un aide, pour faire la contre-extension, tandis qu'un autre aide prend le pied, le tire d'abord dans le sens du déplacement, et le ramène ensuite à sa direction naturelle, de manière à faire cesser les déplacemens qui avaient lieu suivant la longueur, la direction et la circonférence du membre. La coaptation consiste à presser légèrement sur les fragmens jusqu'à ce qu'ils soient exactement affrontés, et que toute difformité ait disparu, ce dont on s'assure en promenant les doigts sur la face interne du tibia. Quelques auteurs emploient, pour prévenir le rapprochement des deux os et le rétrécissement de l'espace interosseux, une compresse longuette, épaisse, qu'ils placent à la partie antérieure de la jambe; mais ici il est bien moins important de conserver l'espace interosseux que dans les fractures de l'avant-bras, et la forme du membre se prête peu à l'action de cette compresse regardée généralement comme inutile. On couvre l'endroit fracturé de plusieurs compresses, on applique successivement les bandelettes disposées méthodiquement sur le porte-attelle; et enfin on place les coussins et les attelles. Celles-ci, au nombre de trois, doivent s'étendre, l'interne et l'externe, depuis la partie inférieure de la cuisse jusqu'au delà du pied; l'antérieure, depuis la rotule jusqu'au coude-pied. L'appareil est assujetti par les liens; le pied retenu par une bande croisée et fixée aux attelles interne et externe, et le membre placé sur un grand coussin de balles d'avoine. Il faut avoir soin que le talon ne porte pas trop fortement sur ce coussin, sans quoi il éprouverait une pression douloureuse qui pourrait être suivie d'inflammation et d'escarres gangréneuses. On visite et on renouvelle l'appareil de temps à autre; et ordinairement du quarante-cinquième au cinquantième jour la consolidation est assez avancée pour qu'on puisse lui substituer un simple bandage roulé. Le malade ne doit essayer de marcher qu'avec beaucoup de précaution et en se soutenant sur des béquilles.

Dans les fractures très-obliques de la jambe et dans celles qui sont comminutives, on a employé avec succès l'appareil à extension continuelle, pour s'opposer au raccourcissement du membre. Cependant, dans presque tous les cas, l'appareil ordinaire étant bien appliqué suffit pour s'opposer au raccourcissement.

Pott et le plus grand nombre des chirurgiens anglais, au lieu de mettre le membre dans l'extension pendant le traitement des fractures de la jambe, lui donnent la position demi-fléchie. Convaincus que cette dernière position est préférable à la première, ils font remarquer qu'elle met dans le relâchement les muscles du mollet, principale cause du déplacement des fragmens, et qu'elle n'expose pas le malade, après le traitement, à l'engorgement et à la raideur de l'articulation du genou Un chirurgien allemand, Sauters, a inventé un appareil de suspension fort ingénieux, par lequel la jambe, demi-fléchie sur la cuisse, repose sur un plan horizontal, et peut être pansée avec beaucoup de facilité. J'ai vu employer cet appareil par M. Maréchal, à l'hôpital civil de Strasbourg, et je pense qu'on pourrait l'adopter sinon pour tous les cas de fracture de la jambe, au moins pour le plus grand nombre.

B. *Fractures du tibia.* — Il arrive quelquefois qu'après des chutes ou de violentes contusions de la partie antérieure de la jambe, le tibia se fracture, tandis que le péroné décompose le mouvement par son élasticité, se courbe et conserve son intégrité. Les fonctions différentes que remplissent ces deux os dans le mécanisme de la jambe expliquent facilement cette particularité. Le tibia peut être fracturé seul dans les divers points de son étendue. Assez souvent c'est à sa partie supérieure. Les signes de la maladie peuvent alors être très-obscurs et ne se manifester que plusieurs jours après l'accident. Il n'est point très-rare de voir la malléole interne être seule fracturée après des entorses ou des chocs communiqués à cette apophyse. J'ai rencontré plusieurs cas de ce genre.

Le déplacement est peu considérable dans les fractures du tibia. Les fragmens ne sauraient chevaucher l'un sur l'autre, parce qu'ils sont retenus par le péroné qui leur forme une sorte d'attelle et les maintient dans leur situation respective. Néanmoins le déplacement suivant la direction et l'épaisseur peut exister, et alors les fragmens glissent un peu l'un sur l'autre, et se rapprochent du péroné; mais il n'est jamais aussi prononcé que dans les fractures des deux os.

La fracture se reconnaît aux signes déjà indiqués. Son pronostic est en général peu grave, et son traitement simple. Il suffit d'appliquer l'appareil ordinaire. J'ai vu chez un adulte une fracture de l'extrémité supérieure du tibia guérir sans difformité par le repos et la simple application d'un bandage roulé.

B. *Fractures du péroné.* — Les fractures du péroné ont depuis long-temps excité l'attention des chirurgiens. Nous sommes redevables des connaissances précises que nous avons sur ce sujet aux travaux de J.-L. Petit, David, Bronfield, Pott, Fabre, Desault, Castelle, Charles Bell, et de MM. Boyer, Richerand et Dupuytren.

La fréquence des fractures du péroné s'explique par le peu d'épaisseur de cet os, et la faible résistance qu'il oppose à l'action des corps extérieurs; par sa position superficielle à la partie externe de la jambe, et surtout par le rôle important qu'il joue dans le mécanisme de l'articulation du pied. Ces fractures sont directes quand elles sont produites par un choc violent qui vient heurter la région externe de la jambe, et que la solution de continuité s'opère à l'endroit frappé. Elles arrivent par contre-coup lorsque la violence appliquée à la partie moyenne de l'os détermine la rupture de son col, comme cela arrive assez souvent, ou que le péroné se brise à son extrémité inférieure dans une entorse du pied. Pott et Fabre sont les premiers auteurs qui nous ont fait connaître exactement le mécanisme de ce dernier genre de fracture. Le tibia, qui appuie sur la surface de l'astragale, lui transmet seul le poids des parties supérieures; le péroné n'est pour rien dans cette pression verticale; il est seulement destiné à compléter en dehors l'espèce de mortaise que forme en dedans la malléole interne, et dans laquelle l'astragale se trouve emboîté. Il s'oppose donc, avec la malléole interne, aux mouvemens latéraux de l'articulation tibio-tarsienne. Le pied se trouve-t-il entraîné avec violence dans l'adduction ou l'abduction, comme on l'observe dans les entorses qui arrivent à la suite d'une chute ou d'un faux pas sur un sol inégal ; voici ce qui arrive : « Dans le premier cas l'astragale presse de dedans en dehors l'extrémité inférieure du péroné ; et dans le second c'est le calcanéum qui presse cette même partie de bas en haut, avec une force égale au poids du corps, augmenté par la vitesse de la chute. Dans l'un et l'autre cas l'effet immédiat de l'effort auquel le péroné est soumis se passe, d'une part, sur les ligamens de son articulation tibiale inférieure, qui en seraient rompus s'ils n'étaient d'une solidité singulière ; de l'autre, sur l'articulation tibiale supérieure, dont les surfaces sont rapprochées avec effort. Ces liens de l'articulation inférieure venant à résister, et l'os ne pouvant être déplacé ni en dehors ni en haut, sa cambrure naturelle doit augmenter d'autant plus facilement qu'elle est déjà plus prononcée, et de là la solution de continuité qui a lieu dans le point de la longueur de l'os qui offre le moins de résistance. »

Un chirurgien justement célèbre pense que, lorsque le pied est porté avec violence dans l'adduction, l'extrémité inférieure du péroné se trouve entraînée par le ligament latéral correspondant de l'articulation du pied, et peut être détachée par la traction qu'elle en éprouve, à peu près comme on voit l'olécrâne et le calcanéum être fracturés par l'action musculaire.

Lorsque le péroné se brise dans une distorsion du pied, c'est presque toujours à sa partie inférieure que la fracture a lieu, beaucoup plus rarement à sa partie moyenne. Le déplacement est ordinairement peu considérable immédiatement après l'accident. Il ne peut avoir lieu suivant la longueur de l'os, parce que les deux fragmens sont retenus par leurs articulations avec le tibia ; et pour qu'ils pussent chevaucher, il faudrait que leurs ligamens fussent rompus. Le déplacement suivant la direction est produit par les muscles de la partie antérieure et de la partie postérieure de la jambe, et en particulier par le long fléchisseur propre du gros orteil, qui tire les fragmens en dedans et les rapproche du tibia. Le fragment inférieur ne peut se porter en dedans sans éprouver, sur l'extrémité correspondante du tibia, une sorte de mouvement de bascule, par lequel la malléole externe est portée en dehors, et la mortaise articulaire du pied agrandie. Le pied, n'étant plus soutenu en dehors, tourne et se porte dans l'abduction. Ce renversement, que produisent à la fois l'action musculaire et le poids que le pied reçoit de la jambe, est d'autant plus prononcé que la fracture est plus près de l'articulation tibio-tarsienne, et que, par conséquent, le mouvement de bascule du fragment inférieur est plus étendu; il tend à augmenter de plus en plus. La fracture est-elle méconnue ou traitée peu méthodiquement? L'astragale se renverse en dedans, vient faire saillie sous la malléole interne, distend douloureusement les ligamens et les parties molles, détermine leur inflammation et celle de la membrane synoviale, finit par percer la peau, et devient ainsi la cause de l'ouverture de la capsule articulaire, de la suppuration, de la carie des surfaces osseuses, et d'accidens les plus graves, comme on en trouve des observations intéressantes dans le Mémoire que M. Dupuytren a publié sur les fractures du péroné, dans l'Annuaire médico-chirurgical des hôpitaux.

On voit, d'après ce qui précède, qu'il est fort important de reconnaître la fracture du péroné, une méprise de diagnostic exposant le malade à une consolidation vicieuse, et, ce qui est plus fâcheux encore, à une luxation consécutive du pied en dedans.

Il faut, dans tous les cas où l'on soupçonne l'existence de cette fracture, explorer avec le plus grand soin l'état des parties malades. Quand la fracture existe à la partie supérieure ou vers le milieu du péroné, il est plus difficile de la reconnaître, à cause de l'épaisseur plus grande des parties molles qui recouvrent l'os dans ces endroits, et du gonflement dont elles peuvent être le siége. Lorsqu'au contraire le péroné est fracturé vers sa partie inférieure, laquelle est sous-cutanée et entourée seulement de tendons grêles, le diagnostic devient plus facile. Il ne faut point s'en laisser imposer par la dépression apparente qu'il présente entre les tendons des muscles péroniers antérieur et latéraux; on pourrait croire qu'il y a fracture si on ne se tenait en garde contre la fausse sensation qu'on éprouve en palpant avec les doigts l'extrémité inférieure de l'os, et plusieurs fois on a cru à l'existence de fractures, bien que l'os fût resté intact, dans des cas d'entorse ou de violente contusion à la partie inférieure de la jambe.

Une facilité extrême dans les mouvemens latéraux de l'articulation tibio-tarsienne, la mobilité contre nature de l'extrémité inférieure du péroné, mobilité que l'on rend fort évidente en appuyant sur la malléole externe; la douleur vive que le malade éprouve pendant ces recherches et qu'il rapporte à l'endroit de la solution de continuité de l'os, les inégalités que présentent les fragmens, la crépitation enfin, sont les signes auxquels on peut reconnaître la fracture du péroné. Souvent la tuméfaction considérable qui survient dans les parties molles empêche de s'assurer de l'état de la maladie : dans ce cas il faut d'abord par les moyens antiphlogistiques dissiper le gonflement; on fait plus tard les recherches nécessaires pour s'assurer de la fracture.

Le pronostic des fractures du péroné est en général peu fâcheux, lorsqu'on a reconnu la maladie et qu'on remplit à temps les indications thérapeutiques qu'elle demande. Nous avons vu qu'elle peut avoir les suites les plus funestes quand on l'a méconnue. Ces fractures sont assez fréquemment compliquées de luxation du pied. Plusieurs fois, en ne faisant attention qu'à la luxation, on n'a point reconnu la fracture, et les accidens les plus formidables se sont manifestés pendant le traitement qu'on ne dirigeait que contre la première de ces deux affections.

Le tibia forme au péroné fracturé une attelle qui, retenant ses extrémités supérieure et inférieure, s'oppose au chevauchement des fragmens; aussi l'extension et la contre-extension sont-elles peu utiles pour la réduction. Il suffit en effet, pour affronter les fragmens, de porter légèrement le pied dans l'adduction, afin que le ligament latéral externe tire le fragment inférieur en bas, tandis qu'on pousse en dedans l'extrémité inférieure de la malléole externe, pour porter en dehors l'extrémité supérieure de ce même fragment, en lui faisant exécuter un mouvement de bascule inverse de celui par lequel il s'est déplacé. La réduction étant opérée, il faut appliquer un appareil qui s'oppose au renversement du pied en dehors, et rétablisse la malléole externe dans sa situation habituelle; pour cela il suffit de continuer ce que l'on a fait pour obtenir la réduction, de fixer le pied dans l'adduction; d'exercer sur la malléole externe, par les ligamens latéraux de l'articulation du pied, une sorte d'extension continuée par laquelle cette apophyse est entraînée en bas et en dedans. Deux appareils se disputent maintenant les suffrages des praticiens : l'un, que conseille M. Boyer, consiste à entourer le membre d'un bandage à bandelettes séparées, et à placer les attelles latérales de sorte que l'externe s'étende jusqu'au delà du bord externe du pied et repousse cette partie fortement en dedans, par le moyen de remplissages plus épais qu'à l'ordinaire, tandis que l'interne ne dépasse pas le niveau de la malléole interne et ne porte pas sur le bord correspondant du pied. L'autre appareil pour la fracture du péroné appartient à M. Dupuytren, qui l'emploie avec succès à l'Hôtel-Dieu ; il consiste à placer, depuis la partie interne du genou jusqu'au niveau de la malléole correspondante, un coussin conique dont la base est dirigée en bas. On met sur ce coussin une longue et forte attelle qui doit le dépasser inférieurement et s'étendre jusqu'au delà de la plante du pied. L'attelle et le coussin sont fixés par une bande circulaire, laquelle s'étend depuis la partie inférieure du genou jusque vers le milieu de la jambe, et que l'on arrête avec une épingle ; on passe alors sur le bord externe du pied, au-dessous de la malléole, une autre bande que l'on ramène par-dessus l'attelle interne, et dont on croise les tours sur le dos et la plante du pied. Cette dernière bande tire le pied en dedans vers l'attelle interne, le maintient dans l'adduction, s'oppose ainsi à ce qu'il puisse se renverser en dehors, et a l'avantage de n'exercer aucune pression douloureuse sur l'endroit fracturé. Ce bandage est représenté dans les planches de l'Annuaire médico-chirurgical.

Quel que soit l'appareil dont on ait fait usage, la consolidation est opérée vers le quarantième jour. On place un simple bandage roulé autour du membre, et on ne permet au malade de marcher qu'autant qu'il se soutient sur des béquilles. Quand la fracture existe vers la partie moyenne de l'os, les malades se rétablissent plus facilement, ils sont moins exposés à l'engorgement de l'articulation tibio-tarsienne que ceux chez lesquels la fracture était voisine de l'articulation.

20. *Fractures des os du pied.* — Le peu d'étendue des os du pied, leur forme, la solidité des liens qui les unissent, leur structure et la facilité avec laquelle ils décomposent les mouvemens qui leur sont communiqués, expliquent assez la rareté de leurs fractures. Elles n'ont lieu le plus ordinairement que par

l'action de causes directes et violentes; aussi sont-elles presque toujours comminutives et compliquées de plaies, de luxations, d'écrasement, etc. Ce qui a été dit pour les fractures des os de la main est applicable à celles du pied, si ce n'est au calcanéum. Ce dernier os, en effet, à cause de son volume et du point d'insertion qu'il fournit aux muscles extenseurs du pied, est sujet à des fractures qui doivent être examinées en particulier.

La contraction des muscles extenseurs du pied, transmise au calcanéum par le tendon d'Achille, en a plusieurs fois déterminé la fracture. On a vu cet accident arriver après une chute sur la pointe des pieds, pendant des efforts pour sauter, et dans les autres circonstances qui occasionent aussi la rupture du tendon d'Achille. La partie antérieure du calcanéum, solidement retenue par ses articulations avec les autres os du tarse, est alors déprimée par le poids que lui transmet la jambe; tandis que sa partie postérieure, saillante en arrière du tibia et du péroné, est fortement tirée en haut, et se brise. Ces fractures, opérées par l'action musculaire, sont toujours transversales et placées en arrière de l'articulation calcanéo-astragalienne. Une femme détenue à la Salpêtrière, voulant s'échapper, se glissa le long d'une corde faite avec ses deux draps. Comme sa fenêtre était élevée, lorsqu'elle fut au bout de la corde, elle fut obligée de se laisser tomber, les pieds fortement étendus. A l'instant de la chute, elle entendit un craquement violent dans l'un des tendons, et ne put se relever. On l'arrêta, et on reconnut la fracture du calcanéum aux circonstances antécédentes, à la douleur, à la mobilité du fragment postérieur, et on lui appliqua la pantoufle de J.-L. Petit. Desault rapporte un exemple semblable. Dans la fracture du calcanéum, le fragment postérieur, d'un volume variable, est tiré en haut par l'action des muscles jumeaux, soléaire et plantaire grêle. Son déplacement en haut est plus ou moins prononcé, suivant que les ligamens et la couche fibreuse qui le revêtent sont déchirés en tout ou en partie seulement : on a vu des cas dans lesquels le déplacement était à peine sensible.

On reconnaît la fracture aux circonstances qui ont précédé l'accident; à l'impossibilité de se relever ou de marcher; à la douleur vive que le malade éprouve au talon, qui est plus élevé que dans l'état ordinaire; à la facilité qu'on a de ramener cette dernière partie dans sa situation naturelle, en étendant le pied, et de lui imprimer des mouvemens latéraux, enfin à la crépitation qui peut se manifester pendant les recherches. Il est probable que la consolidation de cette fracture a lieu par un cal osseux comme celle des autres os; cependant quelques auteurs pensent qu'elle doit se faire par une substance fibreuse.

Il est facile de réduire la fracture du calcanéum; il suffit de mettre le pied dans l'extension, la jambe dans une légère flexion, et de pousser en bas le fragment supérieur, pour l'affronter exactement avec l'inférieur. Il faut maintenir les parties dans cette position pendant toute la durée du traitement. On a proposé d'employer la pantoufle dont J.-L. Petit se servait dans les fractures du tendon d'Achille; mais cet appareil tendrait plutôt à faire remonter le fragment supérieur qu'à le tenir abaissé contre l'inférieur. On a obtenu de meilleurs résultats du bandage suivant. Après avoir mis le membre dans la situation indiquée, on place transversalement au-dessus du fragment postérieur la partie moyenne d'une compresse longuette, dont on croise les extrémités sous la plante du pied pour les ramener sur le dos de cet organe. Cette compresse est destinée à maintenir le fragment abaissé. On prend ensuite une longue bandelette de linge, on la couche sur le dos du pied, puis on la renverse sous sa plante, et on la fixe par des circulaires autour de cette partie. On étend le pied, on couche la bandelette sur la partie postérieure de la jambe jusqu'au jarret. On l'assujettit par de nouvelles circulaires, puis on la renverse avec force en bas, et on la fixe ainsi renversée, en achevant l'application de la bande roulée. On met ensuite au-devant de la jambe et du pied fortement étendus, un paillasson de balles d'avoine, par-dessus lequel on applique une attelle, et on maintient tout l'appareil avec un nouveau bandage roulé. L'attelle antérieure est destinée à s'opposer à la flexion du pied.

La fracture est consolidée du trentième au quarantième jour. Le malade ne doit point essayer de marcher trop tôt. Pour éviter le tiraillement des muscles de la jambe sur le fragment postérieur pendant la marche, on doit lui faire porter un soulier à haut talon. On diminue de jour en jour la hauteur du talon, jusqu'à ce que le pied ait recouvré l'étendue et la pleine liberté de ses mouvemens. (J. CLOQUET.)

FRAGILITÉ, s. m., *fragilitas*; propriété de certains corps durs dont la force de cohésion est facile à vaincre, et qui se rompent par un effort peu considérable. On a donné ce nom à l'état des os qui, dans quelques cas, se rompent au moindre effort. Cet état a également été désigné sous le nom de *friabilité*. *Voyez* os.

FRAGMENT, s. m., *fragmentum*, *fragmen*, *ramentum*. On désigne ainsi les pièces d'un os fracturé. On leur donne généralement le nom d'*esquilles* quand elles sont séparées du corps de l'os.

FRAGON, s. m., *ruscus aculeatus*, L. Ce petit arbuste, qui porte aussi les noms de *petit houx*, *housson*, *buis* et *myrte épineux*, est rangé dans la famille des Asparaginées, et dans la Diœcie syngénésie. Il est commun dans nos bois, où il se fait remarquer par sa tige raide, verte, rameuse, de deux à trois pieds d'élévation, portant des feuilles alternes coriaces sessiles, ovales aiguës, piquantes, entières, sur la surface supérieure desquelles naît une fleur sessile que remplace une petite baie pisiforme, d'un rouge éclatant, contenant deux à trois graines.

La racine de fragon est la seule partie de la plante dont on fasse usage en médecine. C'est une souche horizontale rampante, de la grosseur du doigt, donnant naissance à un grand nombre de fibres grêles, blanchâtres et perpendiculaires. Sa saveur est mucilagineuse, un peu amère et désagréable. Dans les anciennes pharmacopées on la trouve inscrite au nombre des cinq racines *apéritives majeures*. Mais ce médicament, que l'on employait beaucoup autrefois contre les diverses espèces d'hydropisies, la chlorose, l'aménorrhée, etc., l'est moins fréquemment aujourd'hui. Cependant sa décoction est quelquefois prescrite comme un diurétique adoucissant dans les inflammations chroniques des reins, de la vessie et de l'urètre. (A. RICHARD.)

FRAISE, s. f. On appelle ainsi le fruit du fraisier. *Voyez* ce mot. (A. R.)

FRAISIER, s. m., *fragaria vesca*, L. Famille des Rosacées, tribu des Fragariacées, Icosandrie polygynie. Tout le monde connaît cette jolie petite plante, qui croît naturellement dans nos bois, et que nous avons transplantée dans nos jardins, où, par suite des soins du cultivateur, elle offre un grand nombre de variétés. Ses feuilles réunies en touffe, portées sur de longs pétioles, composées de trois folioles ovales arrondies et dentées; sa tige, d'où naissent un grand nombre de rejets ou stolons, qui s'enracinent de distance en distance, pour reproduire de nouvelles touffes de feuilles ; enfin ses fleurs blanches, disposées en bouquets, et auxquelles succèdent des fruits rouges et pulpeux, forment les caractères distinctifs du fraisier. La partie charnue de la fraise, celle qui est pulpeuse et que nous mangeons, n'est pas le péricarpe, le véritable fruit ; c'est simplement un réceptacle particulier, sur lequel sont placés les fruits, qui sont sous la forme de petits grains crustacés à la surface du réceptacle, lequel prend un très-grand accroissement.

La saveur douce et sucrée de la fraise, son arome fin et délicat, en font un des fruits les plus exquis de l'Europe, pendant les chaleurs de l'été ; aussi les voit-on fréquemment figurer sur nos tables. On les saupoudre généralement de sucre, et on y ajoute une certaine quantité de vin, ou d'une liqueur spiritueuse. Mangée modérément, la fraise est un fruit très-sain, mais dont l'usage n'est pas également bon pour tous les estomacs. On a remarqué que ce fruit convenait peu aux personnes faibles et lymphatiques, ou à celles dont l'estomac est paresseux ; mais c'est à tort qu'on lui a reproché d'occasioner la fièvre.

Lorsque l'on consulte les anciens auteurs, relativement aux propriétés de ces fruits, on est frappé d'étonnement en lisant les cures merveilleuses qu'ils auraient procurées. Ainsi, dans la dissertation publiée par Linné sur ce sujet, on trouve que ce célèbre naturaliste a non-seulement fait disparaître, par le seul usage des fraises, les accès d'une goutte violente dont il était depuis long-temps tourmenté, mais qu'il a dissous en très-peu de temps les concrétions tophacées qui se forment si fréquemment auprès des articulations, dans le cours de cette maladie. La fièvre hectique, la phthisie pulmonaire, même déjà avancée, ont été guéries par les fraises, au rapport d'Hoffmann et de Schulz ; quelques-uns les ont vues réussir dans la gravelle, d'autres dans les affections calculeuses, etc., etc. Lorsque l'on soumet de semblables assertions à un examen attentif, il est difficile d'y ajouter pleinement foi. Aussi ne pensons-nous pas qu'aujourd'hui il existe un seul médecin qui regarde les fraises comme un remède bien assuré contre la goutte, la phthisie pulmonaire, ou les pierres de la vessie. Ces fruits ne sont plus considérés maintenant que comme un des plus agréables de nos climats, et leur usage médical est totalement abandonné.

La racine du fraisier a également été employée en médecine ; elle a une saveur astringente et légèrement amère. Sa décoction est d'un rouge foncé, et contient du tannin et de l'acide gallique. On la prescrivait jadis comme légèrement tonique et astringente dans la diarrhée et certaines hémorrhagies dites *passives*; mais on en a presque généralement abandonné l'usage. (A. RICHARD.)

FRAMBOESIA, s. f. *Voyez* PIAN.

FRAMBOISE, s. f. C'est le fruit du framboisier. *Voyez* ce mot. (A. R.).

FRAMBOISIER, s. m., *rubus idæus*; arbuste qui appartient à la même famille et à la même classe que le fraisier, auprès duquel il vient se ranger, et dont il ne diffère génériquement que par son fruit mamelonné, composé de petites drupes portées sur un receptacle charnu, en forme de cône, et soudées entre elles. Les tiges du framboisier sont effilées, grêles, d'un vert glauque, recouvertes d'aiguillons; ses feuilles sont composées de trois ou de cinq folioles ovales oblongues, acuminées, dentées, blanchâtres et glauques à leur face inférieure. Les fleurs sont blanches, réunies à l'extrémité des rameaux. Les fruits sont de la grosseur d'une cerise, mamelonnés et environnés à leur base par le calice. Ils sont ordinairement rouges. Il y en a une variété blanche. Le framboisier croît naturellement dans nos bois; on le cultive aussi dans les jardins.

Les framboises ont une saveur à la fois douce, sucrée, légèrement acidule et aromatique. On les mélange fréquemment aux fraises, mais elles sont généralement moins recherchées. La grande quantité de principe muqueux qu'elles contiennent les rend un peu laxatives, surtout quand on en mange une assez grande quantité à la fois. Écrasées dans l'eau elles forment une boisson tempérante que l'on peut employer dans tous les cas où l'on veut modérer la chaleur animale et l'impétuosité du cours du sang, en un mot toutes les fois qu'il y a fièvre. On en fait également des gelées, un sirop, des ratafias, des glaces fort recherchées. Elles communiquent au sirop de vinaigre un arome particulier qui le rend beaucoup plus agréable. Les feuilles du framboisier ont, comme toutes les autres espèces de ronce, une saveur âpre et astringente. Leur décoction sert à préparer des gargarismes détersifs. *Voyez* RONCE. (A. RICHARD.)

FRAXINELLE, s. f., *dictamnus albus*, L. Cette jolie plante, de la famille des Rutacées et de la Décandrie monogynie, porte également le nom de *dictame blanc*. Elle croît dans les lieux secs et pierreux, sur les collines en France, en Italie, etc. De sa racine, qui se compose d'un grand nombre de fibres cylindriques et blanchâtres, s'élèvent plusieurs tiges d'environ deux pieds d'élévation, portant des feuilles alternes pinnées, assez semblables à celles du frêne. Ses fleurs violacées ou blanches, assez grandes, constituent une sorte d'épi au sommet de la tige. Leur corolle est formée de cinq pétales un peu inégaux, et leurs dix étamines sont déclinées. Le fruit se compose de cinq capsules uniloculaires, s'ouvrant par une fente longitudinale du côté interne où elles sont adhérentes entre elles. Toutes les parties de cette plante, mais spécialement ses pédoncules, son calice et la partie supérieure de la tige, sont couvertes d'une multitude innombrable de poils glanduleux, renfermant une huile volatile extrêmement pénétrante. Dans les grandes chaleurs de l'été, cette huile, en se volatilisant, forme autour de la plante une sorte d'atmosphère éthérée que l'on peut enflammer en y plongeant une bougie enflammée.

La racine de dictame blanc est la seule partie dont on fasse usage en thérapeutique. L'écorce de cette racine est beaucoup plus active que la partie centrale ou ligneuse, que l'on rejette communément. Elle offre une saveur âcre, aromatique et désagréable, une odeur vive et piquante. Elle cède ses principes actifs à l'eau bouillante, et surtout au vin et à l'acohol. Plusieurs auteurs en ont fait un grand éloge, comme d'un stimulant diffusible très-énergique. D'autres l'ont employée avec succès comme vermifuge. Malgré l'action puissante que ce médicament exerce sur l'économie animale, les médecins modernes en ont presque totalement abandonné l'usage. Cependant il pourrait être administré avec avantage dans toutes les maladies où l'emploi des stimulans diffusibles est indiqué. (A. RICHARD.)

FREIN, s. m., *frenum;* repli membraneux qui fixe ou retient un organe. Ces replis sont nombreux dans les membranes séreuses, où on les désigne à tort sous le nom de *ligamens*. Ils existent aussi dans quelques parties du système muqueux, comme à la langue, au prépuce. Les membranes synoviales en présentent également, mais ils n'y ont pas reçu ce nom. (A. B.)

FRÉMISSEMENT, s. m., *fremitus*. On désigne ainsi le commencement d'agitation qui se manifeste avec un léger bruit dans un liquide, au moment d'entrer en ébullition, ainsi que le mouvement vibratoire des corps qui produit le son. Ce mot a été appliqué à quelques phénomènes de l'économie humaine. On a donné le nom de frémissement à des mouvemens oscillatoires, rapides et involontaires des fibres musculaires, qui sont ordinairement accompagnés d'une légère sensation de froid, et qui s'observent dans la crainte, la terreur, la fureur, et dans l'invasion d'un grand nombre de maladies aiguës. M. Laennec, sous le nom de *frémissement cataire*, a désigné l'ébranlement particulier qu'éprouve la main appliquée sur la région précordiale, lorsque l'orifice auriculo-ventriculaire du côté gauche est obturé et que le sang le traverse difficilement. Le bruissement qui a lieu dans ce cas a été comparé au murmure de satisfaction que font entendre les chats quand on les flatte de la main.

FRÊNE, s. m., *fraxinus;* genre de la famille des Jasminées et de la Polygamie monœcie de Linné, qui se compose de grands et beaux arbres dont plusieurs sont indigènes des forêts de l'Europe. C'est de plusieurs espèces de ce genre, et en particulier des *fraxinus ornus*, L. *fr. rotundifolia*, Lamk, et de quelques autres, que découle la manne. *Voyez* MANNE. (A. R.)

FRÉQUENCE, s. f., *frequentia.* Ce mot, par lequel on désigne la répétition plus nombreuse qu'à l'ordinaire d'un même acte, s'applique, en pathologie, particulièrement aux contractions du cœur, par conséquent au pouls, et aux mouvemens de la respiration. *Voyez* POULS et RESPIRATION.

FRICTION, s. f., *frictio.* On donne ce nom à l'action qu'on exerce en frottant la surface du corps à l'aide de différens moyens. On pratique les frictions avec des brosses ou avec la main nue ou recouverte d'étoffes de chanvre ou de laine, chaudes ou froides, sèches ou humectées de différens liquides. Nous ne parlerons ici que des frictions sèches et de celles qu'on fait avec des liquides aqueux; les frictions faites avec des corps gras ont reçu le nom d'onctions. *Voyez* ce mot.

Les frictions sèches ou humides produisent des effets locaux et généraux; elles excitent localement la chaleur et la rougeur de la peau, une affluence plus grande de sang dans les vaisseaux capillaires cutanés et sous cutanés, développent la sensibilité de toutes ces parties, et paraissent en outre attirer à la surface du corps une plus grande quantité de fluide électrique. L'accumulation de l'électricité et le développement du calorique sont en raison de la nature et de l'état des corps avec lesquels on frotte la peau. Leur sécheresse, l'élévation de leur température et la vitesse avec laquelle on exerce les frictions, sont surtout les conditions favorables pour la production de l'électricité. Les frictions avec des flanelles très-chaudes et sèches produisent nécessairement beaucoup plus de calorique et d'électricité que des linges humides, et déterminent par conséquent une irritation beaucoup plus grande. Les frictions douces nettoient la peau, augmentent sa vitalité, ouvrent les pores et facilitent l'absorption et l'exsudation cutanée; si on les pratique au contraire d'une manière brusque et dans un sens opposé à la direction des poils, il peut en résulter une irritation plus ou moins vive à la peau, qui diminue sa propriété absorbante, loin de l'augmenter comme dans le premier cas; quelquefois même ces frictions déterminent une excoriation légère de l'épiderme, et par suite une suppuration superficielle; aussi les Anciens attachaient-il une grande importance à la manière dont on administrait les frictions, et à la direction qu'on leur imprimait. Les effets généraux des frictions sont d'autant plus étendus, qu'on les pratique sur une plus grande surface; ils diffèrent comme les effets locaux, suivant la manière dont on opère : les frictions douces et très-étendues réagissent sur la peau d'abord, ensuite sur les organes intérieurs et sur toute l'économie animale. On peut facilement juger de l'influence des frictions sur les organes intérieurs, en observant les effets de celles qu'on exerce sur la surface du ventre pour faciliter les contractions de la matrice après l'accouchement. Les frictions rudes sont beaucoup plus excitantes et même irritantes. Elles se comportent, par rapport à l'ensemble de l'organisation, comme des dérivatifs cutanés, appellent à la peau une plus grande quantité de fluides, et diminuent par cette raison les congestions vers les organes intérieurs.

Les anciens employaient souvent les frictions comme moyens prophylactiques ou thérapeutiques; les modernes en ont beaucoup trop négligé l'usage. Les frictions sèches ou humides sont utiles comme moyens prophylactiques chez les individus faibles dont la peau est rugueuse, sèche, peu perspirable, et qui sont habituellement disposés aux maladies cutanées. Ces moyens sont recommandables sous le rapport thérapeutique, dans toutes les maladies douloureuses, dans les rhumatismes articulaires et musculaires, dans les douleurs abdominales qui dépendent du dégagement des gaz dans les intestins. On les emploie aussi avec succès lorsque la peau est sèche, ou flasque et infiltrée de sérosité C'est surtout chez les enfans et les vieillards que ce moyen est le plus souvent indiqué et nécessaire, parce qu'il y a chez eux en général moins de chaleur et de vitalité à la peau. On ajoute beaucoup à l'action stimulante des frictions en se servant de linimens alcalins, acides ou aromatiques; mais alors l'absorption des substances employées se combine avec l'effet des frictions et complique la médication. Samoïlowitz avait conseillé d'employer la glace en frictions dans la peste. Les nègres se servent de la même manière des citrons dans la fièvre jaune. On a quelquefois mis en pratique les frictions sur les parties les plus sensibles du corps, comme à la plante des pieds, par exemple, dans l'intention de produire une forte excitation sur le système nerveux sans agir essentiellement sur la surface cutanée. On en a dans certains cas tiré un parti avantageux pour faire sortir les malades d'un état de collapsus. (GUERSENT.)

FRIGORIFIQUE, adj., *frigorificus*, *refrigerans*; qui produit le froid. On désigne ainsi tout corps qui occasione un refroidissement dans les organes, auxquels il enlève par son contact une plus ou moins grande quantité de calorique. *Voy.* FROID.

FRISSON, s. m., *rigor*; sensation de froid plus ou moins considérable, accompagné de tremblement de tout le corps. *Voyez* CHALEUR ANIMALE (seméiotique.)

FRISSONNEMENT, s. m., *horripilatio*; frisson léger, horripilation.

FROID, s. m., *frigus*; sensation particulière qu'éprouvent nos organes lorsque, par une cause quelconque, on soustrait une partie du calorique qu'ils contiennent. Le froid n'est pas déterminé par un agent spécial, comme l'ont cru quelques physiciens qui ont donné à cet agent le nom de *frigorique*; ce n'est qu'une sensation relative produite par la différence de température des parties vivantes et des corps qui sont en contact avec elles. *Voyez* CALORIQUE.

La sensation de froid, ou la soustraction du calorique des tissus vivans, a des effets généraux qui ont été particulièrement examinés aux articles AIR FROID, BAIN FROID. Porté à un degré extrême, et suivant qu'il atteint l'économie tout entière ou quelques parties seulement, il devient la cause de diverses maladies. (*Voyez* ASPHYXIE, APOPLEXIE, INFLAMMATION, GANGRÈNE, ENGELURE) La thérapeutique a retiré de nombreux avantages d'un refroidissement plus ou moins circonscrit; c'est ce qui a lieu par l'usage des *bains froids*, des *affusions froides*, par l'application de la *glace*, de la *neige*, ou de tout autre topique *réfrigérant*. *Voyez* ces différens mots.

Le froid, considéré comme sensation morbide, est fréquemment observé au début d'un grand nombre de maladies aiguës. Il forme le caractère principal du premier stade des accès de fièvres intermittentes. *Voyez* CHALEUR ANIMALE (séméiotique), FIÈVRE INTERMITTENTE, etc. (R. D.)

FROMENT, s. m., *triticum sativum*; famille des Graminées, Triandrie digynie. Le froment, plante qui fait la base de l'alimentation des Européens, et qui de temps immémorial est l'objet d'une culture aussi étendue qu'importante, n'est point indigène à l'Europe. Il est difficile d'assigner positivement sa patrie, car il est peu de contrées du globe où sa culture ne se soit introduite. Cependant nous sommes portés à croire que la Perse pourrait être considérée comme le point de départ de cette importante graminée. En effet, nous avons trouvé parmi les plantes recueillies dans cette partie de l'Asie par André Michaux des individus sauvages de notre froment pris dans des lieux si éloignés de toute espèce d'habitations, qu'il est très-probable que leur existence n'était pas due à la main des hommes. Cependant nous sommes loin de donner notre opinion comme hors de toute espèce de doute.

Il n'entre point dans notre but de parler ici des nombreuses variétés que la culture a fait naître dans le froment commun; tout le monde sait que dans les unes les écailles florales se terminent par de longues arêtes raides et barbues qui manquent dans d'autres variétés. Ces détails appartiennent à la botanique agricole.

La farine préparée avec le froment est la plus estimée pour fabriquer le pain, parce que c'est elle qui contient la plus grande quantité de principes nutritifs, et qui forme le pain le plus beau et le plus agréable au goût. (*Voyez* le mot PAIN.) Au mot FARINE, on a exposé avec détails la composition chimique du froment. Du reste, cette céréale n'est pas employée en médecine. L'enveloppe de ses fruits, que l'on sépare de la farine et qui porte le nom de *son*, est quelquefois usitée en décoction pour préparer des lavemens adoucissans. *Voyez* SON. (A. RICHARD.)

FRONDE, s. f. Bandage dont on se sert particulièrement dans le traitement des fractures et luxations de la mâchoire inférieure, ou pour maintenir des appareils sur le menton, usage qui lui a fait donner le nom de mentonnière. *Voyez* BANDAGE et FRACTURE, LUXATION DE LA MACHOIRE INFÉRIEURE.

FRONT, s. m., *frons;* partie supérieure de la face, bornée en haut par l'origine des cheveux, en bas par les sourcils et leur intervalle glabre, latéralement par les tempes. Elle forme la région antérieure du crâne et ne diffère de sa région postérieure que par la structure des tégumens, qui n'est point compliquée de bulbes pilifères. Les muscles, vaisseaux, nerfs, etc., qui entrent dans sa composition, ont été indiqués à l'art. FACE.

FRONTAL, adj., *frontalis;* qui appartient au front. Cette épithète désigne un os, un muscle, une artère, une veine, un nerf, une protubérance, une suture, des sinus situés dans cette région.

FRONTAL (muscle); on nomme ainsi la partie charnue antérieure de l'occipito-frontal, quand on en fait un muscle propre. *Voyez* OCCIPITO-FRONTAL.

FRONTAL (nerf). Il sort de l'orbite, divisé en deux rameaux qui forment, en se continuant au front, les nerfs *frontal externe* et *frontal interne*, et provient de la branche ophthalmique du nerf trifacial. *Voyez* OPHTHALMIQUE, TRIFACIAL.

FRONTAL (os), ou os du front, appelé aussi *coronal*, parce qu'il supporte les cornes dans les animaux; formant la partie antérieure du crâne et le haut de la face, pair et irrégulier dans le jeune sujet, impair et symétrique chez l'adulte; plat et recourbé suivant ses faces, comme les autres os du crâne, et de plus, excavé en dessous extérieurement pour la formation des orbites; d'une figure plus que demi-circulaire. Une de ses faces, convexe, répond au front et un peu à la partie du crâne que recouvrent les cheveux; elle présente, 1° une ligne longitudinale peu saillante, formée par la réunion des deux moitiés de l'os, et sur laquelle existent souvent des traces de la suture qui les séparait; 2° de chaque côté, une protubérance nommée *bosse frontale*, produite par la courbure plus grande de l'os; et plus marquée dans les sujets jeunes; 3° au niveau du sourcil, une éminence arquée, inégale, l'*arcade sourcilière*, d'autant plus prononcée que l'on est plus avancé en âge; 4° entre ces arcades, une saillie large, la *protubérance nasale*, suivant dans son développement la même proportion; 5° au-dessous des arcades sourcilières, un rebord concave, l'*arcade orbitaire*, mince et comme tranchant dans ses deux tiers externes, arrondi dans l'interne, interrompu à leur réunion par une échancrure qui forme dans l'état frais, avec un petit ligament, le trou *orbitaire supérieur*, ou percé de ce trou, quand le ligament vient à s'ossifier par les progrès de l'âge, souvent creusé d'une échancrure plus superficielle en dedans de celle-ci, et faisant partie du contour de l'orbite; 6° en arrière et au-dessus de l'arcade orbitaire, une ligne courbe et une surface légèrement concave qui font partie de la ligne courbe et de la fosse temporale; 7° des sillons vasculaires répandus irrégulièrement en divers points. Une autre face, continue à la première, appartient à l'orbite; elle se compose de deux larges enfoncemens, les *fosses orbitaires*, séparés l'un de l'autre par une grande échancrure que forme la circonférence de l'os, d'une forme irrégulièrement triangulaire, et dont la concavité est augmentée antérieurement par deux fossettes, une externe très-prononcée, l'autre interne très-petite et surmontée d'inégalités tantôt à peine marquées, tantôt formant une épine d'autant plus saillante que l'individu est plus avancé en âge. La troisième face de l'os frontal, opposée aux précédentes, fait partie de l'intérieur du crâne; on y voit, 1° des éminences et des impressions analogues à celles que présente le reste du crâne, et plus marquées en bas qu'en haut; 2° une convexité répondant à chaque fosse orbitaire, et sur laquelle ces inégalités sont plus prononcées que partout ailleurs; 3° deux enfoncemens répondant aux bosses frontales, dépourvus au contraire d'impressions; 4° de légers sillons vasculaires; 5° une gouttière moyenne, plus large en haut qu'en bas, faisant partie de la gouttière longitudinale qu'offre la voûte du crâne; 6° une crête dite *coronale*, située au bas de cette gouttière, et continue à ses deux bords; 7° au-dessous de cette crête, une ouverture appelée *trou borgne* ou *épineux*, tantôt terminée en cul-de-sac, tantôt s'ouvrant au milieu des inégalités qui joignent cet os à l'os du nez.

La circonférence de l'os frontal se joint en haut aux pariétaux, par des dentelures d'inégale longueur, et tellement disposées que le frontal appuie au milieu sur ces os, qui latéralement appuient sur lui. En bas, elle s'articule de chaque côté avec la grande aile du sphénoïde, par une surface triangulaire, comme chagrinée, existant extérieurement, et avec la petite aile du même os, par un bord mince taillé en biseau du côté intérieur. Ce bord limite en arrière la fosse orbitaire, que la surface chagrinée borne en dehors. L'angle antérieur de cette dernière se continue avec une éminence dentelée, *l'apophyse orbitaire externe*, qui fait suite à l'arcade orbitaire, et se joint à l'os de la pommette. Entre ses deux articulations avec le sphénoïde, la circonférence du frontal offre une partie lisse et un bord mince qui se voient à l'intérieur du crâne, et complètent la fente sphénoïdale. Sur la ligne médiane elle est interrompue par une grande échancrure nommée *ethmoïdale*, parce que l'ethmoïde la remplit : les côtés de cette échancrure, qui bornent en dedans les fosses orbitaires, se joignent à cet os, en appuyant sur ses masses latérales, et offrent extérieurement, 1° des portions de cellules qui s'abouchent avec celles de l'ethmoïde; 2° deux, quelquefois trois canaux incomplets et plus ou moins ouverts, concourant à la formation des *conduits orbitaires internes;* 3° en devant, l'orifice des *sinus frontaux*, s'unissant aux cellules correspondantes de l'ethmoïde ; 4° également en devant, mais au bord même de la fosse orbitaire, une lame mince, courte, saillante, appelée *apophyse orbitaire interne*, et s'articulant avec l'os unguis, par un bord légèment dentelé. La partie antérieure de la même échancrure, 1° s'articule, du côté intérieur, avec l'apophyse *crista galli* de l'ethmoïde, par une saillie et deux rainures situées au-dessous du trou borgne; 2° présente extérieurement au-dessous de la protubérance nasale de fortes inégalités décrivant une ligne courbe, désignée sous le nom d'*échancrure nasale*, et s'unissant au milieu avec les os propres du nez, et sur les côtés avec les os maxillaires supérieurs; 3° donne naissance, du milieu de son épaisseur, à une éminence allongée, obliquement dirigée en avant, *l'épine nasale*, intermédiaire à l'ethmoïde et aux os du nez, s'articulant avec eux, et offrant latéralement de petites rainures lisses, libres dans les fosses nasales.

La structure de l'os frontal ne diffère pas de celle des autres os du crâne. Il est très-mince, et pour ainsi dire transparent dans quelques endroits où ses deux lames compactes se confondent, comme dans les portions orbitaires; très-épais, au contraire, abondamment pourvu de tissu diploïque, aux arcades orbitaires, sourcilières, etc. La partie inférieure est creusée des sinus frontaux, grandes cavités ne communiquant au dehors que par l'orifice indiqué plus haut, séparées par une cloison médiane, et répondant extérieurement à la protubérance nasale et aux arcades sourcilières. L'orifice d'un conduit nourricier principal existe dans l'échancrure ou le trou orbitaire supérieur; d'autres se remarquent vers la circonférence de l'os; les plus grands sont situés derrière l'apophyse orbitaire externe : plusieurs conduits veineux ont leurs ouvertures sur les deux surfaces, et surtout sur l'interne, vers la gouttière longitudinale qu'elle présente.

Chaque moitié de l'os du front se développe par un point d'ossification très-précoce qui répond, suivant les recherches de Ruysch et les miennes, non aux bosses frontales, où on le place communément, mais à l'arcade orbitaire, au niveau du trou orbitaire supérieur, d'où l'ossification va en s'étendant dans les portions orbitaire et frontale proprement dites. A la naissance, les deux os sont unis dans presque toute leur longueur par une membrane étroite, et séparés en haut par une partie de la fontanelle antérieure et supérieure. Plus tard, une suture véritable les joint, et elle-même s'efface bien avant la fin de l'accroissement; quelquefois pourtant elle persiste jusque dans un âge très-avancé, soit en totalité, soit dans sa partie inférieure seulement. Les sinus frontaux ne se forment qu'après la naissance; vers douze ans, ils n'existent encore qu'en rudiment, et ne semblent que des cellules de l'échancrure ethmoïdale un peu plus grandes que les autres; ils augmentent sans cesse avec l'âge, s'étendent à la fois dans la partie frontale, et dans la portion orbitaire de l'os, qu'ils envahissent quelquefois en entier. Quand la suture existe avec ces sinus, elle traverse leur cloison.

Dans beaucoup d'animaux, la suture frontale persiste naturellement toute la vie; il existe deux os frontaux, et, ce qu'il y a de remarquable, c'est que chez quelques-uns, en même temps que les frontaux sont séparés, les pariétaux ne font qu'un seul os.

L'os frontal entoure et protége une grande partie du cerveau, et spécialement ses lobes antérieurs; concourt à protéger et à contenir le globe de l'œil et ses dépendances, fournit des points de contact et d'appui aux os du sens de l'odorat, de l'appareil de la mastication; loge la glande lacrymale, une partie du sinus longitudinal de la dure-mère; donne attache aux muscles temporal, sourcilier, orbiculaire des paupières, à la poulie cartilagineuse du grand oblique de l'œil, à la paupière supérieure, à la faux du cerveau; forme des passages à plusieurs rameaux des vaisseaux et du nerf ophthalmiques; et enfin soutient le muscle frontal et les tégumens qui le recouvrent.

FRONTALE (artère); située au front, comme l'indique son nom, elle constitue une des deux branches de terminaison de l'OPHTHALMIQUE, et vient quelquefois de la FACIALE.

FRONTALE (bosse). *Voyez* FRONTAL (os).

FRONTALE (veine). C'est la continuation au front de la veine faciale, branche de la JUGULAIRE interne.

FRONTALE (suture). On donna ce nom à celle qui réunit les deux moitiés de l'os frontal, tant qu'elles restent séparées.

FRONTAUX (sinus). *Voyez* FRONTAL (os). (A. BÉCLARD.)

FUGACE, ad.; *fugax*, qui fuit. On désigne ainsi les symptômes qui durent peu de temps; *frisson*, *châleur*, *douleur fugaces*.

FULIGINEUX, ad., *fuliginosus*, qui est de couleur de suie. On donne cette épithète à l'enduit noirâtre qui recouvre la langue, les dents et les gencives. *Voyez* LANGUE (séméiotique).

FUMARIACÉES, s. f. pl., *fumariaceæ*. Le genre fumeterre (*fumaria*) avait été placé par M. de Jussieu dans la famille des papaveracées; mais M. de Candolle én a, avec beaucoup de raison, fait une petite famille distincte, à laquelle il a donné le nom de Fumariacées. Ainsi les Fumariacées constituent une famille naturelle de plantes voisines des Papaveracées, mais en différant par sa corolle irrégulière, ses six étamines diadelphes, et par l'absence du suc laiteux ou jaunâtre qui existe dans toutes les vraies papaveracées. Cette famille se compose aujourd'hui d'un assez grand nombre de genres, qui tous sont dès démembremens du genre *fumaria* de Linné. Elle ne diffère pas moins des Papaveracées par ses propriétés que par ses caractères. Tandis que toutes les Papaveracées sont âcres, laiteuses et narcotiques, les Fumariacées sont amères et toniques. (A. R.)

FUMETERRE, s. f., *fumaria officinalis*. L. Famille des Fumariacées, Diadelphie hexandrie. C'est dans les jardins, dans les vignes, les lieux cultivés, que l'on trouve communément la fumeterre. Sa racine, qui est annuelle, pousse une tige herbacée, rameuse, diffuse, plus ou moins étalée, et longue d'environ un pied. Ses feuilles sont alternes bipinnées, et formées de folioles écartées, étroites et acuminées. Un épi de petites fleurs purpurines, tachées de noir, termine chacune des ramifications de la tige. Les fruits sont fort petits, globuleux, indéhiscens, et renferment une seule graine.

Toutes les parties de la fumeterre, mais surtout ses feuilles et ses tiges, ont une saveur amère assez intense, qui augmente encore par la dessiccation. C'est un remède assez généralement employé, quoique ses propriétés n'aient rien de fort remarquable. Les maladies de la peau sont celles contre lesquelles on le prescrit le plus souvent. Les anciens considéraient la fumeterre comme un remède puissamment *dépuratif*, et, comme tel, ils l'administraient dans les dartres, la gale, etc.; cependant il ne faut pas avoir une grande confiance dans l'efficacité de la fumeterre pour combattre les dartres ou les autres affections chroniques de la peau. Cette plante, à cause de son amertume, doit être simplement considérée comme légèrement tonique. Tantôt on administre sa décoction, tantôt on fait usage du suc exprimé de la plante fraîche. On prépare aussi un sirop de fumeterre qui est moins fréquemment employé.

Plusieurs autres espèces du même genre, entre autres les *fumaria media*, *fum. spicata*, *fum. capreolata*, etc., jouissent absolument des mêmes propriétés, et peuvent être substituées à la fumeterre officinale sans aucun inconvénient. (A. RICHARD.)

FUMIGATION, s. f., *fumigatio*. On emploie ce mot pour exprimer l'action de réduire ou de dégager différentes substances sous forme de vapeurs ou de gaz; mais plus ordinairement on désigne par cette expression les produits mêmes de cette opération appliqués à la médecine. On peut considérer les fumigations par rapport à la manière dont on les administre, et par rapport à leurs effets immédiats sur l'économie animale, et leur emploi dans la prophylactique et la thérapeutique.

De la manière dont on administre les fumigations. — Les fumigations sont humides ou sèches : c'est toujours à l'aide du calorique seulement qu'on obtient les premières. On vaporise l'eau pure ou chargée par infusion ou par décoction de différentes subtances animales ou végétales, ou mélangée dans différentes proportions avec des acides ou des liqueurs alcoholiques, etc. Certains liquides sont si faciles à vaporiser, comme le baume de Fioraventi, l'éther, l'ammoniaque, l'acide acétique, etc.; qu'il suffit de la chaleur de l'atmosphère ou de celle d'une partie du corps pour les obtenir à l'état de vapeur. Quant aux vapeurs sèches et aux gaz permanens, tantôt on les dégage en projetant les substances qu'on désire vaporiser sur des corps incandescens, tantôt en mettant seulement en jeu certaines affinités chimiques. On réduit sous forme de vapeurs sèches les résines, les baumes, le camphre, le soufre, des oxydes métalliques, etc., en les projetant sur des charbons ardens ou des plaques métalliques rougies au feu. On obtient, au moyen de nouvelles combinaisons, avec ou sans le concours du calorique, plusieurs gaz qui sont employés en médecine comme fumigations. On prépare ordinairement le gaz muriatique oxygéné de Guyton Morveau, ou le chlore gazeux extemporané, en versant deux parties d'acide sulfurique, préalablement affaibli avec parties égales d'eau, sur quatre parties d'hydrochlorate de soude et une de peroxyde de manganèse triturées ensemble. On obtient encore le chlore d'une manière plus simple, en versant seulement quatre à cinq parties d'acide hydrochlorique concentré sur une partie de peroxyde de manganèse. Le chlore gazeux, en se répandant dans l'atmosphère, neutralise promptement toutes les substances animales odorantes qui y sont disséminées, telles que l'hydrogène carboné et sulfuré, et l'ammoniaque qu'il décompose facilement à cause de sa grande affinité pour les corps hydrogénés. Si on désire produire un dégagement très-prompt du chlore gazeux au milieu d'une salle, on place sur un réchaud le mélange de sel et d'oxyde de manganèse dans une large capsule évasée, ou dans une terrine, et on verse l'acide sulfurique sur le mélange, en l'agitant avec un tube de verre; mais si on ne veut obtenir qu'un dégagement lent et peu abondant, on emploie de préférence l'oxyde de manganèse et l'acide hydrochlorique, et on renferme le mélange dans des vases de verre, dont l'ouverture plus ou moins large est fermée par une espèce de planche qu'on fait mouvoir au moyen d'une vis de pression, comme une presse, ou simplement dans un flacon. Il suffit, pour se servir de ces fumigatoires portatifs de Guyton-Morveau, de soulever la presse ou de déboucher le flacon, et d'agiter le mélange; alors le chlore gazeux se dégage spontanément, et se précipite avec avidité sur l'eau dissoute dans l'atmosphère.

D'après le procédé de Carmicaëhl Smith, on obtient aussi l'acide nitrique en vapeur sans le secours de la chaleur, en projetant par pincées deux parties de nitrate de potasse sur deux parties d'acide sulfurique mélangées instantanément avec une partie d'eau. Le mélange d'eau et d'acide sulfurique s'échauffe comme à l'ordinaire; l'acide sulfurique se porte sur la potasse, et l'acide nitrique libre se dégage. Cette fumigation acide ne peut se faire que dans un vase ouvert, en agitant le mélange chaque fois qu'on y jette du nitre. L'acide nitrique en vapeur neutralise les émanations animales odorantes en les brûlant et en se combinant avec elles. C'est encore au moyen de l'affinité chimique de l'acide carbonique pour la chaux qu'on obtient l'ammoniaque en vapeur, en triturant le carbonate d'ammoniaque avec la chaux.

Lorsque les vapeurs qu'on emploie pour fumiger ne peuvent être sans inconvénient répandues dans l'atmosphère, ou doivent être, pour le succès de la médication, concentrées sur une partie quelconque, on se sert d'une boite en bois; le malade est assis dans cette espèce de boîte fermée très-hermétiquement et hors de laquelle la tête est placée pour qu'il respire librement. Une espèce de capuchon de toile vernie ou de cuir s'adapte très-exactement autour du col du malade et tient d'une autre part à l'ouverture supérieure de la boite, afin de faciliter la liberté des mouvemens et d'empêcher que les vapeurs ne s'échappent. C'est dans l'appareil même que s'opère la combustion des substances qu'on désire réduire en vapeur. Cette combustion se faisait autrefois dans un fourneau ouvert, placé au milieu de l'appareil au-dessous du siége du malade; mais par ce procédé l'acide carbonique et la vapeur du charbon se trouvaient mélangés avec le produit même de la fumigation et pouvaient agir d'une manière nuisible, étant en contact immédiat avec la peau. M. Darcet a remédié à cet inconvénient en établissant des tuyaux particuliers qui dirigent au dehors les vapeurs du charbon, tandis que la combustion des substances qui sont destinées à la fumigation s'opère sur des plaques de métal placées au-dessus du fourneau. On porte les substances sur cette plaque au moyen d'une trappe pratiquée sur les côtés de la boite; c'est d'après ce perfectionnement que sont maintenant construites à Paris toutes les espèces de boites fumigatoires. Dans les cas où les malades ne peuvent s'asseoir ou sortir de leur lit, on dirige la fumigation dans l'intérieur du lit même. Pour cet effet, on place entre les draps et les couvertures une toile vernie qui enveloppe de toutes parts le malade et s'oppose à ce que les autres parties du lit soient pénétrées par la fumigation : on vaporise ensuite les substances qui sont destinées à fumiger, soit à l'aide de briques chaudes, ou de plaques de fonte rougies au feu, ou de réchaux placés sous des cerceaux entre les draps; mais cette méthode n'est pas sans quelques inconvéniens. Le malade en se remuant peut se brûler, et on ne peut pas diriger la vapeur à volonté, plus spécialement sur une partie que sur une autre. Ces raisons ont déterminé à faire vaporiser les liquides hors du lit, et à diriger ensuite la vapeur au moyen d'un entonoir qui surmonte le vase et au bout duquel est ajouté un tuyau recourbé qu'on place entre les draps. M. Lemaire, dentiste, a imaginé un petit appareil fumigatoire fort simple et très-portatif, qu'il chauffe avec une lampe à l'esprit de vin et qui est en communication avec des tuyaux très-flexibles, garnis de robinets au moyen desquels il conduit la vapeur et la dirige à son gré sur telle ou telle partie. On peut adapter à ces tuyaux des sondes de gomme élastique qu'on introduit dans les ouvertures naturelles lorsqu'il est nécessaire d'y faire pénétrer la vapeur.

On se sert, dans quelques cas, d'un moyen très-simple pour injecter différentes vapeurs dans les ouvertures naturelles. On introduit le tuyau d'une pipe dans le canal que l'on veut fumiger; on allume dans le godet les substances dont la combustion doit fournir la fumigation, et on insuffle la vapeur par le tuyau d'une autre pipe dont on applique le godet renversé sur celui de la première; c'est à l'aide de ce moyen qu'on dirige des vapeurs dans les narines, l'oreille, le vagin, etc. Lorsqu'on veut pousser la fumigation avec plus de force encore, on se sert d'une espèce de soufflet, au bout duquel s'adapte une petite boîte dans laquelle s'opère la combustion. Ce soufflet fumigatoire fait partie des appareils destinés aux noyés et aux asphyxiés. Pour fumiger certaines parties ou pour inspirer différentes vapeurs, on fait usage de vases d'une construction plus ou moins simple, fabriqués sur le modèle de l'appareil de Mudge ; ils sont composés de métal, de terre ou de verre, et percés de plusieurs ouvertures dont les unes permettent à l'air extérieur de presser sur les liquides chauds avec lesquels doit se faire la fumigation, tandis qu'une autre est surmontée d'un tube flexible ou d'un bec recourbé par lequel passe la vapeur qu'on inspire ou qu'on dirige vers les ouvertures naturelles. Il suffit pour l'inspiration des substances qui sont faciles à vaporiser, comme les liquides alcoholiques ou éthérés, de les tenir dans un flacon qu'on échauffe avec les mains. On a imaginé pour cet effet des flacons à triple tubulure, dont une permet à l'air de peser sur la surface du liquide, l'autre sert à l'introduction des substances destinées à la fumigation et la troisième est recourbée en forme de bec pour être placée dans la bouche; tous ces appareils, tous ces moyens fumigatoires ont pour but de diriger plus exactement les vapeurs vers les points qui doivent les recevoir et de faciliter quelquefois leur injection à l'intérieur.

Des effets immédiats des fumigations, et de leur emploi dans la prophylactique et la thérapeutique. — Le médecin se propose deux buts principaux quand il a recours à des fumigations : ou il a l'intention de répandre dans l'atmosphère des substances qui modifient les propriétés de l'air respirable, et qui neutralisent les miasmes qu'ils pourraient contenir ou qui adhérent à la surface des différens corps qui y sont plongés; ou il cherche à diriger vers la peau ou les ouvertures naturelles des substances médicamenteuses qui, par leur extrême division, puissent être facilement absorbées, ou modifier les propriétés des organes avec lesquels elles sont en contact. Dans le premier cas, les fumigations n'ont qu'un effet prophylactique, et sont employées comme moyen désinfectant dans le second. le médecin cherche à déterminer sur l'économie animale des effets analogues à ceux qu'il produit avec les substances médicamenteuses qu'on administre par la peau.

Les effets des fumigations, par rapport à la prophylactique, ont été exposés à l'article DÉSINFECTION. Celles dont on fait principalement usage dans ce cas sont ou acides, comme celles qu'on pratique avec les acides nitrique ou acétique; ou non acides, comme le chlore gazeux; ou aromatiques, balsamiques, camphrées, etc. Les premières neutralisent le plus souvent la plupart des émanations animales en les décomposant; les dernières masquent en partie leur odeur par celle qui leur est propre; mais les unes et les autres sont réellement peu actives pour la destruction des véritables miasmes qui transmettent la contagion et la mort. Je me bornerai à considérer ici les fumigations quant à la thérapeutique.

On peut employer sous la forme de fumigation presque toutes les substances qui sont susceptibles de se réduire en vapeur, soit seules, soit à l'aide du calorique, et sans eau ou avec l'intermède de l'eau ; il en résulte que les effets immédiats des fumigations sont relatifs non-seulement aux propriétés des substances qui sont réduites en vapeur, mais encore à leur degré de chaleur, et à la manière dont elles sont combinées avec l'eau. Toutes les substances qui se vaporisent avec une grande facilité à la température ordinaire de l'atmosphère ou à la chaleur du corps, comme l'ammoniaque, l'éther, ne doivent leurs propriétés qu'à elles-mêmes. Celles qui, comme les résines, les baumes, le soufre, sont réduites en vapeur sur des corps incandescens, agissent par leurs propriétés réunies à la quantité de calorique employé pour les vaporiser ; enfin toutes les fumigations faites à l'aide de l'eau en vapeur produisent des effets qui sont le résultat d'une triple action, celle de la substance principale, qui est tenue en suspension dans l'eau; celle du calorique, et enfin l'action de l'eau réduite en vapeur. Celles qui sont sèches et chaudes rougissent la peau, déterminent une sensation d'autant plus vive sur cet organe que la chaleur est plus considérable. Elles augmentent l'action des capillaires et l'évaporation insensible. Si ces effets locaux sont étendus à une assez grande surface, ils réagissent plus ou moins sur le système général, et déterminent alors une médication analogue à celle qu'on obtient par l'étuve sèche. Les fumigations humides, au contraire, gonflent la peau, dilatent les pores, facilitent l'absorption, et, indépendamment de l'action propre des substances que l'eau tient en dissolution, agissent à la manière des fomentations humides; et, lorsque cette fumigation se répand sur une partie de la peau, elle est alors très-comparable par ses effets à l'étuve humide. Les propriétés plus ou moins relâchantes de l'eau en vapeur ou s'augmentent sensiblement par la nature des substances émollientes qu'on y ajoute, ou sont considérablement modifiées par les différentes propriétés des autres médicamens qu'elles peuvent tenir en dissolution; de sorte qu'en dernier résultat les effets immédiats des fumigations humides sont, comme les autres, relatifs à la nature même des substances que l'eau tient en suspension ou en dissolution. On peut distinguer par conséquent toutes les fumigations sèches ou humides, par rapport à leurs propriétés immédiates, en fumigations relâchantes, toniques, excitantes ou narcotiques.

L'eau pure en vapeur, à la chaleur de 26 ou 28°, et toutes

les substances émollientes, animales ou végétales, vaporisées en partie par l'intermède de l'eau, agissent en produisant des effets relâchans très-manifestes et beaucoup plus marqués que lorsque ces substances sont sous forme liquide, parce que la propriété relâchante de l'étuve humide se trouve réunie dans ce cas à celle des substances émollientes elles-mêmes. Les émolliens pénètrent d'ailleurs beaucoup plus profondément sous cet état gazeux, par les ouvertures naturelles, et arrivent directement dans les organes mêmes de la respiration. Aussi c'est particulièrement sous la forme de vapeur qu'on peut administrer les émolliens de la manière la plus avantageuse dans beaucoup de phlegmasies du larynx, de la trachée et des bronches. On se sert principalement, dans tous ces cas, de décoction de mauve, de guimauve, de graine de lin, du lait en vapeur, etc.; on obtient aussi le plus grand avantage des fumigations émollientes dans beaucoup de phlegmasies cutanées, articulaires, aiguës ou chroniques.

Les fumigations toniques sont beaucoup moins utiles que les précédentes, parce que les principes astringens, tels que le tannin, l'acide gallique et les quinates de quinine et de cinchonine, etc., ne se vaporisent pas aussi facilement que le mucus et la gélatine; néanmoins les fumigations avec les roses de Provins, les décoctions avec les écorces de grenade, de chêne, de merisier, de quinquina, sont quelquefois avantageuses dans les chutes du rectum, le relâchement du vagin, les leucorrhées chroniques, et le gonflement de la membrane nasale à la suite des coryza chroniques.

Beaucoup de fumigations humides ou plus ou moins sèches, quoique de nature très-différente, se rapprochent, par leurs propriétés communes, des excitans. Toutes les fumigations faites avec le chlore, les acides, l'éther, l'ammoniaque; toutes celles qu'on pratique avec le sulfure ou le protochlorure de mercure ou avec le soufre, le succin, les résines, les gommes résines, les baumes, le camphre, et enfin avec toutes les substances végétales aromatiques, qui contiennent une huile essentielle, appartiennent à cette division. Les fumigations avec le chlore et les acides conviennent surtout dans les pouritures d'hôpital et dans les ulcères gangréneux. Elles excitent fortement les membranes muqueuses, nasales, pharyngiennes et pulmonaires, mais ne peuvent être employées sans danger par les individus qui sont affectés d'une inflammation aiguë ou chronique de ces organes. Les vapeurs ammoniacales, utiles quelquefois dans certains cas de débilité ou de syncope, peuvent être nuisibles par l'irritation qu'elles produisent sur les membranes muqueuses du larynx et des bronches, lorsqu'elles pénètrent dans ces cavités au moyen d'une profonde inspiration, ainsi que l'a observé Nysten dans un cas d'épilepsie, où l'inspiration des vapeurs ammoniacales détermina un catarrhe pulmonaire mortel. On a beaucoup trop vanté et en même temps trop déprécié les fumigations d'hydrosulfure et de protochlorure de mercure : elles ne doivent jamais être employées sur toute la surface du corps ; et ce moyen de traiter la syphilis serait incertain et peut-être même dangereux, surtout pour les êtres faibles, parce que ces bains de vapeur les affaibliraient encore davantage, et les exposeraient aux tremblemens mercuriels ; mais ces fumigations partielles, dirigées sur les ulcères syphilitiques du larynx ou des organes de la génération, ne doivent point être abandonnées, et sont tellement utiles dans certains cas, qu'elles ne peuvent être remplacées par d'autres. On emploie le soufre en vapeur à la manière de M. Ballard, et plus fréquemment encore le soufre brûlé et à l'état de gaz acide sulfureux, pour combattre plusieurs maladies de la peau, aiguës ou chroniques, particulièrement dans le traitement de la gale. Les fumigations du soufre en vapeur sont beaucoup moins irritantes, mais par cette raison aussi beaucoup moins actives que les autres. Quant aux fumigations sèches avec les résines, les camphres, les baumes, ou aux fumigations humides préparées avec les liqueurs alcoholiques ou éthérées, qui tiennent ces substances en dissolution, ou celles qui sont faites avec de simples infusions aqueuses, aromatiques, elles sont toutes également plus ou moins excitantes, et mises en pratique avec un grand avantage dans plusieurs affections catarrhales chroniques et atoniques des fosses nasales, du larynx et des bronches, ou dans les leucorrhées avec relâchement de la membrane muqueuse du vagin. On les emploie aussi avec succès dans les rhumatismes chroniques, dans les hydarthroses et les infiltrations œdémateuses des extrémités.

Les fumigations narcotiques sèches ou presque sèches, préparées par la combustion des feuilles de jusquiame et de stramonium, ou les fumigations humides, faites avec des décoctions de pavot, ou des solutions aqueuses ou alcoholiques d'opium, ont souvent été employées utilement dans certaines affections catarrhales pulmonaires douloureuses, et dans plusieurs névralgies, et même dans des névroses des organes de la respiration. On est même quelquefois parvenu à arrêter certains accès d'asthme par les fumigations de jusquiame. Les narcotiques âcres, comme le tabac, ont été considérés pendant long-temps comme étant plus irritans que sédatifs; et c'est par cette raison que les lavemens avec la fumée de tabac étaient principalement recommandés dans les asphyxies, et surtout chez les noyés. Les fumigations dirigées dans l'intérieur du tube intestinal sont certainement très-utiles dans ces cas, et ne peuvent être remplacées, comme on l'a prétendu, par des lavemens irritans, parce que les vapeurs chaudes pénètrent beaucoup plus loin que les liquides, et peuvent dans ce cas arriver jusqu'aux intestins grêles, qui conservent plus long-temps qu'aucune autre partie un certain degré de sensibilité. Il est donc extrêmement important de ne pas renoncer à l'usage des fumigations dans le canal intestinal chez les noyés et les asphyxiés; mais il est bien préférable d'employer chez eux les vapeurs excitantes de benjoin, d'encens, de genièvre, etc., au lieu des vapeurs plus ou moins narcotiques des feuilles de tabac. (GUERSENT.)

FUNGINE, s. f. Dans un travail important sur l'analyse des champignons, M. Braconnot considère comme une matière particulière la substance qui forme le squelette de cette sorte de production végétale, et la distingue de la fibre ligneuse avec laquelle on l'avait confondue.

La fungine s'obtient en traitant les champignons par de l'eau bouillante légèrement alcalisée : la partie du champignon qui résiste à l'action dissolvante de la liqueur est la fungine.

La fungine est molle, peu élastique, blanche et insipide; elle est insoluble dans l'éther, l'alcohol et l'eau même bouillante : l'acide sulfurique concentré la charbonne; l'acide sulfurique étendu n'a pas d'action sur elle, mais l'acide hydrochlorique la convertit en une matière gélatineuse. L'acide nitrique a sur elle une action très-marquée, et la convertit en deux substances grasses, l'une qui se rapproche de la cire, et l'autre du suif; il se forme de plus une matière résinoïde rougeâtre, de l'acide oxalique, de l'acide hydrocyanique et de la matière jaune amère de Welther. La fungine, humectée et abandonnée à elle-même, s'altère à la manière des substances azotées : distillée à feu nu, elle donne tous les produits des matières végéto-animales, entre autres de l'ammoniaque.

Si la fungine n'a pas de propriétés médicales reconnues, ce n'est pas du moins à elle que l'on doit attribuer les funestes effets que produisent certaines espèces de champignons sur l'économie animale. M. Braconnot pense même qu'on doit regarder la fungine pure comme une matière nutritive. (J. PELLETIER.)

FUNGIQUE (acide). M. Braconnot donne ce nom à un acide qu'il a retiré de plusieurs espèces de champignons, et particulièrement du bolet du noyer. Pour l'obtenir, il prend le suc du bolet, l'expose à l'action de la chaleur pour coaguler l'albumine qu'il contient, l'évapore ensuite au bain-marie, à consistance sirupeuse, et le traite par l'alcohol. L'acide fungique, qui, dans le suc du bolet, est à l'état de combinaison avec la potasse, ne se dissout pas dans l'alcohol, ou reprend par l'eau le fungate de potasse; on le traite par l'acétate de plomb. Il se forme un fungate de plomb, qu'on lave avec soin et qu'on décompose par l'acide sulfurique affaibli. Pour purifier l'acide fungique, on l'unit avec l'ammoniaque; on fait cristalliser plusieurs fois de suite le fungate d'ammoniaque, on le décompose de nouveau par l'acétate de plomb; enfin on enlève le plomb à l'acide fungique par l'acide sulfurique étendu d'eau.

L'acide fungique est incolore, incristallisable, très-acide, déliquescent; il forme avec la chaux un sel peu soluble; avec la potasse et la soude, des sels très-solubles dans l'eau, et point dans l'alcohol; avec l'ammoniaque, un sel soluble qui cristallise en hexaèdres, etc. Il n'est encore d'aucun usage.

(J. PELLETIER.)

FUREUR, s. f., *furor*, état des malades atteints de folie ou de délire, dont le caractère est un penchant à des actes de destruction. *Voyez* FOLIE et DÉLIRE.

FUREUR UTÉRINE. *Voyez* NYMPHOMANIE.

FURFURACÉ, adj., *furfuraceus*, qui ressemble à du son. On a désigné ainsi des petites portions d'épiderme qui se détachent après certaines affections cutanées, et que l'on a comparées aux lamelles du son. M. Alibert a donné ce nom à deux espèces de *dartre* et de *teigne*. (*Voyez* ces deux mots.) Cette dénomination sert encore à caractériser un sédiment de l'urine qui offre l'apparence du son. *Voyez* URINE.

FURIE INFERNALE, *furia infernalis*. Dans les Nouveaux Actes d'Upsal, un observateur célèbre à juste titre, Solander, a décrit, mais seulement sur parole et sans l'avoir jamais vu, un animal qui, en tombant de l'air sur les hommes et les bestiaux, produit, spécialement en automne, dans la Suède septentrionale, en Bothnie, en Finlande, en Laponie, une maladie très-fâcheuse et fort connue des aborigènes sous le nom de *skatt*, espèce de furoncle accompagné d'une douleur atroce, se terminant quelquefois par la gangrène et par la mort, et siégeant plus particulièrement au visage, aux mains et aux autres parties découvertes du corps. Dans le cours de ses voyages, l'immortel Linnæus, ayant été atteint de cette terrible affection, admit l'existence de l'animal auquel un préjugé populaire en attribue la naissance, et, d'après un individu desséché que lui présenta un pasteur de Kiénis, il crut devoir en faire le type d'un genre de ver qu'il appela *furia*, et auquel il assigna pour caractères zoologiques : *un corps linéraire, filiforme, égal, garni de chaque côté d'une rangée de cils piquans, dirigés en arrière.*

Aujourd'hui, malgré les travaux de C. God. Hagen et d'Adolphe Modeer, qui croient à la réalité de l'existence du ver dont il s'agit, et le placent à côté de la filaire de Médine, ou dans le même genre qu'elle, les naturalistes conviennent généralement qu'aucun auteur digne de foi n'a encore vu la furie infernale, et que Linnæus, quand il en a parlé, a probablement été égaré par la violence du mal dont il fut atteint, mal que l'on doit ranger parmi les tumeurs essentiellement gangréneuses, non loin de l'anthrax, de la pustule maligne de Bourgogne, et de celle des Alpes, décrite par Bayle. Ils s'accordent à penser que le prétendu ver dont le professeur d'Upsal a parlé n'est que le *bourbillon* du furoncle auquel les paysans de certaines contrées du Nord sont fréquemment exposés ; et les observateurs les plus modernes, MM. Rudolphi, Cuvier, Blumenbach, de Lamarck, font de la *furie infernale* un être fabuleux, toutes les recherches entreprises dans ces derniers temps pour la trouver ayant été absolument infructueuses. (HIP. CLOQUET.)

FURONCLE ou CLOU, s. m., *furunculus* ; tumeur inflammatoire superficielle, dure, très-rouge, chaude, douloureuse, circonscrite, peu volumineuse, saillante, de forme conique, développée dans le tissu cellulaire du derme, et qui se termine constamment par suppuration et par la mortification du tissu adipeux qui occupe son centre. Ce tissu, privé de vie, est entraîné avec la suppuration, et conserve encore sa couleur blanche; on lui donne le nom de bourbillon.

Le furoncle et l'anthrax bénin appartiennent au même genre d'inflammation, et on pourrait, peut-être avec raison, les considérer comme formant plutôt deux variétés que deux espèces distinctes de maladie : leurs causes et leur siége sont les mêmes; leurs symptômes, leur marche, leur terminaison, sont analogues; leurs indications curatives sont essentiellement de même nature. La seule différence qui existe entre ces deux affections se trouve dans leur volume. Le furoncle est moins gros, sa base s'étend moins profondément; mais cette différence ne peut servir à établir une distinction rigoureuse entre ces deux tumeurs. Il est peut-être plus convenable de considérer comme furoncle la tumeur qui ne s'ouvre qu'en un seul point, qui ne contient qu'un seul bourbillon, et de rapporter à l'anthrax celle dont les tégumens se percent en plusieurs endroits, et qui laisse échapper plusieurs portions de tissu adipeux mortifié. Il semblerait que dans le cas de furoncle la cause de la maladie est moins abondante, et qu'elle ne peut produire qu'une petite tumeur, ou qu'elle se divise pour en former successivement ou simultanément plusieurs, séparées les unes des autres; tandis que, dans l'anthrax bénin, cette cause plus active ou plus abondante se concentrerait sur un seul point, pour donner lieu au développement d'une tumeur plus considérable. Quand plusieurs furoncles existent en même temps, ou se succèdent dans un court intervalle, l'un d'eux l'emporte de beaucoup sur les autres en grosseur.

Nous n'ajouterons rien à ce que nous avons dit, en traitant de l'anthrax furonculeux, sur le siége et sur les causes du furoncle: ses symptômes locaux et généraux ne diffèrent, comme nous l'avons déjà dit, de ceux de l'anthrax que par moins d'intensité; la suppuration s'annonce au bout de six à huit jours, ou même dans un temps plus court, par l'élévation en pointe, le ramollissement et la teinte blanchâtre du sommet de la tumeur; la douleur ne cesse complétement, et le dégorgement de la base du furoncle ne s'opère avec rapidité, que quand le bourbillon et le pus épais infiltré dans le tissu cellulaire sont sortis spontanément, ou à l'aide de pressions exercées sur le pourtour de la tumeur : le premier pus qui sort du furoncle est souvent sanguinolent, aussi bien que dans le cas d'anthrax.

Les furoncles ne sont jamais dangereux, mais leur situation les rend quelquefois très-incommodes. J'en ai vu un situé sur le raphé, entre l'anus et le scrotum, qui rendait très-difficile l'émission de l'urine, et que l'on aurait pu facilement confondre avec un dépôt urineux tuberculeux, si le malade avait éprouvé auparavant quelque symptôme de rétrécissement ou d'ulcération dans l'urètre. Lorsqu'ils sont volumineux ou nombreux, ils occasionent les mêmes symptômes généraux que l'anthrax bénin. On doit les considérer dans quelques cas comme des éruptions critiques salutaires, et alors il convient de favoriser leur développement par l'emploi des topiques émolliens et maturatifs.

L'application de sangsues autour de la tumeur, les fomentations émollientes, les cataplasmes anodins, et particulièrement celui de mie de pain et de lait, saupoudré de safran, les emplâtres de diachylum gommé ou de poix de Bourgogne légèrement ramollie, les bains tièdes, tels sont les moyens que l'on emploie le plus avantageusement dans le traitement des furoncles. On peut seconder utilement leur action par l'usage des tisanes diaphorétiques. Lorsque la douleur est très-vive, ou bien encore lorsque le furoncle grossit et menace de prendre le caractère d'anthrax, il convient de l'inciser crucialement. Dans tous les cas où la maladie paraît avoir été produite par une cause interne, il est utile, quand la suppuration est terminée, de prescrire quelques légers purgatifs et des bains simples ou hydrosulfureux.

Les furoncles volumineux laissent, comme l'anthrax, des cicatrices irrégulièrement arrondies, déprimées, dont la couleur, d'abord rougeâtre ou bleuâtre, finit par devenir semblable à celle de la peau. *Voyez* ANTHRAX. (MARJOLIN.)

G.

GAÏAC ou GAYAC, s. m., *Guaiacum officinale* L. Le gaïac est un grand arbre de la famille des Rutacées et de la décandrie monogynie, qui croît dans une partie de l'Amérique méridionale et dans quelques-unes des îles placées à l'entrée du golfe du Mexique. Ses rameaux sont ornés de feuilles opposées, composées chacune de deux ou trois paires de folioles également opposées, ovales, obtuses, entières, glabres. Ses fleurs sont bleues, pédonculées et groupées à l'aisselle des feuilles supérieures. A ces fleurs succèdent des capsules légèrement charnues en dehors, ordinairement à cinq loges et à cinq côtes, mais quelquefois comprimées par suite de l'avortement de quelques-unes des loges.

Deux substances médicamenteuses sont fournies par cet arbre; savoir : le *bois* et la *résine* de gaïac. Nous allons successivement en étudier les caractères.

1° LE BOIS DE GAÏAC, *lignum guaiaci*, sive *lign. sanctum*, nous est apporté de diverses parties du continent de l'Amérique méridionale, de Saint-Domingue, ainsi que de la Jamaïque, sous la forme de gros morceaux irréguliers ou de bûches d'une grandeur et d'une grosseur variables. Assez souvent ces morceaux sont recouverts de leur écorce, qui est épaisse, grisâtre, très-compacte et résineuse. Lorsqu'on l'a conservée pendant long-temps, il n'est pas rare de voir sa surface interne se couvrir de petites efflorescences blanches et brillantes, que M. Guibourt considère comme de l'acide benzoïque. Le bois se compose de deux parties : l'une centrale, d'un brun rougeâtre ou verdâtre; l'autre externe, qui est l'aubier, d'une teinte jaune clair. Toutes deux sont très-compactes, pesantes et presque inodores. Leur saveur est âcre et légèrement amère. Cette saveur se développe surtout lorsque le bois de gaïac a été râpé. Comme sa dureté est très-grande, c'est toujours après l'avoir réduit en poudre grossière, par le moyen de la râpe, qu'on l'emploie en médecine; et c'est sous cette forme qu'on doit le prescrire.

2° LA RÉSINE DE GAÏAC, *resina guaiaci*, découle spontanément des incisions que l'on pratique à l'écorce de l'arbre dont nous venons de tracer la description. On peut l'obtenir aussi en traitant le bois et l'écorce de gaïac par l'alcohol. Elle est en masses irrégulières, d'un brun verdâtre, friables, à cassure irrégulière et brillante. Elle est mélangée d'une grande quantité de fragmens d'écorce et de bois qui en altèrent la pureté. Son odeur est agréable et rappelle celle du benjoin. Sa saveur est d'abord peu sensible, mais elle finit par devenir âcre et très-désagréable. Cette résine présente plusieurs particularités dans ses propriétés chimiques, et Brande avait proposé d'en former un produit immédiat des végétaux. Mais cette opinion n'a pas prévalu. Ainsi elle a la propriété de prendre une belle teinte verte lorsqu'elle reste exposée à l'action de la lumière. Sa dissolution dans l'alcohol est d'un brun foncé et devient blanche par l'addition de l'eau. L'acide nitrique exerce sur elle une action qui peut servir à la faire distinguer de toutes les autres substances résineuses. En effet, il suffit d'exposer un papier trempé dans sa teinture alcoholique à la vapeur de cet acide, pour qu'il prenne bientôt une belle couleur bleue.

Propriétés médicales du gaïac et de sa résine. — L'introduction du gaïac dans la thérapeutique ne remonte guère au-delà du commencement du seizieme siècle, c'est-à-dire peu de temps après l'invasion de la syphilis en Europe. Ce médicament parut alors l'un des plus puissans pour combattre cette redoutable maladie; et l'on trouve dans les écrits de plusieurs médecins de cette époque un grand nombre de faits qui attestent l'usage fréquent que l'on en faisait, et surtout la confiance aveugle que l'on avait en lui. Mais, avant de parler des propriétés curatives attribuées à ce médicament, indiquons en peu de mots son mode d'action sur l'économie animale, et le genre de médication qu'il détermine. C'est dans la classe des excitans que doivent être rangés le gaïac et ses préparations. La résine qu'il contient est certainement la partie à laquelle il doit ses propriétés. Mais il faut remarquer avec Schwilgué, que c'est la portion cédée par cette résine à l'eau bouillante, qui jouit des propriétés actives, et que celle qui n'est attaquable que par l'alcohol est incomparablement moins énergique. Il est donc important, lorsqu'on prépare la teinture alcoholique de gaïac, de n'employer qu'un alcohol faible, afin qu'il s'empare à la fois de la partie que l'eau dissout et de celle qui est soluble dans l'alcohol. Comme tous les autres médicamens excitans, le gaïac accélère la circulation du sang, active les sécrétions, etc. Il paraît porter spécialement son action sur la perspiration cutanée, qu'il augmente d'une manière notable; et par suite de cette action portée vers la périphérie du corps, il dispose aux hémorrhagies les personnes qui en font usage à haute dose. C'est donc parmi les sudorifiques que la plupart des auteurs de matière médicale ont classé cette substance, et c'est au mot SUDORIFIQUES qu'il sera parlé avec plus de détails de son mode d'action.

Les maladies contre lesquelles on a le plus fréquemment administré le gaïac et sa résine sont : la syphilis, la goutte et le rhumatisme chronique, et les maladies de la peau. Nous allons successivement l'étudier dans ces diverses circonstances.

1° Lorsqu'on commença à connaître le gaïac, il fut considéré comme plus efficace que le mercure dans le traitement de la maladie syphilitique. Des malades que l'on avait pendant long-temps gorgés de préparations mercurielles, le plus souvent administrées sans méthode, furent guéris par l'usage d'une forte décoction de gaïac, et surtout par la cessation du traitement mercuriel. Mais les conséquences tirées de ces faits ne sont pas aussi rigoureusement vraies qu'on le croyait au commencement du seizième siècle. On voit assez souvent des syphilis rebelles au traitement mercuriel le plus méthodique, cesser par l'interruption de ce même traitement et seulement par quelques soins hygiéniques. Il n'existe pas d'observation bien constatée d'une syphilis guérie par le seul usage du gaïac. Ce n'est jamais qu'après l'emploi prolongé du mercure qu'on l'a vu réussir. Dès lors il nous paraît rationel d'attribuer, dans ce cas, la plus grande part de guérison au mercure. Cependant nous sommes loin de nier l'utilité du médicament qui nous occupe dans la maladie vénérienne. Tous les praticiens savent que les sudorifiques en général sont fort utiles pour aider le traitement mercuriel, et qu'on en retire tous les jours d'excellens effets. Mais il est rare qu'on emploie le gaïac seul; on lui associe généralement les autres sudorifiques, tels que le sassafras et la salsepareille. Si on voulait l'administrer seul, il faudrait l'employer à haute dose. Ainsi l'on ferait bouillir de quatre à six onces de ce bois, réduit en poudre grossière par le moyen de la râpe, dans trois livres d'eau, qu'on laisserait réduire à une pinte. Cette tisane, prise par demi-verrées dans le courant de la journée, porte fortement à la peau. Il est inutile de prévenir qu'elle doit être administrée tiède.

2° Après la syphilis, la goutte et le rhumatisme chroniques sont les maladies contre lesquelles on fait le plus souvent usage du gaïac. Barthez et plusieurs auteurs non moins célèbres ont constaté les heureux effets de ce médicament ; mais ils s'accordent à ne le prescrire que chez les individus peu irritables, et surtout quand la maladie dure depuis long-temps et qu'elle a entièrement perdu son caractère d'acuité. Au reste, ce n'est pas seulement le gaïac qui peut être avantageux dans ces circonstances : les autres sudorifiques produisent les mêmes effets.

3° Nous pouvons en dire autant de son emploi dans les maladies de la peau. Il est certain que dans plusieurs de ces affections, lorsqu'elles sont chroniques, et que la constitution des malades qui en sont tourmentés est affaiblie et détériorée, l'excitation générale qu'il détermine dans toute l'économie, et en particulier dans le système dermoïde, peut amener une solution heureuse de la maladie. Mais il ne faut pas y recourir lorsque ces affections sont aiguës, et surtout quand les malades sont jeunes et vigoureux.

Le bois de gaïac s'administre généralement en décoction. Lorsqu'on l'emploie seul, la dose est de quatre à six onces pour trois livres d'eau que l'on fait réduire d'un tiers. La dose est moitié moins forte lorsqu'on lui associe la salsepareille et le sassafras. Cette tisane, que l'on boit par demi-verrées dans la journée, doit être convenablement édulcorée.

La résine de gaïac est d'un emploi plus facile et plus fréquent : tantôt on l'emploie en substance sous la forme de pilules ou de bols, à la dose de dix à vingt grains ; tantôt on administre sa poudre tenue en suspension dans un liquide approprié par le moyen du mucilage. Sa teinture alcoholique est une préparation dont on fait fréquemment usage. Sa dose est d'un scrupule à un gros étendu dans un véhicule aproppríé. En général on emploie plus souvent le bois de gaïac dans la syphilis, et la résine dans la goutte et le rhumatisme chroniques. (A. RICHARD.)

GAINE, s. f., *vagina*, étui, enveloppe ; se dit, en anatomie, de parties membraneuses qui entourent en manière de gaînes certains organes, comme de la gaîne du cordon des vaisseaux spermatiques, des gaînes fibreuses et synoviales des tendons, des gaînes celluleuses des muscles, des artères, des veines, etc. (A. B.)

GALACTIQUE, synonime de LACTIQUE (acide). *Voyez* ce mot.

GALACTIRRHÉE, s. f., *galactirrhœa* ; de γάλα, κτος, lait,

et ῥέω, je coule : mot employé par les modernes pour exprimer la sécrétion et l'excrétion trop abondante du lait. Tout ce qui concerne la sécrétion du lait dans l'état naturel et dans l'état ab-normal sera exposé au mot *Lactation*. (D.)

GALACTOPHORE, adj. et s. m.; mot formé du même radical γάλα, et de φέρω, je porte. Quelques anatomistes ont appelé vaisseaux *galactophores* ou *lactifères* les canaux excréteurs du lait. D'autres ont donné ce nom aux vaisseaux *lactés* lymphatiques des intestins, parce qu'ils portent le chyle, qui offre l'apparence du lait. (*Voyez* MAMELLE, CHYLIFÈRE.) En matière médicale on a nommé *galactophores* ou *galactopoiétiques* des médicamens auxquels on attribuait la propriété de favoriser la sécrétion du lait. L'action de ces substances sera examinée en même temps que les autres circonstances qui influent sur cette fonction. Enfin quelques accoucheurs ont désigné sous le nom de *galactophore* un instrument destiné à conduire le lait dans la bouche du nouveau-né, dans les cas où la brièveté du mamelon s'oppose à ce qu'il puisse le saisir convenablement pour téter. *Voyez* LACTATION. (D.)

GALACTOPOIÉTIQUE, adj., de γάλα et ποιέω, je fais; qui forme le lait; faculté *galactopoiétique*, celle que les mamelles ont de secréter le lait; médicamens, alimens *galactopoiétiques*, ceux qui augmentent la quantité du lait. *Voyez* LACTATION. (D.)

GALACTOSE, s. f., mot traduit du grec γαλάκτωσις, conversion en lait; et adopté par quelques physiologistes pour exprimer la production, la sécrétion du lait. *Voyez* LACTATION. (DESORMEAUX.)

GALANGA, s. m. On connaît dans les pharmacies deux espèces de galanga, le grand et le petit, qui sont les racines d'une seule et même plante, *alpinia galanga*, Willd., ou *maranta galanga*, L., prises à différentes époques. Cette plante, qui fait partie de la famille des Balisiers et de la Monandrie monogynie, croît naturellement dans les lieux humides des contrées les plus orientales de l'Inde, à la Chine, etc. Le grand galanga est allongé, simple ou bifurqué, épais, cylindracé, d'un demi-pouce à deux pouces de diamètre, marqué de lignes circulaires, transversales et saillantes, qui indiquent la place qu'occupaient les feuilles sur la souche. Sa couleur est d'un brun rougeâtre extérieurement, fauve à l'intérieur. Sa substance est fibreuse, son odeur aromatique; sa saveur rappelle d'abord celle de la cannelle, mais elle est ensuite âcre et poivrée. Le petit galanga ne diffère du grand que par ses proportions, beaucoup plus petites. Il n'a guère que trois à quatre lignes de diamètre. Sa couleur est plus brune, sa saveur et son odeur beaucoup plus prononcées.

On ne saurait douter du genre d'action qu'exerce le galanga, lorsque l'on songe à son odeur et à sa saveur aromatiques et piquantes. Mais, malgré les éloges qui lui ont été prodigués comme médicament et comme aromate, il est aujourd'hui presque complètement tombé en désuétude. Nous croyons donc inutile de rapporter ici tous ce que les auteurs ont écrit sur les propriétés de cette racine, à l'époque où elle fut introduite en Europe : ces détails n'appartiennent plus qu'à l'histoire de la science. La cannelle est, sous tous les rapports, préférable au galanga, et peut, dans tous les cas, lui être avantageusement substituée.

(A. RICHARD.)

GALBANUM, s. m.; gomme-résine que l'on retire par incision d'une plante de la famille des Ombellifères et de la Pentandrie digynie. Le *bubon galbanum*, L. est un arbuste qui croît spontanément en Afrique, et particulièrement en Éthiopie. Ses tiges sont cylindriques, glabres, et portent des feuilles trois fois alliées, des fleurs jaunes disposées en ombelles, et des fruits ellipsoïdes, comprimés, glabres, membraneux sur les bords et marqués de trois côtes peu saillantes. Cette gomme résine découle, soit naturellement, sous la forme de petites gouttelettes qui se durcissent à l'air, soit par les incisions qu'on pratique à la tige, soit enfin par la résection de cette dernière à trois ou quatre pouces au-dessus du sol. Le galbanum du commerce est sous deux états, en larmes ou en masse. Le premier est le plus estimé. Il est en larmes peu volumineuses se ramollissant sous les doigts, et se prenant facilement en masse, jaunes extérieurement, plus claires et translucides à leur intérieur. Leur cassure est inégale et granulée, leur odeur forte, leur saveur âcre et amère. Le second, ou le galbanum en masse, se compose de larmes semblables à celles que nous venons de décrire, mais réunies ensemble par une pâte plus brune. M. Pelletier a trouvé le galbanum composé, sur cent parties, de, 1° résine 66,86 : cette résine offre une particularité fort remarquable : chauffée à une chaleur de 120 à 130° centigrades, elle donne une huile d'un beau bleu indigo; 2° gomme 19,28; 3° impuretés, 7,52; 4° huile volatile, et perte 6,34.

Ce médicament a été connu et employé dès les premiers temps de la médecine. Aussi le voit-on figurer dans les écrits d'Hippocrate, de Dioscoride, de Galien, etc. Néanmoins les modernes en ont presque totalement abandonné l'usage interne, et on ne l'emploie guère aujourd'hui qu'à l'extérieur. C'est un stimulant assez énergique que l'on administrait sous la forme de pilules ou en solution, à la dose de dix à quinze grains, principalement dans les affections nerveuses. Il entre encore aujourd'hui dans la composition de certains emplâtres, tels que le diachylon gommé, et dans quelques préparations très-compliquées, comme la thériaque, le diascordium, etc. Pour l'usage intérieur, on lui préfère généralement la gomme ammoniaque et l'assa fœtida. (A. RICHARD.)

GALE, s. f.; mot dérivé, selon quelques auteurs, de *callus*, dureté; selon d'autres de *galla*, production accidentelle qu'on remarque sur l'écorce de certains arbres, et qui doit son origine au travail de quelques insectes. L'une et l'autre de ces étymologies ne reposent que sur des conjectures qu'il est facile de détruire : en effet, comment pourrait-on faire venir le mot *gale* de *callus*, puisque cette maladie ne produit jamais, quelle que soit sa durée, de callosité sur la peau? L'autre étymologie ne semble pas plus admissible, car tout porte à croire que le mot *gale* remonte à une époque bien antérieure à celle où l'on a pu attribuer cette éruption à un insecte et établir ainsi une analogie. Mais, sans adopter ces explications, qui presque toujours augmentent l'obscurité de la matière au lieu de l'éclairer, il est utile de conserver cette dénomination, puisqu'elle a été consacrée par un long usage.

Définition. La gale est une éruption cutanée, essentiellement contagieuse, caractérisée par des vésicules légèrement élevées au-dessus du niveau de la peau, constamment accompagnées de prurit, transparentes à leur sommet, contenant un liquide séreux et visqueux, pouvant se développer sur toutes les parties du corps, mais plus particulièrement sur les plis des articulations des membres, dans les intervalles des doigts, sur l'abdomen, etc.

Dans cette définition, qui diffère un peu de celles qui ont été données par la plupart des pathologistes; j'ai évité à dessein de mentionner les pustules, parce qu'il me semble que dans une définition exacte on ne doit énumérer que des caractères qui se montrent constamment : or, c'est ce qu'on ne voit pas à l'égard des pustules, puisque dans le plus grand nombre de cas elles paraissent se développer sous l'influence de causes accidentelles toujours appréciables, telles que l'âge de l'individu, le tempérament, l'intensité de l'inflammation, etc., ainsi que j'essaierai de le faire voir dans la suite.

Ici se présente une question qu'il est convenable d'examiner, parce qu'elle a été souvent la source d'opinions plus ou moins erronées, que plusieurs pathologistes ont adoptées sur parole. La maladie que Celse a décrite sous le nom de *scabies* est-elle la même que celle que les modernes ont désignée sous le nom de *gale*? C'est ce que nous allons laisser juger au lecteur, en mettant sous ses yeux le texte de l'auteur latin : *Scabies verò et rubicundior ex quâ pustulæ oriuntur quædam humidiores, quædam sicciores. Exit ex quibusdam sanies, fitque ex his continuata exulceratio pruriens, serpitque in quibusdam citò. Atque in aliis quidem ex toto desinit, in aliis verò certo tempore anni revertitur. Quò asperior est, quoque prurit magis, eò difficiliùs tollitur : itaque eam quæ talis est* ἀγρίαν, *id est feram, Græci appellant.*

Dans ce petit nombre de lignes, on voit que Celse décrit clairement une maladie dans laquelle *la peau est rugueuse, rouge, sur laquelle il s'élève des pustules, les unes humides, les autres sèches.* Or, ceux qui ont étudié cet auteur si concis savent qu'il n'attache pas un sens bien rigoureux au mot *pustule*, puisqu'il l'a appliqué quelques pages plus haut aux plaques rouges des exanthèmes, aux piqûres des orties, etc. Reprenons : *Ces pustules fournissent de la suppuration; et si la maladie continue, il se forme des ulcérations prurigineuses qui s'étendent. Chez les uns elle se termine complètement, chez les autres elle se renouvelle à certaines époques de l'année. Plus les rugosités sont marquées et le prurit violent, plus il est difficile de la guérir.*

Remarquons d'abord qu'il n'est nullement question dans tout ce passage du caractère essentiel, de celui qui devait le plus frapper un observateur, de la *contagion* enfin. En outre, la gale ne se termine pas spontanément; elle ne revient point à certaines époques de l'année, etc. Si l'on rassemble, au contraire, tous les traits de cette description, et si on les compare avec ceux dont Willan s'est servi avec tant de précision pour peindre le *lichen agrius*, on saisit facilement l'analogie, pour ne pas dire l'identité des caractères. Il reste donc à peu près démontré que, sous le nom de *scabies*, Celse n'a point décrit la gale, et que l'on n'a pu s'appuyer de son autorité pour prouver que les anciens ont connu cette maladie, qu'en interprétant d'une manière inexacte le passage qui vient d'être rapporté.

Les mêmes objections se présentent à l'égard du mot *psora*, que quelques auteurs modernes ont adopté. Il paraît évident que les Grecs l'ont employé d'une manière générale pour désigner quelques maladies qui se présentaient sous la forme squammeuse, et qu'ils ne l'ont appliqué dans aucun cas à des éruptions pustuleuses ou vésiculeuses, susceptibles de se transmettre par la contagion.

La place que les nosologistes ont assignée à la gale dans les classifications est différente, selon les idées qui ont servi de base à leurs systèmes : ainsi Sauvages et Tourtelle l'ont rangée dans les *cachexies*; Linnée et ses imitateurs, Vogel et Sagar, la placent dans les *vices*; M. le professeur Tourde, dans les *maladies du tissu cellulaire*; Baume, dans les *oxigénèses*, genre *helmintèse*; Pinel, dans les *phlegmasies*; M. le professeur Alibert, dans la famille des *dermatoses*; Willan, dans l'ordre *pustulæ*.

La gale est une des maladies contagieuses le plus généralement répandues : elle se communique et se manifeste dans tous les climats, dans toutes les saisons, dans tous les âges et dans toutes les conditions de la vie sociale ; mais le plus souvent elle attaque les individus qui sont plongés dans la misère, et qui négligent les soins de propreté. Quand elle pénètre dans les familles riches ou aisées, elle y est presque toujours apportée par les domestiques, les nourrices ou les bonnes d'enfans. D'autres fois encore elle se manifeste chez des individus rassemblés en grand nombre, tels que les marins, les soldats, les ouvriers réunis dans les casernes et les campemens, les ateliers, les manufactures, les prisons, les hôpitaux, etc.

Cette facilité à se transmettre sur un grand nombre d'individus à la fois a fait penser que la gale pouvait être épidémique; mais cette transmission successive, rapide, n'a lieu que parce que les hommes sont alors très-rapprochés les uns des autres, et qu'ils vivent sous l'influence des causes propres à favoriser la contagion. Il est probable que les épidémies de gale dont Frédéric Hoffman et quelques autres auteurs nous ont conservé l'histoire étaient des éruptions vésiculeuses qui se rapportent à d'autres genres. Cette opinion, fortifiée par celle de J.-P. Frank, a acquis un nouveau degré de vraisemblance par les observations nombreuses qui ont été recueillies au traitement externe de l'hôpital Saint-Louis.

Dans l'été de 1818, nous observâmes sur un nombre considérable de malades une éruption vésiculeuse qui était répandue sur les membres et le tronc : les vésicules étaient petites, à peine élevées au-dessus du niveau de la peau, et très-légèrement colorées à leur base ; l'analogie avec la gale était si frappante, que l'idée d'une épidémie de ce genre se présenta tout naturellement ; mais une observation suivie près de deux mois sur plus de cinq cents malades, et un examen approfondi à l'aide de bonnes loupes, nous firent connaître dans cette éruption plusieurs espèces du genre *eczema* de Willan. Nous pûmes nous convaincre que, quoique cette maladie se fût développée souvent chez plusieurs membres d'une même famille, elle ne se répandait point par la contagion.

Quelques pathologistes ont pensé que la gale pouvait être endémique ; mais cette dénomination paraît manquer d'exactitude, puisque ce n'est point par des influences climatériques et par des causes qui tiennent à la disposition particulière des lieux, que cette maladie se propage de génération en génération dans quelques contrées, mais bien par les habitudes de malpropreté, qui sont si profondément enracinées parmi les habitans de ces pays encore si peu civilisés.

Description. — Lorsque la gale a été communiquée d'un individu à un autre, il survient après quelques jours un prurit léger sur les parties qui ont été le plus immédiatement exposées à la contagion ; ce prurit augmente d'une manière notable vers le soir, et surtout pendant la nuit, par l'action de la chaleur du lit, ou par l'effet des boissons alcoholiques, des alimens âcres, et de toutes les causes en général qui augmentent la circulation vers la peau. Bientôt on voit paraître quelques boutons qui s'élèvent à peine au-dessus du niveau de la peau : ils ont une teinte rosée chez les individus jeunes et sanguins ; chez les hommes faibles, valétudinaires, ils conservent la couleur de la peau. Ils se répandent peu à peu sur les parties voisines, leurs caractères se prononcent davantage, et l'on peut apercevoir très-distinctement la petite vésicule transparente qui se forme à leur sommet.

Si les vésicules sont peu nombreuses, le prurit qu'elles occasionent est léger ; elles conservent plus long-temps leurs formes primitives. Mais si elles se multiplient rapidement, elles se rapprochent, s'agglomèrent, et l'intervalle qui les sépare participe jusqu'à un certain point à ces inflammations disséminées : le système dermoïde s'anime par une circulation plus active ; le prurit devient plus général, plus fort, plus pénible à supporter ; sans cesse déchirées par l'action des ongles, les vésicules laissent échapper le liquide visqueux qu'elles contiennent, et celui-ci se convertit bientôt en petites croûtes minces, légères et peu adhérentes. Chez quelques individus sanguins et robustes, ou adonnés à l'usage des excitans, cette inflammation peut acquérir une intensité beaucoup plus considérable : les vésicules s'étendent, se développent au point de prendre bientôt l'aspect et les caractères de pustules. Si la gale est abandonnée à elle-même, elle peut, en envahissant de proche en proche la presque totalité de la peau, donner lieu à des effets plus ou moins graves, les uns sur le système dermoïde, les autres sur des organes liés avec lui par des sympathies plus ou moins intimes. Toutefois on doit convenir que les accidens qui résultent de cette maladie décrite avec des couleurs si sombres par quelques pathologistes, sont rarement aussi redoutables qu'on s'est plu à l'avancer. Il est probable que, dans beaucoup de cas, on a pris pour des effets immédiats des complications qui existaient depuis long-temps et qui prenaient une marche plus active, plus grave sous l'influence de cette irritation chronique du système dermoïde. Il est de fait que, sur la quantité si considérable de galeux admis annuellement tant dans l'intérieur de l'hôpital Saint-Louis qu'au dispensaire qui en dépend, nous n'avons vu qu'un très-petit nombre de cas dans lesquels la gale ait donné lieu à des symptômes fâcheux.

La marche, le développement de la gale, l'intensité plus ou moins marquée de ses symptômes, offrent des modifications nombreuses relatives à l'âge, à la constitution, au tempérament, à l'état de santé ou de maladie, à la saison, au climat, etc. Dans la jeunesse, chez des individus robustes, sanguins, d'une santé régulière, la gale parcourt rapidement ses périodes ; elle envahit promptement un grand nombre de points de la surface cutanée. Au contraire, chez les hommes faibles, d'un âge avancé, d'une constitution détériorée, l'éruption marche avec lenteur et ne présente que rarement le degré d'intensité qu'on observe dans les conditions opposées.

Dans les climats méridionaux, dans l'été et le printemps, la gale se développe et marche avec plus de rapidité que dans le nord, en hiver et en automne.

La gale, comme la plupart des maladies du système dermoïde, éprouve des influences très-remarquables par le développement des phlegmasies aiguës qui se manifestent sur quelques viscères importans. Le plus ordinairement elle disparaît, et ne se montre de nouveau à la peau que lorsque la phlegmasie est terminée, et que les fonctions ont repris leur état normal.

Pour compléter ce qui a rapport à la marche de la gale, il ne reste plus qu'à indiquer l'ordre dans lequel se fait l'éruption des vésicules.

En général cet ordre est subordonné à la manière dont le contact a eu lieu, et aux conditions anatomiques et physiologiques dans lesquelles se trouvent les parties exposées à la contagion.

L'éruption se développe d'abord sur les points où le contact s'est effectué, et avec d'autant plus de promptitude que les tégumens y sont plus fins, plus fournis de vaisseaux lymphatiques et plus facilement humectés par la transpiration. Telles sont les conditions que présente la peau vers les poignets, les intervalles des doigts, les plis des articulations, la face interne des membres, l'abdomen, etc. Les autres régions ne sont atteintes presque toujours que consécutivement, dans une succession assez irrégulière. Il existe certaines anomalies dans le développement de la gale, que l'on ne peut attribuer qu'à des habitudes propres à quelques professions : ainsi cette maladie se montre rarement sur les poignets et dans les intervalles des doigts chez les chapeliers, les teinturiers, les ouvriers qui travaillent aux acides concentrés, les forgerons, et en général chez tous les artisans dont les tégumens des mains sont endurcis par des agens physiques ou chimiques. Au contraire, la contagion est facile et le développement rapide sur ces mêmes points, chez les tailleurs, les fripiers, exposés à toucher des étoffes malpropres : il y a cela de particulier chez les tailleurs, qui se servent fréquemment des mêmes coussins de carreau, que les boutons paraissent d'abord dans la paume de la main. Nous avons fait la même observation à l'égard des maîtres d'escrime, chez lesquels la gale se transmet plus fréquemment à la main droite par les gants qui servent en commun à toute une salle d'armes. D'autres pathologistes ont observé que chez les enfans à la mamelle, les premiers boutons se manifestaient d'abord sur les fesses, qui sont plus habituellement en contact avec les mains ou les avant-bras des nourices; enfin on connaît quelques faits rares, à la vérité, dans lesquels la gale se serait transmise d'abord à la face par le contact immédiat, ou par des étoffes qui auraient servi aux galeux.

On voit, d'après ce qui précède, que les périodes de la gale sont loin d'être régulières, et qu'elles peuvent être modifiées, confondues même par une foule de circonstances accidentelles. En étudiant ce qui est relatif à l'incubation, nous avons vu qu'il n'était pas toujours facile d'acquérir assez de lumière pour fixer d'une manière certaine les limites de cette première période. Ici la maladie aurait paru après un contact immédiat de plusieurs jours, de plusieurs semaines, ou même de plusieurs mois. Là un voyageur dit l'avoir contractée en couchant dans des lits d'auberge, mais sans assigner au juste dans quel temps. A en croire quelques autres, la gale aurait paru spontanément après avoir été imprudemment répercutée quelques années avant. Les renseignemens sont plus obscurs encore chez le plus grand nombre : les uns ignorent la manière dont ils l'ont contractée, et les autres ne l'avouent point, par une sorte de honte.

Voici toutefois le résultat que nous avons pu déduire d'un nombre considérable d'observations.

Chez les enfans, l'éruption se montre le plus ordinairement quatre ou cinq jours après le moment de la contagion.

Chez les adultes, cette période a présenté une durée moyenne de huit à quinze jours pendant l'été, et de douze à vingt jours en hiver. Cette durée peut être moindre chez les sujets d'un tempérament sanguin, et plus considérable chez ceux d'un tempérament bilieux.

Chez les vieillards ou les individus affectés de maladies chroniques, il se passe plusieurs semaines, quelquefois même plusieurs mois depuis l'époque de la contagion jusqu'à celle de l'apparition des vésicules.

Terminaisons. — La gale diffère essentiellement des exanthèmes aigus contagieux, dont la marche régulière amène toujours une terminaison dans un temps donné. Elle diffère encore, sous ce point de vue, de plusieurs éruptions qui ont avec elle quelques traits d'analogie.

Elle ne se termine jamais spontanément, au moins les faits qu'on a cités pour appuyer cette terminaison naturelle ne sont-ils pas sans être environnés de quelques doutes. Il est de fait, au contraire, que la gale peut continuer pendant nombre d'années, et même toute la vie, ainsi qu'on en voit de fréquens exemples dans quelques contrées.

Elle ne se termine jamais par la mort, à moins qu'elle n'attaque des individus déjà frappés par des maladies graves; et dans ce cas ce n'est point par l'effet de la gale que la mort arrive, mais bien par la maladie primitive.

Les faits qui sont relatifs à la terminaison de la gale en une autre maladie sont encore trop peu nombreux pour qu'on puisse en tirer des inductions rigoureuses. On a vu quelques cas dans lesquels le *prurigo formicans*, le *lichen agrius*, etc., avaient succédé à la gale; mais d'abord la gale elle-même avait-elle été bien reconnue? et en outre pouvait-on décider s'il y avait eu conversion de cette maladie en une autre, ou si ces formes nouvelles n'étaient pas la suite d'un nouveau mode d'irritation sur d'autres points du tissu cutané?

Division. — On a depuis long-temps considéré les apparences diverses de la gale comme des espèces distinctes : Sennert, un des premiers, l'a divisée en *sèche* et en *humide*; et cette division, admise presque généralement, a été conservée même dans ces derniers temps. Chiarugi pense avec raison que les deux définitions de Sennert ne présentent véritablement que des degrés plus ou moins marqués d'une seule et même espèce; et cependant la division qu'il a adoptée lui-même n'en diffère que par les dénominations.

Les deux espèces admises par quelques pathologistes français, sont désignées sous le nom de gale *miliaire*, *canine* ou *sèche*; et de gale *humide*, *grosse gale*, ou gale *pustuleuse*. Quelques médecins, qui trouvent plus facile d'introduire dans la science le langage du vulgaire, ont cherché à faire admettre une autre espèce, qu'ils désignent sous le nom de gale *boutonneuse*.

Les divisions des pathologistes anglais ne paraissent pas plus rationnelles ; elles sont fondées sur des caractères qui ne sont pas mieux définis. Les quatre espèces qu'ils ont établies sont désignées par les dénominations de gale *papuliforme*, *lymphatique*, *purulente* et *cachectique*.

Dans l'étude des maladies de la peau, il est utile de distinguer des espèces, lorsque l'on peut les établir sur des caractères constans, invariables et indépendans des influences de l'âge, du tempérament, etc. Mais n'est-ce pas ajouter encore à toutes les difficultés que présente cette partie de la pathologie, que de multiplier sans nécessité des espèces qui n'ont souvent d'autre différence que des modifications individuelles ? Pour les maladies contagieuses, surtout, il ne faudrait admettre, ainsi que l'a très-bien remarqué un médecin judicieux, Bayle, que des espèces qui peuvent être reproduites avec les mêmes caractères : or, c'est ce qu'on ne voit point pour la gale. Le symptôme fondamental, celui qui a été observé par tous les pathologistes, ce sont des vésicules ; les pustules, les croûtes, les tubercules, sont des symptômes accidentels qui dépendent constamment de l'intensité plus ou moins considérable de l'inflammation, de la durée de la maladie, de l'âge et surtout de la constitution. Il serait facile de démontrer, en examinant chacune des espèces adoptées, combien les fondemens sur lesquels on les a établies sont peu solides ; mais nous serions entraînés au-delà des limites que nous nous sommes prescrites.

A l'exemple de Frank, nous considérons donc la gale comme ne formant qu'une seule espèce, et nous regardons les symptômes variables qui se développent quelquefois pendant son cours, comme des formes accidentelles qui ne peuvent point servir à établir des distinctions spécifiques.

Causes prédisposantes. — L'adolescence et l'âge adulte, le sexe masculin, le tempérament sanguin, les professions qui entretiennent les tégumens dans un état de moiteur continuelle, ou celles qui obligent à toucher de vieux tissus de laine qui ont été portés par des galeux, enfin l'oubli des règles de l'hygiène, et surtout de celles relatives aux *applicata* et aux *ingesta*.

Relativement aux âges. — Il est présumable que la grande disproportion que l'on trouve entre le nombre de galeux de quinze à trente ans, par exemple, et ceux de trente ans à la vieillesse, résulte en grande partie de la proportion plus considérable d'individus qui se trouvent dans la première catégorie, et non pas exclusivement, comme l'ont pensé quelques auteurs, de ce que la jeunesse, entraînée plus facilement par les passions, se livre à la débauche et à tous les plaisirs crapuleux.

Relativement aux sexes. — D'après le nombre immense des observations recueillies à l'hôpital Saint-Louis, et d'après les tableaux qui ont été tracés chaque année à la division du traitement extérieur, on peut conclure que les hommes sont plus disposés que les femmes à contracter la gale : en effet, le nombre de ces dernières ne s'est jamais guère élevé au-dessus de la moitié de celui des hommes ; toutefois cette différence, si frappante, paraît tenir moins à des circonstances qui se lient à l'organisation chez la femme qu'à une manière de vivre qui semble plus conforme aux règles de l'hygiène.

Relativement aux tempéramens. — Chez les galeux qui ont passé en si grand nombre depuis dix ans sous nos yeux, nous avons remarqué que la proportion des tempéramens sanguins et lymphatiques était beaucoup plus considérable que celle des individus d'un tempérament bilieux. En pourrait-on conclure que ces derniers sont beaucoup moins exposés à contracter la gale ? Il est certain que la nature du tempérament exerce une influence réelle relativement à la prédisposition ; mais il paraît aussi que les sujets d'un tempérament bilieux ne se sont présentés dans nos observations en proportion si inférieure que parce que cette disproportion existe véritablement en France dans toutes les classes de la société.

Relativement aux professions. — Les tailleurs, les cordonniers, les couturières, les marchands ambulans, sont les métiers qui fournissent le plus grand nombre de galeux, au moins à en juger par nos recensemens annuels. Mais on peut appliquer ici la remarque que nous avons déjà faite relativement aux âges et aux tempéramens : c'est que, bien que ces métiers disposent plus facilement à la contagion, le nombre des individus qui les exercent étant incomparablement plus grand que celui d'aucune autre profession, il en doit résulter naturellement une proportion plus considérable, non-seulement pour ceux qui sont affectés de la gale, mais encore pour ceux qui sont affectés d'autres maladies.

Cause prochaine. — Les opinions des pathologistes sur la cause prochaine de la gale portent l'empreinte des doctrines qui ont tour à tour régné dans les écoles : les uns l'ont attribuée à un principe acide qui se développait dans l'économie animale ; les autres à un ferment particulier, à l'acrimonie de la lymphe, du sérum du sang, etc. Le besoin d'idées plus exactes, plus conformes à la raison, mit bientot sur la voie de nouvelles recherches. Vers la fin du 17e siècle, des expériences ingénieuses semblèrent constater que la gale avait pour cause essentielle un insecte qui, en pénétrant sous l'épiderme, déterminait une éruption vésiculeuse. Déjà Ingrassias et Joubert avaient soupçonné l'existence de ces insectes; mais c'est dans le *Theatrum insectorum* de Moufet, qu'il en est parlé pour la première fois avec quelques détails : cet auteur les décrit comme des animaux très-petits, presque invisibles, résidant sous l'épiderme, produisant de petites vésicules remplies d'un fluide clair, et occasionant un prurit très-vif, etc.

Dans la suite, le perfectionnement des instrumens d'optique vint faciliter les nouvelles recherches. Hauptmann publia le premier la figure de cet insecte, dessinée d'après nature. Toutefois ce furent surtout les faits publiés par François Redi, l'un des plus grands hommes dont s'honore l'Italie, qui firent connaître tout ce qui est relatif à l'insecte de la gale. La lettre d'Hyacinthe Cestoni, où se trouvent consignées ces nouvelles expériences, a été imprimée dans plusieurs ouvrages modernes, et elle est trop connue pour qu'il soit nécessaire de la reproduire ici.

Les recherches ultérieures de Linnée, de de Geer, de Fabricius, de Latreille, ont eu principalement pour but de fixer les vrais caractères de cet insecte, et de lui assigner la place qu'il doit tenir dans les classifications entomologiques. Les dissidences légères qu'on s'est plu à remarquer dans les descriptions de ces naturalistes ne peuvent pas détruire leurs observations ; elles prouveraient seulement toute la difficulté des expériences microscopiques.

Les témoignages de tant d'auteurs célèbres sembleraient donc devoir établir d'une manière incontestable l'existence de l'insecte de la gale ; et cependant elle a été révoquée en doute par plusieurs pathologistes qui ont été moins heureux dans leurs recherches. Ces incertitudes sur un point si important engagèrent M. Galès, ancien pharmacien de l'hôpital Saint-Louis, à tenter de nouvelles expériences en 1812; elles eurent, à ce qu'il assure, les résultats les plus favorables. Comme elles ont été consignées avec les plus grands détails dans sa Dissertation inaugurale, et plus tard dans l'excellent article de M. le docteur Fournier, je crois inutile de les rappeler ici. Il suffira de dire que M. Galès, s'il faut l'en croire, a observé plus de trois cents individus cirons : il ajoute qu'ils ont constamment offert la même forme, à la grosseur près ; que le nombre de pates est tantôt de six et tantôt de huit ; ce qu'il paraît porté à attribuer à la différence des sexes.

Les expériences de M. Galès paraissent environnées d'une certaine authenticité ; cependant des succès si faciles, si constans, laissent dans l'esprit je ne sais quel doute dont il est difficile de se défendre.

M. Alibert, qui avait déjà répandu tant d'intérêt dans l'étude des maladies de la peau, commença une série d'expériences en 1813 ; il les fit suivre, pendant plusieurs mois, par une personne accoutumée depuis long-temps aux recherches microscopiques les plus délicates ; elles ne produisirent aucuns résultats satisfaisans.

J'essayai de reprendre ces expériences en 1818, mais sans plus de succès. Dans le printemps de 1819, je les recommençai en m'aidant des lumières et de l'habileté de M. Meunier, dessinateur distingué, qui avait présidé aux recherches de M. Galès : nous les continuâmes pendant plusieurs semaines sur plus de quatre-vingts galeux que nous examinions au moment même de leur entrée, et avant qu'aucun traitement n'eût modifié l'éruption. Jamais il ne nous fut possible d'apercevoir l'*acarus*. Depuis lors, j'ai recommencé ces expériences chaque année, tantôt avec de fortes loupes, tantôt avec d'excellens microscopes, et toujours vainement. Dans celles que j'ai essayées l'année dernière, je me suis servi du microscope horizontal d'Amici, que les travaux si importans de MM. Prevost et Dumas ont fait connaître en France, et que le respectable M. Mongèz a fait exécuter à Paris. Mais ces dernières expériences ont été trop peu nombreuses pour qu'on puisse en rien conclure. Avant ces recherches de M. le professeur Alibert et les miennes, le docteur Galeotti, médecin de l'hôpital de Saint-Eusèbe, à Florence, et Chiarugi, chef de l'hôpital di Bonnifazio, de la même ville, avaient aussi inutilement cherché à découvrir l'insecte. Faut-il conclure de ces essais infructueux que l'existence de l'*acarus*, comme cause de la gale, n'est qu'une supposition gratuite ? J'avoue que je ne l'oserais pas. Sans doute que parmi ces auteurs qui assurent l'avoir observé, il peut s'en trouver qui n'inspirent pas une entière confiance ; mais il en est aussi, qui se présentent avec une autorité si imposante, qu'il est bien difficile de les récuser. Ainsi, par exemple, quand un homme comme Morgagni assure, avec sa candeur ordinaire, qu'il a vérifié ce fait, comment serait-il possible d'en douter? Dans une alternative si embarrassante, j'avoue que j'aimerais mieux regarder mes expériences comme fautives, inexactes, et, en attendant que des hommes véritablement habiles pussent reprendre ces recherches, tant sur l'insecte que sur la contagion de la gale en général, considérer cette question comme étant encore indécise.

Diagnostic. — Le diagnostic de la gale, si facile dans la plupart des cas, est quelquefois environné des plus grandes difficultés. Les éruptions qui peuvent être confondues avec elle sont si nombreuses, et les nuances qui les distinguent si délicates, que souvent elles échappent aux praticiens. Nous avons vu plusieurs fois des médecins habiles suspendre leur jugement pendant plusieurs jours pour ne pas risquer de commettre une erreur préjudiciable au malade. Nous avons vu plus souvent des hommes de l'art moins réservés, compromettre leur réputation par des méprises d'autant plus blâmables, qu'elles introduisaient dans les familles des semences de haine et de désunion. Il est donc utile de décrire avec soin les traits d'analogie que ces éruptions peuvent avoir avec la gale, ainsi que les symptômes qui peuvent servir à les faire distinguer.

M. Alibert n'ayant point encore publié dans son magnifique ouvrage l'histoire des maladies qu'il comprendra dans son genre des *Psorides*, j'ai dû désigner ces espèces d'après la nomenclature de Willan, et je l'ai fait avec d'autant plus d'empressement que ces dénominations me paraissent heureusement choisies et appliquées avec beaucoup de précision.

Les éruptions qui nous ont paru le plus souvent être confondues avec la gale sont : le *lichen simplex*, le *lichen urticatus*, le *prurigo formicans*, l'*eczema rubrum*, l'*eczema impetiginodes*, l'*ecthyma vulgare*.

Lichen simple. — D'après les idées des pathologistes anglais, le lichen simple est une éruption de *papules*, c'est-à-dire de petits boutons pleins, solides, sans changement de couleur à la peau ; la gale a pour symptôme spécial des *vésicules* transparentes à leur sommet, circonscrites le plus souvent, environnées d'une auréole rosée très-légère. Les *papules* du lichen sont presque toujours répandues sur le côté externe du bras et de l'avant-bras. La gale se développe de préférence à la face interne, aux plis des articulations, etc. Dans quelques cas, assez rares, le lichen simple occupe les mains, et alors la difficulté est plus grande ; toutefois les *papules* sont ordinairement groupées sur le dos de la main ; les *vésicules* de la gale dans les intervales des doigts. Les *papules*, surtout lorsqu'elles sont réunies, sont environnées de squammes fines et légères ; les *vésicules*, de petites croûtes. Le lichen ne donne lieu qu'à un prurit à peine sensible ; celui de la gale est continuel, surtout le soir. Ces différences peuvent être suivies plus loin encore : le lichen n'est point contagieux ; il attaque souvent un seul individu d'une nombreuse famille sans se répandre sur d'autres personnes ; il n'en est pas de même de la gale, qui presque toujours se communique rapidement.

Lichen urticatus. — Dans cette espèce les papules sont plus saillantes ; elles sont plus enflammées, et donnent lieu à un prurit incommode, brûlant ; en examinant soigneusement leur sommet on n'aperçoit point de vésicules. Dans le petit nombre de cas qui se sont présentés à l'hôpital Saint-Louis, nous avons vu que le *lichen urticatus* avait pour siége le plus fréquent le cou et les côtés de la face ; nous avons vu en outre que cette éruption était souvent fugace, irrégulière, disparaissant et reparaissant dans un très-petit espace de temps : elle n'est point contagieuse.

Prurigo.—Avant que M. Alibert eût fait connaître en France le *prurigo*, dans ses leçons cliniques et dans l'excellent Mémoire qu'il a publié, cette éruption était presque toujours confondue avec la gale ; et il faut avouer qu'elle l'est bien souvent encore par beaucoup de praticiens. Voici les caractères qui peuvent faire distinguer ces deux maladies l'une de l'autre : dans le *prurigo* (il est bon de dire que je comprends sous ce nom les deux espèces de Willan, le *prurigo mitis* et le *prurigo formicans*), les papules conservent la couleur de la peau ; les vésicules de la gale sont plus acuminées, elles sont rosées. Presque toujours le sommet des papules est déchiré et recouvert d'un léger caillot de sang desséché ; lorsque les vésicules de la gale sont déchirées, elles sont surmontées d'une petite croûte mince, jaunâtre. Le *prurigo* a pour siége ordinaire le dos et les épaules, les membres dans le sens de l'extension : nous avons vu quel était le siége accoutumé de la gale. Dans quelques cas, mais surtout chez les enfans, les papules sont répandues sur les côtés du cou et sur une grande partie de la face; il est excessivement rare que la gale se développe sur les mêmes points. Le prurit de la gale est accompagné d'une sensation assez agréable; dans le *prurigo*, il est âcre, brûlant; les malades se déchirent avec une sorte de cruauté : le *prurigo* n'est point contagieux, il se développe toujours spontanément.

Eczema. — Les deux espèces de ce genre qui nous ont paru avoir quelquefois une analogie assez marquée avec la gale pour donner lieu à une sorte d'incertitude dans le diagnostic, sont : l'*eczema rubrum* et l'*eczema impetiginodes*.

Les vésicules de l'*eczema rubrum* sont en général plus aplaties que celles de la gale; elles ont un aspect plus animé; le plus souvent elles sont groupées en grand nombre : ordinairement les vésicules de l'eczema ont pour siége les points sur lesquels le système pileux abonde, tels que les aisselles, les oreilles, le front, les parties génitales, etc.; mais quelquefois aussi l'éruption est plus considérable, et elle peut envahir toute la surface cutanée : c'est lorsque les vésicules sont répandues sur le ventre, les bras et les mains, que la méprise est surtout possible. Le prurit de l'eczema est une espèce de cuisson générale, et ne présente point ces exacerbations qui caractérisent celui de la gale.

L'*eczema impetiginodes* est bien plus difficile encore à distinguer de la gale : les vésicules sont plus pointues; elles se convertissent également en pustules; elles se manifestent sur les bras, sur les mains, aux cuisses, plus rarement sur le tronc; mais leur siége le plus fréquent est la paume de la main et la plante des pieds; tandis que la gale ne se montre que bien rarement dans ces parties. L'éruption des vésicules de l'*eczema impétigineux* se fait par groupes qui paraissent successivement en suivant une marche isolée, dont les périodes sont marquées par la suppuration et par une légère desquammation. Dans cette éruption, le réseau muqueux est toujours plus vivement enflammé, et chez quelques individus irritables, il l'est au point de déterminer des symptômes généraux. Le prurit de l'*eczema impetinigodes* et âcre est brûlant : cette espèce n'est pas plus contagieuse que la précédente.

Ecthyma. — L'ecthyma *vulgare* est une maladie peu connue en France; elle n'y a été décrite, autant que je puis le croire, par aucun pathologiste. J.-P. Frank, Chiarugi et Joseph Frank, l'ont désignée dans leurs ouvrages sous le nom de *psydracia*. Cette éruption est toujours caractérisée par des pustules, et elle ne peut être confondue avec la gale que lorsque celle-ci est compliquée de pustules. Dans l'ecthyma elles sont rarement nombreuses ; leur marche est successive, indépendante : on voit les unes arriver à leur déclin quand les autres commencent à peine à paraître. Dans la gale les pustules se manifestent sur les points les plus enflammés; elles sont toujours entremêlées de petites vésicules; elles sont plus agglomérées; elles siégent fréquemment sur le dos de la main, entre les doigts, surtout entre le pouce et l'index : elles sont accompagnées de prurit; celles de l'ecthyma ne produisent qu'une douleur lancinante qui se rapproche de celle du furoncle. L'une de ces maladies est contagieuse, l'autre ne l'est pas.

Complications. — Les complications de la gale présentent d'autant plus d'intérêt à étudier, qu'elles sont la source de toutes les méprises et de toutes les inexactitudes qui se sont introduites dans la description de cette maladie. Ainsi on regarde souvent comme la gale des éruptions qui lui succèdent immédiatement; d'autres fois on signale comme des formes qui lui sont propres des symptômes qui appartiennent évidemment à d'autres espèces, dont le développement est tantôt produit par la gale elle-même, tantôt par les traitemens qu'on emploie. Il est à regretter que les bornes de cet article ne nous permettent pas de traiter ce point de doctrine avec toute l'étendue convenable. Il eût été intéressant non-seulement de signaler et de décrire avec quelques détails chacune de ces éruptions concomitantes, mais encore d'examiner jusqu'à quel point les coïncidences de la gale avec les phlegmasies des membranes muqueuses ou de quelques organes parenchymateux pouvaient être considérées comme des complications. Ce que nous pourrons en dire suffira pour faire sentir toute l'importance de cette matière.

Lichen. — Lorsque la gale existe chez un individu jeune, sanguin et robuste, les vésicules se multiplient sur un grand nombre de points; le tissu cutané devient le siége d'une irritation assez vive, qui se manifeste par des symptômes de diverses espèces: tantôt ce sont des *papules* plus ou moins rapprochées, et alors la gale est compliquée avec le *lichen simplex* ou avec le *lichen circonscriptus*, selon que les papules sont disséminées ou rapprochées en groupes. Avec un peu d'attention, on peut très-bien distinguer les *papules* du lichen des *vésicules* de la gale.

Ecthyma. — Si l'irritation de la peau est plus vive, plus intense, on voit survenir des pustules larges dont la base est dure, enflammée, et qui, en se déchirant, se couvrent de croûtes épaisses, jaunâtres, isolées. Ces symptômes caractérisent l'*ecthyma vulgare*. Ces pustules se manifestent fréquemment sur les points occupés par les vésicules en grand nombre; d'autres fois aussi elles se développent sur des parties qui ne sont point notablement irritées, sur la continuité des membres, par exemple.

Furoncles. — L'inflammation qui produit les pustules de l'ecthyma s'étend quelquefois dans toute l'épaisseur du derme, et pénètre jusqu'au tissu lamineux. Dans ce cas, ce sont des furoncles qui se manifestent. Lorsqu'ils sont en grand nombre, ils ajoutent à l'irritation générale de la peau, et exigent des modifications particulières dans les méthodes de traitement.

Eczema. — Il est rare que les autres éruptions vésiculeuses se manifestent sous l'influence immédiate de la gale, ou du moins on ne peut pas assez bien distinguer ces formes, qui ne diffèrent que par des nuances si difficiles à saisir. Lorsque les diverses espèces du genre *eczema* viennent compliquer la gale, c'est surtout après l'emploi de quelques substances trop stimulantes appliquées en frictions, ainsi que nous le dirons plus bas.

Phlegmasies des membranes et des organes parenchymateux. — Il peut arriver que, chez des malades très-irritables, l'inflammation du système dermoïde, qui résulte d'un très-grand nombre de vésicules, produise une irritation sympathique de la muqueuse gastrique ou intestinale; mais cette complication fâcheuse peut être produite directement chez des individus qui se livrent à des écarts continuels dans le régime, et à l'abus des boissons stimulantes.

Lorsque ces phlegmasies du canal alimentaire ou de tout autre organe important existent à un haut degré, les vésicules psoriques se flétrissent, s'éteignent et disparaissent bientôt. Dans ce cas on dit qu'il y a *rétrocession* de la gale, et c'st ordinairement à cette disparition qu'on attribue tous les accidens qui peuvent survenir. Mais n'est-il pas évident ici qu'on prend le plus souvent l'effet pour la cause, ainsi que l'a judicieusement remarqué J.-P. Frank ?

Il faut le dire, ce point de pathologie offre de nombreuses incertitudes : il a été à peine étudié. Au lieu de rapprocher un certain nombre de faits desquels on aurait pu tirer des inductions rigoureuses, on s'est contenté de quelques observations superficielles qui ont servi de fondemens à ces hypothèses plus ou moins ingénieuses, qui tiennent une si grande place dans les diverses doctrines des pathologistes.

La gale peut être compliquée dans certains cas avec quelques maladies générales, telles que : la *syphilis*, les *scrofules*, le *scorbut*. Le plus souvent alors elle conserve les caractères qui lui sont propres, et sa marche n'éprouve que des modifications à peine apercevables ; d'autres fois elle prend une forme qui participe jusqu'à un certain point de la maladie élémentaire avec laquelle elle est compliquée. Il nous a semblé cependant que la *syphilis* et les *scrofules* sont bien loin d'exercer sur la gale l'influence que Frank leur suppose. Il n'en est pas de même du *scorbut*, qui est une complication fréquente chez les individus plongés dans la misère, la malpropreté, et qui ont souffert toutes les privations. Les vésicules psoriques prennent alors une teinte livide ; et, lorsqu'elles sont rassemblées en grand nombre, il survient des pustules qui se couvrent bientôt de croûtes brunâtres. Cette dernière complication est une de celles que l'on observe le plus fréquemment dans les prisons, dans les hôpitaux, et une de celles aussi qui présentent le plus de chances fâcheuses.

Gale critique. — Quelques pathologistes, parmi lesquels on remarque surtout Fabrice de Hilden, Rivière et l'illustre Pringle, ont pensé que dans plusieurs circonstances la gale pouvait se développer spontanément, soit à la suite des couches, soit comme crise d'autres maladies aiguës ou chroniques ; et ils lui ont consacré le nom de *gale critique*. Ils assurent que des malades en proie depuis long-temps à la mélancolie ou à d'autres affections invétérées, ont été guéris par l'apparition spontanée de la gale.

Sans nier la possibilité du développement spontané de cette maladie, nous avons lieu de penser que dans beaucoup de circonstances on a cru reconnaître les caractères de la gale à ces éruptions critiques, tandis qu'elles n'avaient que des analogies plus ou moins marquées; et cette opinion paraît surtout vraisemblable lorsqu'on se rappelle les observations de Fréderic Hoffmann et de Junker. S'il faut en croire ces pathologistes, la gale serait quelquefois produite par le suc acide de certains végétaux ou par l'emploi de quelques eaux minérales acidules. Or, on sait que, chez beaucoup d'individus, les acides déterminent une éruption qui a tantôt les caractères de l'urticaire aiguë, tantôt ceux du *lichen urticatus*. On sait aussi que plusieurs eaux thermales déterminent des éruptions plus ou moins considérables; et ce phénomène est si connu que le vulgaire le désigne sous le nom de *poussée*. Il est vraisemblable que ces éruptions en auront imposé au point d'être prises dans beaucoup de circonstances pour la gale. Mais, en supposant que cette maladie elle-même ait paru sur la peau à la suite d'une affection aiguë, pourrait-on affirmer qu'elle a eu lieu spontanément? et n'est-il pas plus naturel de penser que la gale, communiquée quelque temps auparavant, arrêtée dans sa marche par une maladie aiguë accidentelle, aurait paru après la terminaison de celle-ci? Ces conjectures nous semblent d'autant mieux fondées, qu'elles sont appuyées par l'autorité de Morgagni.

Pronostic.—La gale simple est une maladie légère, qui peut être facilement guérie sans laisser à sa suite aucune trace. Celle qui est compliquée avec d'autres éruptions présente plus de difficultés; mais, à en juger par les faits si nombreux que nous avons observés, elle occasione rarement les accidens graves que quelques auteurs ont signalés.

Se manifeste-t-elle sur des individus affaiblis par des maladies antérieures, par des excès énervans, par la misère, la malpropreté, etc., la gale devient beaucoup plus fâcheuse par les obstacles qui se multiplient pendant le traitement. Survient-elle chez des malades déjà sous l'influence de quelques phlegmasies chroniques, ou bien l'inflammation d'un organe important se développe-t-elle pendant le cours d'une gale très-intense, le danger est réel puisque l'éruption, en se supprimant promptement par l'action de cette cause, peut ajouter à la gravité de la phlegmasie. Il est donc évident que la gale n'offre jamais des chances dangereuses qu'en se trouvant combinée avec des circonstances qui lui sont étrangères.

Traitement de la gale. — Lorsqu'on pratique la médecine dans les grands hôpitaux, et qu'on ne se laisse dominer par aucune opinion exclusive, on ne tarde point à signaler toutes les idées erronées et fausses que le charlatanisme a introduites dans la thérapeutique de la gale. Les inventeurs de remèdes préconisent le leur à l'exclusion de tout autre ; le moyen qu'ils proposent convient à tous les âges, à tous les tempéramens, dans tous les cas de gale simple ou compliquée. Toutes ces assertions sont bientôt réduites à leur juste valeur par une observation rigoureuse et impartiale. Un praticien judicieux voit des indications particulières dans les divers âges, et surtout dans les modifications variées que la gale peut offrir ; il sait, par exemple, que, lorsque les vésicules sont très-nombreuses, rapprochées ; que l'inflammation qui en est la suite acquiert une grande intensité et a produit des pustules, il doit recourir d'abord aux émissions sanguines, aux lotions émollientes et aux antiphlogistiques en général, avant d'en venir à l'emploi des moyens actifs ; tandis que, dans la gale simple, récente, les moyens spécifiques peuvent être mis en usage dès les premiers jours. Il sait enfin que, dans la gale improprement nommée cachectique, et qui attaque plus particulièrement les individus affaiblis, les vieillards, on doit préférer les moyens qui stimulent la peau et y déterminent une circulation plus active.

Long-temps avant l'époque où l'on avait pu attribuer la gale à la présence d'un insecte, on avait pensé que cette maladie pouvait être guérie par des moyens locaux. On trouve dans les auteurs une quantité innombrable de formules plus ou moins compliquées, qui, après avoir joui d'une certaine vogue, sont tombées dans l'oubli. Mais, dans ces temps de guerre où de grandes masses ont été mises en mouvement, cette maladie se communiquant à un grand nombre d'individus à la fois, on a dû chercher les procédés les plus expéditifs, et qui pussent réunir l'efficacité à l'économie. M. le docteur Fournier a consigné dans son article l'histoire de ces diverses méthodes, avec tous les détails qu'on pouvait désirer, et une grande érudition. Il serait donc inutile de s'étendre de nouveau sur un sujet qui a été aussi bien traité. Je présenterai seulement quelques résultats des nombreuses expériences que j'ai suivies pendant cinq ans sur ces diverses méthodes curatives.

J'ai fait ces expériences avec M. le docteur Gauthier, jeune médecin distingué, que j'ai associé depuis long-temps à toutes mes recherches.

Nous avons successivement essayé quarante et un moyens; les uns sur des séries de vingt malades à la fois; les autres sur un nombre encore plus considérable, afin d'avoir des moyennes plus positives sur la durée du traitement.

Nous nous contenterons de présenter ici quelques détails sur les moyens curatifs qui nous ont paru les plus efficaces, et sur ceux que leurs propriétés peu avantageuses doivent faire exclure de la thérapeutique de la gale.

Soufre. — On a considéré avec raison le *soufre* comme le remède le plus utile à opposer à cette maladie : aussi le voit-on figurer dans presque toutes les formules qui ont eu quelque réputation. On l'a employé tour à tour en bains, en frictions, en vapeurs; et sous toutes ces formes il a presque toujours produit les effets qu'on en attendait : d'autres fois on l'a combiné avec des substances qui tantôt devaient ajouter à l'énergie de son action, et tantôt avaient pour but de la modérer.

Pommade soufrée simple. — Nous l'avons employée d'abord sous la forme la plus simple, c'est-à-dire mêlée à de l'axonge dans la proportion d'un cinquième. Vingt malades ont été soumis à ce traitement, et chacun d'eux faisait deux frictions d'une once par jour sur toutes les parties couvertes par l'éruption psorique. La moyenne de durée de traitement a été de 15 jours $\frac{7}{20}$.

Ce procédé, si simple et si peu dispendieux, a encore l'avantage de ne donner lieu à aucun accident notable : seulement il a l'inconvénient des corps gras unis au soufre; il a de l'odeur, tache le linge, et laisse un enduit désagréable sur les tégumens.

Pommade d'Helmerick. — Cette pommade, dans laquelle le soufre se trouve combiné dans la proportion de deux parties sur huit d'axonge et une de potasse purifiée, figurait parmi les remèdes secrets avant que M. le docteur Burdin en eût publié la composition. M. Helmerick l'avait employée avec des succès réels depuis plusieurs années; mais il paraît qu'il n'en était point l'inventeur, ainsi que M. Fournier l'a très-bien démontré. Les expériences que le ministre de la guerre fit faire à l'hôpital de Groningue, sous la direction de M. le professeur Percy, constatèrent les avantages du traitement par cette pommade. Depuis lors elle a été adoptée par beaucoup de pratiticiens, et à l'hôpital Saint-Louis elle est un des moyens que nous employons le plus fréquemment. Cependant nous devons convenir qu'on n'y suit point les règles établies par M. Helmerick, et que M. Burdin a rappelées dernièrement dans un mémoire très-intéressant. Les vingt premiers malades qui ont été soumis au traitement par cette pommade n'ont fait qu'une friction par jour : la moyenne obtenue a été de 15 jours $\frac{7}{20}$. Cette moyenne a été de treize jours de traitement sur cinquante malades qui ont fait deux frictions en vingt-quatre heures.

La méthode proprement dite d'Helmerick consiste, d'après M. Burdin, 1° dans l'emploi d'un bain savonneux pour préparer le malade au traitement; 2° dans les frictions d'une once qu'on répète trois fois par jour devant le feu ; 3° dans l'emploi d'un second bain savonneux pour nettoyer la peau.

S'il est vrai qu'à l'aide ce ce traitement on ait obtenu une guérison en un ou deux jours, c'est qu'on n'y a jamais eu recours que dans des gales récentes, simples, chez des sujets robustes, comme le sont en général les militaires. L'analogie des résultats obtenus par la commission qui a vérifié ces expériences en les répétant, ne doit point étonner, puisqu'elles ont été faites sur des sujets qui étaient dans les mêmes conditions. Appliquée au traitement de la gale dans les hôpitaux civils, la méthode d'Helmerick est bien loin de présenter les même avantages. Là, ce sont des hommes affaiblis par des privations de tous genres, des excès réitérés, plongés le plus souvent dans une horrible misère, qui a laissé de profondes atteintes dans l'appareil digestif et sur le système dermoïde. On conçoit que des individus qui sont placés dans des conditions si défavorables éprouvent des effets très-différens des mêmes méthodes de traitement employées chez des sujets plus vigoureux. Dix malades ont été traités en suivant les règles indiquées par M. Burdin : un seul de ces galeux a été guéri en quatre jours sans accident ; chez les autres il a fallu suspendre le traitement à diverses reprises pour combattre les éruptions consécutives que l'irritation générale de la peau avait produites. Chez ces dix malades, la moyenne de durée de traitement a été de 14 jours $\frac{7}{10}$.

D'après nos expériences, les modifications que M. Burdin a proposées pour la pommade d'Helmerick ne paraîtraient pas aussi avantageuses qu'il l'a pensé. Nous avons substitué, ainsi qu'il le conseille, l'*hydrochlorate d'ammoniaque* à la *potasse*.

Vingt malades ont été soumis aux frictions de cette pommade, et chez tous nous avons observé des accidens plus ou moins remarquables. Chez les uns, il s'est manifesté de larges érythèmes; chez d'autres, des éruptions vésiculeuses ou papuleuses; dans le plus grand nombre, des cuissons très-difficiles à supporter. La durée du traitement nous a offert une moyenne de 20 jours $\frac{4}{20}$.

Pommade de Laubert. — La méthode de M. Laubert consiste dans des frictions faites deux fois par jour, avec deux gros par dose, d'une pommade composée de *seize parties de soufre*, d'*une partie de protoxyde de plomb*, et quantité suffisante d'axonge. Cette pommade a l'avantage de calmer promptement le prurit; mais elle paraît avoir quelques inconvéniens qu'il est important de signaler. Sur les vingt malades chez lesquels nous l'avons employée, plusieurs ont éprouvé des sueurs nocturnes très-abondantes. Chez d'autres, il y a eu un trouble notable dans les fonctions digestives.

Nous pensons que cette méthode curative ne devrait être mise en usage que sur des sujets jeunes, vigoureux, affectés de gale simple et récente. Elle nous a paru nuisible chez les individus bilieux, secs, et chez ceux dont l'éruption psorique avait une grande intensité. La durée moyenne de traitement a été de 24 jours $\frac{12}{20}$.

Poudre de Pyhorel. On doit à M. le docteur Pyhorel une nouvelle composition antipsorique qui présente des avantages réels. Il la mit en usage pour la première fois en 1815, pendant le siége de Glogau; depuis lors de nouvelles expériences ont constaté son efficacité. Celles que nous avons faites, sans avoir donné des résultats aussi heureux, n'en sont pas moins favorables à ce mode de traitement. Le remède de M. Pyhorel consiste simplement dans du sulfure de chaux simplement broyé, auquel on ajoute une très-petite quantité d'huile d'olive au moment de l'employer. Les malades emploient un demi-gros de sulfure pour chaque friction, qu'ils font deux fois par jour sur la face palmaire des deux mains.

Chez vingt malades, les frictions ont été faites deux fois par jour; chez vingt autres, une seule fois.

La moyenne durée du traitement pour les malades de la première série a été de 11 jours $\frac{14}{20}$; pour ceux de la seconde, 14 jours $\frac{16}{20}$.

La poudre de Pyhorel nous semble un moyen aussi avantageux

qu'économique : elle irrite rarement la peau au point d'y exciter de nouvelles éruptions ; le seul inconvénient qu'on y trouve est de salir le linge.

Liniment de Valentin. — Le liniment de Valentin présente beaucoup d'analogie avec le remède de Pyhorel, non-seulement dans sa composition, mais encore dans les effets qu'on en obtient.

Les vingt malades qui en ont fait usage ont présenté une durée moyenne de traitement de onze jours dix-neuf vingtièmes.

Nous ne croyons pas devoir mentionner avec détail les expériences que nous avons faites avec la pommade de Pringle, dans laquelle le soufre est uni à l'ellébore blanc et à l'hydrochlorate d'ammoniaque ; avec celle de Willan, dont le sulfure rouge de mercure forme la base ; enfin, avec la pommade sulfuro-savonneuse qu'on a voulu accréditter comme un remède par excellence. Elles nous ont paru les unes et les autres moins efficaces et plus coûteuses que les précédentes ; et les moyennes de durée de traitement sont plus considérables que celles avec les pommades d'Helmerick, la poudre de Pyhorel, etc.

Liniment de M. Jadelot. — Le liniment de Jadelot, dont la formule est si connue, nous a semblé un moyen moins facile à employer, et plus coûteux qu'on ne l'a prétendu ; il est compliqué dans sa composition, et il se conserve difficilement. Nous n'en parlons ici que parce qu'il nous a offert des résultats très-différens de ceux qui ont été obtenus par l'auteur. Nous n'expliquerons point cette différence ; nous nous contenterons seulement de l'indiquer.

Le plus grand nombre des malades auxquels on a prescrit ce traitement ont éprouvé des cuissons, des sueurs copieuses, et un malaise très-marqué. Chez plusieurs d'entre eux il s'est manifesté des éruptions vésiculeuses (*eczema rubrum* et *eczema impetiginodes*), qui ont passé à l'état de dartre squameuse humide ; enfin, on a vu quelques malades qui ont éprouvé des éruptions ortiées, brûlantes et insupportables.

La durée moyenne de traitement que nous avons obtenue sur les vingt malades a été de 14 jours $\frac{16}{20}$. Le seul avantage incontestable du liniment de M. Jadelot, est de ne point altérer le linge, en raison du savon qu'il contient.

Bains sulfureux. — De nombreuses observations avaient déjà constaté l'utilité des bains d'eaux sulfureuses thermales dans la gale; mais c'est à M. Jadelot qu'on doit d'avoir démontré les avantages des bains sulfureux artificiels, appliqués au traitement de cette maladie chez les enfans. Nous les avons mis fréquemment en usage à l'hôpital Saint-Louis, soit sur les enfans, soit sur les adultes. Les trente malades qui ont été traités par cette méthode n'ont éprouvé aucun accident notable. La durée moyenne de traitement a été de vingt-cinq jours. Il est vraisemblable que, chez des sujets forts, on pourrait l'abréger en leur faisant prendre deux bains dans les vingt-quatre heures. Mais le traitement par les bains sulfureux a le désavantage d'être assez dispendieux.

Lotions de Dupuytren. — M. le professeur Dupuytren a proposé de remplacer les bains par des lotions faites avec la dissolution de quatre onces de sulfure de potasse dans une livre et demie d'eau, avec addition d'une demi-once d'acide sulfurique. Les malades doivent laver deux fois par jour les parties couvertes par les vésicules psoriques, avec cette dissolution, jusqu'à ce que cette dose soit épuisée. M. Dupuytren conseille d'augmenter dans certains cas la proportion de sulfure de potasse, qui, au besoin, peut être remplacé par le sulfure de chaux ou le sulfure de soude.

Les expériences que M. le professeur Percy a faites par les ordres du ministre de la guerre, sur un grand nombre de soldats galeux, ont eu les résultats les plus satisfaisans, puisque le nombre moyen de lotions n'a été que de sept ou de huit pour la guérison radicale.

Les résultats que nous avons obtenus ne sont pas tout-à-fait aussi favorables; ce qui tient sans doute à ce que nos malades ont présenté des conditions beaucoup moins avantageuses. Les vingt qui ont suivi ce mode de traitement nous ont offert une moyenne de trente et une lotions; ce qui porte la durée du traitement à seize jours. Ce qui explique peut-être pour nous cette durée plus considérable, c'est qu'en général cette dissolution irrite considérablement la peau, surtout chez les sujets faibles; et alors ils éprouvent une répugnance presque invincible pour ces lotions; ils les font imparfaitement, et éloignent de cette manière l'époque de la guérison.

Quelques-uns de ces galeux ont éprouvé, pendant ce traitement, des douleurs profondes dans les articulations radio-carpiennes et huméro-cubitales.

Ce mode de traitement doit être, en général, beaucoup plus avantageux chez les sujets robustes, qui ont la peau peu irritable : pour les individus faibles, le procédé suivant nous paraît devoir mériter la préférence.

Lotion de M. Alibert. — La dissolution que M. le professeur Alibert a proposée ne diffère de la précédente que par des proportions plus faibles des substances qui en font la base, et par quelques modifications dans le mode de préparation. Les malades font ces lotions au moyen d'une éponge fine, tous les soirs ; ils n'en éprouvent d'autres effets que des picotemens plus ou moins marqués, et même une légère cuisson. Comme le précédent, ce moyen est peu coûteux : il n'a qu'une odeur légère ; il est sans inconvénient pour le linge. Les vingt malades traités par ces lotious nous ont fourni une moyenne de 16 jours $\frac{4}{10}$ de durée de traitement.

Fumigations sulfureuses. — Les fumigations sulfureuses n'ont été introduites dans la thérapeutique que depuis quelques années. Il paraît qu'on les avait employées anciennement ; mais elles étaient tombées en désuétude, lorsque M. Galès, par les recherches qu'il avait faites sur l'étiologie de la gale, fut conduit à essayer de nouveau cette méthode curative. La construction vicieuse des appareils dont il se servit dans ses premières expériences explique, jusqu'à un certain point, les inconvéniens que produisirent d'abord les fumigations. Ces appareils, qui n'étaient autres que ceux de Glauber et de Lalouette, furent bientôt perfectionnés par l'habile M. Darcet, au point de rendre leur usage facile, commode, exempt de danger, non-seulement pour les malades, mais encore pour les gens de service chargés de les surveiller. Dans les appareils de M. Galès, une grande partie du gaz acide sulfureux s'échappait dans l'appartement par une foule d'issues, et, en se mêlant à l'air atmosphérique, produisait une irritation très-vive dans les bronches. Dans ceux de M. Darcet, ces émanations nuisibles sont enchaînées en quelque sorte, ou attirées à volonté vers d'autres issues par des appels ingénieusement disposés.

Les appareils de M. Darcet résultent d'une application raisonnée des connaissances physiques ; ceux de M. Galès ne sont que des essais informes qu'on croirait avoir été conçus dans l'enfance de l'art.

Les rapports des commissions qui furent successivement nommées pour vérifier les expériences de M. Galès, parurent si favorables, que les fumigations sulfureuses furent bientôt adoptées dans la plupart des hôpitaux civils et militaires de l'Europe. D'après ces expériences, la gale aurait été guérie, dans le plus grand nombre de cas, dans l'espace de sept à quatorze jours. Depuis plus de dix ans que les fumigations sulfureuses sont en usage à l'hôpital Saint-Louis, on conçoit que nous avons pu observer leurs effets sur des miliers de galeux. Cependant, comme dans ces grandes masses il est difficile de noter avec soin tous les phénomènes qui méritent l'attention, nous avons plusieurs fois répété ces expériences sur des séries de vingt ou de quarante malades, avec le plus grand soin, dans le seul but d'acquérir des connaissances positives sur ce moyen.

Les résultats que nous avons obtenus diffèrent de ceux de M. Galès, et de ceux qui ont été indiqués dans les rapports des commissions par la Faculté ou le conseil général des hospices. Nous avons constaté que la moyenne de durée de traitement, sur deux séries de quarante malades, a été de trente-trois jours, à une fumigation par jour. On a prétendu qu'on pouvait abréger la cure en multipliant le nombre de fumigations dans la journée; mais il reste démontré pour nous que la plupart dés galeux qui viennent au traitement externe, ou qui sont admis dans l'intérieur de l'hôpital Saint-Louis, ne peuvent point supporter deux fumigations dans les vingt-quatre heures. Nous n'avons vu que quelques hommes jeunes et robustes qui pouvaient faire exception à cette règle générale. Les fumigations sulfureuses ne nous semblent donc pas présenter tous les avantages qu'on s'est plu à leur attribuer : elles occasionent peu de dépense, il est vrai; elles n'ont point d'odeur, et n'altèrent point le linge; mais la longue durée du traitement fait plus que contre-balancer ces avantages. Cette méthode curative peut offrir néanmoins une sorte d'utilité dans les hôpitaux militaires ; mais dans les hôpitaux civils elle ne peut point être appliquée au plus grand nombre, puisque la presque totalité des individus qui y sont admis sont épuisés ou affaiblis par la misère et les privations : en outre, les femmes ne les supportent que très-difficilement; elles y éprouvent fréquemment des palpitations insupportables, et d'autres accidens qui forcent à les retirer immédiatement de l'appareil. Chez une foule d'individus, il y a des contre-indications évidentes à l'emploi de ce moyen.

Oserait-on l'administrer à des malades atteints de lésions organiques du cœur, de phlegmasies chroniques de poitrine, d'asthme, etc., etc. ?

Nous avons vu que les fumigations sulfureuses devaient être administrées de préférence dans l'appareil de Darcet. La quantité de soufre qu'on y fait brûler ne doit pas dépasser huit ou douze grammes. La température de 50° ou 52° (Réaumur) nous a paru la plus convenable, surtout lorsqu'on mêle au gaz acide sulfureux une certaine quantité d'eau qu'on fait vaporiser dans l'appareil par d'autres points. Cette précaution est surtout très-utile chez les individus qui ont la peau irritable. La durée de chaque fumigation doit être de trente ou trente-cinq minutes.

Mercure. — Les préparations mercurielles ont été long-temps en usage dans le traitement de la gale. Des observations récentes ont fait voir qu'elles présentaient souvent de graves inconvéniens qui n'étaient compensés que par de faibles avantages. Nous dirons seulement quelques mots des expériences que nous avons faites sur quelques-unes de ces préparations.

Pommade citrine. — Les frictions de pommade citrine ont été administrées à deux séries de vingt malades : elles ont produit chez un grand nombre une irritatation des glandes salivaires, la salivation et un gonflement considérable des gencives ; chez plusieurs il y a eu une véritable glossite : un effet constant chez tous les malades qui font usage de ce moyen, est une fétidité repoussante de l'haleine.

La durée moyenne a été de quatorze jours chez les quarante malades.

Pommade de Werlhof. — La pommade de Werlhof, composée d'une partie de proto-chlorure de mercure sur huit d'onguent rosat, a le seul avantage d'être sans odeur ; mais, à la dose indiquée pour chaque friction, elle détermine aussi des accidens vers la bouche. D'ailleurs la durée moyenne du traitement est assez considérable, puisque celle que nous avons obtenue a été de vingt jours dix-neuf vingtièmes.

Proto-iodure et *deuto-iodure de mercure.* — J'ai essayé le premier les frictions avec ces deux pommades : celle avec le proto-iodure, employée sur quarante malades, a donné lieu, chez plusieurs, à des éruptions miliaires assez considérables, à une cuisson assez vive sur les plis des articulations, etc. ; celle avec le deuto-iodure a eu des effets plus énergiques encore : plusieurs malades ont eu le corps couvert de plaques ortiées qui occasionaient des cuissons intolérables, etc. Ces deux pommades ayant beaucoup d'inconvéniens sans aucun avantage, doivent être abandonnés ou réservés à d'autres cas.

Lotions avec la dissolution de nitrate de mercure. — La dissolution de nitrate de mercure est un moyen connu depuis longtemps; elle a surtout été préconisée par Freitag.

Nos expériences n'ont point confirmé les avantages qu'on lui attribue. Dans les quarante malades soumis à ces lotions, faites deux fois par jour, il y en a eu trois qui ont éprouvé un gonflement des glandes salivaires; chez d'autres, il y a eu une irritation notable de la gorge, et chez le plus grand nombre, des éruptions vésiculeuses qui se rapportaient à l'eczema.

La durée du traitement a été de quinze jours.

Quintessence antipsorique. — Ce remède, si vanté par celui qui lui a donné son nom, paraît avoir pour base, d'après les analyses qui ont été publiées, le deuto-chlorure de mercure. D'après les expériences qui ont été répétées tant de fois, ce moyen est jugé maintenant comme il doit l'être; et je crois inutile d'entrer dans de nouveaux détails à ce sujet, M. Fournier ayant déjà consigné dans son article tout ce qui est rélatif à l'histoire de ce remède, prétendu secret.

Dans le moment où nous écrivons ces lignes, l'Académie royale de Médecine a provoqué de nouvelles expériences qui sont suivies à l'hôpital Saint-Louis par une commission nommée dans son sein : les résultats en seront probablement publiés.

Terminons ces détails sur les moyens antipsoriques par quelques mots sur quelques autres substances végétales.

Ellébore. — La poudre d'ellébore faisant partie de quelques pommades antipsoriques, telles que celle d'Édimbourg et celle de Pringle, nous avons cru devoir l'essayer isolément; nous l'avons incorporée dans l'axonge à la proportion d'un huitième : les quarante malades qui ont été soumis à ce traitement n'ont éprouvé aucun accident notable; la durée du traitement a été de treize jours et demi.

Les essais que nous avons faits avec quelques plantes narcotiques âcres, nous ont convaincus qu'elles étaient plutôt nuisibles qu'utiles, et qu'il fallait leur préférer d'autres moyens. Celles que nous avons plus particulièrement employées sont, la ciguë incorporée dans l'axonge, la nicotiane en lotions, et la décoction de staphysaigre, également en lotions. Cette dernière plante, que M. le docteur Ranque d'Orléans avait présentée comme un spécifique infaillible, nous a paru faible et inerte; plusieurs malades n'ont pas été guéris, et quelques autres ont fait des lotions pendant cinquante jours avec des résultats incertains.

Nos essais avec quelques pommades acides, telles que la pommade d'Alyon et celle de Crolius, ont eu des résultats plus satisfaisans. L'une et l'autre nous ont donné des moyennes de 14 jours. Dans quelques cas, on pourrait presque les préférer au soufre.

Indications particulières. — Nous avons signalé les modifications diverses que la gale peut présenter; nous avons parlé de ses complications. Ces diverses circonstances présentent quelques indications particulières que les praticiens doivent s'attacher à remplir. Lorsque la gale est accompagnée d'une inflammation très-marquée du système dermoïde, nous avons déjà dit qu'il était important d'insister sur l'emploi des antiphlogistiques; lorsque l'irritation est apaisée, le moyen curatif qui nous a paru offrir plus d'avantages sont les bains sulfureux. Dans les gales des vieillards qui ont le plus profondément altéré le système dermoïde, après quelques bains tièdes pour nettoyer la peau, on peut avoir recours aux fumigations sulfureuses, qu'on rend plus émollientes en y joignant une certaine quantité d'eau.

Chez beaucoup d'individus les préparations sulfureuses déterminent une irritation sympathique sur l'appareil digestif; il survient de l'inappétence, des nausées, la langue devient jaunâtre; dans ce cas il est prudent de suspendre le plan de traitement et d'avoir recours à quelques légers acides, à la diète, etc., pendant toute la durée de ces symptômes.

Cure prophylactique. — Les précautions à prendre, pour prévenir les récidives, sont, de faire usage des bains tièdes pendant une ou deux semaines; de désinfecter avec soin les vêtemens, surtout ceux de laine, en les exposant à un courant de gaz acide sulfureux; de changer fréquemment de linge, et de continuer, en un mot, tous les soins de propreté. Au reste, on conçoit que ces règles peuvent surtout être suivies par les personnes qui ont quelque aisance; car on pense bien que ceux qui sont dans le besoin et plongés dans une malpropreté habituelle, ne pensent guère à s'occuper du soin de prévenir une maladie avec laquelle ils sont, en quelque sorte, familiarisés. (L. BIETT.)

GALÉGA, s. m., *galega officinalis*, L.; famille des Légumineuses, Diadelphie décandrie. Plante vivace qui croît dans les provinces méridionales de la France, en Italie, etc. Son odeur est à peine marquée, sa saveur faiblement aromatique. Considérée jadis comme un puissant excitant, cette plante, dont la saveur et l'odeur décèlent la nullité, n'est plus employée aujourd'hui. (A. R.)

GALÉNISME, s. m., doctrine de Galien. Au temps de ce médecin, un grand nombre de sectes se partageaient l'empire de la médecine; on voyait se disputer et se combattre les dogmatiques, les empiriques, les méthodiques, les pneumatiques, les éclectiques. Dans cette sorte d'anarchie médicale, les méthodiques dominaient, et les dogmatiqnes, divisés entre eux, ne pouvaient leur offrir une résistance assez forte. Claude Galien, se parant d'un éclectisme que sa prévention en faveur d'Hippocrate ne lui permettait pas de pratiquer, entreprit véritablement de soutenir et de faire triompher le dogmatisme; mais il mourut sans avoir complétement réussi dans ce projet, qui annonçait toute la justesse de son jugement. La secte méthodique se continua encore plusieurs siècles après lui. Toutefois, en s'occupant d'expliquer et de commenter Hippocrate, qu'il regardait comme le créateur de la vraie médecine, Galien ne cherchait pas à dissimuler l'imperfection de ses connaissances, les défauts de sa méthode, et il entreprit d'y suppléer. On peut même dire que, dans l'exécution de ce dessein, il passa les bornes que la sagesse aurait dû lui prescrire. Pour remédier à l'absence des doctrines générales qui ne se trouvaient point dans Hippocrate, Galien, non-seulement dogmatisa et raisonna sur les faits qu'il possédait, mais il se laissa entraîner par son imagination jusqu'aux écarts les plus contraires aux vrais principes de la logique, et s'égara comme à plaisir dans le vaste champ des hypothèses. Il me semble toutefois qu'on se pare aujourd'hui d'une sévérité déplacée à l'égard des travaux du médecin de Pergame; qu'on n'est pas assez indulgent pour des fautes qui étaient celles de son siècle, et qu'on ne rend pas une assez exacte justice à ce qui était de lui.

Galien avait fait une étude particulière de l'anatomie, et il a écrit différens traités sur cette science; il ne paraît pas néanmoins qu'il ait eu à cet égard des connaissances plus étendues que n'en avaient possédé Hérophile et Erasistrate, ses prédécesseurs. Mais quelles qu'aient été sur cette matière ses connaissances positives et ses erreurs, les unes et les autres appartiennent plus à l'histoire de l'anatomie qu'à une exposition abrégée du galénisme. La physiologie lui doit bien davantage. Il eût été difficile, au temps où il a écrit, de construire l'édifice de la science sur un plan plus vaste, d'exprimer sur tous ses détails des aperçus plus fins : cela est si vrai, que plusieurs idées fondamentales du médecin de Pergame se retrouvent sous d'autres formes dans les écrits des plus illustres modernes, et notamment chez quelques médecins de l'École de Montpellier.

Galien admettait, d'après Hippocrate, dans le corps vivant, trois principes qu'il regardait comme les vrais fondemens de la vie: c'étaient *les parties, les humeurs, et les esprits*. Par parties, il entendait ce que nous appelons en général les solides, et il les divisait en similaires et en organiques. Les premières étaient formées de la réunion de parties simples ou toujours semblables à elles-mêmes quand on les examinait dans leurs plus petites portions : c'était à peu près ce que nous connaissons aujourd'hui en anatomie générale sous le nom de tissu. Les secondes, qu'il appelait parties composées ou organiques, représentaient l'équivalent de ce que nous appelons *organes* ou appareils organiques. Du nombre des parties simples sont les os, les ligamens, les nerfs, les membranes, les veines, les artères, la graisse, les glandes, la chair. Les parties composées sont formées de toutes ou de presque toutes les parties similaires; on les appelle organiques ou instrumentales, parce qu'elles sont les instrumens ou les organes des actions les plus manifestes de l'homme vivant, considéré dans ses rapports avec ce qui l'environne. Ainsi l'œil est l'instrument au moyen duquel on voit; l'oreille, celui qui nous donne la faculté d'entendre; les membres inférieurs servent à la progression, les supérieurs à la préhension, etc., etc. La dénomination d'*organes*, chez Galien, s'appliquait donc exclusivement à ceux qui servent à ce que nous appelons aujourd'hui la vie de relation, et qui sont compris en masse, dans la physiologie moderne, sous les noms d'appareils sensitif et locomoteur. Les principes ou les premiers élémens des *parties*, soit simples ou similaires, soit composées ou organiques, étaient, aussi bien que ceux de tous les autres corps terrestres, le feu, l'eau, la terre et l'air; et les qualités premières de ces élémens, le chaud, l'humide, le sec et le froid.

Les humeurs sont le second principe du corps humain. Galien, d'après Hippocrate, en admettait quatre : le sang, la bile, la pituite, qui comprenait tous les fluides séreux et muqueux, et la mélancolie ou la bile noire : dans chacune de ces humeurs prédominaient une ou deux des qualités primitives des élémens. Ainsi le sang était une humeur chaude et humide, la bile une humeur chaude et sèche, la pituite était froide et humide, et la mélancolie un suc noir, froid et sec. C'est sur la présence de cette humeur imaginaire, et le rôle important qu'ils lui attribuaient dans l'économie, que Galien et ses sectateurs ont établi tant de vaines théories tombées aujourd'hui dans le plus juste oubli.

Quant aux esprits, Galien en faisait trois espèces différentes, les esprits naturels, les esprits vitaux et les esprits animaux. Les premiers ne sont autre chose qu'une vapeur subtile qui s'élève du sang, et qui tire son origine du foie, comme du lieu où se fait le sang : ces premiers esprits se rendent dans le cœur où ils s'unissent à l'air qui y arrive après avoir été absorbé par les poumons, et ils y deviennent la matière des esprits vitaux, qui, portés à leur tour dans le cerveau, s'y convertissent en esprits animaux. Ces trois sortes d'esprits correspondent à trois sortes de facultés, dont ils sont les instrumens matériels, et qui résident dans les parties où ils se forment. Par conséquent, la faculté *naturelle* a son siége dans le foie, qui préside à la nutrition, à l'accroissement et à la génération; la faculté *vitale* a le sien dans le cœur, qui, par le canal des artères, communique partout la chaleur et la vie; et la faculté *animale*, la plus noble des trois, réside dans le cerveau : elle porte à toutes les parties, par le moyen des nerfs, le sentiment et le mouvement, et exerce une sorte de suprématie sur les deux autres. Enfin trois sortes d'actions sont le résultat des trois facultés primitives mises en mouvement, les actions *naturelles*, les actions *vitales*, les actions *animales*. Chacune de ces actions était distinguée à son tour en interne et en externe. Les actions internes de la faculté naturelle sont la sanguification, la coction des alimens dans l'estomac, et ce qui en dépend : les externes sont la distribution du sang veineux dans toutes les parties, pour servir à la nutrition et à l'accroissement du corps de l'individu, et à la propagation de l'espèce. Les actions internes de la faculté vitale sont les passions violentes, telles que la colère, qui a son siége, d'après Galien et tant d'autres, dans le cœur : les externes sont, le mouvement ou la pulsation des artères, et la distribution du sang artériel dans toutes les parties pour leur porter la vie avec le sang. Enfin les actions internes de la faculté animale sont, l'imagination, le raisonnement, la mémoire; on pourrait dire toutes les fonctions intellectuelles et actives de ce viscère : les actions externes sont, l'exercice des sensations par le moyen des sens, le sentiment en général et le mouvement musculaire.

En outre de ces facultés principales, qui tiennent sous leur empire un certain nombre de phénomènes généraux, il en existe de particulières qui, résident dans chaque partie du corps pour subvenir à ses besoins, et remplir les usages auxquels elle est destinée. Dans cette nouvelle hypothèse de Galien on reconnait avec plaisir les résultats d'une observation approfondie des lois de la vie, et le germe fécond des théories les plus modernes sur la modification qu'éprouvent dans chacun de nos organes les forces ou les propriétés vitales. Mais bientôt l'abus de cette division vraiment philosophique, et l'ignorance absolue des véritables ressorts de l'organisation, vont se montrer dans l'invention puérile d'un nombre infini de facultés imaginaires, appliquées aux divers modes d'action dont un même organe est susceptible. C'est ainsi que le ventricule cuit les alimens par sa faculté *concoctive*, qu'il les attire par sa faculté *attractive*, qu'il les retient un certain temps au moyen de sa faculté *rétentrice*, et qu'il s'en débarrasse enfin au moyen de sa faculté *expultrice*. Que si l'on demande à Galien quel est le mobile de toutes ces facultés, il répondra avec Hippocrate : *la nature*.

Tels sont les fondemens sur lesquels sont appuyés tous les raisonnemens de Galien sur la santé et les maladies, sur les causes qui peuvent déranger l'une et les moyens capables de guérir les autres. Tant que l'un des quatre élémens, ou l'une des quatre qualités qui leur sont propres, ne vient pas à prédominer sur les autres, leur proportion naturelle dans les parties similaires est maintenue; ces parties conservent une juste température, et leurs fonctions organiques s'exécutent suivant leur mode régulier. Mais lorsque ces mêmes élémens ou ces qualités viennent à pécher par défaut ou par excès, l'équilibre est rompu, il y a *intempérie*,

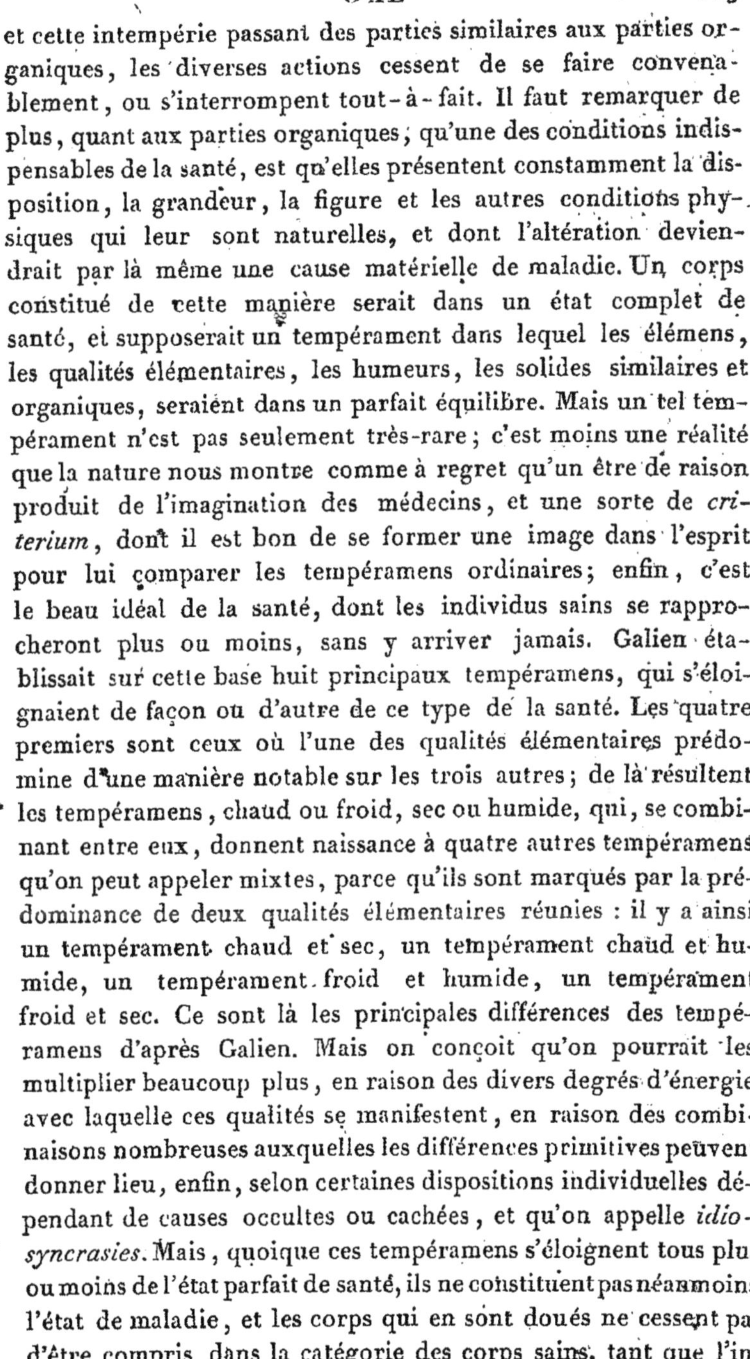

et cette intempérie passant des parties similaires aux parties organiques, les diverses actions cessent de se faire convenablement, ou s'interrompent tout-à-fait. Il faut remarquer de plus, quant aux parties organiques, qu'une des conditions indispensables de la santé, est qu'elles présentent constamment la disposition, la grandeur, la figure et les autres conditions physiques qui leur sont naturelles, et dont l'altération deviendrait par là même une cause matérielle de maladie. Un corps constitué de cette manière serait dans un état complet de santé, et supposerait un tempérament dans lequel les élémens, les qualités élémentaires, les humeurs, les solides similaires et organiques, seraient dans un parfait équilibre. Mais un tel tempérament n'est pas seulement très-rare; c'est moins une réalité que la nature nous montre comme à regret qu'un être de raison produit de l'imagination des médecins, et une sorte de *criterium*, dont il est bon de se former une image dans l'esprit pour lui comparer les tempéramens ordinaires; enfin, c'est le beau idéal de la santé, dont les individus sains se rapprocheront plus ou moins, sans y arriver jamais. Galien établissait sur cette base huit principaux tempéramens, qui s'éloignaient de façon ou d'autre de ce type de la santé. Les quatre premiers sont ceux où l'une des qualités élémentaires prédomine d'une manière notable sur les trois autres; de là résultent les tempéramens, chaud ou froid, sec ou humide, qui, se combinant entre eux, donnent naissance à quatre autres tempéramens qu'on peut appeler mixtes, parce qu'ils sont marqués par la prédominance de deux qualités élémentaires réunies : il y a ainsi un tempérament chaud et sec, un tempérament chaud et humide, un tempérament froid et humide, un tempérament froid et sec. Ce sont là les principales différences des tempéramens d'après Galien. Mais on conçoit qu'on pourrait les multiplier beaucoup plus, en raison des divers degrés d'énergie avec laquelle ces qualités se manifestent, en raison des combinaisons nombreuses auxquelles les différences primitives peuvent donner lieu, enfin, selon certaines dispositions individuelles dépendant de causes occultes ou cachées, et qu'on appelle *idiosyncrasies*. Mais, quoique ces tempéramens s'éloignent tous plus ou moins de l'état parfait de santé, ils ne constituent pas néanmoins l'état de maladie, et les corps qui en sont doués ne cessent pas d'être compris dans la catégorie des corps sains, tant que l'intempérie qui domine n'est pas assez prononcée pour empêcher l'action des parties. C'est donc proprement *l'empêchement de l'action des parties* qui constitue la maladie, ou c'est par là que finit la santé et que la maladie commence : tout ce qui est entre deux est un état *neutre*, qui joue aussi un certain rôle dans la théorie de Galien, et dont cet auteur décrit fort au long les signes, ainsi que ceux de la bonne et de la mauvaise constitution des corps.

En conséquence, Galien définissait la maladie *une disposition ou une affection contre nature, des parties du corps, qui empêche premièrement et par elle-même leur action.* Il admettait, comme nous l'avons déjà fait entrevoir, trois ordres de maladies : le premier comprenait celles des parties similaires; le second celles des parties organiques; et le troisième était commun aux unes et aux autres. Les maladies du premier ordre consistent en une intempérie des parties similaires, laquelle se divise en *intempérie sans matière*, et en *intempérie avec matière.* La première s'observe quand une partie est plus ou moins chaude, ou plus ou moins froide, qu'elle ne doit l'être dans l'état naturel, sans que cette altération de la température soit unie à la présence de quelque humeur. L'intempérie avec matière est celle, au contraire, dans laquelle l'augmentation ou la diminution de la chaleur naturelle est entretenue par une humeur de nature analogue. Galien reconnaissait aussi une intempérie simple, et une intempérie composée, une intempérie égale et une intempérie inégale. On conçoit enfin ce que sa trop féconde imagination a pu lui suggérer à ce sujet, de distinctions et de définitions; mais nous nous bornerons à en rapporter ce qui est nécessaire pour donner une idée plus juste qu'étendue de son système. Le second ordre de maladies comprend celles des parties organiques, et résulte des irrégularités de toute sorte dont ces parties sont susceptibles par rapport à leur nombre, leur volume, leur forme, leur situation, leur union ou leur séparation contre nature, etc. Le troisième ordre, qui est commun aux parties similaires et aux parties organiques, est *la solution de continuité*, qui a lieu par incision, meurtrissure, rupture, forte distension, brûlure, etc. En outre de cette classification, qui lui appartenait en propre, Galien avait adopté les divisions des maladies, d'après Hippopocrate, en bénignes ou malignes, épidémiques, endémiques, sporadiques, etc.

Galien distinguait les causes des maladies en externes et en internes. Parmi les premières il rangeait six choses qui servent à la conservation de la santé quand on en fait un bon usage, mais qui produisent un effet contraire lorsqu'on en use indiscrètement, ou qu'elles sont par elles-mêmes d'une mauvaise qualité. Ces six choses sont ce qu'on a appelé depuis la matière de l'hygiène; elles sont connues de tout le monde, et il serait par conséquent inutile de les énumérer ici. Les causes internes sont de deux sortes : la cause *antécédente* et la cause *conjointe*. La première ne s'aperçoit que par le raisonnement : elle consiste ordinairement dans le vice des humeurs, qui peuvent pécher de deux manières, par la *pléthore* ou par la *cacochymie*. La pléthore peut avoir lieu, soit par la trop grande abondance de toutes les humeurs, soit par l'abondance d'une humeur en particulier, qui vient à prédominer sur toutes les autres; de sorte qu'il peut y avoir autant d'espèces de pléthore qu'il y a d'humeurs, c'est-à-dire quatre. Mais il existe cette différence entre la pléthore sanguine et les trois autres espèces de pléthore, bilieuse, pituiteuse et mélancolique, que le sang qui produit la première peut outrepasser de beaucoup la masse des autres humeurs sans en altérer la nature, tandis que, si l'une des trois dernières humeurs l'emportait notablement sur les autres, le sang même en serait altéré, et la cacochymie surviendrait. La pléthore se divise encore en pléthore par rapport aux vaisseaux, et pléthore par rapport aux forces. La première a lieu lorsque les humeurs sont abondantes, que les vaisseaux, c'est-à-dire les veines et les artères ont peine à les contenir. La seconde espèce de pléthore s'estime par les forces du malade, qui souvent ne peuvent pas supporter même une médiocre quantité d'humeurs. La cacochymie, ou mauvais suc, vient de ce que les humeurs dégénèrent, c'est-à-dire deviennent plus chaudes ou plus froides, plus sèches ou plus humides, plus âcres, plus aigres, plus douces ou plus salées qu'elles ne doivent l'être; en un mot, lorsqu'elles acquièrent des qualités étrangères à celles qui sont naturelles. Mais ces dernières qualités elle-mêmes, l'aigre, le doux, le salé, l'amer, etc., tirant leur origine des qualités premières des alimens, qui sont le chaud, le froid, le sec et l'humide, la théorie générale de Galien sur la nature et les causes des maladies ne s'en trouve nullement altérée.

La seconde des causes internes, à laquelle nous avons donné

le nom de *conjointe*, est celle qui est liée le plus immédiatement à la maladie elle-même; c'est par conséquent celle qui a été appelée depuis *cause prochaine*. Galien divise enfin les causes des maladies en causes *manifestes* ou *évidentes*, en causes *non manifestes*, et en causes *cachées*. Les deux premières dénominations s'expliquent d'elles-mêmes; mais par causes cachées on reconnaît qu'il voulait parler de celles que nous appelons aujourd'hui *spécifiques* : celle de la rage, suivant lui, était de ce nombre.

Nous ne nous arrêterons pas à rapporter ce que dit Galien des symptômes des maladies, de leurs signes diagnostiques et pronostiques, des indications thérapeutiques, en un mot de tous les objets dont se compose la pathologie générale; on retrouverait partout le même fonds d'idées. Les mêmes principes et les quatre élémens, les quatre qualités qui leur sont propres, les quatre humeurs primitives de l'économie animale, le jeu et l'action récriproque de toutes ces choses dans l'état de santé et dans l'état de maladie: telles sont les véritables bases de cette doctrine qui a régné dans les écoles pendant tout le moyen âge, avec la philosophie d'Aristote à laquelle elle appartenait sous plus d'un rapport. Cette doctrine n'est ni celle du solidisme, ni celle de l'humorisme, mais elle est plus généralement favorable à cette dernière, à laquelle elle s'est alliée avec facilité. Elle reconnaît cependant l'existence des *forces primitives de la vie* clairement représentées sous le nom de *facultés* auxquelles se rattachent, comme à leur cause première, une multitude de phénomènes organiques dont les rapports ont été saisis par Galien avec plus de justesse et de sagacité que beaucoup de gens ne le pensent aujourd'hui. Il serait pourtant facile de retrouver dans les écrits de ce grand médecin plusieurs des données fondamentales de notre physiologie, et particulièrement les divisions le plus communément admises des propriétés vitales. Les forces digestives et assimilatrices, les forces musculaires de la vie organique, la sensibilité de relation et les forces musculaires de la vie animale, s'y trouvent exprimées avec le langage du temps, il est vrai, mais sous des formes qu'un œil attentif ne saurait méconnaître. Les innombrables écrits de Galien sont une mine féconde où les médecins de toutes les écoles se sont empressés de puiser; et tel qui affecte de mépriser le médecin de Pergame ne fait souvent qu'exprimer en langage moderne des pensées dont, avec un peu de réflexion, il eût découvert le germe, et souvent même le développement plus ou moins complet, dans les verbeuses et diffuses dissertations de ce brillant génie. Le galénisme rentrant en grande partie dans l'humorisme, l'histoire de cette dernière doctrine complétera ce que nous aurions pu dire de l'influence des écrits de Galien sur la médecine. *Voyez* HUMORISME.

(COUTANCEAU.)

GALLATE, s. m.; sel formé d'une base et d'acide *gallique*. *Voyez* ce mot.

GALLE, s. f., *galla;* excroissance ordinairement globuleuse qui se développe sur certaines parties des végétaux, par suite de la piqûre d'un insecte du genre *Cynips* ou *Diplolepis*. C'est principalement sur les espèces de chêne que naissent les galles. La forme arrondie qu'elles présentent, leur grosseur à peu près semblable à celle d'une noix, leur a fait donner le nom vulgaire de *noix de galles*, sous lequel elles sont connues dans le commerce, et même dans les ouvrages de thérapeutique. Les noix de galles les plus estimées sont celles qui nous viennent d'Orient. C'est au célèbre entomologiste Olivier que nous devons la connaissance exacte de l'espèce de chêne sur lequel on les recolte. Dans son Voyage dans l'Empire Ottoman, il l'a décrit et figuré sous le nom de chêne de la galle (*quercus infectoria*). Il croît dans toute l'Asie mineure, depuis les bords du Bosphore jusqu'en Syrie, où il a été observé par M. Labillardière, et depuis les côtes de l'Archipel jusqu'aux frontières de la Perse. Il ne forme en général qu'un simple arbuste tortueux ou qu'un arbrisseau peu élevé.

C'est pour y pondre et y déposer ses œufs, que la femelle du diplolèpe pique les jeunes bourgeons ou la base des pétioles des feuilles; bientôt il se forme autour une sorte de bourrelet ou d'excroissance par l'extravasation des sucs, et qui, prenant successivement de l'accroissement, finit par acquérir le volume d'une noix de six à douze lignes de diamètre. Les œufs subissent dans l'intérieur des galles toutes leurs métamorphoses, jusqu'à l'état d'insectes parfaits. C'est alors que ces insectes les percent pour sortir de la prison qui les avait si long-temps retenus. Ces galles sont beaucoup moins estimées; elles sont plus légères et portent le nom de *galles blanches*, tandis qu'on appelle *galles noires* ou *galles vertes* celles qui ont été recueillies avant la sortie de l'insecte : leur prix est beaucoup plus élevé. On estime davantage celles des environs d'Alep, de Smyrne, de Karahissar, de Diarbéquir et de tout l'intérieur de la Natolie.

Les galles du commerce sont dures, ligneuses, pesantes, globuleuses et couvertes de petites tubérosités, dont quelques-unes sont pointues. Leur couleur est brunâtre; leur tissu spongieux offre à l'intérieur de petites cellules, dans lesquelles sont renfermées les larves du diplolèpe. Leur odeur est nulle, mais leur saveur est excessivement astringente. M. Humphry-Davy a retiré de 500 parties de noix de galles soumises à l'analyse, 185 parties de matière soluble, qui se composait; de tannin, 130 parties; acide gallique uni à un peu d'extractif, 31 parties; mucilage et matière rendue insoluble par l'évaporation, 12 parties; carbonate de chaux et matières salines, 12 parties.

Les résultats de cette analyse, la saveur de la noix de galle, et son action sur les tissus animaux, placent cette substance au premier rang parmi les médicamens astringens. Plusieurs auteurs, et en particulier Cullen, y avaient une grande confiance. Administrée seule, c'est un tonique astringent des plus puissans, fort utile dans les hémorrhagies dites *passives*, et dans les flux muqueux qui ne sont point accompagnés d'irritation. Associée aux amers, et spécialement à la gentiane, c'est un excellent fébrifuge, qui, dans plusieurs circonstances, a remplacé avantageusement l'usage du quinquina. Néanmoins aujourd'hui on emploie peu la noix de galles à l'intérieur; on la prescrit plus souvent pour l'usage externe. Seule ou unie à d'autres substances végétales astringentes, on en fait des décoctions avec lesquelles on prépare des lotions, des lavemens, des injections, etc., dont l'emploi est toujours subordonné à l'état des parties avec lesquelles on les met en contact. Ainsi cette décoction pourra servir à baigner des ulcères scorbutiques et indolens; les injections de noix de galles peuvent être employées efficacement contre la blennorrhée chronique et sans douleur, contre la diarrhée, etc. La dose de la noix de galles est d'un à deux gros en décoction dans huit onces d'eau; quelquefois on l'administre en substance, à la dose de dix à vingt grains, réduite en poudre, dont on fait des bols, en l'incorporant dans un sirop quelconque. (A. RICHARD.)

GALLIQUE (acide); acide composé d'oxygène, d'hydrogène et de carbone, qui se trouve dans la noix de galle et dans plusieurs écorces. Il est sous forme d'aigrettes transparentes, blanches, d'une saveur aigre, nullement astringente, rougissant la teinture de tournesol. Si on le chauffe dans une cornue, il fond, se décompose et fournit de l'huile, du charbon et une matière qui se sublime sous forme d'aiguilles ou de lames, et que M. Chevreul regarde comme distincte de l'acide gallique. L'eau et surtout l'alcohol dissolvent très-bien cet acide : la dissolution aqueuse produit avec les sels solubles de peroxyde de fer une couleur bleue; versée en petite quantité dans les eaux de chaux, de baryte et de strontiane, elle les précipite en blanc verdâtre : ce précipité passe au violet, et finit par disparaître si on ajoute une nouvelle quantité d'acide. L'acétate de plomb est précipité en flocons blancs par l'acide gallique; la dissolution de gélatine n'est point troublée. On retire cet acide de la noix de galle : pour cela on abandonne à elle-même, pendant deux ou trois mois, l'infusion aqueuse de noix de galle : il se dépose d'abord de l'acide *ellagique*, puis il se forme des moisissures. Quand la décomposition est assez avancée, on expose le mélange à une température de 4° à 5° au-dessus de zéro. L'acide gallique ne tarde pas à se précipiter sous forme de petites aiguilles : on met le liquide mêlé de ces aiguilles sur un filtre; le liquide passe, et l'acide reste sur le papier : on le dissout dans l'eau froide, et on passe la dissolution dans un papier lavé à l'acide hydrochlorique; il suffit alors de laisser évaporer l'eau pour obtenir de très-beaux cristaux (Chevreul). L'acide gallique pur n'a point d'usage : uni au tannin, on l'emploie souvent en médecine, en chimie et dans les arts. (ORFILA.)

FIN DU NEUVIÈME VOLUME.

TABLE

DES PRINCIPAUX ARTICLES

CONTENUS DANS LE NEUVIÈME VOLUME.

DISTRIBUTION DES MATIÈRES.

	MM.
Anatomie.	BÉCLARD, professeur de la faculté de médecine, et H. CLOQUET.
Physiologie	ADELON, COUTANCEAU, RULLIER, docteurs en méd.
Anatomie pathologique	BRESCHET, chef des travaux anatomiques de la fac. de méd.
Pathologies générale et interne.	CHOMEL, COUTANCEAU, LANDRÉ-BEAUVAIS, RAYER, ROCHOUX, docteurs en méd.
Pathologie externe et opérations chirurgicales	J. CLOQUET, chir. de l'hôpital Saint-Louis; MARJOLIN, ROUX, prof. de la fac. de méd., et MURAT, chirurgien en chef de la maison royale de Bicêtre.
Accouchemens, Maladies des femmes et des nouveau-nés	DESORMEAUX, professeur de la fac. de méd.
Maladies des enfans.	GUERSENT, médecin de l'hôpital des Enfans.
Maladies des vieillards	FERRUS et ROSTAN, méd. de l'hospice de la Salpêtrière.
Maladies mentales.	GEORGET, docteur en méd.
Maladies cutanées.	BIETT, méd. de l'hôpital Saint-Louis, et RAYER, doct. en méd.
Maladies syphilitiques.	LAGNEAU, docteur en médecine
Maladies des pays chauds.	ROCHOUX, doct. en méd.
Thérapeutique générale	GUERSENT, médecin de l'hôpital des Enfans.
Histoire naturelle médicale.	H. CLOQUET, docteur en méd., ORFILA, prof. de la fac. de méd., et A. RICHARD, démonstrateur de botan. de la faculté de méd.
Chimie médicale et pharmacie.	ORFILA, et PELLETIER, professeur de l'École de pharmacie.
Physique médicale et hygiène.	ROSTAN.
Médecine légale et police médicale.	MARC, doct. méd., ORFILA, et RAIGE-DELORME, docteur en médecine, qui sera aussi chargé des articles de vocabulaire.

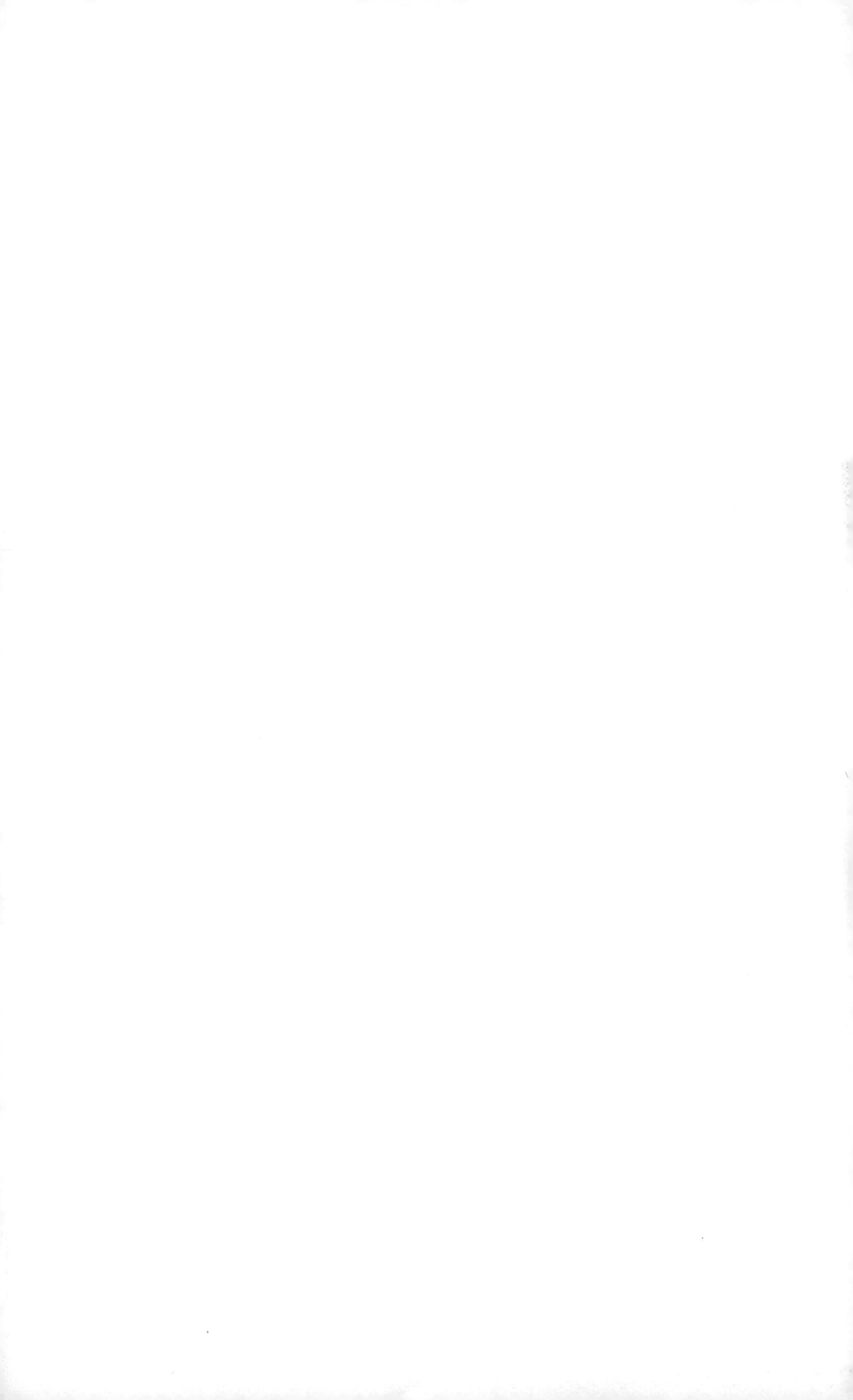

www.ingramcontent.com/pod-product-compliance
Ingram Content Group UK Ltd.
Pitfield, Milton Keynes, MK11 3LW, UK
UKHW012001240726
13965UKWH00001B/76

9 782013 538237